W. PSCHYREMBEL

PRAKTISCHE GYNÄKOLOGIE

PRAKTISCHE GYNÄKOLOGIE

FÜR STUDIERENDE UND ÄRZTE

von

W. PSCHYREMBEL
Prof. Dr. med. Dr. phil.

MIT 428 TEILS MEHRFARBIGEN
ABBILDUNGEN

WALTER DE GRUYTER & CO.
VORMALS G. J. GÖSCHEN'SCHE VERLAGSHANDLUNG • J. GUTTENTAG
VERLAGSBUCHHANDLUNG • GEORG REIMER • KARL J. TRÜBNER
VEIT & COMP.
BERLIN 1964

 Archiv-Nr. 5608641 — Printed in Germany — Satz und Druck: R. Oldenbourg, München 8 — Einband: U. Hanisch, Berlin

Vergessen Sie beim Beschauen, Betasten und kombinierten Untersuchen nicht, daß Sie leidende Menschen, zuweilen vom Tode schon gezeichnete und ihm ausgelieferte Menschen vor sich haben. Lassen Sie nie die Rücksichtslosigkeit des Forschens, die bei Ihnen in dem Streben nach überzeugtem, diagnostischem Erkennen wirksam werden kann, die Oberhand über die humane ärztliche Haltung gewinnen. Üben Sie sich rechtzeitig in der Behutsamkeit des Fragens, in der Feinheit des Hörens und Begreifens auch nur angedeuteter Bedrängnisse, in dem Fühlen und Verstehen unausgesprochener Zukunftsangst, in der Nachsicht gegen aus solcher Angst geborene Heftigkeit, Unvernunft und Renitenz gegenüber ärztlichen Ratschlägen!! Denken Sie stets, Ihre Mutter, Ihre Schwester, Ihre Frau oder Ihre Braut wäre Ihnen auf Gedeih und Verderb ausgeliefert, und Sie werden wissen, wieviel von jedem Wort abhängt, das am Krankenbett fällt, und von jeder Berührung, die den kranken Körper trifft.

Walter Stoeckel, 1871—1961

Jede Arztpraxis muß ein Zentrum der Krebsbekämpfung sein.

Heinrich Martius

Krebs ist heilbar, wenn rechtzeitig erkannt.

Hans Runge

Für die Krebsbekämpfung ist eine große Organisation erforderlich.

August Bier

Hinunter bis zum jüngsten Studierenden der Medizin im klinischen Semester ist diese wissenschaftliche Erkenntnis jetzt Allgemeingut geworden: Das Wesen der neuzeitlichen Frühdiagnostik besteht darin, die karzinomatösen Veränderungen am Gebärmutterhals schon in den allerersten Stadien *zu erkennen und zu erfassen, und zwar möglichst schon dann, wenn sich diese Veränderungen noch örtlich begrenzt innerhalb des Oberflächenepithels finden, d. h. also*

bevor *das Karzinom zerstörend in das gefäßreiche Bindegewebe einwuchert,*

bevor *es Symptome machen kann, die der Frau sichtbar werden,*

bevor *die Ausbreitung des Karzinoms in die nähere und weitere Umgebung der Zervix beginnt.*

(S. 68)

Diese Erkenntnisse sind für die Gesundheit und das Leben der Frauen in aller Welt von entscheidender Bedeutung. Einen Kandidaten im medizinischen Staatsexamen, der diese Zusammenhänge nicht klar zum Ausdruck bringen kann, wird selbst ein entgegenkommender Prüfer nicht „durchkommen“ lassen, er kann es nicht, weil sein Gewissen *es ihm* verbietet.

(S. 69)

Bei jeder *gynäkologischen* Untersuchung *und erst recht bei jeder gynäkologischen* Blutung *muß zuerst an ein Karzinom gedacht werden.* Das Übersehen eines Karzinoms ist nie wiedergutzumachen!

(S. 108)

Das Schicksal der Frau *hängt davon ab, ob ihr Arzt die* entscheidenden drei ersten Schritte *tut oder nicht tut:* 1. *Immer an ein Karzinom denken.* 2. *Immer Portio und Scheide mit Spiegeln einstellen.* 3. *Einmal im Jahr einen zytologischen Abstrich machen!*

(S. 109)

Die Gynäkologen sind heute nicht nur dazu da, den Krebs zu behandeln, *sondern in erster Linie dazu, ihn zu* verhüten!

(S. 67)

Eine gynäkologische Untersuchung *ohne zytologischen Abstrich oder kolposkopische Untersuchung muß heute als eine* unvollständige Untersuchung *bezeichnet werden.*

(S. 108)

Eine gesunde Zervix *ist eine der Hauptvorbedingungen für* gesunde Geschlechtsorgane.

(S. 55)

Vorwort

Dieses Buch ist vor allem für Anfänger geschrieben, für ältere Studierende und für junge gynäkologische Assistentinnen und Assistenten, denen es die Einarbeitung in unser Fach erleichtern soll. Es ist darüber hinaus ein Gebrauchsbuch für die große Zahl der praktischen Ärzte, die sich mit Frauenkrankheiten beschäftigen.

Die in der Praxis am häufigsten vorkommenden Krankheiten des weiblichen Genitales werden in 14 Kapiteln besprochen. Ich habe versucht, den augenblicklichen Stand unseres Fachwissens kurzgefaßt, einfach und verständlich darzustellen.

Das Hauptanliegen dieses Buches ist die frühe Diagnostik des weiblichen Genitalkarzinoms. Immer noch kommen viel zu viele krebskranke Frauen in einem nicht mehr heilbaren Stadium eines Genitalkrebses zur Aufnahme in die Klinik, immer noch sterben viel zu viele an diesem Krebs, dessen Vorstufen und Frühformen in über 80% der Fälle mit einfachen Mitteln erkennbar sind.

Das gilt in erster Linie für das Zervixkarzinom (S. 66). Das Zervixkarzinom muß heute als ein vermeidbares Karzinom bezeichnet werden. Es ist eines der wenigen Karzinome des menschlichen Körpers, bei dem wirklich die Aussicht besteht, den Kampf gegen den Krebs zu gewinnen. Das ist aber nur dann möglich, wenn sich alle praktischen Ärzte aktiv an der Frühdiagnostik beteiligen.

Mich hat beim Schreiben dieses Buches vor allem der Gedanke beherrscht, daß wir noch viel mehr tun müssen, um den praktischen Arzt von der Notwendigkeit der intensiven Mitarbeit an der Frühdiagnostik zu überzeugen.

Die Frühdiagnostik des Zervixkarzinoms (S. 67), die den größten und wichtigsten Fortschritt auf dem Gebiete der Gynäkologie bedeutet, ist das Zentrum des ganzen Buches. Die „Frühfälle" (S. 71), also die präklinischen Karzinome, d. h. das Oberflächenkarzinom (S. 71) und die frühinvasiven Karzinome (S. 83) werden eingehend besprochen. Der **Lokalisation** der Frühfälle (S. 79) und den Methoden ihrer Erfassung, den **Suchmethoden** (S. 89) werden besondere Abschnitte gewidmet. Die Gewinnung des Zellmaterials für die zytologische Untersuchung wird ausführlich behandelt (S. 91). Jeder Arzt kann danach die **zytologische Abstrichtechnik** ausführen.

Die tagtäglich in der ärztlichen Praxis vorkommenden gynäkologischen Krankheitsbilder: Blutungen, Fluor, Karzinom, Adnexentzündung, Gonorrhoe, Zyklusstörungen, Sterilität und Lageanomalien werden eingehend abgehandelt. Besonderer Wert wird auf die Diagnostik und Differentialdiagnostik gelegt. Die Therapie wird eingehend besprochen, und zwar sowohl diejenige, die ohne größere Hilfsmittel vom praktischen Arzt durchgeführt werden kann als auch die klinische Therapie. Dabei werden auch die neuesten therapeutischen Erfahrungen berücksichtigt. Ich verweise in dieser Beziehung beispielsweise auf die Behandlung der Endometriose (S. 175), der Dysmenorrhoe (S. 466), der Zyklusstörungen (S. 399) und des Vulvakarzinoms mit dem Betatron (S. 23).

Beim Zervixkarzinom wird klar ausgesprochen, daß die operative Therapie und die Strahlentherapie in ihren Leistungen heute völlig gleichwertig sind (S. 146). Die Diagnostik und Therapie der Adnexentzündung (S. 216) ist ausführlich dargestellt. Wir wissen heute, daß die zweithäufigste Ursache der entzündlichen Adnexerkrankungen die Tuberkulose ist. Aus diesem Grunde sind die exakte Diagnostik und die Therapie der tuberkulösen Salpingitis im Kapitel Genitaltuberkulose eingehend behandelt worden (S. 267).

Auf die in den letzten Jahren vielfach diskutierte Behandlung mit Zytostatika wurde eingegangen (S. 514).

Einen breiten Raum nehmen die Diagnostik und Therapie der Zyklusstörungen ein (S. 390). Es werden nur in der Praxis bewährte Behandlungsvorschläge gemacht und die Grenzen zwischen ambulanter und klinischer Diagnostik und Behandlung betont herausgestellt. Der praktische Arzt, der sich an die hier dargelegten Grundsätze hält, wird sehr befriedigende Behandlungsergebnisse erzielen. Das gilt besonders für die häufigen **dysfunktionellen Blutungen** (S. 410). Man muß dem Arzt in der Praxis heute die Behandlung dieser Fälle zugestehen. Nach gründlicher Erhebung der Anamnese und gynäkologischer Untersuchung kann in Einzelfällen auf die Kürettage verzichtet werden; ganz im Gegensatz zur Klinik, in der die fraktionierte Kürettage niemals unterbleiben darf.

Den funktionellen Störungen, die Leib und Seele der Frau in so hohem Maße beeinflussen, wird ein weiter Platz eingeräumt.

Im 15. Kapitel, der Kontrazeption, steht die hormonale Kontrazeption, also die temporäre Ruhigstellung der zyklischen Funktionen des Ovars durch Ovulationshemmung im Mittelpunkt.

Die neue **Nomenklatur,** die sich nach und nach in Deutschland einbürgert, sowie einige neue Einteilungen und Ordnungsprinzipien wurden konsequent durchgeführt. Das Kollumkarzinom heißt Zervixkarzinom. Bei den Zervixkarzinomen wird zwischen zwei Hauptgruppen, den Frühfällen (Kaufmann-Schule) und den klinischen Karzinomen unterschieden (S. 70). Die Frühfälle werden nach Navratil den präklinischen Karzinomen gleichgesetzt. Die Endstufe der intraepithelialen Zellentartung wird als Oberflächenkarzinom = Carcinoma in situ (S. 71) bezeichnet. Die Frühfälle werden nach Hamperl in 5 Gruppen eingeteilt (S. 87). — Es wird nicht mehr von der „Portioerosion", sondern vom „roten Fleck" gesprochen, der nach Navratil als Erythroplakie bezeichnet wird (S. 56).

Die Stadieneinteilung des klinischen Zervixkarzinoms (S. 134) entspricht der Ausarbeitung des Krebskomitees der Internationalen Föderation für Gynäkologie und Geburtshilfe im Jahre 1961.

Die Einteilung der epithelialen Ovarialtumoren erfolgt nach dem Vorschlag, den das Krebskomitee derselben Föderation im Jahre 1961 ausgearbeitet hat (S. 420).

Es ist mir ein besonderes Bedürfnis, für zahlreiche Anregungen, Kritiken, wertvolle Ergänzungen bzw. Durchsicht von Kapiteln den folgenden Herren Kollegen zu danken: Priv.-Doz. Chefarzt Dr. *H.-W. Boschann*-Berlin, Dr. *E. Burghardt*-Graz, Prof. Dr. *R. Fikentscher*-München, Dr. *K. Freye*-Berlin, Oberarzt Dr. *H. Hoffbauer*-Berlin, Priv.-Doz. Oberarzt Dr. *H. Kräubig*-Göttingen, Prof. Dr. *H. Limburg*-Homburg/Saar, Prof. Dr. *E. Navratil*-Graz, Prof. Dr. *G. Schubert*-Hamburg, Chefarzt Dr. *W. Schumacher*-Berlin, Priv.-Doz. Oberarzt Dr. *K. Semm*-München, Prof. Dr. *F. Stein*-Berlin, Dr. *J. Ufer*-Berlin, Dr. *K. Winkler*-Berlin, Prof. Dr. *H. K. Zinser*-Köln. Besonderer Dank gebührt auch meiner Frau *Ingrid Pschyrembel*, die mir bei der Sichtung und Zusammenstellung des Materials zur Seite stand und die Korrekturen las.

Für die Überlassung von Abbildungen bin ich sehr zu Dank verpflichtet den Herren Prof. Dr. *P. W. Bernhard*, Prof. Dr. *W. Bickenbach*, Dr. *H. Böttger*, Chefarzt Priv.-Doz. Dr. *H.-W. Boschann*, Dr. *E. Burghardt*, Prof. Dr. *G. Döring*, Chefarzt Priv.-Doz. Dr. *J. Erbslöh*, Prof. Dr. *R. Fikentscher*, Prof. Dr. *H. Gögl*, Prof. Dr. *H. Hamperl*, Prof. Dr. *G. Hörmann*, Prof. Dr. *H. Jesserer*, Prof. Dr. *R. Kepp*, Priv.-Doz. Dr. *G. Kern*, Prof. Dr. *H. Knaus*, Priv.-Doz. Dr. *W. Korte*, Priv.-Doz. Dr. *H. Kräubig*, Prof. Dr. *F. J. Lang*, Priv.-Doz. Dr. *H. Lau*, Prof. Dr. *H. Lax*, Prof. Dr. *J. H. Napp*, Prof. Dr. *E. Navratil*, Dr. *F. H. Netter*, Prof. Dr. *K.-G. Ober*, Prof. Dr. *E. Philipp* (†), Priv.-Doz. Dr. *G. Reiffenstuhl*, Oberarzt Dr. *R. vom Scheidt*, Prof. Dr. *Willi Schultz*, Chefarzt Dr. *W. Schumacher*, Priv.-Doz. Dr. *K. Semm*, Prof. Dr. *P. Stoll*, Dr. *K. Winkler*.

Berlin im März 1964

W. Pschyrembel

Anschrift:

1 Berlin 19 Charlottenburg
Rüsternallee 45

Inhaltsübersicht

1. KAPITEL

Vulva

Entzündung der Vulva = Vulvitis

Bei der Entzündung der Vulva ist eines leicht, das ist die Erkennung, die Diagnose. Das Auffinden der **Ursache,** der Ätiologie, ist u. U. sehr schwer. Die Ursache **muß** aber klargestellt werden, sonst ist eine erfolgreiche Behandlung der Vulvitis und des begleitenden Pruritus nicht möglich.

Hauptsymptome der Vulvitis:

Rötung	**Brennen**
Schwellung	**Schmerzen**
Hitze	sowie häufig

quälender Juckreiz an der Vulva = **Pruritus vulvae.**

Häufigkeit: Auch in einer Poliklinik mit 100 und mehr Patientinnen am Tag findet man eine Vulvitis nicht allzu häufig. Das ist auffallend, denn die großen und kleinen Schamlippen der Frau, insbesondere auch die Schamhaare und der After, sind dicht mit Keimen besiedelt.

Ätiologie

1. Lebewesen: Zunächst muß einmal festgestellt werden, daß die in Massen auf der Vulva sitzenden **Eitererreger** (Staphylokokken, Streptokokken, Kolibakterien u. a.) **keine** besondere Rolle beim Zustandekommen der Vulvitis spielen, auch dann nicht, wenn ihnen ein Eindringen in die tieferen Schichten durch Verletzung oder Auflockerung der Haut ermöglicht wird. Wenn es anders wäre, müßte jede Episiotomie und jede Dammplastik sekundär heilen. Das ist aber bekanntlich durchaus nicht der Fall. Die einfache Erklärung dafür ist die, daß die Vulvahaut eine **natürliche Abwehrkraft** gegen die sie ständig besiedelnden Eitererreger besitzt. Natürlich gibt es trotzdem Vulvitiden, die durch eine Infektion mit Eitererregern zustande kommen. Diese Erreger stammen dann aber nicht von der Vulva, es sind nicht die harmlosen einheimischen Staphylokokken, sondern fremde virulente Arten. Sie werden entweder von

außen mit den Händen oder der Kleidung, oder von **innen,** z.B. mit dem Eiterfluß aus dem Zervikalkanal, an die Vulva herangebracht. Allerdings kann durch sie auch nur dann eine Vulvitis hervorgerufen werden, wenn eine **Verletzung** oder **Auflockerung** der Vulvahaut vorhanden ist, so daß sie in die tieferen Schichten eindringen können. Dieser Infektionsmodus gilt für alle Eitererreger.

Von größter Bedeutung sind dagegen zwei andere Erregergruppen, für die die folgende neuere Erkenntnis gilt:

> Etwa **80% aller Vulvitiden** sind durch Infektion mit **Trichomonaden** und dem **Soorpilz** (Candida albicans) bedingt.

In die restlichen 20% teilen sich als Erreger der Vulvitis die schon genannten **Eitererreger,** sowie **Oxyuren** (= Madenwürmer, bes. bei Lehrerinnen und Kindergärtnerinnen) und **Pediculi pubis** (= Filzläuse). Die Gonokokken spielen nur eine geringe Rolle. Vulvitis bei Gonorrhoe-Kranken ist fast immer eine sekundäre Reizerscheinung durch den vom inneren Genitale herabfließenden Ausfluß.

2. **Traumatisch:** Epitheldefekte (und anschließende Infektion) durch Deflorationsverwundungen, übertriebene Kohabitationen, Masturbation (= Onanie), ferner durch Kratzen, Scheuern, Reiben bei Pruritus vulvae, Verletzung durch Instrumente, durch Stoß und Fall, durch zu rauhe Monatsbinden, Reiten u.a.

3. **Chemisch-thermisch:** Schädigung der Vulvahaut (und anschließende Infektion) durch Waschungen mit zu starken oder zu heißen Desinfektionslösungen, Auflockerung der Vulvahaut durch langandauernden Eiterfluß (Gonorrhoe), durch Karzinomjauche u.a.

4. **Hormonale Störungen** (= Dyshormonosen): Besonders bei **Mangel an Östrogenen** (Follikelhormonen), und zwar kommt es besonders im Klimakterium und im Senium oft zur Ausbildung von Pruritus vulvae und dadurch sekundär (Infektion der durch Kratzen erzeugten Epitheldefekte) zur Vulvitis.

5. **Innere Krankheiten:**

a) **Stoffwechselkrankheiten:** An erster Stelle ist der **Diabetes mellitus** zu nennen, bei dem die Vulva vom Blutkreislauf her gereizt wird. Die ältere Auffassung, wonach die Benetzung der Vulva durch Zuckerharn die Ursache der Diabetes-Vulvitis sein soll, ist aufgegeben. Ferner: Urämie, Ikterus, Nephritis.

b) **Blutkrankheiten,** vor allem bei perniziöser Anämie, ferner auch bei Leukämie und Lymphogranulomatose.

Therapie der Vulvitis

Wer eine Vulvitis erfolgreich behandeln will, muß sich vor allem

4 Merksätze

einprägen:

1. Die weitaus meisten Vulvitiden haben eine **faßbare Ursache.** Alles kommt darauf an, diese Ursache herauszufinden. Das ist in manchen Fällen leicht, in anderen sehr schwer.

2. Die **weitaus häufigsten Ursachen sind die Trichomonaden-** und **Soorinfektion,** oft als Begleiterscheinung einer Trichomonaden- bzw. Soor-**Kolpitis.**

3. Ein wichtiger Grundsatz jeder Vulvitisbehandlung ist **Reinlichkeit** (Wäsche!) und **Vermeidung jeder Reizung.** Das Hauptziel der Behandlung ist die möglichst schnelle Befreiung der Patientin von ihren quälenden Beschwerden, also vor allem vom **Juckreiz** und vom **Brennen.**

4. Ist die Ursache gefunden worden, so wird die **spezifische Behandlung** (s.u.) angesetzt. Ehe diese Behandlung sich auswirkt, vergehen zwei bis drei Tage.

Um die Beschwerden schon während dieser Zeit zu mildern, muß eine

sofort wirkende symptomatische Behandlung

durchgeführt werden. Am besten verordnet man sofort

Scheroson F-Lotio
(4mal tgl. dünn auftragen!)

oder **Ultracortenol-Salbe.**

Die übrigen hierher gehörigen Maßnahmen s.u. „Lokale symptomatische Behandlung" auf S. 5.

Die wichtigsten Angriffspunkte für die Therapie hat man bereits, wenn man sich immer die folgenden

6 diagnostischen Stichwörter

vor Augen hält:

1. **Trichomonaden**
2. **Soorpilz**
3. **Diabetes**
4. **Würmer oder Filzläuse**
5. **Eitriger Ausfluß bei Zervixgonorrhoe**
6. **Primärer (= endogener) Pruritus**

ad 1) Trichomonaden-Vulvitis. Sie ist eine häufige Begleiterscheinung der Trichomonaden-**Kolpitis.** Wird die Trichomonaden-Kolpitis richtig behandelt, so verschwindet gleichzeitig auch die Trichomonadenvulvitis. Einzelheiten über **Diagnostik** und **Behandlung** (schlagartig wirkendes Mittel = **Clont:** S. 36).

ad 2) Soor- (Candida albicans-) Vulvitis: Der Erfahrene weiß es, und der Unerfahrene möge es sich merken: Soorvulvitis findet sich besonders häufig

bei { **Schwangeren**, **Zuckerkranken** und **kleinen Mädchen.**

Es ist aber sehr zu betonen, daß die Soorvulvitis auch sonst bei erwachsenen Frauen, auch bei älteren, vorkommt. Bei kleinen Mädchen besteht fast immer gleichzeitig ein Mundsoor. Nach den charakteristischen Soorkolonien in Form von **weißlichen Belägen,** die flächenhaft oder als Stippchen auftreten können, muß man suchen. Sie **finden sich** aber durchaus **nicht immer** bei Soor auf der Vulva.

Die Soor-Vulvitis ist meist eine Begleiterscheinung der Soor-**Kolpitis.** Diagnostik und Behandlung (sehr gut wirkendes Mittel = **Moronal**) S. 38. Hier gilt dasselbe wie bei der Trichomonaden-Vulvitis: Wird die Soor-Kolpitis behandelt, so verschwindet auch die Soor-Vulvitis. Es empfiehlt sich aber, die Vulva außerdem mehrmals täglich mit Moronalsalbe (1 OP = 10 g) bestreichen zu lassen.

Die Soor-Vulvitis neigt zu Rezidiven!

Es sei noch einmal betont: Die **Trichomonaden** und der **Soorpilz** sind die **weitaus häufigsten Ursachen der Vulvitis, Clont** (S. 36) und **Moronal** (S. 38) sind daher die **wichtigsten Mittel** bei der Behandlung der Vulvitis.

ad 3) Diabetes-Vulvitis. In jedem Fall, in dem eine Vulvitis nachweislich nicht durch Trichomonaden, Soor, Würmer oder Filzläuse hervorgerufen ist, muß als Ursache zunächst und so lange ein Diabetes angenommen werden, bis das Gegenteil bewiesen ist.

Zur Diagnose der Diabetes-Vulvitis darf nicht nur der Harnzucker, sondern es muß **in jedem Falle der Blutzucker** bestimmt werden, da ein relativ hoher Prozentsatz an Frauen mit Pruritus und Vulvitis **lediglich einen erhöhten Blutzuckerspiegel,** jedoch keinen Harnbefund haben. Liegt ein Diabetes vor, so ist die Patientin sofort einem Internisten zur Behandlung zu überweisen.

ad 4a) Würmer: Insbesondere die **Oxyuren** = Madenwürmer bewirken einen starken Juckreiz an der After- und Vulvagegend. **Kratzeffekte + Infektion durch virulente Vulvakeime führen zur Vulvitis.** Die beste Behandlung ist die mit Uvilon-Tabletten (Bayer), die auch gegen Askariden = Spulwürmer wirken. Tagesdosis für Erwachsene tgl. 9 Tabl. oder 3 Teelöffel Saft; 4 Tage hintereinander über den Tag verteilt nach den Mahlzeiten einnehmen lassen. Bei Verstopfung am Ende der Kur abführen.

Bei hartnäckiger Wurminfektion zweckmäßig 3—7 Tage nach der ersten Kur eine 3—4tägige Sicherheitskur anschließen. Im übrigen: Sauberkeit

(Nägel!), geschlossene Höschen während der Kur, das nach jedem Stuhlgang gewechselt werden muß, s. Lehrbücher der Hautkrankheiten.

Merke:	**Trichomonaden** **Soorpilz** **Diabetes mellitus** und **Würmer**	sind die häufigsten Ursachen **heftigsten Juckreizes** bei Vulvitis.

ad 4b) Filzläuse = **Pediculi pubis:** Gründliches Einstauben mit DDT-Puder (Geigy) oder Neocid (Schering) an 3 aufeinanderfolgenden Tagen. Schamhaare nicht rasieren.

ad 5) Zervixgonorrhoe. Behandlung, S. 264.

ad 6. Primärer (= endogener) **Pruritus,** S. 13.

Lokale, symptomatische Behandlung der Vulvitis

1. Die entzündete Vulva **niemals mit Wasser und Seife waschen,** sondern nur mit Phiso-Hex oder Penaten-Kinder-Öl leicht abtupfen.

2. Bei schweren Fällen **Bettruhe** für einige Tage.

3. **Sitzbäder:** Morgens und abends je 1 kühles bis lauwarmes Sitzbad.

a) **Kamillen-Sitzbad:** Am einfachsten mit Kamillosan liquidum, 1:20 bis 1:40 verdünnt (Rp. Kamillosan liqu. 100,0).

b) Eichenrinde-Sitzbad: Zwei Hände voll Eichenrinde auf 1 l Wasser (Rp. 1 kg Eichenrinde) kochen. Dauer des Bades nicht länger als 15—20 Min. Anstelle der Sitzbäder können auch

4. **Feuchte Umschläge** vor die Vulva gemacht werden: 3—4mal tgl. je ½—¾ Std. einen Umschlag z.B. mit verdünntem Kamillosan.

Sitzbäder sind besser als feuchte Umschläge!

(Gleichmäßige Benetzung aller Teile der Vulva! Geringere Mazeration der Umgebung der Vulva!)

Nach dem Sitzbade bzw. nach den Umschlägen darf das äußere Genitale **nicht abgetrocknet** werden, sondern muß unter Vermeidung jeglichen Reibens mit steriler Watte oder einem sauberen, sehr weichen Handtuch nur **abgetupft** werden. Das muß aber sehr sorgfältig geschehen, damit wirklich alle Partien **vollständig trocken** sind. Ziel: Vermeidung der Mazeration! Anschließend sofortige

5. Puderbehandlung. Das äußere Genitale ist in den Zeiten zwischen den Bädern und Vorlagen mit **Puder peinlichst trocken** zu halten. Ob dieses Ziel erreicht wird, hängt von der Art des Puders wie besonders auch davon ab, daß der Puder in **dünner** Schicht aufgetragen wird. Zu empfehlen sind: Vasenol-, Lenicet-, Fissanpuder. Bei **übelriechenden** Vulvitiden (eitrige Beläge) nimmt man besser Kamillosan- oder Xeroformpuder. Anstelle des Puders kann man auch

6. Salbenbehandlung anwenden, z.B. führen im akuten Stadium **Scheroson-F-Salbe, Ultracortenol-Salbe** oder **Delmesonschaum** oft zu schlagartiger Besserung. Steht der Juckreiz im Vordergrund, so ist **Nupercainal-,** Euraxil- oder Pruralgansalbe zu empfehlen. Bei besonders starkem Juckreiz ist geeignet die

Pantocain-Salbe:

Rp. Pantocain		0,15—0,3
Tumenol-Ammon.		1,0
Lanolin.		20,0
Vaselin. flav.	ad	30,0
M. f. ungt. D. S. Salbe.		

Besondere Formen der Vulvitis

1. Folliculitis vulvae: Harmlose eitrige Entzündung der Haarbälge, kann also nur im Bereich der Haare auftreten.

Therapie: Umschläge mit 1—3%ig. Resorcin-Spiritus, Haar entfernen, Abtupfen der Pustel mit Jodtinktur; Waschungen mit Phiso-Hex.

2. Furunculosis vulvae: Kleinere oder größere Abszesse, vor allem in der Gegend der großen Schamlippen. **Diabetes mellitus ausschließen!**

Therapie: Ruhigstellung, Bettruhe, warme Kaliumperm.-Sitzbäder, Waschungen mit Phiso-Hex; antibiotische Salben z.B. Ecomytrin, H.-Salbe, Eksalb. Niemals quetschen. Staphylokokken- bzw. Autovakzine. Heiße, feuchte Packungen zur Einschmelzung, Spaltung.

3. Herpes genitalis: In Gruppen angeordnete, eiterhaltige, schmerzhafte Bläschen. Stehen fast immer in Zusammenhang mit der Menstruation.

Therapie: Prednisolon-Salben hemmen die entzündliche Reaktion. Gelegentliche Erfolge durch **Unterspritzung mit Novocain** (ohne Adrenalinzusatz!), **Röntgenbestrahlung** (1—3mal 40—100 r bei 90 kV und 0,5 mm Al in 10—14 tägigen Abständen). Ein zuverlässiges Mittel, um Rückfälle zu vermeiden, gibt es bis heute nicht.

4. Diphtherie der Vulva: Vulvitis mit weißgrauen, festhaftenden Belägen, kommt besonders bei Kindern vor. Beläge abstreifen und mikroskopisch untersuchen. Differentialdiagnose: Soor!

Therapie: Diphtherie-Serum.

5. Tuberkulose der Vulva: S. 272.

Als Folge eitriger Entzündungen an der Vulva, besonders auch der Gonorrhoe, kommt es zur Ausbildung der

6. Condylomata accuminata *(Abb. 1)* = **Spitze Kondylome** = **Feigwarzen,** einer Konfluation warzenförmiger, papillärer Wucherungen infolge reizenden Fluors (zu etwa 50% gonorrhoisch). Sie können überall auf der **Vulva** und in der **Scheide** große zusammenhängende blumenkohlartige Geschwülste bilden. Übertragbar. Genese unbekannt.

Therapie: In Narkose mit dem scharfen Löffel abkratzen oder mit dem elektrischen Messer abtragen. **Radikal entfernen, sonst mit Sicherheit Rezidive!**

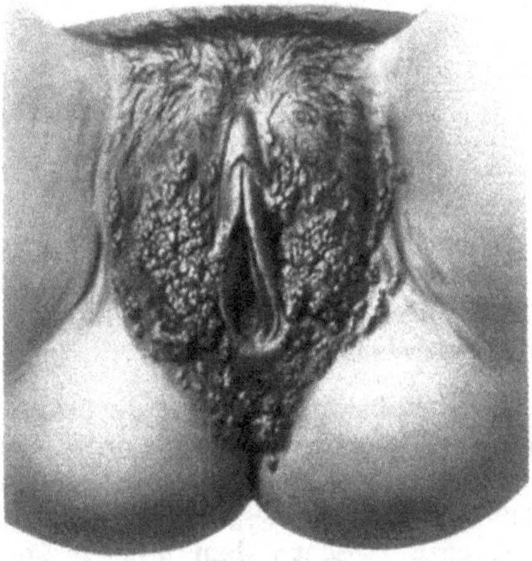

Abb. 1. Condylomata accuminata

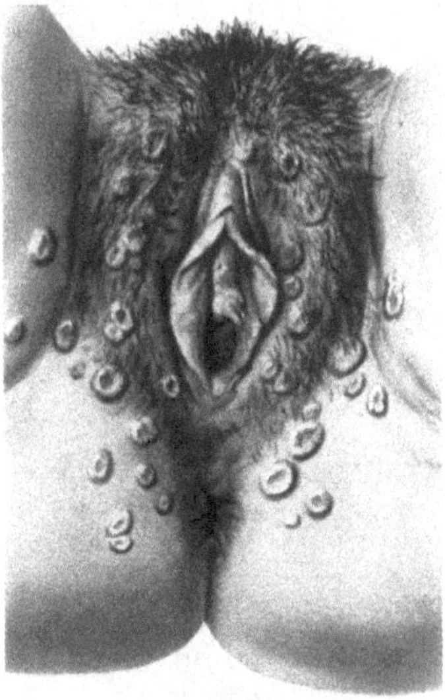

Abb. 2. Condylomata lata

7. Condylomata lata *(Abb. 2)* = **Breite Kondylome,** haben mit den spitzen Kondylomen nichts zu tun. Es sind flache Papeln, die eine Form der **sekundären Lues** darstellen. Wenn sie nässen, kann man oft im Abstrich Spirochäten nachweisen.

Therapie: Fachärztliche Behandlung der Lues.

Geschwüre an der Vulva

Es kann sich handeln um:

1. Vulvakarzinom, S. 19.

2. Ulcus durum = Harter Schanker, einer Erscheinungsform der **Lues.** Fast stets solitär und schmerzlos.

3. Ulcus molle = Weicher Schanker. Selten solitär, fast immer mehrere Geschwüre (Abklatschgeschwüre). Schmerzhaft! Leistendrüsen!

4. Ulcus tuberculosum.

5. Lymphogranuloma inguinale = Vierte Geschlechtskrankheit.

Anhang zu Vulvitis

Bartholinitis, Bartholinscher Abszeß

Definition: Etwa hühnereigroße, stark gerötete Schwellung an der unteren Partie der großen, vorwiegend aber der kleinen Labie, die manchmal weit in den Introitus hinein vorgewölbt wird *(Abb. 3)*.

Die Bartholinsche Drüse ist die **Sekretdrüse** für das Vestibulum vaginae. Sie findet sich im unteren Drittel der großen Labie. Ihr Ausführungsgang mündet auf der Grenze zwischen dem unteren und mittleren Drittel der großen Labie. Obwohl die Drüse innerhalb der großen Labie sitzt, wird bei Abszeßbildung in ihrem Ausführungsgang vorwiegend die **kleine** Labie vorgewölbt.

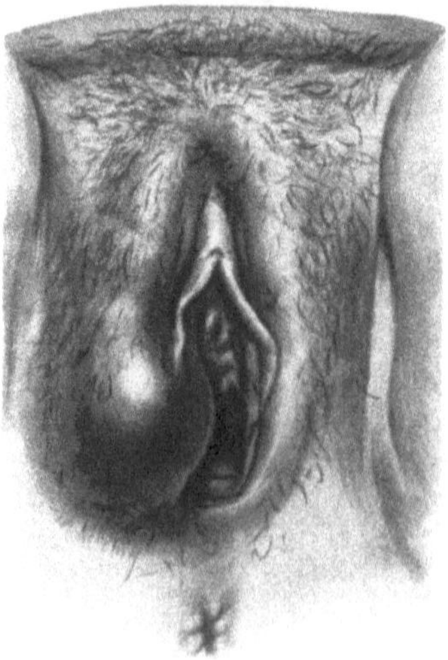

Abb. 3. Bartholinscher Abszeß

Ursachen: Die immer noch verbreitete Meinung, daß der Bartholinitis immer eine Gonorrhoe-Infektion zugrunde liege, besteht nicht zu Recht. Gonokokken sind höchstens zu 50% die Erreger. Andere Erreger: Vor allem Staphylokokken.

Vorkommen: Bei erwachsenen Frauen in jedem Alter, jüngere Frauen sind bevorzugt.

Wesen und Entstehung *(Abb. 4 und Abb. 5)*:

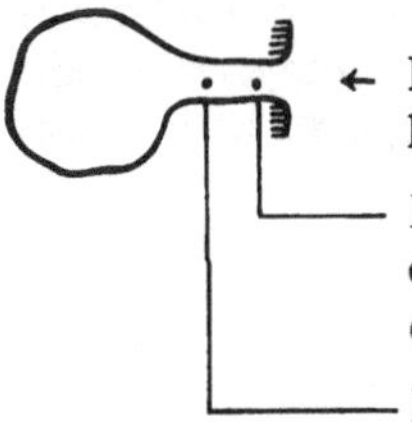

Abb. 4. Entstehung des Bartholinschen Abszesses

Weitere Folge: In diesem Ausführungsgang entsteht ein „**Abszeß**", wobei die ganze Umgebung des Ganges mit entzündet und infiltriert wird. (Genau genommen handelt es sich um einen Pseudoabszeß = **Empyem,** da eine Eiteransammlung in einem vorgebildeten Raum vorliegt.) Es werden zwar Gang und Drüse infiziert, die Haupterscheinungen spielen sich aber fast stets nur im **Gang** ab.

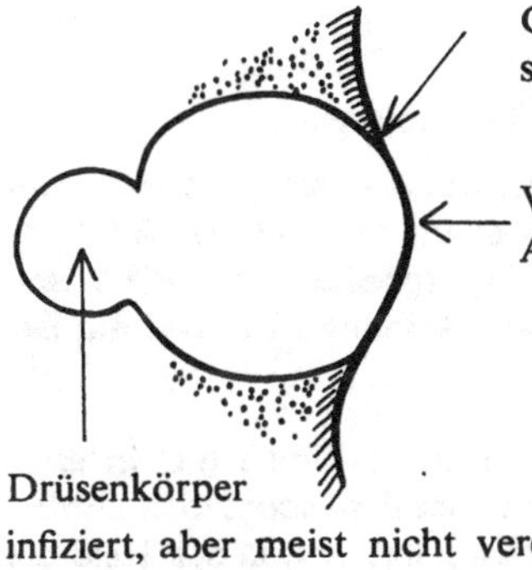

Abb. 5. Entstehung des Bartholinschen Abszesses

Wenn die Infiltration der **Umgebung** *(Abb. 5)* zur Einschmelzung kommt, dann liegt ein **echter Abszeß** vor.

> Der **Bartholinsche Abszeß** ist also meist ein Pseudoabszeß des **Ausführungsganges** der Drüse, **nicht der Drüse selbst!**

Symptome: Im akuten Stadium heftige Schmerzen, die ihre Ursachen vor allem in der starken **Gewebsspannung** und in der **Entzündung** haben. Die Schwellung ist auffallend druckschmerzhaft. Gehen, Sitzen und Defäkation machen ebenfalls Schmerzen. Im akuten Stadium besteht Temperatur oder sogar Fieber (Folge der entzündlichen Gewebseinschmelzung). **Bei einer akuten Bartholinitis ist der ganze Mensch krank.**

Verlauf: Man unterschiedet

3 Formen:

1. die **akute Form** *(Abb. 3)*,
2. die **chronisch rezidivierende Form** und
3. die **Retentionszyste** *(Abb. 6)*.

1. Akute Form. Die Merkmale der akuten Bartholinitis sind:

1. **Typischer Sitz** im unteren Bereich der großen und kleinen Labie. (Hier ist die Bartholinsche Drüse und ihr Ausführungsgang das einzige Organ, von dem eine Entzündung ausgehen kann.)
2. **Typische Entzündungserscheinungen:** Schwellung, Rötung, Spannungs- und Druckschmerz.

Die **Fahndung auf Gonorrhoe** kann wegen der sehr großen Schmerzhaftigkeit des Vulva- und Scheidenbereichs erst dann einsetzen, wenn die akuten Erscheinungen abgeklungen sind. **Vorgehen:**

a) Wiederholte **Urethralabstriche,**
b) Wiederholte **Zervixabstriche,**
c) Nach Inzision **Untersuchung des Eiters** auf Gonokokken.

Geht die Entzündung unter konservativer Behandlung (siehe unten) nicht in einigen Tagen zurück, so kommt es zur **Abszeßbildung** *(Abb. 3)*. Wird der Abszeß nicht gespalten, so bricht er nach einiger Zeit spontan durch die Wand der kleinen Labie zum Introitus hin durch. **Sobald Abfluß da ist, sind die Beschwerden schlagartig beseitigt.**

2. Chronisch-rezidivierende Form: Leider ist die Bartholinitis nur in ganz seltenen Fällen mit der einmaligen Abszeßspaltung oder dem spontanen Durchbruch des Eiters geheilt. Meist bleiben die Bakterien lange Zeit in der Tiefe des Gewebes virulent. Daher kommt es fast immer in absehbarer Zeit — nach

Wochen, Monaten, manchmal auch noch nach Jahren — zu mehrmaligem erneuten Aufflackern der Entzündung, zu Eiterbildung, Verhaltung des Eiters usw. mit dem gleichen Verlauf wie beim ersten akuten Auftreten = **chronisch rezidivierende Form** der Bartholinitis.

> Man muß wissen:
> **Das Auftreten von Rezidiven ist typisch für den Verlauf der Bartholinitis!**

3. Die **Retentionszyste** *(Abb. 6)* ist der Endzustand einer meist mehrfach rezidivierten Bartholinitis, bei der keine Ausschälung vorgenommen wurde. Infolge wiederholter Entzündungen des Ausführungsganges der Bartholinschen Drüse kommt es zur **Erweiterung des Ganges** und damit zur **Retention** des von der Drüse erzeugten Sekretes = Bartholinsche **Retentionszyste.** Diese Retentionszysten sind haselnuß- bis hühnereigroße Tumoren mit prall elastischer Konsistenz. Sie sitzen an derselben Stelle, an der wir die akute Bartholinitis finden. Die Haut über den Tumoren ist verschieblich. Zeichen einer Entzündung finden sich nicht. Beschwerden machen die Retentionszysten nicht oder nur dann, wenn sie besonders groß werden.

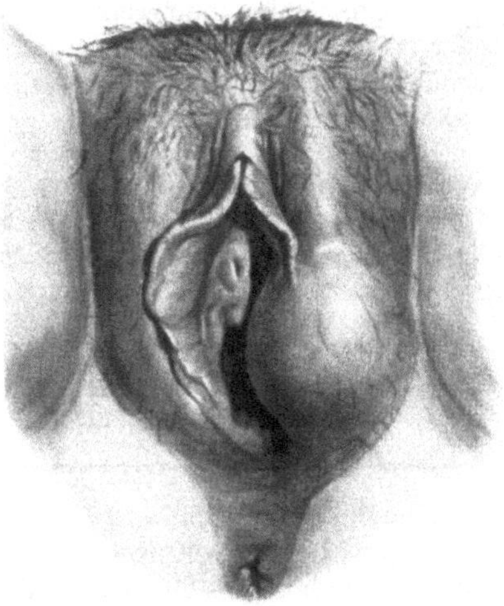

Abb. 6 Bartholinsche Retentionszyste

Differentialdiagnose zwischen Retentionszyste und **Hernie:** Bei einer Hernie muß ein **Stiel** nach oben zu fühlen sein.

Therapie der Bartholinitis

Die Bartholinitis ist so zu behandeln, daß es weder zum chronischen Rezidivieren noch zur Ausbildung einer Retentionszyste kommt.

1. Akutes Stadium: Im akuten Stadium bedeutet Bettruhe eine Erlösung für die Patientinnen. — **Feuchte kalte Umschläge** mit dünnem Kamillentee. Sehr wohltuend ist ein kühles **Kamillosan-Sitzbad** (2—3mal in der Woche). Durch die resorptive Therapie kommt es manchmal noch zum Abschwellen des Ausführungsganges und zum Rückgang der Stauung. Geht aber die Schwellung nicht zurück, so ist die Abszedierung jetzt nicht mehr aufzuhalten. Mit feuchten, **warmen** (nicht heißen!) Umschlägen kann man die **Abszedierung beschleunigen.**

> **Inzidiert** werden darf der Abszeß aber erst dann, wenn eine **deutliche Fluktuation** vorhanden ist!
> **Nicht eher!**

Inzision in der **Längsrichtung** der großen Labie. Stets auf der Höhe der Fluktuation inzidieren! Nicht **zu** große Schnitte, 3 cm genügen für guten Abfluß. Wunde stets **offen** lassen. Lockere **Tamponade** der Abszeßhöhle mit sterilem Gazestreifen. Tamponadewechsel jeden 2. Tag, um die Verklebung der Wundränder zu verhindern. Feuchte Umschläge. Nach 1 Woche warme Kamillensitzbäder. Nach 2 Wochen ist die Entzündung abgeklungen, so daß man die Wunde jetzt zuheilen lassen kann.

2. Chronisch rezidivierende Form: Sie ist ein erneutes Auftreten = Wiederauftreten einer akuten Entzündung und ist genau wie die akute Form zu behandeln. Der Patientin ist klar zu machen: **Es kommt alles darauf an, daß sich die Rezidive nicht wiederholen.** Dazu gibt es nur einen Weg:

> **Endgültige Heilung** einer Bartholinitis wird erst **nach radikaler Exstirpation** (= Ausschälung) der Bartholinschen Drüse erreicht!

Solange die Drüse nicht ausgeschält ist, können die noch in der Drüse sitzenden Erreger jederzeit von neuem Infektionen auslösen.

Die Ausschälung der Drüse darf aber nur im **entzündungsfreien Intervall** vorgenommen werden. **Das ist frühestens 3 Monate nach der Abszeßspaltung bzw. 3 Monate nach Überstehen einer akuten Entzündung der Fall.**

> Man darf also nicht versäumen die **Patientin** darüber zu informieren, daß sie in etwa $^1/_4$ **Jahr wiederkommen** muß, um dann im entzündungsfreien Intervall die **Ausschälung der Drüse** vornehmen zu lassen!

Die Ausschälung der Drüse und des Ausführungsganges ist blutreich (Corp. cavernosa!) und technisch nicht ganz einfach. Sie gefährdet unter Umständen die Urethra. Keine Anfängeroperation! Der Erfolg ist nur dann sicher, wenn Drüse und Gang einwandfrei entfernt wurden.

Auch während der **Schwangerschaft** wird ein bestehender Bartholinscher Abszeß gespalten. Es empfiehlt sich aber, die Ausschälung der Drüse **nach** der Entbindung vorzunehmen.

3. Retentionszyste *(Abb. 6)*: Retentionszysten bilden sich **niemals spontan** zurück. Sie müssen operativ entfernt werden. Niemals genügt die einfache Inzision. Der Zystensack muß ausgeschält und das Wundbett schichtweise vernäht werden

> Wird die **operative Nachbehandlung** nach einer **akuten** Bartholinitis **rechtzeitig,** d.h. nach etwa **einem Vierteljahr** vorgenommen, so kann es **weder zu einem Rezidiv noch zu einer Retentionszyste** kommen.

Primärer und sekundärer Pruritus vulvae

Der Pruritus vulvae ist ein sehr lästiges Leiden. Der intensive Juckreiz besteht den ganzen Tag über und wird nachts unter Einwirkung der Bettwärme (Kapillarerweiterung) zur Qual. Oft ist nicht nur das ganze äußere Genitale vom Juckreiz erfaßt, sondern auch der Scheideneingang und die Damm- und Aftergegend. Manchmal werden auch nur ganz umschriebene, kleine „Juckstellen" angegeben.

Pathogenese: Grundsätzlich gibt es **zwei verschiedene Möglichkeiten** der Entstehung des Pruritus vulvae.

1. Möglichkeit: **Zuerst** ist durch Infektion eine **Vulvitis** entstanden (S. 1). Neben den Symptomen der Rötung und Schwellung besteht auch ein mehr oder weniger heftiger **Juckreiz.** Dieser Pruritus vulvae ist ein Symptom einer bestehenden Vulvitis. Es ist ein **sekundärer, exogen** entstandener Pruritus vulvae.

2. Möglichkeit: Der **Pruritus vulvae** ist **zuerst** da. Er besteht, ohne daß zunächst eine Entzündung, also eine Vulvitis vorliegt, es ist ein **primärer** Pruritus vulvae. Der Pruritus ist hier das Symptom eines **endogenen** Leidens (hormonale Störung, Diabetes, Psychoneurose u. a.), es ist ein **endogen** bedingter Pruritus vulvae. Besteht dieser **primäre, endogene** Pruritus vulvae über einige Zeit, dann kommt es durch das dauernde Jucken zu Kratzeffekten und damit zum Durchscheuern der Haut, also zu Epitheldefekten der Haut und somit leicht zu einer Sekundärinfektion, einer Vulvitis.

Also merke:

Primärer Zustand		Sekundärer Zustand
Vulvitis	——→	**Pruritus vulvae** (= sekundärer, exogener Pruritus vulvae)
Pruritus vulvae (= primärer, endogener Pruritus vulvae)	——→	**Vulvitis**

Der primäre = endogene Pruritus vulvae ist ein besonders häufiges Symptom in der Zeit der **Rückbildung** des weiblichen Genitales. Er findet sich daher in der Hauptsache in der (späten) **Menopause.**

Während der Zeit der Geschlechtsreife kommt der primäre Pruritus — abgesehen von der Schwangerschaft — seltener vor (Diabetes, Überempfindlichkeit gegen Medikamente u. a., Psychoneurosen).

Beim Vorliegen eines Pruritus mit einer ausgeprägten Vulvitis ist es natürlich auf den ersten Blick nicht leicht festzustellen, was **primär** und was **sekundär** ist. Zunächst halte man sich an einen alten Erfahrungssatz:

> Bei gleichzeitigem Bestehen eines Pruritus und einer Vulvitis ist es in den weitaus meisten Fällen so, daß bei **jüngeren** Frauen die **Vulvitis** das **primäre** und der **Pruritus** ein Symptom dieser Vulvitis, also das **sekundäre** ist. Bei **älteren** Frauen in der Phase der Rückbildung liegt die Annahme näher, daß zunächst der **Pruritus** da war, und zwar als Symptom eines **endogenen** Leidens und daß die **Vulvitis sekundär** als Folge des Pruritus entstanden ist.

Diese Überlegungen sind für die Diagnostik und die Behandlung wichtig, wobei man nicht außer acht lassen darf, daß der **Diabetes** in jedem Lebensalter vorkommt.

Therapie des **primären** Pruritus: S. 17, des **sekundären** Pruritus: S. 3 und 6.

Dem diagnostisch Unerfahrenen sei noch ein kluger Rat mit auf den Weg gegeben: Wenn eine ältere oder alte Frau über heftigen Juckreiz an der Vulva klagt — gleichgültig, ob mit oder ohne Vulvitis — so sehe man sich die Vulvahaut in **allen** Teilen sehr genau an. Tut man das, so findet man in vielen dieser Fälle kleinere oder größere weißliche Flecken = **Leukoplakien** an der vorderen oder hinteren Kommissur, in den Schamhaaren, an den Innenflächen der Labien und an anderen Stellen der Vulva.

Leukoplakia vulvae

Leukoplakie heißt weißer Fleck. Weiße Flecken oder Leukoplakien *(Abb. 7)* sind ein umschriebenes Rückbildungsgeschehen an der Haut der Vulva der älteren Frau. Es sind kleinere oder größere, perlmuttartige, weißliche Flecken, die sich an vielen Stellen der Vulva, insbesondere an der vorderen und hinteren Kommissur, den Innenflächen der Schamlippen, an der Klitoris, aber auch am Damm und in der Umgebung des Afters finden.

Histologisch handelt es sich um eine Verdickung der Hornschicht (Hyperkeratose und Parakeratose). Daß die Haut verdickt ist, kann man schon durch einfache Betastung feststellen.

Vorkommen: Leukoplakien finden sich in der Hauptsache bei älteren Frauen, also in der (späten) **Menopause** und im **Senium,** meist von **Pruritus** begleitet.

Ursache: Die eigentliche Ursache ist unbekannt. Stets liegt gleichzeitig eine **Ovarialinsuffizienz** im Sinne eines Mangels an Östrogenen (Follikelhormon) vor.

Symptome: Heftiger **Juckreiz,** der sich bis zur Unerträglichkeit steigern kann. Das nicht zu vermeidende Kratzen führt zu Epitheldefekten. Durch Infektion dieser kleinen Wunden kommt es sekundär zur Vulvitis.

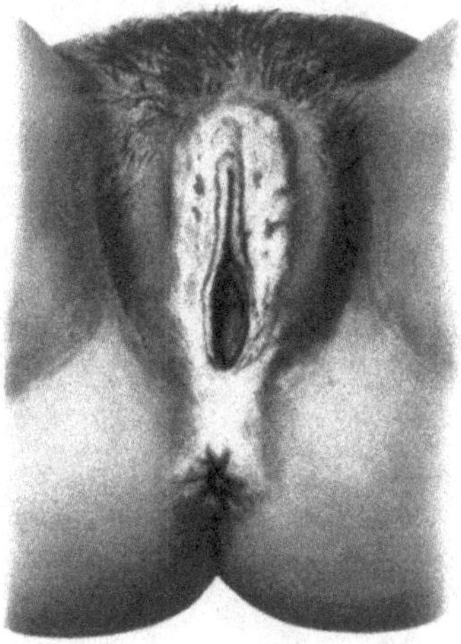

Abb. 7. Leukoplakia vulvae

Prognose: Chronisches Leiden. Die Leukoplakie kann allmählich in **Kraurosis vulvae** (S. 16) oder auch direkt in ein **Vulvakarzinom** (S. 19) übergehen; (viel **umstrittene** Annahme).

Von vielen werden Leukoplakie und Kraurosis vulvae als Vorstadien des Vulvakarzinoms aufgefaßt!

Daher bei diesen Zuständen stets auf
krebsverdächtige Stellen
(wunde Knötchen, kleine Geschwüre)
achten! Sofortige **Probeexzision** und **histologische Untersuchung** erforderlich!

Frauen mit Leukoplakie und Kraurosis vulvae sind alle 2—3 Monate zur Kontrolluntersuchung zu bestellen!

Kraurosis vulvae

Definition: Seltene Erkrankung der Vulva, die durch eine Schrumpfung (krauros gr. trocken, geschrumpft) der Haut aller Teile der Vulva infolge Schwindens des Fettgewebes und der elastischen Fasern gekennzeichnet ist, wodurch es schließlich zur Einengung des Introitus vaginae kommt *(Abb. 8)*.

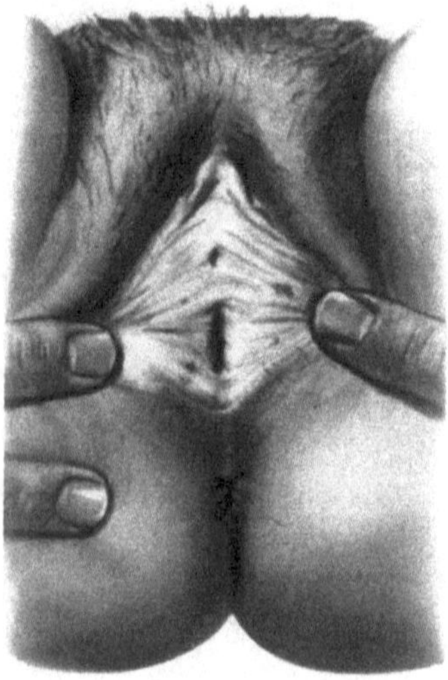

Abb. 8. Kraurosis vulvae

Die Schrumpfung kann sogar so weit gehen, daß die kleinen und später auch die großen **Labien,** sowie die **Klitoris vollkommen verschwinden.** Schließlich bleibt als Scheideneingang ein flaches, **ovales Loch** mit scharfkantigen Rändern übrig, Die Vulvahaut, die bläulich und glänzend aussieht, ist trocken und pergamentartig starr. An einigen Stellen zeigen sich kleine Einrisse. Manchmal entstehen auch Ulzerationen. Nach dem Brüchig- und Rissigwerden der Haut kommt es leicht zum **Sekundärinfekt = Vulvitis.**

Vorkommen: Fast nur bei Frauen in der späten Menopause und im Senium, seltener in der frühen Menopause.

Ätiologie: Die Ursache ist nicht bekannt. Sicher ist, daß der Mangel an Östrogenen (Follikelhormon) eine Rolle spielt. Die Kraurosis vulvae kommt fast nur bei Frauen mit erloschener Ovarialfunktion vor. Nach *Labhardt* ist die Kraurosis als eine übertriebene Steigerung der physiologischen Schrumpfungsprozesse aufzufassen.

Symptome: Wie bei der Leukoplakie ist die Hauptklage der ungemein heftige **Juckreiz** an der Vulva. Außerdem entsteht ein **brennender Schmerz,** wenn Harn über die kleinen Einrisse in der trockenen Vulvahaut fließt.

Prognose: Chronisches, sich sehr langsam entwickelndes Leiden. Eine Heilung gibt es nicht. Das für die Trägerin zwar sehr unangenehme Leiden wäre belanglos, wenn es nicht als **Mutterboden des Vulvakarzinoms** aufgefaßt werden müßte.

Etwa 10—15% aller Fälle von Kraurosis vulvae sollen sich zu einem Vulvakarzinom entwickeln.

Nach anderen Angaben (*Böttger* und *Dittmann*, UFK Kiel, 1957) gehen 4,4—9% der Fälle von Kraurosis in ein Vulvakarzinom über.

Sorgfältige **Kontrolluntersuchungen** in kurzen Abständen (2—3 Monate) sind erforderlich.

Keine Therapie ohne sicheren Ausschluß eines Karzinoms!

Therapie bei Pruritus, Leukoplakie und Kraurosis vulvae

(Symptomatische Behandlung des Pruritus, S. 3 und 6, sehr wichtig!)

1. Hormonale Behandlung

Hohe Dosen von Östrogenen (Follikelhormon) bewirken Hyperämie und Sprossung von Kapillaren und damit meist Stillung des Juckreizes und manchmal auch Verkleinerung der leukoplakisch veränderten Epithelflächen. **Dosierung:** 10 mg **Östradiol** i.m. pro Woche = 2mal wöchentl. 1 Amp. zu 5 mg Progynon B oleos. forte i.m. oder 10 mg **Östriol** *(Puck)* = 5mal 2 Amp. Ovestin i.m. pro Woche. Gleichzeitig ist eine **Salbenbehandlung der Vulva** zu empfehlen: Östrogen- oder Stilbensalben (Progynon-, Menformon-, Östromon-, Cyrensalbe). Einmal morgens und abends mit Watte auftragen (von der Progynonsalbe z.B. jedesmal einen 6—12 cm langen Salbenstrang = 1—2 g).

Um die Patientin dauernd juckreizfrei zu halten, muß man diese hohen Östrogendosen über längere Zeit verabreichen. Daß es dabei zur Proliferation des Endometriums und zu **Blutungen** kommt, muß man leider in Kauf nehmen. Das gilt auch für das Östriol (Ovestin), das in den therapeutisch notwendigen Mengen auch Blutungen machen kann.

Kommt man auf diese Weise nicht weiter, so muß man

2. die **lokale Behandlung**

versuchen.

1. **Subkutane Novocaininjektionen.** Man benötigt dazu 2mal 20 ml 1%ige Novocainlösung, der man eine Ampulle **Atosil** und eine Ampulle **Vitamin B_1** (25 mg) zusetzen kann. Eingestochen wird jederseits an der hinteren Kommissur. An der Einstichstelle setzt man vorher eine Quaddel. Dann schiebt man eine lange Nadel ganz langsam zentimeterweise subkutan vor in Richtung auf die Klitoris, indem man pro Zentimeter etwa 1 ml spritzt. Ehe man die Nadel weiterschiebt, wartet man jeweils erst den Effekt ab. Die Juckreizstillung hält meist **einige Wochen** an.

2. **Elektrokoagulation:** Sie braucht nur als ganz **oberflächliche** Verschorfung ausgeführt zu werden und ist nach eigener Erfahrung eine **nie versagende Therapie** bei Pruritus und Leukoplakie. Vor Beginn der Narkose muß man sich die juckenden Stellen genau zeigen lassen. Auch große Flächen, ja die ganze Vulva kann man, wenn nötig, in einer Sitzung koagulieren.

3. **Röntgen-Therapie:** 50—110 r ED, kann in 2 und 8 Wochen wiederholt werden. Die Röntgenstrahlen wirken direkt auf die Nervenendigungen und haben manchmal eine überraschend gute, wenn auch nicht immer anhaltende Wirkung.

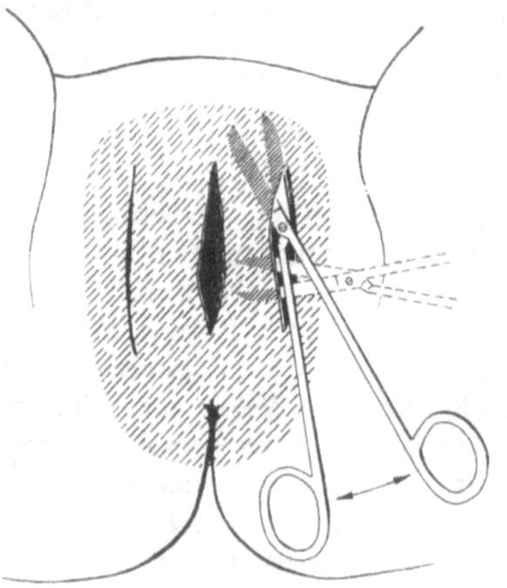

Abb. 9. Operative Behandlung des hartnäckigen Pruritus vulvae nach Burger. Das vom Pruritus befallene Gebiet ist durch Schraffierung gekennzeichnet. Rechts und links von der Rima pudendi sieht man 2 Längsinzisionen. Durch Verschieben und Öffnen der Schere wird Schritt für Schritt Haut und Fett von der Faszie abpräpariert

4. **Operative Unterschneidung der Vulvahaut** *(Burger)*: Von zwei parallel angelegten Schnitten aus *(Abb. 9)* wird die Haut zwecks Denervation allseitig unterminiert. Einzelheiten: Geburtsh. u. Frauenheilk. 14 (1954), 31. Es wird nicht nur der Pruritus behoben, sondern es kommt auch zur Verkleinerung und zum vollständigen Verschwinden von Leukoplakien.

Bei

Kraurosis vulvae

kommt man auf die Dauer weder mit Östrogeninjektionen noch mit östrogenhaltigen Salben zum Ziel. Die Erscheinungen werden langsam stärker, und letzten Endes kommt man um die Operation (Vulvektomie oder [besser] Elektrokoagulation nach *Berven*, S. 25) nicht herum.

Von Strahlenbehandlung ist bei Kraurosis vulvae abzuraten.

Geschwülste der Vulva

1. Gutartige Geschwülste

sind relativ selten. Folgende echte Geschwülste kommen vor:

Lipome — **Fibrome** — **Myome**

Das Fibrom kommt besonders gestielt vor: Fibroma pendulum.

Zysten: Paraurethralzysten, Hymenalzysten (gehen meist vom Gartnerschen Gang aus), Retentionszysten der Schweißdrüsen oder der Talgdrüsen (Atherome).

Die **Bartholinsche Zyste** (S. 11) ist keine echte Zyste, sondern eine Pseudozyste.

2. Bösartige Geschwülste

Vulvakarzinom

Vorkommen: Das Vulvakarzinom ist das Karzinom der älteren und besonders der **alten** Frau. Prädilektionsalter zwischen 65 und 75 Jahren. Das Vulvakarzinom ist ein **besonders bösartiges Karzinom.** Die Bösartigkeit zeigt sich darin, daß dieser Krebs sehr frühzeitig in die regionären Lymphknoten, meist zuerst in die **Leistenlymphknoten** (Inguinaldrüsen) hinein metastasiert. Der Grund dafür ist die außerordentlich reiche Versorgung der Vulva mit Lymphgefäßen *(Abb. 13).*

Häufigkeit: Etwa 3—4% aller weiblichen Genitalkarzinome.

Lokalisation: Das Vulvakarzinom kommt an allen Teilen der Vulva vor.

Bevorzugte Stellen sind:

Klitoris
Harnröhrenumgebung
Große Labien ————→
Kleine Labien
Bartholinsche Drüsen (selten!)

Am **häufigsten** kommt das **Vulvakarzinom** an den **großen Labien** vor!

Präkanzerose: Als Vorkrebs oder Präkanzerose wird vor allem die Kraurosis vulvae, von anderen auch die Leukoplakie, aufgefaßt. Die Erfahrung lehrt, daß auf dem Boden einer Kraurosis nicht selten ein **Vulvakarzinom** entsteht.

Wer also als Arzt eine Kraurosis mit dem unerträglichen Pruritus zu behandeln hat, der muß **nach den ersten Anzeichen einer bösartigen Entartung geradezu suchen!** Er muß die Patientin in kurzen Abständen bestellen, um ja nicht den Beginn der bösartigen Erscheinungen zu übersehen! Er muß sich vor allem angewöhnen, die Vulva **jeder** Frau, vor allem jeder **älteren** Frau, genau zu untersuchen, auch wenn sie keine Zeichen einer Kraurosis aufweist.

Welches sind nun die ersten verdächtigen Erscheinungen, die auf ein Vulvakarzinom hinweisen?

Verdächtig auf Vulvakarzinom sind:
Kleine warzenartige Gebilde,
kleine wunde Knötchen,
kleine Blutungen aus vermeintlichen Kratzeffekten an **juckenden** Stellen, wobei es sich in Wirklichkeit handelt um
kleine und kleinste Ulzerationen eines Vulvakarzinoms.

In allen diesen Fällen ist die Patientin umgehend zur Probeexzision in eine Klinik einzuweisen.

Oft geht den oben genannten ersten Zeichen ein **Jucken** und **Brennen** an der Vulva über lange Zeit voraus.

Diese ersten Erscheinungen an der Vulva werden von den alten Frauen meist nicht beachtet. Die bei dem Zerfall der Neubildung auftretende, mit Blut gemischte, **übelriechende Sekretion** ist wohl die früheste Veranlassung, einen Arzt aufzusuchen. Man kann es aber auch erleben, daß die alten Frauen erst dann zum Arzt gehen, wenn sich **große, schmierig belegte Geschwüre** entwickelt haben, von deren nekrotisierenden Flächen ein scheußlicher Gestank ausgeht.

Man präge sich noch einmal fest ein: Hautdefekte an der Vulva, verbunden mit Juckreiz, sind die weitaus häufigsten Erstsymptome des Vulvakarzinoms!

Formen des Vulvakarzinoms

Die Vulvakarzinome sind meist Plattenepithelkarzinome. Die beiden wichtigsten Formen sind:

1. **Ulzeröse Form** *(Abb. 10)*: Häufigste Form. Beginnt mit einem kleinen, flachen Geschwür mit unregelmäßigem, derbem Rand.

2. **Knotige Form** *(Abb. 11)*: Seltener. Beginnt mit einem kleinen derben Knoten, der schnell Nußgröße erreicht. Kennzeichen: Konsistenz derb, Haut an den Seiten nicht verschieblich! Bald Übergang in die ulzeröse Form.

Abb. 12 zeigt ein Karzinom der Klitoris.

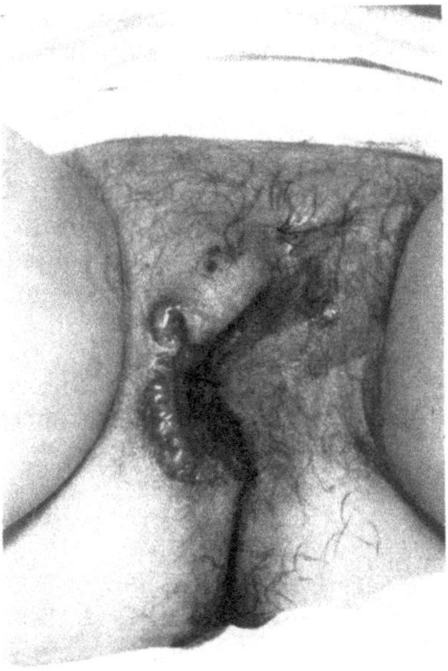

Abb. 10

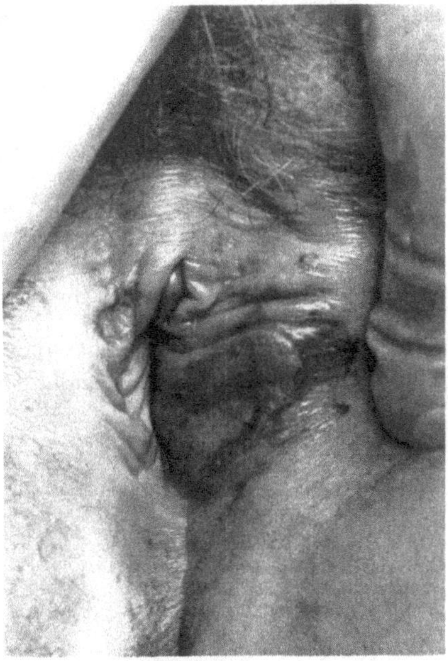

Abb. 11

Abb. 10. Vulvakarzinom, ulzeröse Form (69jähr. Patientin). Histologisch gesichertes Plattenepithel-Karzinom der Vulva auf dem Boden einer Leukoplakie und Kraurosis vulvae. Die rechten Labien sind durch einen ulzerierenden Tumor zerstört. An der linken großen Labie ein gut daumennagelgroßes Ulkus mit aufgeworfenem Rand. Die Abbildungen 10, 11 und 14—17 wurden mir freundlicherweise von dem Institut für Strahlentherapie und Nuklearmedizin (Chefarzt Dr. W. Schumacher) Rudolf-Virchow-Krankenhaus, Berlin, zur Verfügung gestellt

Abb. 11. Vulvakarzinom, knotige Form (64jähr. Patientin). Histologisch gesichertes Plattenepithel-Karzinom auf dem Boden einer Leukoplakie und Kraurosis vulvae

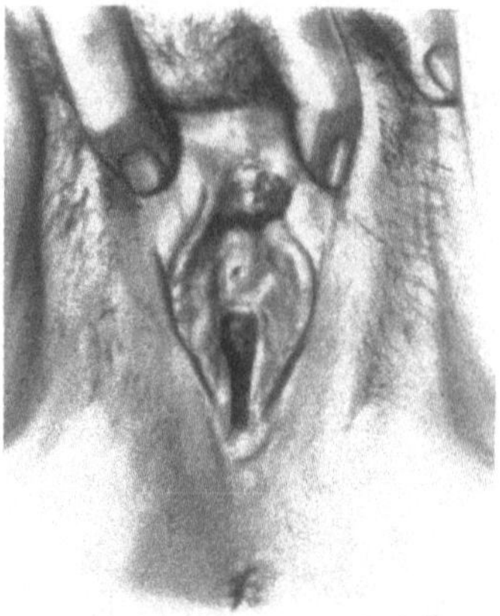

Ausbreitung des Vulvakarzinoms

1. Auf dem Lymphwege: Die Lymphgefäßversorgung der Vulva ist auffallend reichlich *(Abb. 13)*. Infolgedessen breitet sich das Vulvakarzinom schnell in die regionalen Lymphknoten aus. Es werden nacheinander befallen die **inguinalen, femoralen** und **iliakalen** Lymphknoten.

Die Leistenlymphknoten schwellen oft auffallend stark an.

Abb. 12. Karzinom der Klitoris

Deshalb muß der erste Griff nach Feststellung eines verdächtigen Geschwürs oder Knotens an der Vulva der nach den Leistenlymphknoten sein. Das möge sich vor allem der Anfänger merken! Der erfahrene Gynäkologe wird diesen Griff des Anfängers mit Befriedigung feststellen!

Palpable Leistenknoten findet man nach meiner Erfahrung etwa bei der Hälfte aller Vulvakarzinome. Daß man bei manchen großen Vulvakarzinomen

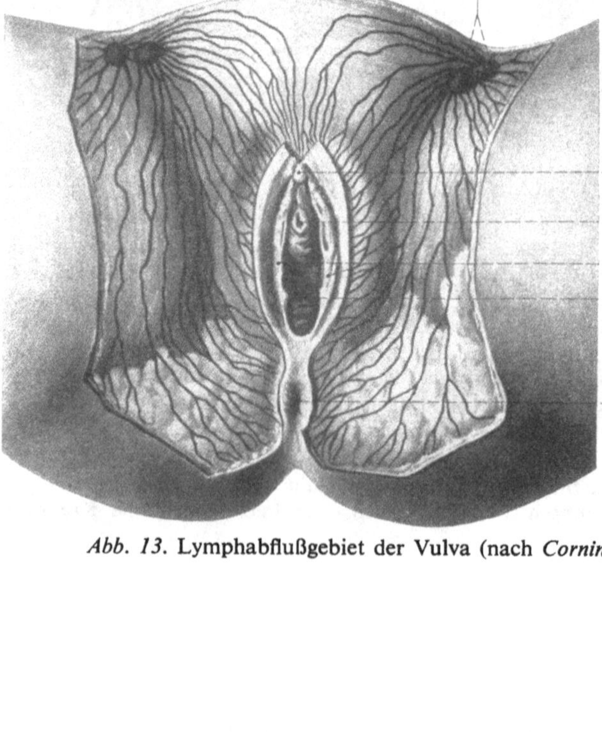

Abb. 13. Lymphabflußgebiet der Vulva (nach *Corning*)

gar keine Leistendrüsen tasten und andererseits bei relativ kleinen Tumoren stark vergrößerte Leistendrüsen finden kann, ist bekannt.

2. Per continuitatem: Übergreifen auf Damm, Scheide, Harnröhre, Blase, Mastdarm.

Prognose: Die Heilungsaussichten sind trotz langsamen Fortschreitens ungünstig. Nach Einbruch des Karzinoms in die **Lymphbahnen** ist die Prognose geradezu **infaust.**

Sarkome der Vulva sind selten. — Bösartige **Melanoblastome,** die von der Klitoris oder den Schamlippen (Naevi pigmentosi) ihren Ausgang nehmen, habe ich einige Male gesehen.

Therapie des Vulvakarzinoms

1. Die **Elektronentherapie** (eine Art der „Hochvolttherapie") des Vulvakarzinoms mit dem Betatron, der **„Elektronenschleuder"**, ist allen anderen Methoden weit überlegen.

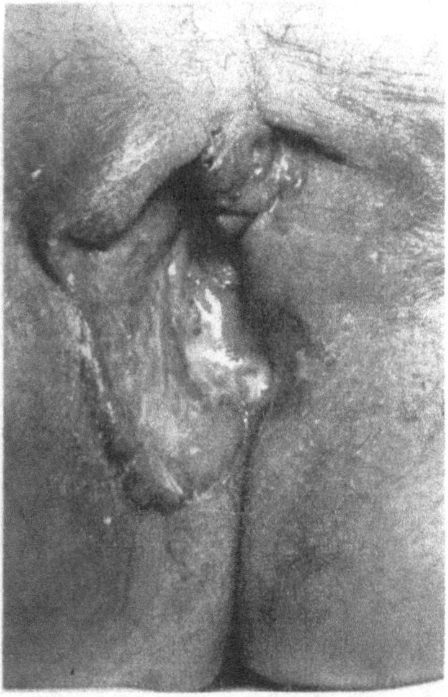

Abb. 14. Das Vulvakarzinom der Abb. 10, Zustand nach 25 Bestrahlungen im Verlauf von 8 Wochen mit schnellen Elektronen (6000 r, 20 MeV)

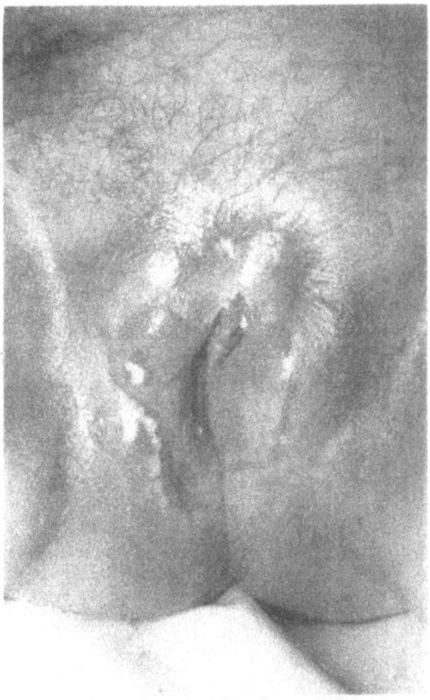

Abb. 15. Das Vulvakarzinom der Abb. 10, Zustand 8 Wochen nach Abschluß der Elektronentherapie mit 6000 r. Restlose Rückbildung des Vulvakarzinoms

Bei dem Betatron = Elektronenschleuder handelt es sich um eine Bestrahlungsanlage, mit der injizierte Elektronen mit Hilfe magnetischer Felder im Vakuum einer Kreisröhre auf hohe Energien von 10—35 Millionen Elektronenvolt (MeV) beschleunigt werden können. Die Elektronen treten direkt als **Elektronenstrahl** aus der Röhre heraus.

Schon die von *Schubert, Kepp, Paul* und *Schmermund* 1949 erzielten ersten Ergebnisse der Elektronentherapie von Vulvakarzinomen waren überraschend gut. Inzwischen ist auf Grund der guten Erfahrungen aller Zentren, die über Betatronanlagen mit Elektronenenergien über 15 MeV (Millionen Volt) verfügen, die günstige Wirkung der Elektronentherapie bestätigt worden *(Blomfield, Cocchi, Fletscher, Nolan, Vidal* und *Anson, Schinz, Zuppinger)*. Heute steht man allgemein auf dem Standpunkt, daß die günstigen Ergebnisse der Elektronentherapie des Vulvakarzinoms von keinem anderen Behandlungsverfahren erreicht werden.

Die Behandlung des Vulvakarzinoms mit schnellen Elektronen ist heute die Methode der Wahl.

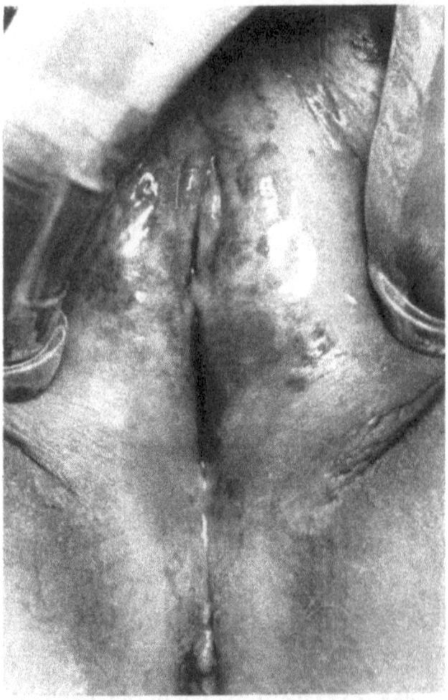

Abb. 16. Das Vulvakarzinom der Abb. 11, Zustand, nach dem im Verlauf von 5 Wochen 6000 r mit einer Elektronenenergie von 25 MeV appliziert wurden

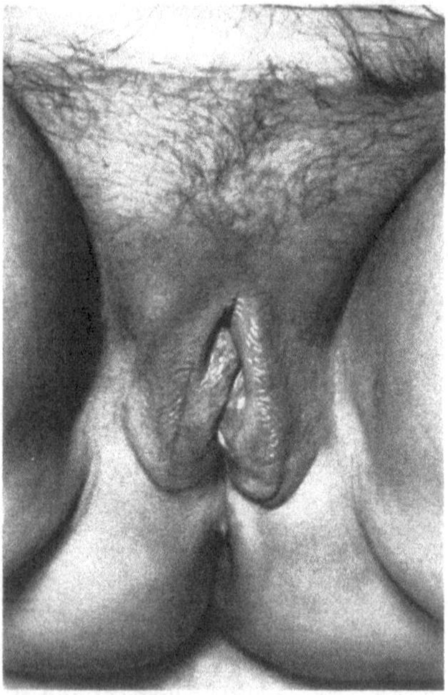

Abb. 17. Das Vulvakarzinom der Abb. 11, 6 Wochen nach Abschluß der Bestrahlung. Restlose Rückbildung des Karzinoms

Zwei Beispiele der Elektronenbehandlung zeigen die *Abb. 14—17.*

Wenn irgend möglich, sollte man alle Patientinnen mit einem Vulvakarzinom der Betatrontherapie zuführen.

Da es nur relativ wenige Anlagen dieser Art gibt (in Deutschland etwa 10), wird heute auch noch ausgeführt die

2. Elektrochirurgische Entfernung des Primärtumors mit nachfolgender Röntgenbestrahlung des Operationsgebietes und der Leistenregionen. Der elektrochirurgische Eingriff wird ausgeführt entweder

a) durch **Exzision** mit dem Diathermiemesser, mit dem das gesamte Geschwulstgewebe abgetragen wird, oder

b) durch **Elektrokoagulation** *(Berven)*, wobei der gesamte Tumor zwischen zwei Plattenelektroden verkocht wird.

In beiden Fällen Röntgennachbestrahlung des Operationsgebietes und der Lymphregionen. **Dauerheilung** zwischen 20 und 50%.

3. Radikaloperation *(P. Rupprecht, W. Stoeckel)*: Entfernung der gesamten Vulva im Zusammenhang mit sämtlichen Leisten- und Schenkellymphknoten. Leider ist die Belastung dieses Eingriffes für die alten Frauen zu groß. Sie vertragen ihn schlecht. Die Radikaloperation wird heute nur noch selten ausgeführt.

Die **primäre** Bestrahlung mit konventionellen **Röntgenstrahlen** (konventionell im Gegensatz zur Hochvolttherapie) und die **Radiumbestrahlung** (Spickung mit Metallnadeln, die mit Radium gefüllt sind oder mit Radiumträgern, die mit Moulagen am Tumor befestigt werden) sind wegen der unbefriedigenden Ergebnisse völlig aufgegeben worden.

2. KAPITEL

Scheide

Vorbemerkungen

Das Epithel der Scheide ist ein vielschichtiges Plattenepithel *(Abb. 1)*, das gewöhnlich nicht verhornt. Es hat **keine Drüsen,** daher darf man die Scheidenhaut nicht als Schleimhaut und die geringe Flüssigkeitsabsonderung der gesunden Scheide nicht als Sekretion bezeichnen. Die Feuchtigkeit der Scheidenhaut kommt durch einfache **Transsudation** ihrer Epithelien zustande.

Aufbau und Abbau des Scheidenepithels unterliegt der

Wirkung der Ovarialhormone

Darüber muß man — kurz gesagt — folgendes wissen:

1. **Östrogene** (=Follikelhormon) (S. 371):
   a) Sie bauen das **Vaginalepithel** bis zur **Oberflächenschicht** auf *(Abb. 1)*.
   b) Sie sind verantwortlich für den **Glykogen**gehalt des Scheidenepithels.
   c) Unter dem Einfluß der Östrogene nimmt die Zahl der pathogenen Bakterien und der Leukozyten in der Scheide ab.

2. **Progesteron** (S. 371):
   a) Es bewirkt zusammen mit den Östrogenen den Aufbau des **Vaginalepithels** bis zur **Intermediärschicht** *(Abb. 1)*.
   b) „**Progesteroneffekt**": In der 2. Phase des Zyklus, also in der Lutealphase, kommt es zu einer **Massenabschilferung** der oberflächlichen Zellagen der Scheide, die vorher durch die Östrogene aufgebaut waren.

Die Scheidenhaut macht einen gesetzmäßigen, **zyklischen Phasenwechsel** durch. Wenn man in den verschiedenen Phasen des Zyklus einen **Abstrich** vom Scheidenepithel macht, so ergibt sich für jede Phase ein **typisches Zellbild** (S. 375). Über die Gewinnung der Zellen im Abstrichverfahren S. 392. Das

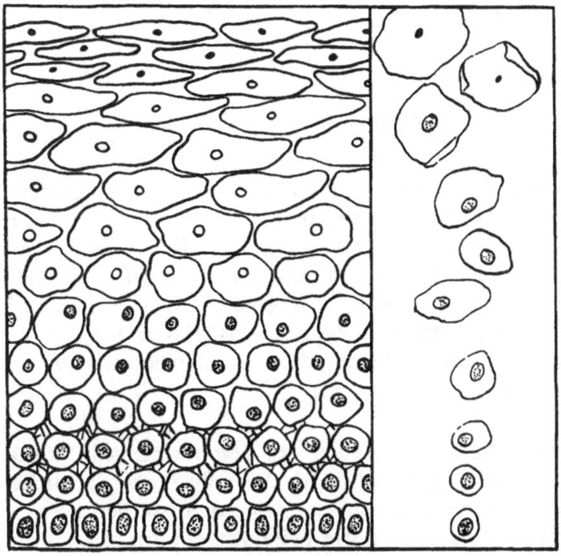

Abb. 1. Aufbau des normalen Vaginalepithels mit den dazugehörigen abgeschilferten Zellen (Schema nach *Boschann*)

zytologische Abstrichverfahren aus der Scheide hat heute für die Erkennung hormonaler Störungen große Bedeutung (S. 392).

Man muß sich darüber klarwerden, daß die Scheide neben ihren allgemeinen Aufgaben (Abfluß des Menstrualblutes und des Zervixsekretes, Organ der Kohabitation und Teil des Durchtrittsschlauches unter der Geburt) eine Sonderaufgabe hat. Sie ist das

Schutzorgan für sich selbst und für die höher gelegenen Genitalorgane,

denen sie vorgeschaltet ist, nämlich für Zervix, Uteruskavum, Tuben und Ovarien. Das, wovor die Scheide sich selbst und damit alle über ihr liegenden Organe schützt, sind vor allem die auf der Vulva sitzenden Trichomonaden und Candida albicans (Soor), aber auch die Staphylokokken, Streptokokken, Kolibakterien u. a. Gegen sie bildet die Scheide eine **Barriere,** d. h. sie hindert diese Keime

a) entweder daran, **in die Scheide einzudringen,**

b) oder — wenn ihnen das doch gelungen ist — daran, **in der Scheide überschießend zu wachsen,** also die Frau in Gefahr zu bringen.

Worauf beruht dieser Schutz?

Er beruht auf dem Zusammenwirken von

4 Faktoren.

Faktor 1 = **gesunde Ovarien,** d. h. Ovarien, die die beiden Ovarialhormone, die **Östrogene** und das **Progesteron,** in normaler Menge erzeugen (S. 371). Von entscheidender Bedeutung sind die **Östrogene** (= Follikelhormon). Erhält die Scheide nicht genügend Östrogene zugeführt, so wird das Scheidenepithel nicht hoch genug aufgebaut, und die Zellen enthalten nicht genügend **Glykogen.** Das Glykogen spielt, wie wir gleich noch sehen werden, bei dem Schutzmechanismus der Scheide eine wichtige Rolle.

Faktor 2 = das **Glykogen** der Vaginalepithelien, aus dem fermentativ **Zucker** (Maltose und Dextrose) gebildet wird. Von den oberflächlichen Schichten des sehr glykogenreichen Vaginalepithels werden dauernd Zellen in wechselnder Menge in die Scheidenlichtung abgestoßen. Zu einer besonders massiven Zellabschilferung kommt es in der Lutealphase = **Progesteroneffekt** (S. *26*). Die abgeschilferten Epithelzellen zerfallen in Zelltrümmer, die langsam aufgelöst werden (= **Zytolyse).**

Der Zerfall der Vaginalepithelien bei der geschlechtsreifen Frau wird allein durch die **Döderleinschen Stäbchen** (s. u.) bewirkt, d.h., die Zytolyse ist während der Zeit der Geschlechtsreife ein rein **bakterieller** Vorgang = **Bakterielle Zytolyse** (*Wied* und *Christiansen,* Geburtsh. u. Frauenheilk. 13 (1953), 986). Bei der Zytolyse werden wahrscheinlich zelleigene **Fermente** frei, die das in den Zellen enthaltene **Glykogen** in **Zucker** umwandeln (s. Schema auf S. *30*). Nach *R. Schröder* enthält die Scheide eine ½—4%ige Zuckerlösung.

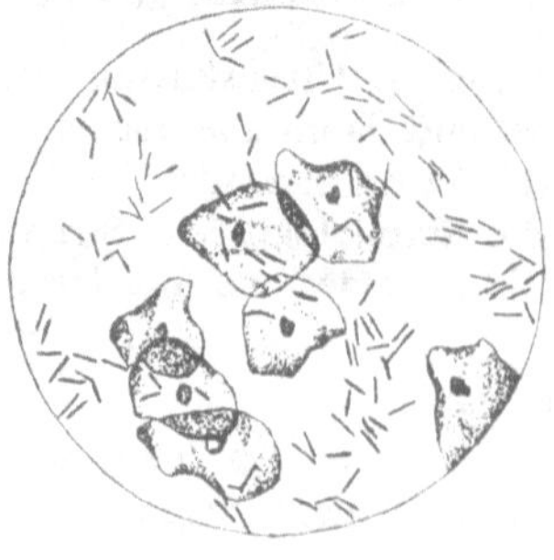

Abb. 2. Döderlein-Bakterien und glykogenhaltige Epithelzellen

Faktor 3 = die normalerweise in der Scheide vorhandenen **Döderleinschen Milchsäurebakterien** *(Abb. 2)*, kurz Döderleinsche Stäbchen genannt (*A. Döderlein*, 1892). Sie leben von diesem Zucker und vergären ihn dabei zu

Faktor 4 = **Milchsäure mit einem p_H von 3,8—4,5, also rund 4.**
Die Döderleinschen Bakterien können nur existieren,

a) wenn die glykogenreichen **Intermediärzellen** *(Abb. 1)* oder Zellen der nicht verhornten **Oberflächenzellschicht** zur Verfügung stehen. Nur diese Zellen können sie angreifen und auflösen.

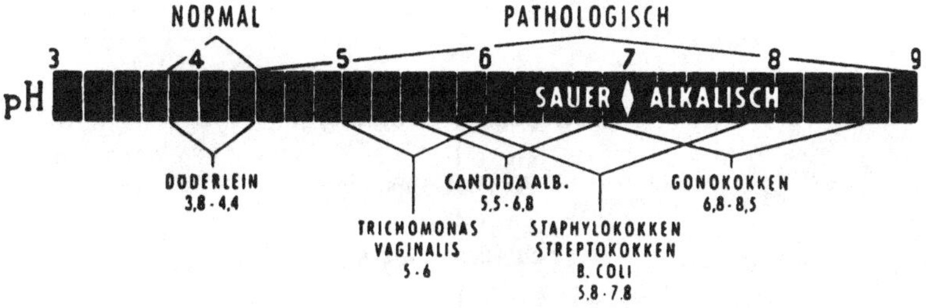

Abb. 3. pH-Bereiche für die günstigsten Wachstumsbedingungen der häufigsten Mikroorganismen in der Scheide

b) wenn in der Scheide ein **p_H-Wert** besteht, der ihr Wachstum und ihre Vermehrung zuläßt. Ihr optimales p_H liegt zwischen **3,8** und **4,5** = ein (relativ) **saures Milieu.**

Diese **4 Faktoren:**

1. Normale Hormonproduktion des Eierstocks,

2. Glykogen,
3. Döderleinsche Milchsäurebakterien,
4. Milchsäure vom p_H = rund 4

machen die Scheide zu einem Schutzorgan. Den Faktor 1 haben wir besonders herausgestellt, weil er die wichtigste Voraussetzung für das Zustandekommen der Schutzwirkung ist. Versagt einer dieser Faktoren, so verändert sich das p_H zur alkalischen Seite hin, und es kommt zum Einwandern und ungehemmten Wachstum der Keime. Es entstehen dann nicht nur Kolpitis und Fluor, sondern es kommt auch zur aufsteigenden Infektion.

Andererseits ist **die Milchsäure der entscheidende Bestandteil des Scheideninhalts,** einer teils milchig-flüssigen, teils krümeligen Masse (abgestoßene, zerfallene Scheidenepithelien, vermischt mit einem **Transsudat** aus den Scheidengefäßen, den Döderleinschen Stäbchen und dem Sekret der Zervix).

Solange die Milchsäure vom $p_H = 4$ in der Scheide erhalten bleibt, können die obengenannten pathogenen Keime, selbst wenn sie sich in der Scheide aufhalten, ihr nicht gefährlich werden, denn sie benötigen ein alkalisches oder weniger saures Milieu *(Abb. 3)*.

Milchsäure (p_H rd. 4) = selbst erzeugtes **Desinfektionsmittel** der Scheide!

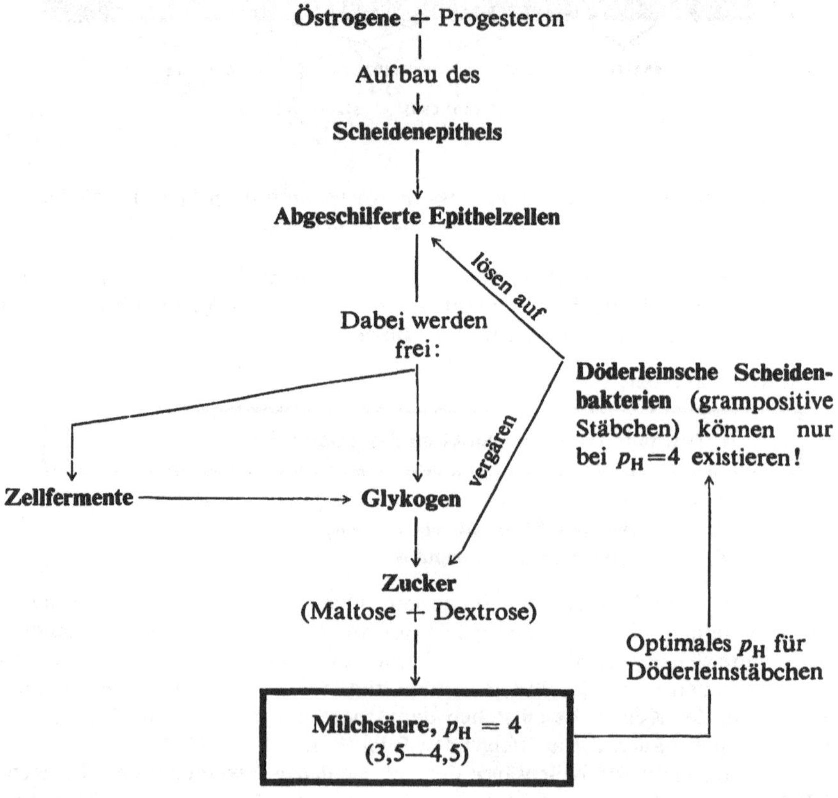

(Abb. 4). Schema des Selbstschutzes der Scheide („Säureschutz")

Wodurch kann diese Schutzwirkung der Scheide ($p_H = 4$) gestört oder unterbrochen werden?

Dadurch, daß ihre Verteidigungsmittel abgeschwächt oder zerstört werden. Das ist der Fall:

1. Physiologisch: Bei jeder **Menstruation.**

Der aus dem Uterus herabfließende Sekretstrom ist **alkalisch** und neutralisiert die schutzgebende Milchsäure. Dadurch ist die Fähigkeit der Keimabwehr für einige Tage herabgesetzt. Aus diesem Grunde gilt:

> **Die Regelzeit ist für jede Frau eine Zeit herabgesetzten Widerstandes.**

2. Pathologisch:

a) Beim **massigen** Eindringen von **Keimen von außen** (Vulva, Darm), also bei einem **Übergewicht** der angreifenden Vulvakeime oder bei **ungenügendem Scheidenverschluß** (Deszensus, Prolaps, schlecht geheilter Dammriß), wodurch dem stärkeren Eindringen von Vulvakeimen das Tor geöffnet ist.

b) Beim **massigen** Eindringen von **Keimen von oben,** also bei **eitriger Entzündung der Zervixschleimhaut,** zerfallendem Zervix- oder Korpuskarzinom, Endometritis, abfließender Pyometra u. a.

c) Bei **Hypersekretion der Zervix** (S. 251). Das Zervixsekret reagiert alkalisch, dazu kommt der Verdünnungseffekt.

d) Bei **Scheidenspülungen,** insbesondere den nicht auszurottenden Spülungen zur „Reinigung" der Scheide. Besonders bei Benutzung von **Seifenlösungen** wird das normale Scheiden-p_H zur neutralen oder sogar zur alkalischen Seite hin verschoben. — Auch **Fremdkörper** in der Scheide (Pessare u. a.) verändern das p_H.

e) Bei **erschöpfenden Krankheiten,** besonders **Diabetes mellitus;** in der **Schwangerschaft.**

f) Bei **hormonalen Störungen.** Das klassische Beispiel ist die **Kolpitis senilis** = Östrogenmangel-Kolpitis, S. 40.

g) Bei Behandlung mit **Antibiotika.** Folge: Ausbreitung des Soorpilzes (Soor-Kolpitis) und außerdem Verminderung der Döderleinschen Stäbchen.

Kolpitis = Scheidenentzündung

Die Kolpitis ist die **häufigste** Erkrankung der Scheide. Das ist leicht verständlich. Das Epithel der Scheide ist nicht durch eine Hornschicht geschützt und kann daher durch Einwirkungen verschiedenster Art leicht angegriffen werden.

Ursachen: Für die Entstehung der Kolpitis kommen die verschiedensten Schäden in Betracht: Mechanische (Fremdkörper, Pessare), thermische, chemische und Strahlenreize. Die weitaus größte Bedeutung für die Entstehung der Kolpitis haben **Mikroorganismen**, von denen hier ausführlich gesprochen werden muß.

Wir sind uns schon darüber klar geworden, daß die **Anwesenheit** von pathogenen Erregern in der Scheide noch lange keine Kolpitis macht. Für das entzündliche Geschehen an der Scheidenwand gilt als wichtigste Erkenntnis: **Eine Kolpitis entsteht immer erst dann, oder, mit anderen Worten, die pathogenen Erreger können die Scheidenwand immer erst dann angreifen, wenn das Scheidenmilieu durch irgendwelche Einflüsse gestört wird,** d. h. wenn der Säuregrad in der Scheide abnimmt oder, was dasselbe bedeutet, der p_H-Wert ansteigt. Die pathogenen Keime in der Scheide müssen daher als „**fakultativ pathogen**" bezeichnet werden. Die hauptsächlichsten Ursachen, die eine solche p_H-Änderung bewirken können, sind auf S. 31 aufgezählt.

Die vier wichtigsten Arten der Kolpitis

1. Die Trichomonaden-Kolpitis } = 80—90% aller Kolpitiden
2. Die Soor- (Candida-albicans-)Kolpitis }
3. Kolpitis durch Wundeiterkeime (Staphylokokken, Streptokokken, Kolibakterien und Gonokokken).
4. Kolpitis senilis (= K. vetularum) = Alterskolpitis

Daß **80—90% aller Kolpitiden** (und deren **Fluor**) durch **Trichomonaden** und den **Soorpilz** hervorgerufen werden und daß diese Infektionen heute mit sehr gutem Erfolg bekämpft werden können, gehört zu den wichtigsten neueren Erkenntnissen in der Gynäkologie.

1. Trichomonaden-Kolpitis

(Trichomon(i)asis, Trichomonase)

Erreger: Trichomonas vaginalis, ein parasitärer Flagellat *(Abb. 5)*. Die Trichomonaden sind eine der häufigsten Ursachen der Kolpitis. Zervix, Urethra und Blase können ebenfalls von Trichomonas vaginalis befallen werden. Daher wäre es richtiger, den Erreger als Trichomonas urogenitalis zu bezeichnen.

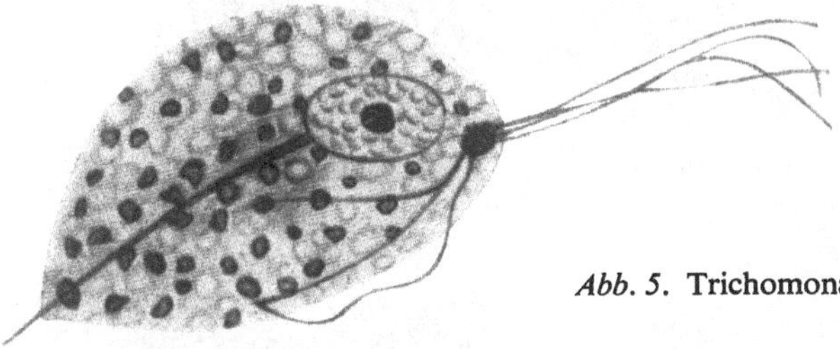

Abb. 5. Trichomonas vaginalis

Pathogenität: Die Trichomonaden sind, wie schon gesagt, **fakultativ pathogen,** d. h. sie leben als harmlose Keime in der Scheide, bis irgendwelche Umstände (s. o.) auftreten, **die das p_H der Scheide verändern,** d. h. es zur alkalischen Seite hin verschieben (S. 32). Dadurch werden die Lebensbedingungen für die Trichomonaden günstiger oder sogar optimal. Jetzt nehmen die Trichomonaden **krankmachende** Fähigkeiten an: Es kommt zur Ausbildung der Trichomonaden-Kolpitis und des Trichomonaden-Fluors. Die **Trichomonaden-Kolpitis** ist heute als selbständiges Krankheitsbild anerkannt.

Nachweis von Trichomonas vaginalis

(*Abb. 6 und 7*)

Frisch-(Nativ-)Präparat (nach *W. Korte, UFK Bonn*): Man bringt einen Tropfen physiologischer Kochsalzlösung auf einen Objektträger. Dann stellt man mit Spiegeln das hintere Scheidengewölbe ein und entnimmt daraus mit einer hitzesterilisierten Platinöse einen Tropfen Sekret. Dieser Sekrettropfen wird mit dem Tropfen physiologischer Kochsalzlösung auf dem Objektträger leicht vermischt. Danach wird das Präparat (mit oder ohne Deckgläschen) unter dem Mikroskop bei mittelstarker Vergrößerung (60—240fach) und ziemlich starker Abblendung betrachtet *(Abb. 6)*. Die Trichomonaden erkennt man an ihren eigentümlichen **ruckartigen Bewegungen,** wodurch häufig benachbartes oder anhaftendes Zellmaterial mitbewegt wird. Die peitschenden Geißeln an dem ovalen, birnenförmigen Körper *(Abb. 6 und 7)* und evtl. den Zellkern sieht man einwandfrei bei Okular 6 und Objektiv 40. Trichomonaden sind etwa 2—3mal so groß wie ein Leukozyt *(Abb. 8)*.

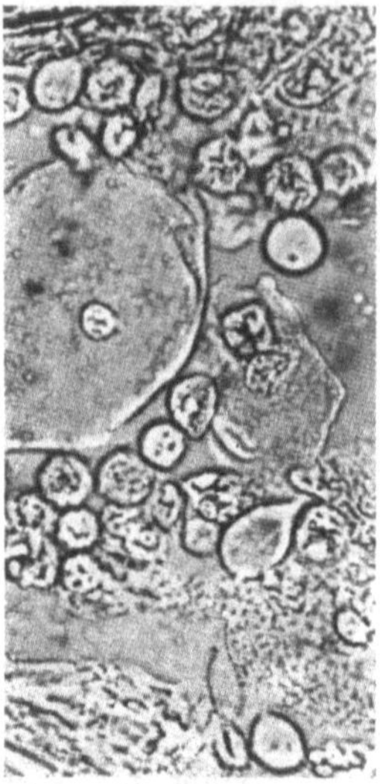

Abb. 6

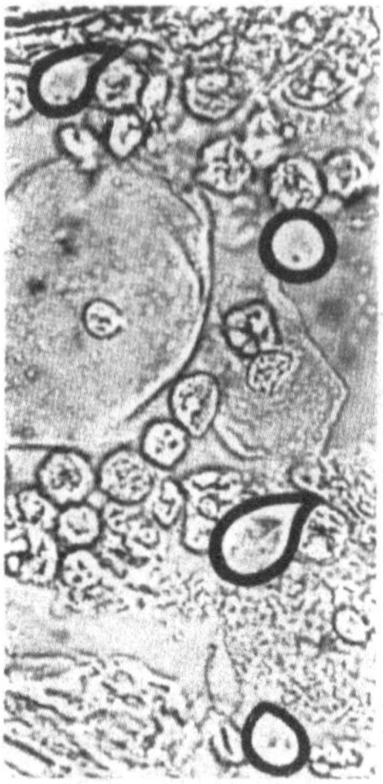

Abb. 7

Abb. 6 und 7. Trichomonaden im Frischpräparat. Die Trichomonaden sind in Abb. 7 durch Umrandung hervorgehoben (nach *W. Korte*)

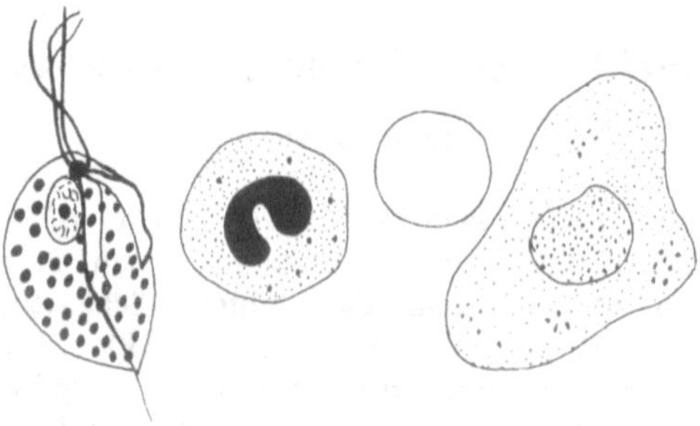

Abb. 8. Größenvergleich zwischen Trichomonas vaginalis, Leukozyt, Erythrozyt und vaginaler Epithelzelle (nach *Trussell*)

Häufigkeit: Die Literaturangaben über den Trichomonadenbefall der Scheide schwanken zwischen 40 und 90%. Ein Viertel der Befallenen soll beschwerdefrei sein, die Hälfte über leichte und das restliche Viertel über heftige Kolpitiden klagen.

Übertragung: Die Infektion von Scheide, Zervix, Uteruskavum, Urethra und Blase durch Trichomonaden erfolgt so gut wie immer durch den **Geschlechtsverkehr.** Somit

Urogenital-Trichomonase = typische venerische Erkrankung.

Dafür spricht das schlagartige Ansteigen der Befallzahl **nach der Defloration.** Außerdem: Bei 25—100% der untersuchten **Partner** trichomonadenbefallener Frauen konnten Trichomonaden festgestellt werden. **Indirekte Übertragungen** (Schmierinfektionen, insbesondere bei Gemeinschaftsklosetts) kommen vor, sind jedoch selten.

Symptome: Juckreiz und Brennen in der Scheide und an der Vulva sowie Ausfluß = Trichomonaden-Fluor. Gelegentlich auch Brennen beim Wasserlassen und Blasenbeschwerden.

Bei therapieresistenten Blasenbeschwerden muß man immer auch an Trichomonase denken!

Der **Fluor** ist in den meisten Fällen charakteristisch **dünnflüssig, schaumig** und eitrig, manchmal auch etwas grünlich oder bräunlich. **Wichtig:** Ein **nicht schaumiger** Ausfluß spricht durchaus **nicht gegen** Trichomonaden. Der Ausfluß, der oft sehr stark ist, **riecht** eigentümlich **süßlich-widerwärtig.** Die Diagnose „Trichomonadenfluor“ kann man beinahe am Geruch stellen. Die Scheidenhaut ist im akuten Zustand wie bei jeder Kolpitis gerötet und geschwollen.

Von einigen Autoren (*Bechthold* und *Reicher*, *Dyroff* und *Michalzik*) wurde der Trichomonadenbefall der Scheide mit Epithelatypien an der Portio, ja sogar mit dem Portiokarzinom, in Zusammenhang gebracht.

Therapie der Trichomonadenkolpitis

Die bisherigen unsicheren und langwierigen Behandlungsverfahren sind jetzt durch das neue wirkungsvolle Imidazolpräparat **Clont** „Bayer" überholt. Nach den bisherigen Erfahrungen werden die besten Erfolge mit Clont bei gleichzeitiger vaginaler und oraler Behandlung erzielt.

> **Dosierung von Clont:**
>
> **6** Tage lang **2**mal tgl. je 1 Tbl. **per os** (morgens und abends **nach** dem Essen),
>
> außerdem **gleichzeitig:**
>
> An **6** aufeinanderfolgenden Abenden je **1** Vaginal-Tbl. tief in die Scheide einführen.

Verschreibung von Clont:

Per os: 1 O.P. = 12 Tbl. zu 0,25 g

Zum Einführen in die **Scheide:** 1 O.P. = 6 Vaginal-Tbl. zu 0,1 g

Grundsätzlich muß der Partner immer gleichzeitig mitbehandelt werden (6 Tage lang 2mal tgl. 1 Tbl. Clont per os) Beim Mann hat Clont praktisch 100% Erfolg *(H. Bauer, Röckl).*

Der Erregernachweis ist beim **Manne** schwierig und **nicht notwendig,** da der Partner bis zu **90%** infiziert ist. Meist haben die Männer gar keine oder nur geringe Beschwerden (unspezifische Urethritis).

Jede Frau, die mit Clont behandelt wurde, muß nach der Kur kontrolliert werden, am besten nach der Regel, die auf die Kur folgt.

Obwohl nach Verabreichung von Clont Mißbildungen nicht nachgewiesen werden konnten, sollten **Frühschwangere nicht mit Clont behandelt** werden.

2. Soor-(Candida-albicans)-Kolpitis

Erreger: Der klassische Erreger der Soorkolpitis ist **Candida albicans** *(Abb. 9).* Die früheren Bezeichnungen „Monilia" oder Oidium albicans sind veraltet. Die Soor-Kolpitis ist also eine Pilzerkrankung = **Mykose,** und zwar eine Soor- oder Kandida-Mykose oder Kandidiasis.

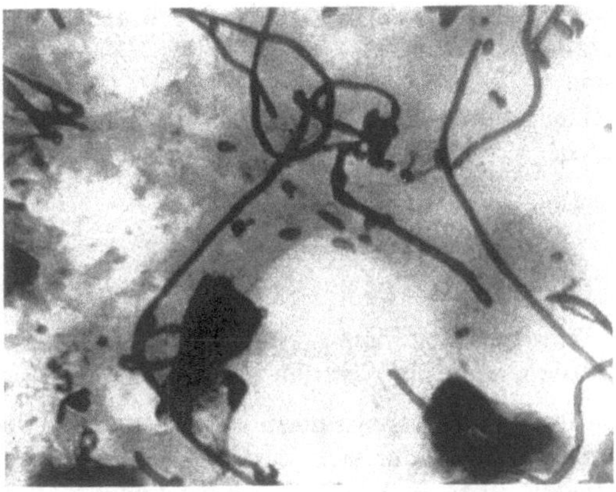

Abb. 9. Frischer Vaginalabstrich bei Kandida-Fluor

Pathogenität: Der Soorerreger, Candida albicans, kommt in der Scheide je nach dem Milieu sowohl als harmloser Saprophyt als auch als pathogener Pilz vor. Candida albicans ist also genau wie die Trichomonas vaginalis **fakultativ pathogen:** Die **Anwesenheit** von Soorpilzen in der Scheide bedeutet noch **keine** Erkrankung .Erst wenn sich die Lebensbedingungen für die Candida albicans in der Scheide bessern, **das normale p_H also gestört,** d. h. der Säuregrad zur alkalischen Seite hin verschoben wird, **wird der Erreger pathogen,** macht **Kolpitis, Fluor, Vulvitis** und heftigen **Pruritus.**

Die wichtigsten Bedingungen, unter denen das geschieht, sind die folgenden: Herabsetzung der allgemeinen Abwehrkraft, erschöpfende Krankheiten, Diabetes mellitus, Schwangerschaft, Strahlentherapie, Antibiotika-Therapie u. a.

Die in allen Fächern der Medizin weitverbreitete Anwendung der Antibiotika hat eine starke Zunahme der Mykosen zur Folge gehabt. Die Pilzproliferation ist eine Folge der Zerstörung der bakteriellen Körperflora durch die Antibiotika, gelegentlich vielleicht auch durch Kortison-Präparate.

> Zur Soor-Kolpitis neigen ganz besonders schwangere Frauen und Diabetikerinnen.

Nachweis von Candida albicans

Am einfachsten im **Frischpräparat:** Abstrich mit einer hitzesterilisierten Platinöse von der Scheidenwand (am besten vom **hinteren** Scheidengewölbe oder von der **Introitusgegend)** und Vulva auf einen Objektträger bringen und einen Tropfen physiologische Kochsalzlösung oder (besser) etwas verdünnte Kalilauge (10—30%) zugeben. Bei 320facher Vergrößerung sind die Fäden und Sproßzellen gut zu sehen *(Abb. 9)*. Allerdings gelingt dieser Nachweis leider nicht immer. Eine andere Methode gibt es aber für den praktischen Arzt nicht.

Übertragung:

a) durch den **Geschlechtsverkehr,**

b) Einwanderung aus dem **Darm** in die Scheide.

Eine Kolpitis darf erst dann als Soor- oder Kandida-Kolpitis bezeichnet werden, wenn im Abstrich Soorpilze nachgewiesen worden sind.

Symptome: Leitsymptom ist der oft **starke Juckreiz** in der Scheide und auch an der Vulva, der sehr hartnäckig und quälend sein kann. Häufig wird besonders über Jucken im Scheideneingang und über Brennen in der Scheide geklagt.

Das zweite Hauptsymptom ist der **Ausfluß,** ein im Gegensatz zum Trichomonadenfluor meist **geruchloser, weißlicher** Fluor ohne besondere Kennzeichen. Manchmal ist er auch etwas dicklich, „salbenartig" oder **käsig.** Der Ausfluß kann spärlich sein, er kann aber auch im Gegenteil mengenmäßig außerordentlich stark sein.

Im akuten Stadium ist die **Scheide gerötet** und **geschwollen.** Die Vulva ist meist ödematös. Oft sind aber an der Scheidenwand trotz starken Juckens und Brennens nur auffallend geringe Veränderungen zu finden.

Die vielfach beschriebenen flächenhaften weißlichen Auflagerungen (Soorrasen) = Rasen von Pilzfäden, wie beim Mundsoor der Säuglinge, oder käseartige, krümelige cremefarbige Partikel in der Scheide, **findet man nur bei einem Teil der Fälle. Ihr Fehlen spricht also durchaus nicht gegen eine Soorkolpitis.**

Therapie der Soor-Kolpitis

Das Mittel der Wahl ist heute das Antibiotikum Moronal. Andere Bezeichnungen: Nystatin, Mykostatin, Fungizin. Mit Moronal kann man schnell und fast sicher eine Heilung erzielen, was mit den bisher üblichen Mitteln nicht möglich war.

Dosierung von Moronal:

1.—5. Tag: Morgens und abends je 1 Ovulum	}	tief in die **Scheide**
6. und 7. Tag: Abends 1 Ovulum		einführen.

Außerdem Einreiben der juckenden und brennenden Stellen an der Vulva und am Scheideneingang 3—4mal tgl. mit **Moronalsalbe.**

Verschreibung von Moronal:
Ovula: 1 O.P. = 12 Ovula,
Salbe: 1 O.P. = Tube zu 10 g.

Der quälende Juckreiz verschwindet in wenigen Stunden, die entzündlichen Erscheinungen in wenigen Tagen, desgleichen der Fluor, wenn der Soorpilz die Ursache war.

Genau wie bei der Trichomonadenkolpitis muß auch bei der Soorkolpitis ausnahmslos der

Partner gleichzeitig mitbehandelt

werden, wenn die Therapie Erfolg haben soll: Lokales Bestreichen der Glans penis und Umgebung mit Moronalsalbe (1mal tgl. 7 Tage lang). Eine andere Behandlung ist nicht erforderlich.

3. Kolpitis durch Infektion mit Wundeiterkeimen

(Staphylokokken, Streptokokken, Kolibakterien) und **Gonokokken**

Kolpitis durch Wundeiterkeime

Diese Kolpitiden sind im Gegensatz zu denen mit Trichomonaden und Candida albicans **selten.** Jeder Erfahrene weiß, daß das robuste Pflasterepithel der Scheide auch eine Massenbesiedlung mit Staphylokokken, Streptokokken u.a. über **lange** Zeit verträgt, **ohne mit einer Entzündung zu reagieren.** Das liegt vor allem daran, daß die gewöhnlichen Wundeiterkeime, also die Staphylokokken, Streptokokken usw. zur Infektion einen Gewebs**defekt** der Scheide, also eine Verletzung oder Läsion des deckenden Scheidenepithels benötigen, um sich dann im subepithelialen Bindegewebe anzusiedeln.

Die Infektion der Scheide mit Wundeiterkeimen ist zwar selten, **eitriger Ausfluß,** reichlich mit Wundeiterkeimen vermischt, ist dagegen ausgesprochen **häufig.** Dieser Ausfluß hat in den weitaus meisten Fällen gar **nichts** mit einer **Infektion** durch **Wundeiterkeime** zu tun. Es handelt sich dabei um einen meist **durch Trichomonaden oder Soor bedingten eitrigen Fluor.** Oder es liegt ein **Zervixkatarrh** (S. 55) vor, und die Scheide ist lediglich das Rohr, das den aus der Zervix fließenden Eiter nach außen leitet.

Der Zervixkatarrh ist eine sehr häufige Ursache des eitrigen Scheidenfluors.

Auch daraus ergibt sich wieder, daß man eine Kolpitis und einen Fluor nicht behandeln kann, ohne Scheide **und Portio** mit **Spiegeln** einzustellen. Bei eitrigem Ausfluß aus dem äußeren Muttermund ist gleichzeitig der Halskanal zu untersuchen und zu behandeln (S. 248), sonst kommt man nie zum Ziel.

Bei jedem Fluor ist dringend zu empfehlen, sein Augenmerk ebenso auf den äußeren Muttermund wie auf die Scheide zu richten!

Therapie bei Kolpitis durch Wundeiterkeime

Mir haben sich bewährt:

Marbadal-Cyren-Vaginaltabletten (1 O.P. = 6 Tbl.) und
Gyne-Merfen-Vaginalglobuli (1 O.P. = 10 Globuli).

Kolpitis durch Infektion mit Gonokokken

Die **Gonokokken** können zarte Schleimhäute und auch dünne Epithelbeläge angreifen, **ohne** daß ein Epitheldefekt vorliegt. Sie spielen aber für die Scheide nur eine geringe Rolle. Das derbe Pflasterepithel der Scheide einer erwachsenen Frau, besonders wenn sie geboren hat, wird von Gonokokken entweder **überhaupt nicht** oder nur sehr kurzzeitig angegriffen. Man kann sagen, daß es eine Kolpitis gonorrhoica der erwachsenen Frau nicht gibt.

Eine Gonokokken-Kolpitis kommt nur vor, wenn der Epithelbelag der Scheide

a) noch sehr **zart** ist: Neugeborene, kleine Mädchen, frisch Deflorierte,
b) **aufgelockert** ist: Schwangere oder
c) wieder **verdünnt** ist: Greisinnen.

4. Kolpitis senilis (= K. vetularum) = Alterskolpitis

Ätiologie: In der späten Menopause ist die **Ovarialtätigkeit erloschen.** Der hormonal gesteuerte Reifungszyklus der Scheide, also der zyklische Auf- und Abbau des Epithels der Scheidenwand, hat schon lange aufgehört. Die Scheidenwand wird außerdem schlecht durchblutet. Sie wird **atrophisch** und **schrumpft.** Glykogen wird in den Zellen nicht mehr gebildet, die Erzeugung der Milchsäure ist entsprechend gleich Null. Damit verliert das verdünnte und daher sehr verletzliche Scheidenepithel auch noch seinen Säureschutz, d.h. seine Abwehrkraft gegenüber der Infektion. Bei Anwesenheit fakultativ pathogener Keime kommt es zur Kolpitis.

Lernschema:

Östrogenmangel
↓
Atrophie und Schrumpfung der Scheidenhaut (leichte Lädierbarkeit des Scheidenepithels),
↓
Abnahme der Glykogen- und Milchsäurebildung,
↓
Schwere Störung der Abwehrkraft der Scheide,
↓
Aszension pathogener Keime,
↓
Alterskolpitis!

In der Menopause verliert also die Scheide ihre biologische Abwehrkraft infolge Östrogenmangels.

Formen: Zwei verschiedene Formen der Alterskolpitis:

1. Leicht **gerötete,** aber **glatte** Scheidenwände, die reichlich mit einem auffallend dünnflüssigen Eiter bedeckt sind. Es besteht oft starker eitriger Ausfluß.

2. Auf der Scheidenhaut finden sich massenhaft **kleine rote Erhebungen** (histologisch: Zellige Infiltrate), die wie Flohstiche aussehen („Flohstichkolpitis"). Bei ihrem Zerfall kommt es zu kleineren und größeren **Epitheldefekten,** die vor allem im **hinteren** Scheidendrittel sitzen. Nicht selten blutet es aus ihnen!

Der **Ausfluß** bei der Kolpitis senilis kann also sowohl eitrig als auch **blutig** sein!

Achtung! Merke: Bei jeder Art von Ausfluß alter Frauen ist immer auch an ein Karzinom zu denken!

Das ist bei rötlichem, blutigem Ausfluß selbstverständlich. Es ist aber viel zu wenig bekannt, daß auch der dünnflüssige, **gelbliche** Ausfluß alter Frauen durch ein **Karzinom** verursacht sein kann!

Alle Karzinome können eitrigen Fluor machen, der durchaus nicht immer „charakteristisch" mit Blut vermengt sein muß. Besonders vom **Korpuskarzinom** (S. 202) ist bekannt, daß es sich **nicht** immer zuerst durch Blutungen in der Menopause (Leitsymptom! S. 202) oder blutigen Ausfluß anzeigt, sondern, wenn auch seltener, durch einen mehr oder weniger **eitrigen** Ausfluß aus der Scheide. Dieser Ausfluß ist entweder das eitrige Sekret, das aus dem versteckten Korpuskarzinom in die Scheide abfließt oder es ist das Symptom einer **Kolpitis,** die durch das versteckte Karzinom bedingt ist und die man am besten als

„Karzinom-Kolpitis" bezeichnet. Zu einer solchen Kolpitis kommt es dadurch, daß die in die Scheide gelangenden Absonderungen des Karzinoms das chemische Milieu und damit den Schutzmechanismus der Scheide zerstören. Jetzt kann eine Infektion durch die in der Scheide immer vorhandenen Keime erfolgen. Wichtig ist, daß sich die Karzinom-Kolpitis der alternden Frau gar nicht von der durch Östrogenmangel bedingten Kolpitis zu unterscheiden braucht.

Bei jedem eitrigen Ausfluß und bei jeder Kolpitis der älteren Frau ist daran zu denken, daß die Ursache auch ein Karzinom, insbesondere ein verstecktes Korpuskarzinom sein kann! Besonders ist aber auch an ein Scheidenkarzinom zu denken.

Die blutenden Epitheldefekte bei der Kolpitis senilis sitzen meist an derselben Stelle, an der das Scheiden**karzinom** am häufigsten vorkommt, nämlich **im oberen Drittel der Scheide.**

Außerdem kommen auch bei alten Frauen Zervixkarzinome vor. Zur Klärung der Differentialdiagnose lies:

„Grundsätze zum Auffinden der Blutungsquelle" auf **S. 47!**

Zwei Drittel aller Blutungen in der Menopause sind durch ein Karzinom verursacht!

Therapie der Kolpitis senilis

Da es sich bei der Kolpitis senilis um eine Östrogenmangel-Kolpitis handelt, ist die Verabreichung von Östrogenen eine spezifische Behandlung. Eine alte Erfahrung besagt:

Die **schnellste Abheilung** einer Alterskolpitis erreicht man mit **kombinierter Behandlung,** d.h. man gibt

1mal 1 Injektion von 10 mg Östradiolbenzoat
= 2 Amp. à 5 mg Progynon B oleosum forte i.m. und

danach **lokal:**

Behandlung mit **Östrogensalbe** (Progynonsalbe, Tube zu 20 g) oder Marbadal-Cyren-Vaginaltabletten 1 O.P. = 6 Tbl. (6 Tage lang abends 1 Tbl. tief in die Scheide einführen lassen).

Durchführung der Salbenbehandlung: Mit der Östrogensalbe bestreicht man einen langen schmalen Mullstreifen von etwa 6—8 cm Breite und führt ihn mit Hilfe von Spiegeln weit nach hinten in die Scheide ein, so daß er die Scheide in ihrer ganzen Länge bedeckt. Nach 24 Std. wird der Streifen gezogen. Die

Salbenbehandlung wird zweimal in der Woche durchgeführt. Man kann auch Tampons zur Salbenbehandlung benutzen.

Nach 2—3 Salbenbehandlungen ist unter dieser kombinierten Behandlung mit Östrogeninjektion und Salbe die Kolpitis abgeheilt.

Die **Gefahr einer Blutung** besteht bei diesen Östrogengaben in der **späten** Menopause **nicht.** In dieser Lebensphase sind 10 mg Östradiolbenzoat nicht imstande, das Endometrium so stark zu proliferieren, daß es hinterher blutet.

> Bei **Kolpitis senilis** muß wegen der dünnen, leicht verletzlichen Scheidenhaut vor **Anwendung stark wirkender Adstringentien** (Silbernitrat, Chlorzink!) **dringend gewarnt** werden!

Pathologisch-anatomische Formen der Kolpitis

1. **Kolpitis simplex:** Diffuse Rötung und Schwellung der Scheidenwand.

2. **Kolpitis granularis:** Auf den Scheidenwänden sieht man mehr oder weniger zahlreiche stecknadelkopf- bis linsengroße, flache rötliche Knötchen, die man manchmal auch fühlen kann.

Mikroskopisch handelt es sich dabei um Leukozyteninfiltrate. Nach Abstoßung der Granula entstehen **kleine Geschwüre,** an deren Stelle sich nach Abheilung kleine **graubraune Flecken** finden. Sich gegenüberliegende Geschwürchen können auch, weil das Epithel fehlt, **verkleben** und **verwachsen.** Man spricht dann von „**Kolpitis adhaesiva**".

Seltener kommt es zu **pseudomembranöser** = **kruppöser** oder zu **nekrotisierender Kolpitis** (z. B. Scheidendiphtherie). Sehr selten sind **Phlegmonen** (Perivaginitis phlegmonosa) und **Gangrän.** Ferner gibt es die seltene **Kolpitis emphysematosa,** die mit Bläschen- oder Blasenbildung einhergeht und ohne Behandlung spontan abheilen kann.

Geschwülste der Scheide

1. Gutartige Geschwülste der Scheide

Von praktischer Bedeutung sind die **Scheidenzysten.** Die *Abb. 10* zeigt mehrere an der seitlichen Scheidenwand sitzende Zysten, die entweder von den rudimentären Resten des **Gartnerschen Ganges** oder von Abschnürungen des **Müllerschen Ganges** ausgehen. Sind sie klein, so braucht man gar nichts zu machen, sind sie größer, stören sie oder tun sie weh, so werden sie operativ entfernt.

Da ich öfter erlebt habe, daß auch ältere Assistenten in Verlegenheit kamen, wenn nach dem **Gartnerschen Gang** gefragt wurde, möchte ich auf diesen Gang kurz eingehen. Bei der Frau werden die **Müllerschen** Gänge, beim Mann die **Wolffschen** Gänge weiter ausgebildet. Die Wolffschen Gänge, die sich beim Mann zu den ableitenden Geschlechtsorganen entwickeln, bestehen bei der

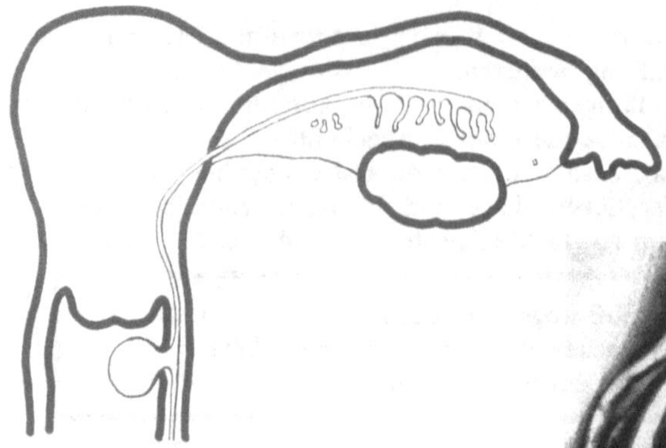

Abb. 11. Verlauf des Gartnerschen Ganges. Gartnersche Gangzyste (nach Hamperl)

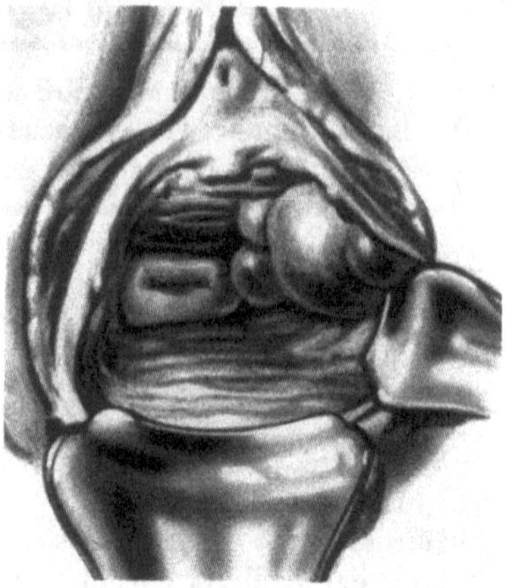

Abb. 10. Scheidenzysten

Frau nur in der Embryonalzeit und gehen dann zugrunde. Bei etwa 20% der Frauen bleiben tiefer gelegene Abschnitte der degenerierenden Wolffschen Gänge zurück. Sie werden als **Gartnersche Gänge** bezeichnet. Ihr Verlauf ergibt sich aus der *Abb. 11*.

2. Bösartige Geschwülste der Scheide

Scheidenkarzinom

Man unterscheidet das **primäre** und das **sekundäre** Scheidenkarzinom.

Primäres Scheidenkarzinom = Das Karzinom geht unmittelbar von der **Scheide** aus. Unter „Scheidenkarzinom" im engeren Sinne versteht man das primäre Scheidenkarzinom.

Häufigkeit: Etwa 3% aller weiblichen Genitalkarzinome. Hohes Alter bevorzugt.

Sitz: Meist im **oberen Drittel** der Scheide, bevorzugt an der **Hinterwand**. Es kann aber auch an jeder anderen Stelle der Scheide vorkommen.

Formen: Die beiden Hauptformen sind:

1. **Knotig-ulzeröse Form** *(Abb. 12)*: An umschriebener Stelle der Scheidenwand entsteht ein höckriger Knoten von rundlicher oder länglicher Form.

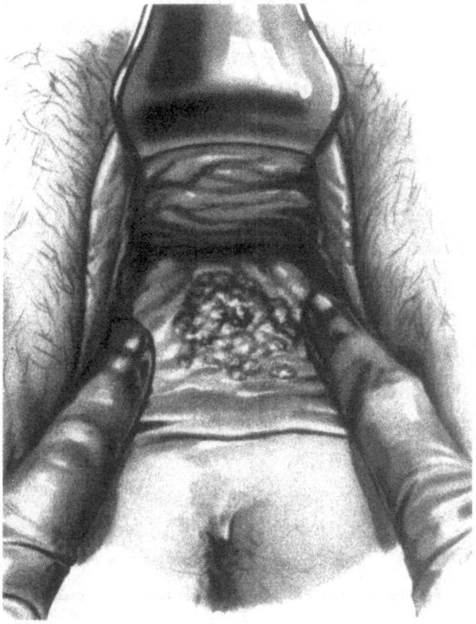

Abb. 12. Scheidenkarzinom (Hintere Scheidenwand)

Nach kurzer Zeit zerfällt die Oberfläche, und es bildet sich ein karzinomatöses **Geschwür.** Es kommt zur Absonderung einer blutig-serösen, widerwärtig riechenden Flüssigkeit.

2. **Flächenhaft-infiltrierende Form:** Bei Erhaltung der Scheidenwand breitet sich der Krebs flächenhaft subepithelial aus wobei große Teile der Scheidenwand diffus infiltriert und dadurch in ein starres Rohr verwandelt werden. Später kommt es auch bei dieser Form zu geschwürigem Zerfall.

Sekundäres Scheidenkarzinom: Es kann entstehen

1. **durch direktes Übergreifen**
   a) eines **Zervixkarzinoms** auf die Scheidenwand; Häufigkeit: 15—20% der Fälle *(Möbius)*.
   b) eines **Vulvakarzinoms** auf die Scheidenwand.

2. **Als Fernmetastase**, ausgehend

a) von einem **Korpuskarzinom** durch lymphogene oder hämatogene Verschleppung, bes. auch nach Operation des Korpuskarzinoms. Sitz im oberen Drittel der Scheide oder im unteren Drittel an der Vorderwand (bes. im Bereich des Urethralwulstes),

b) von einem **Chorionepitheliom.** Blaurote Knoten, die zu geschwürigem Zerfall neigen,

c) von einem **Hypernephrom** durch hämatogene Metastasierung.

3. **Infolge Durchbruchs eines anderen Karzinoms** (Blasen-, Urethra- oder Mastdarmkarzinom) in die Scheide = **Durchbruchskarzinom.**

Histologie: Primäre Scheidenkrebse sind fast immer Plattenepithelkarzinome, selten Adenokarzinome.

Wachstum: Schnell infiltrativ in das umgebende Bindegewebe und in Rektum und Blase; weiterhin auf Uterus und Vulva übergreifend.

Ausbreitung: Frühzeitiger Befall der Lymphknoten, da die Scheide von einem sehr **ausgedehnten Lymphnetz** umgeben ist.

Diagnostischer Hinweis:

Beim **Scheidenkarzinom** (bes. bei dem im unteren Drittel der Scheide gelegenen) findet man auffallend **frühzeitig** die **Leistenlymphknoten** in Form dicker Knoten befallen!

Symptome: Schmierig-blutiger, wässerig-blutiger oder rein blutiger **Ausfluß,** bes. auch Kontaktblutungen nach Geschlechtsverkehr sind die **subjektiven Erstsymptome** des noch umschriebenen, aber schon zerfallenden Scheidenkarzinoms. Bei ausgedehnt wuchernden Scheidenkrebsen kommt es zu **Schmerzen im Becken,** zur **Fistelbildung** in die Blase und in den Mastdarm hinein, schließlich zu urämischen Symptomen und zur Kachexie.

Diagnose: Scheidenkarzinome kommen häufig in einem derart fortgeschrittenen Stadium in die Klinik, daß sie nicht mehr behandelbar sind. In manchen Fällen ist das die Schuld der Ärzte. Immer noch kann man hören, daß bei Klagen über **Blutungen** oder **Ausfluß gar nicht untersucht,** sondern irgendein Mittel verordnet wurde, um „erst einmal abzuwarten, ob es hilft".

Schon hier wollen wir uns merken: Bei jeder genitalen Blutung muß stets und zu allererst an ein

Karzinom

gedacht und auch vom praktischen Arzt die Quelle der Blutung so weit wie möglich geklärt werden. Zur Förderung einer frühen Diagnose sind die folgenden

Grundsätze zum Auffinden der Blutungsquelle

zu beachten:

1. Klagt eine Frau über **Ausfluß** oder **Blutungen,** so muß sie ausnahmslos auf dem gynäkologischen Stuhl **untersucht** werden. Tut man das nicht, so begeht man einen Kunstfehler.

2. Die Untersuchung beginnt damit, daß zunächst die **Vulva besichtigt** und auf verdächtige Stellen (S. 20) abgesucht wird. Danach werden **Scheide** und **Portio**

   ### mit Spiegeln eingestellt

   und untersucht. Diese Spiegeleinstellung ist eine unumgängliche Maßnahme! Bei der Spiegeluntersuchung muß man es sich zur Regel machen

   a) **die Portio genau zu betrachten** (S. 56), dann die Spiegel langsam zurückzuziehen und

   b) **die Scheidenwände** durch besonderes Aufspreizen des Scheidenrohres in allen Teilen, besonders aber an der **Hinterwand** sorgfältig zu untersuchen. **Verdächtig ist jede Knoten-, Infiltrations- oder Geschwürsbildung,** sowohl an der Portio als auch an der Scheide. Besonders zu fahnden ist auch nach weißen Flecken **(Leukoplakien)** an der Scheidenwand, von denen Karzinome ihren Ausgang nehmen können *(v. Franqué)*.

Jede verdächtige Stelle an der Scheide macht eine **Probeexzision** (aber nur in der Klinik!) und **histologische Untersuchung** notwendig.

Über die Ausführung der **zytologischen Untersuchung** siehe S. 90.

3. Erst **nach** der Spiegeluntersuchung wird die **Palpation** mit dem Finger vorgenommen. Durch die Betastung mit dem Finger muß die Größe und Ausdehnung des Tumors möglichst genau festgestellt werden.

Geht man nach diesen eben genannten Grundsätzen vor, dann hat man alle Blutungsquellen von der Vulva bis zur Portio, das sind über 80% der möglichen Genitalblutungen bösartigen Ursprungs, kontrolliert.

Findet sich in diesem Bereich die Blutungsquelle nicht, so weist diese Tatsache nachdrücklichst darauf hin, daß im **Halskanal** oder im **Kavum** etwas nicht in Ordnung ist!

Nach Ausschluß eines organischen Prozesses an Vulva, Scheide und Portio ist bei jeder pathologischen Blutung eine getrennte (= fraktionierte) Abrasio des Halskanals und des Kavums mit anschließender **histologischer Untersuchung** der beiden Geschabsel **unumgänglich notwendig** (Begründung S. 204).

Zurück zum Scheidenkarzinom!

Sehr zu empfehlen sind die **gleichzeitige** vaginale **und rektale** Untersuchung: Der linke Zeigefinger tastet in der Scheide, der rechte Zeigefinger gleichzeitig im Mastdarm:

Sitz, Ausdehnung und Tiefenwachstum (Mastdarmschleimhaut: verschieblich oder nicht verschieblich?) von Knoten und Infiltrationen der Scheidenwand lassen sich so am besten plastisch erfassen. Das präge sich vor allem jeder Anfänger ein! Jeder Chef wird sich freuen, wenn ein junger Assistent oder Assistentin mitteilen kann, daß die **rektale** Untersuchung auch schon ausgeführt und das Ergebnis schriftlich festgehalten ist; mehr noch, wenn neben den Routineuntersuchungen (Urin, Blutbild, Blutsenkung usw.) folgende Untersuchungen bereits angeordnet sind:

Zystoskopie **i. v. Pyelogramm** **Rektoskopie** **Rest-N-Bestimmung**	Diese 4 Untersuchungen sind bei jedem Fall eines Scheidenkarzinoms auszuführen!

Prognose: Sie hängt natürlich von dem Befund ab, mit dem die Frau in die Klinik kommt. Allgemein gesehen ist die Prognose eines Scheidenkarzinoms **schlecht**, ganz gleich, welche Therapie eingeschlagen wird. Es hat die **zweitschlechteste Prognose** aller weiblichen Genitalkarzinome. Die schlechteste Prognose haben die Ovarialkarzinome.

Therapie des Scheidenkarzinoms

Das **primäre** Scheidenkarzinom ist heute die Domäne der **Strahlenbehandlung.** Die Radikaloperation wird kaum noch ausgeführt. Da es sich in den meisten Fällen um ein sehr schnell metastasierendes Plattenepithelkarzinom handelt, hat die Operation von vornherein keine großen Chancen (hohe postoperative Sterblichkeit, wenig günstige Heilungsergebnisse).

Der greifbare Primärtumor wird je nach Größe und Ausdehnung intensiv angegangen entweder

a) mit dem **intravaginalen Hohlanodenrohr** *(Abb. 13)*, besonders wenn es sich um ein **umschriebenes**, an der Scheidenwand sitzendes Karzinom handelt, oder

b) durch **intravaginale Radium-(Kobalt-^{60}, Cäsium-^{137})behandlung** *(Abb. 14)*, besonders bei Karzinomen, die das Scheidenlumen **ringförmig** umwachsen.

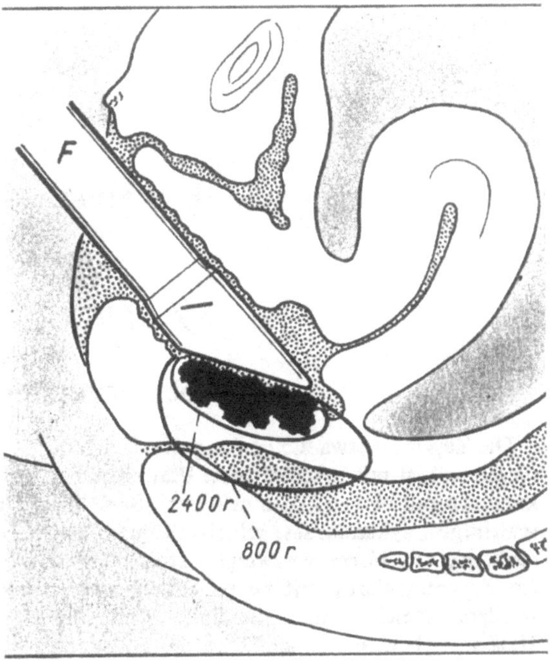

Abb. 13. Bestrahlung eines an der Scheidenhinterwand lokalisierten Karzinoms mit dem Hohlanodenrohr (schematisch) nach *Kepp*

c) durch Implantation von **Radiumnadeln, Kobaltnadeln** oder **Radio-Goldseeds.**

Das Gebiet der Ausbreitung des Tumors, insbesondere die **Lymphabflußwege** des Scheidenkarzinoms, wird bei den im hinteren Drittel der Scheide sitzenden Karzinomen durch perkutane Röntgenbestrahlung, d. h. durch eine Großfelderbestrahlung von Bauch- und Rückenfeldern aus erreicht; bei Sitz im vorderen Drittel bevorzugt man die **Betatron-** (S. 24) oder die **Tele-Kobalt-Therapie** (Leistendrüsenbestrahlung).

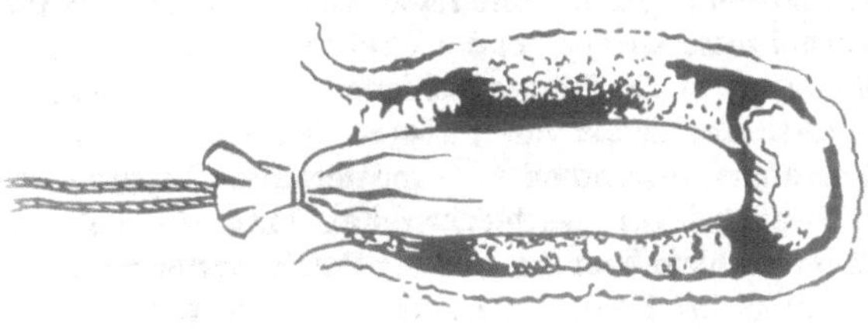

Abb. 14. Radiumbestrahlung eines ringförmig entwickelten Scheidenkarzinoms mit einem in Gaze gewickelten Röhrenfilter (nach *Kepp)*

3. KAPITEL

Zervix

Vorbemerkungen

Die Zervix ist etwa 2,5 cm lang. Ihr frei in die Scheide ragender Teil = **Portio** (vaginalis) ist mit **geschichtetem Plattenepithel** *(Abb. 1b)* überzogen. Der Halskanal ist mit einer 2—4 mm dicken **Schleimhaut** ausgekleidet. Es ist ein **einschichtiges, zylindrisches, schleimbildendes** Epithel *(Abb. 1c)*. Die Schleimhaut senkt sich in Form verzweigter **Drüsen** in die Wand des Halskanals hinein. Im Zusammenhang mit neuen Erkenntnissen, von denen wir noch sprechen werden, bezeichnet man die Außenfläche der Portio als **Ektozervix** und den Halskanal bzw. die Innenfläche des Halskanals als **Endozervix** *(Abb. 1a)*. Die Grenze zwischen beiden ist der äußere Muttermund. Wesentlich ist, daß es sich bei diesen Begriffen um grob anatomische Bezeichnungen handelt, daß sie also nichts über die histologischen Qualitäten des durch sie gekennzeichneten Gewebsbereiches aussagen.

Über das

Verhalten der Zervixschleimhaut zum äußeren Muttermund in den verschiedenen Lebensphasen

hat die Kaufmannsche Schule in neuerer Zeit grundlegende Beiträge geliefert (*P. Schneppenheim, H. Hamperl, C. Kaufmann, K. G. Ober*: Arch. Gynäk. 194 [1958], 303 und *K. G. Ober, P. Schneppenheim, H. Hamperl, C. Kaufmann*: Arch. Gynäk. 194 [1958], 346). Die Ergebnisse werden in einem kurzen Auszug wiedergegeben:

Beim **Kind** findet sich Plattenepithel im untersten Teil des Zervikalkanals. Ganz ähnlich sind die Verhältnisse wieder bei der **Greisin** *(Abb. 6)*.

Bei der **geschlechtsreifen Frau** ist das Bild verschieden. Nur sehr selten trifft das Plattenepithel der Portiooberfläche am äußeren Muttermund mit der Schleimhaut des Zervikalkanals zusammen = „musterhafter" Uterus nach *Feyrter (Abb. 2)*. **Meist liegt bei der geschlechtsreifen Frau ein mehr oder weniger großer Teil der Zervixschleimhaut frei auf der Portiooberfläche** *(Abb. 3,* links im Bild und *Abb. 4* links im Bild). Im Laufe der Jahre wird dann die

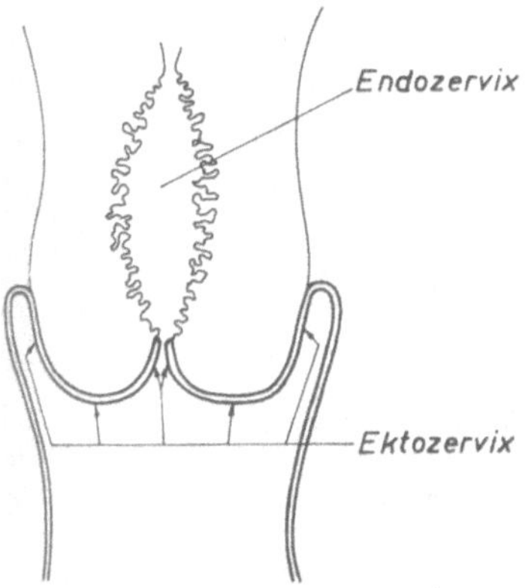

Abb. 1a

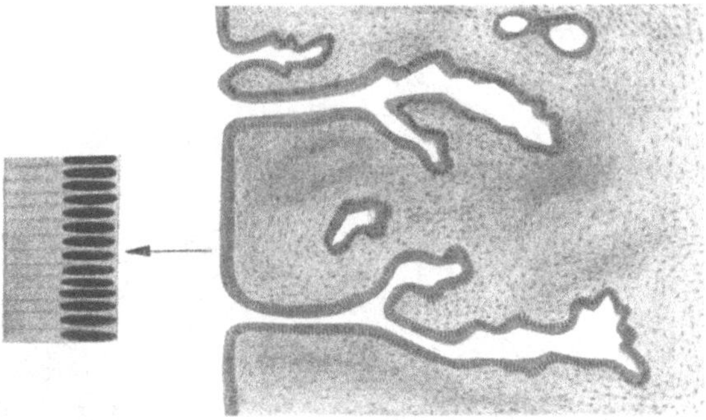

Abb. 1c

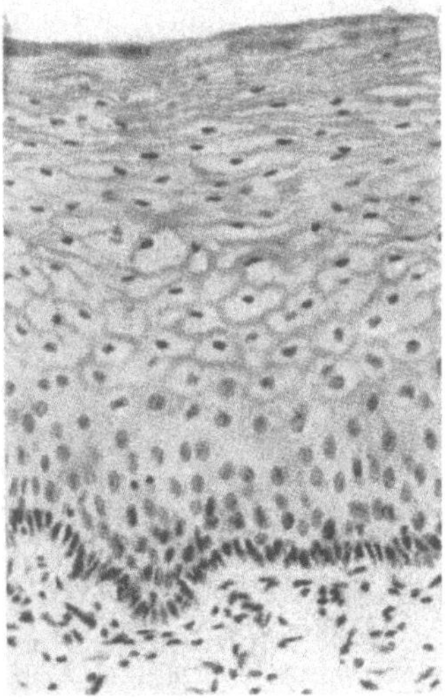

Abb. 1b

Abb. 1. Die Zervix und ihre Epithelien beim Vorliegen „musterhafter“ Epithelverhältnisse

Abb. 1a. **Ektozervix** und **Endozervix.** Unter Ektozervix versteht man die Außenfläche der Portio, unter Endozervix die Innenfläche des Halskanals

Abb. 1b. Geschichtetes Plattenepithel der Ektozervix

Abb. 1c. Einschichtiges Zylinderepithel der Endozervix

freiliegende Schleimhaut von Plattenepithel oberflächlich überhäutet (*Abb. 3* und *Abb. 4*, rechts im Bild). Bei den Frauen jenseits des 30. Lebensjahres ist die Plattenepithelüberhäutung so gut wie immer vollendet. (Infolge der Überdachung des Zylinderepithels mit Plattenepithel wird ein Teil der Drüsen verschlossen. Es kommt zur Retention von Schleim, wodurch kleine Retentionszysten = **Ovula Nabothi** entstehen.) In der Kolposkopie bezeichnet man den

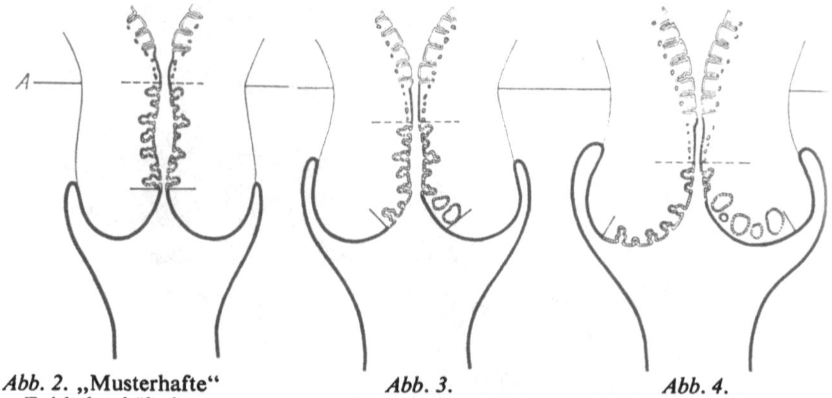

Abb. 2. „Musterhafte“ Epithelverhältnisse

Abb. 3. *Abb. 4.* Verhältnisse bei der geschlechtsreifen Frau

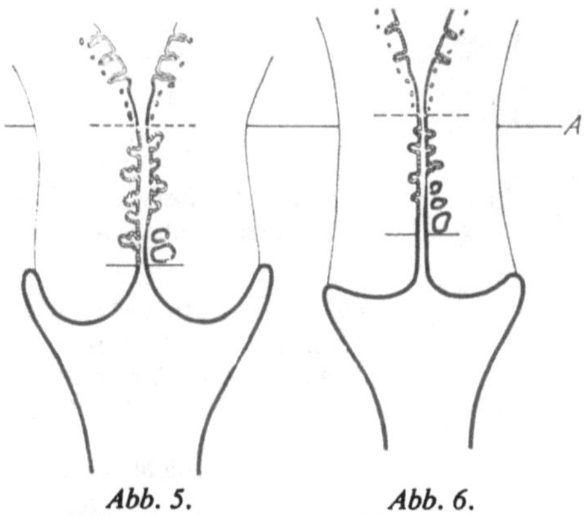

Abb. 5. Klimakterium

Abb. 6. Menopause

Abb. 2—6. Verhalten der Zervixschleimhaut zum äußeren Muttermund in den verschiedenen Lebensphasen (nach *K. G. Ober, P. Schneppenheim, H. Hamperl, C. Kaufmann*). Dabei ist zu beachten, daß sich der äußere Muttermund unabhängig von der Verschiebung der Epithelien unverrückbar an der gleichen Stelle findet, nämlich am Übergang der Portioaußenfläche in den Halskanal

Linie A = anatomischer innerer Muttermund; gestrichelte Linie = histologischer innerer Muttermund; kurzer gerader Strich = letzte Drüse

Bereich, in dem sich Plattenepithel und Zylinderepithel übereinander findet, als Umwandlungszone (siehe S. 99). Sie ist der häufigste physiologische Befund an der Außenfläche, also der Ektozervix der Portio der geschlechtsreifen Frau.

Mit zunehmendem Alter wandert die (durch ausgezogenen kurzen **Längsstrich** gekennzeichnete) **letzte** = **unterste** (= am weitesten nach **außen** liegende) **Zervixdrüse** wieder in das Innere des Zervixkanals hinein. Die Verhältnisse bei einer Frau im **Klimakterium** zeigt die *Abb. 5.* Dieses Bild stellt den Übergang zu den Zervixverhältnissen bei der **Greisin** dar *(Abb. 6).* Die Endozervix der Greisin ist dadurch gekennzeichnet, daß die letzte Zervixdrüse **oberhalb** des äußeren Muttermundes sitzt, d.h. die Zervixdrüsen enden oberhalb des äußeren Muttermundes; das Plattenepithel ist weit in den Zervikalkanal hineingezogen:

Das Zervixepithel wird im Laufe des Lebens vom Inneren des Zervikalkanals (beim Kinde) auf die Portiooberfläche (bei der geschlechtsreifen Frau) und wieder zurück in das Innere des Zervikalkanals (bei der Greisin) verschoben.

Vieles spricht dafür, daß diese Epithelverschiebung durch eine Verformung der Zervix zuerst im Sinne einer **Ektropionierung** = Ausstülpung der Zervixschleimhaut und einer späteren rückläufigen **Entropionierung** bedingt ist. Diese Verformung geschieht wohl in erster Linie in Abhängigkeit von der **Ovarialfunktion** und damit vom **Alter** der Frau.

Es ergibt sich ferner, daß der schleimbildende Abschnitt des Zervixepithels in jedem Uterus eine **konstante** Länge im Verhältnis zur Zervixgröße hat.

Diese eben besprochenen Untersuchungsergebnisse haben große praktische Bedeutung vor allem für die Frühdiagnostik des Zervixkrebses. Über die

Veränderungen des Zervixschleimes und der Zervix während des Zyklus: s. S. 393

Endometritis cervicis = Zervixkatarrh

(kurz, aber nicht gut, auch Zervizitis genannt)

Der Zervixkatarrh ist eine sehr häufige Erkrankung. Er ist oft chronisch, meist sehr hartnäckig und leicht rezidivierend.

Ursachen: Von der Scheide aus aufsteigende Infektionen, in den weitaus meisten Fällen durch **Gonokokken,** seltener durch Staphylo-, Streptokokken, Kolibakterien bedingt. Häufige Eintrittspforten sind die unter der Geburt entstandenen **Muttermundseinrisse.** Als Folge kommt es zu **chronischen Infekten** der Zervix, die spontan nicht ausheilen, ferner zur Entzündung des **Parametriums.** Letzteres heilt in Form von **narbigen Strängen** aus, die man gut tasten kann (S. 62, *Abb. 13).* Beides, Zervixentzündung und narbige parametrane Stränge können einen Dauerreiz auf die überall im Beckenbindegewebe *(Fr. Merkel, E. Martin, H. Martius)* vorhandene glatte Muskulatur ausüben. Es kommt zu schmerzhaften spastischen Muskelkontraktionen, die als

Parametropathia spastica

bezeichnet werden.

Symptome: Starke Vermehrung des Zervixschleimes, der je nach dem Grad der vorliegenden Infektion mehr oder weniger eitrig ist. Nach erfolgreicher Behandlung (S. 55) kommt es erfahrungsgemäß im Anschluß an die **Menstruation** leicht zum Wiederaufflackern des entzündlichen Prozesses an der Zervixschleimhaut.

Der Anfänger pflegt die Bedeutung des eitrigen Zervixkatarrhs zu unterschätzen. Deswegen sei mit Nachdruck ausgesprochen:

Der eitrige Zervixkatarrh wirkt sich krankmachend nach allen Richtungen hin aus, nämlich

1. nach **oben:** ⟶ Endometritis ⟶ Salpingitis ⟶ Pelveoperitonitis (= Beckenbauchfellentzündung),
2. zur **Seite:** ⟶ Parametritis (seltener) und
3. nach **unten:** ⟶ Erythroplakie (Portio-„Erosion“) ⟶ Kolpitis.

Die 4 Etappen der aszendierenden Infektion

4. Etappe: Pelveoperitonitis
↑
3. Etappe: Salpingitis
↑
2. Etappe: Endometritis

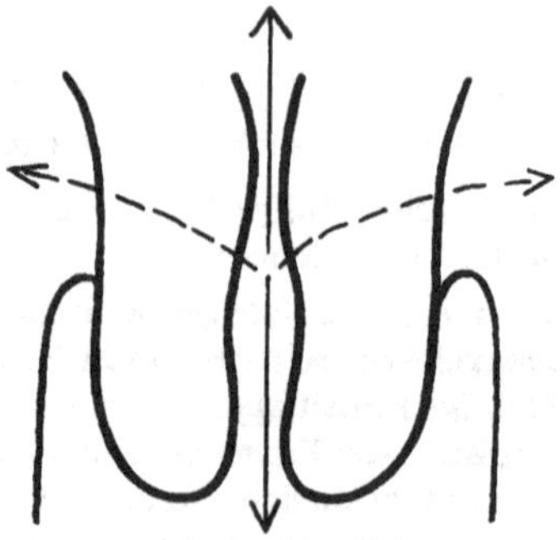

Parametritis

1. Etappe: Endometritis cervicis (Hauptdepot der Keime)

Erythroplakie („Portioerosion“)
↓
sekundäre Kolpitis (infolge Veränderung des p_H der Scheide!)

Abb. 7. Schema der Infektionsausbreitung von der infizierten Zervixschleimhaut aus

Die Entzündung der Schleimhaut des Halskanals =

Zervixkatarrh

steht im Zentrum aller Entzündungen des weiblichen Genitales.

Diese Zusammenhänge sollte sich der Anfänger immer vor Augen halten. Dann wird er niemals mehr einen eitrigen Zervixkatarrh als etwas Harmloses abtun.

Aus alledem ergibt sich, was viel zuwenig bekannt ist:

Die **infizierte Zervix** kann die Ursache der **Entzündung des ganzen Genitales** sein.

Eine **gesunde Zervix** ist eine der **Hauptvorbedingungen für gesunde Geschlechtsorgane!**

Diagnostik: Abstrich auf Erreger und zytologischer Abstrich (S. 92).

Therapie der Endometritis cervicis

Bei **Gonorrhoe** wird mit Penicillin oder Leukomycin behandelt. Einzelheiten siehe S. 264.

Ist eine Gonorrhoe ausgeschlossen,

Lokalbehandlung: Albothylätzungen oder, wenn man damit nicht bald zum Ziel kommt, Verschorfung durch Elektrokoagulation (Klinik!).

Albothylätzung: Zunächst Entfernung des Sekrets aus dem Zervikalkanal mit Watte, die auf ein Holzstäbchen aufgedreht ist. Watteträger vorher in **Albothylkonzentrat** tränken. Danach folgt die eigentliche **Behandlung** mit einem **zweiten Watteträger,** der ebenfalls in **Albothylkonzentrat** getränkt ist. Einführen in den Zervikalkanal, im ganzen etwa **1—2 Minuten** darin liegen lassen. **Nicht dauernd bewegen oder gar rotieren lassen,** sondern etwa jede halbe Minute eine **langsame** Drehbewegung machen. **Sobald stärkere Schmerzen im Unterbauch auftreten, muß mit der Ätzung aufgehört werden.** Zum Schluß Entfernung des überflüssigen Konzentrates durch Austupfen. Jede Woche eine Behandlung bis zur Abheilung.

Bei der Albothylbehandlung darf der innere Muttermund niemals überschritten werden!

Roter Fleck = Erythroplakie *(Navratil)*
= sog. „Erosion" = „Pseudoerosion der Portio"

Bei der Betrachtung mit dem Spekulum findet man etwa bei etwa 20% aller untersuchten Frauen (also etwa bei jeder fünften Frau) einen mehr oder weniger ausgebreiteten, samtartigen, **geröteten Bezirk um den äußeren Muttermund herum** *(Abb. 8)*, den sogenannten **„roten Fleck"**, der als **„Erosion"** bezeichnet wird. „Erosion" kommt vom lat. erodere = annagen und bedeutet einen oberflächlichen Gewebsverlust der Haut. Es ist allgemein bekannt, daß es sich bei dem, was wir als Erosion bezeichnen, in den weitaus meisten Fällen durchaus **nicht** um einen Gewebsverlust handelt, sondern um andere Gewebsveränderungen, die unten aufgezählt sind. Trotzdem wird es vielen schwer, sich von dem Begriff der „Erosion" zu trennen. Ich gebrauche den von *Navratil* geprägten Begriff „Erythroplakie".

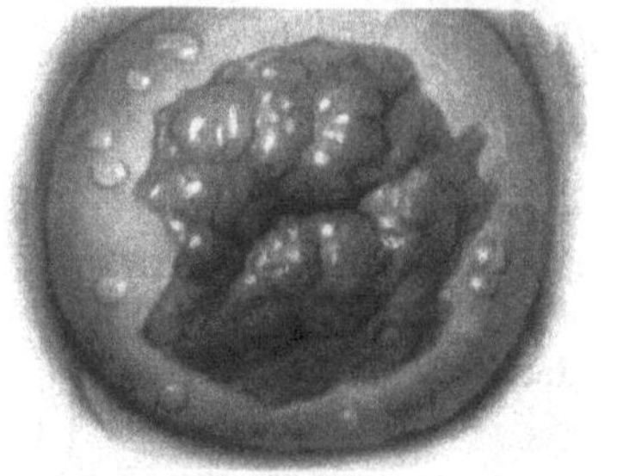

Abb. 8. Ausgedehnter roter Fleck = Erythroplakie *(Navratil)*, fälschlich als „Erosion" oder „Pseudoerosion" der Portio bezeichnet. Das Gewebe, das dem roten Fleck zugrunde liegt, läßt sich mit dem Kolposkop feststellen. Hier in Abb. 8 handelt es sich wie in den weitaus meisten Fällen um ektopisch sitzende Zervixschleimhaut, die entweder frei liegt oder mit Plattenepithel überkleidet ist. In der Umgebung des roten Flecks eine Reihe von Ovula Nabothi (= Retentionszysten, die dadurch entstehen, daß Plattenepithel über Drüsen des ektopisch sitzenden Zervixepithels hinwegwächst)

Eine Erythroplakie kann sein

1. (am **häufigsten**): **Zervixschleimhaut** = Zylinderepithel, die entweder **frei** auf der Portiooberfläche (um den Muttermund herum) liegt oder bereits **von jungem Plattenepithel überkleidet** ist („Frische Umwandlungszone"). Nach heutiger Auffassung vollzieht sich die Neubildung dieses Plattenepithels weniger durch Wucherung des schon vorhandenen, umgebenden Plattenepithels, also vom Rande her. Vielmehr entsteht es vorwiegend **innerhalb der Zylinderepitheltraubchen der Zervixschleimhaut** durch **indirekte Metaplasie:** Die Zellen, aus denen sich dieses Plattenepithel entwickelt, liegen unterhalb des Epithelsaumes der Zervixschleimhaut. Es sind kubische Zellen, die als **reserve cells** *(Stoddard)* oder Kambiumzellen bezeichnet werden. Sie stellen die Keimschicht des Zylinderepithels dar. Auf einen besonderen Proliferationsreiz entwickeln sich aus diesen Zellen die Plattenepithelzellen, die zur Überdachung der Zervixschleimhaut dienen (Pluripotenz des Müllerschen Epithels).

   Das Plattenepithel, das die ektropionierte Zervixschleimhaut überkleidet und meist durch indirekte Metaplasie entsteht, ist entscheidend wichtig für das Verständnis der Entstehung des **Zervixkarzinoms** (S. 71).

2. (am **wichtigsten**): Ein **Karzinom;** und zwar entweder ein präklinisches oder ein klinisches Karzinom;

3. eine **Entzündung;**

4. (selten): Ein **echter Epitheldefekt** = Fehlen des Plattenepithels = **Erosio vera;**

5. Kombination von 1.—4.

ad 1) Wie kommt Zylinderepithel auf die Portioaußenfläche?

Über diese Frage wird seit Jahrzehnten diskutiert. Es stehen sich heute zwei Ansichten gegenüber, die alte von *R. Meyer* (1910) und die neue der Kaufmannschen Schule (1957).

Nach der „klassischen" Lehre von *R. Meyer* entsteht an der Portio in der Umgebung des äußeren Muttermundes zunächst eine plattenepithelfreie Stelle, also ein Epitheldefekt, eine Wunde = **Erosio vera** *(Abb. 10)*. Ursache kann z.B. eine „Hypersekretion" der Zervixdrüsen sein. Das dabei vermehrt ausgeschiedene alkalische Sekret zerstört das Plattenepithel, das nur in schwach saurem Milieu leben und wachsen kann. Die Heilung dieses Defektes geht so vor sich, daß er von der angrenzenden **Schleimhaut** aus dem Zervikalkanal gedeckt wird, z.B. dadurch, daß Schleimepithel der Zervix über die plattenepithelfreie Fläche **herüberwächst = 1. Heilungsstadium** *(Abb. 11)*. Früher oder

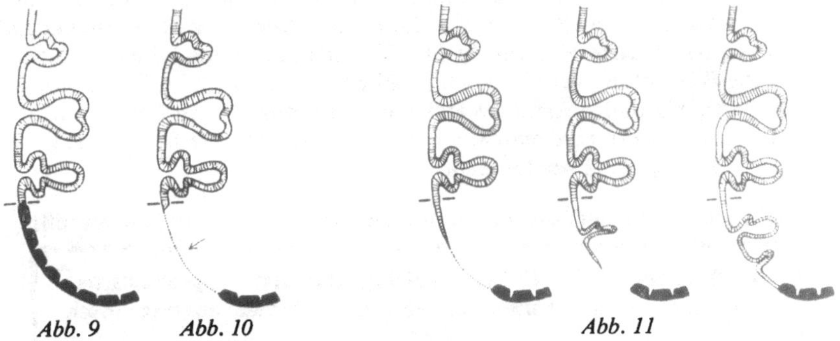

Abb. 9 *Abb. 10* *Abb. 11*

Abb. 9 und *11*. Entstehung von Zylinderepithel auf der Portiooberfläche nach der Lehre von *R. Meyer*

Abb. 9. Intakter Plattenepithelüberzug der Portio. *Abb. 10*. Entstehung eines Defektes = Erosio vera (↙) im Bereich des Plattenepithels

Abb. 11. Heilung des Defektes nach der Lehre von *R. Meyer*. (1. Heilungsstadium): Der Defekt wird von der angrenzenden Zervixschleimhaut z. B. dadurch gedeckt, daß Zylinderepithel über die plattenepithelfreie Fläche herüberwächst. (*Abb. 9—11* nach *H. Hamperl, C. Kaufmann, K. G. Ober* und *P. Schneppenheim:* Virchows Arch. path. Anat. 331 [1958], 51)

später wird das Zylinderepithel von Plattenepithel wieder zurückgedrängt oder überwachsen = **2. Heilungsstadium.** *Stoeckel* prägte das Wort vom „Grenzkampf" zwischen Platten- und Zylinderepithel.

Nach *Feyrter* (1955) hat diese Anschauung eine Berechtigung für die Erklärung der sog. Abheilungsvorgänge einer echten Erosion der Portio, also eines Gewebsdefektes, nicht aber für die gestaltliche Entstehung von schleimabsonderndem Zylinderepithel auf der Portio. Dieses geht nicht aus einem Gewebsdefekt hervor.

Die **Kaufmannsche Schule** *(Kaufmann, Hamperl, Ober, Schneppenheim)* vertritt die Ansicht, daß die Zervixschleimhaut nicht auf einen vorher vorhandenen Substanzverlust im Plattenepithel der Portio herübergewachsen ist. Die Zervixschleimhaut bleibt vielmehr unverändert auf dem ihr „angestammten Boden". Nach außen auf die Oberfläche der Portio gelangt sie dadurch, daß die **ganze Zervix nach außen umgestülpt** = **ektropioniert** (gr. herausgewendet) wird. Damit wird die Zervixschleimhaut sichtbar und imponiert als roter Fleck = Erythroplakie.

Die Kaufmannschen Untersuchungsergebnisse stimmen mit der täglichen Beobachtung gut überein. Das Vorhandensein von Zervixepithel auf der Portiooberfläche wird bei einer geschlechtsreifen Frau heute schon allgemein als physiologisch aufgefaßt. Anders ist es natürlich, wenn die Besetzung der Portiooberfläche mit schleimbildendem Zylinderepithel über das übliche Maß hinausgeht oder wenn die Überhäutung des Zervixepithels mit Plattenepithel unzulänglich ist *(K. G. Ober)*. Unter diesen Umständen kann es zu einer vermehrten Sekretion alkalischen Schleimes kommen. Dadurch wird das normalerweise leicht saure Milieu der Scheide und damit ihre Abwehrkraft gegenüber aufsteigenden pathogenen Keimen gestört. Kolpitis und Fluor können die Folge sein. Eine Behandlung wird in diesem Fall notwendig. Ziel der Behandlung ist es, die Portio bis an den Rand des äußeren Muttermundes mit Plattenepithel zu überhäuten. Das erreicht man am einfachsten durch **chemische Ätzung,** die ambulant durchgeführt werden kann.

Wichtigste Bedingung, die vor Beginn der Behandlung erfüllt sein muß:

Durch zytologische (besser: zytologische und kolposkopische) Untersuchung muß vorher ein bösartiger Prozeß ausgeschlossen werden.

Zur

chemischen Ätzung

wird seit einigen Jahren mit Erfolg **Albothyl** verwendet, ein Kondensationsprodukt von Metakresolsulfonsäure und Methanol. Mit Albothyl kann man in wenigen Wochen eine glatte Epithelialisierung der Portio erreichen. Wöchentlich einmal wird die Erythroplakie nach Spekulumeinstellung 1—2 Min. lang mit konzentrierter Lösung betupft. Albothyl zerstört die Zylinderzellen, die Stelle kann anschließend mit neugebildetem Plattenepithel gedeckt werden.

Ist die oben verlangte Voruntersuchung versäumt worden, so gilt:

> **Ist die Erythroplakie bei dieser Behandlung nach 3—4 Wochen noch nicht abgeheilt, so ist sie dringend**
>
> karzinomverdächtig!

In diesem Fall muß empfohlen werden, die Patientin sofort einem Facharzt zur zytologischen und kolposkopischen Untersuchung zu überweisen.

ad 2) Die Erythroplakie als Karzinom

Es ist vor allem festzuhalten, daß neuere Untersuchungen *(Stoll, Bach* und *Opitz, Muth)* ergeben haben:

> **Etwa jede 50. zur Beobachtung kommende Erythroplakie ist ein**
>
> Karzinom!

Brandl und *Grünberger* fanden (1957) mit Hilfe der Kolposkopie, Mikrokolposkopie und Zytologie unter 150 **makroskopisch unverdächtigen** Erythroplakien sogar 5 Karzinome = 3,3%. Noch viel häufiger ist natürlich das Oberflächenkarzinom (S. 71).

Es muß mit Nachdruck betont werden, daß diese eine **bösartige** unter 50 Erythroplakien bei der Spekulumuntersuchung genauso harmlos aussieht (oder aussehen kann) wie die 49 gutartigen, daß also das Karzinom unter den Erythroplakien mit der einfachen Spekulumuntersuchung überhaupt nicht festgestellt werden kann; es sei denn, diese Epithelveränderungen weisen schon grobe Zeichen der Bösartigkeit auf.

Deshalb gilt als **Regel:**

Wird bei der Spekulum-Untersuchung mit dem unbewaffneten Auge ein roter Fleck = Erythroplakie festgestellt, so ist die erste und wichtigste Frage die, ob sich dahinter **ein Karzinom verbirgt** oder nicht. Halte fest:

||| Jede Erythroplakie ist verdächtig auf ein Karzinom.

Welches sind die Mittel, mit denen man feststellen kann, ob eine Erythroplakie bösartig ist oder nicht?

Es kann sich dabei sowohl um ein beginnendes **klinisches** (S. 119) als auch um ein **präklinisches** (S. 70) Karzinom handeln. Zur Erkennung des **klinischen** Karzinoms haben die seit Jahrzehnten als Ergänzung der Spekulumuntersuchung empfohlenen Mittel, nämlich der **Chrobaksche Sondenversuch** und die **Schillersche Jodprobe**, auch heute noch für den praktischen Arzt Bedeutung, wenn sie auch beide nicht spezifisch sind. Zur Erfassung des **präklinischen** Karzinoms sollte heute jeder praktische Arzt den keine Zeit raubenden

zytologischen Abstrich

ausführen (S. 92) oder — sofern er es gelernt hat — kolposkopieren (S. 97).

Chrobakscher Sondenversuch: Setzt man eine Sonde mit leichtem Druck auf eine Erosion und „bricht" sie in das Gewebe „wie in Butter" ein, so spricht das für ein **Karzinom**. Andererseits kann aber ein **Karzinom** auch dann vorliegen, wenn die aufgesetzte Sonde **nicht** einbricht. Die Methode ist also nicht spezifisch, sie ist aber im positiven Fall ein Stein auf die Waagschale für ein klinisches Karzinom. Da es darauf ankommt, daß der Praktiker das **klinisch manifeste Karzinom** (S. 119) mit klinischen Mitteln **sicher** erkennt, empfehle ich die **Chrobaksonde** nachdrücklichst. Damit schließe ich mich der Meinung von *Navratil* an, der in diesem Zusammenhang mit Recht darauf hinweist, daß die Zytologie immerhin eine Fehlerbreite hat, die beim **klinisch manifesten Karzinom** um einiges größer ist (Blutung, Nekrose u. ä.) als bei den präklinischen Fällen.

Das **klinische** Zervixkarzinom (S. 119) muß in erster Linie mit den einfachen **klinischen** Mitteln der

Betrachtung,
Betastung und der
Chrobak-Sonde

erkannt werden!

Niemals darf man sich beim **klinisch manifesten Zervixkarzinom allein** auf den **zytologischen** Befund verlassen! Sonst könnte es passieren, daß man ein **Karzinom übersieht, das man mit einfachen Mitteln hätte feststellen können!**

Schillersche Jodprobe: Beim Betupfen der Portiooberfläche mit einem in **Lugolsche Lösung** (z.B. Rp. Jodi puri 1,0. Kalii jodati 2,0, Aquae dest. ad 100,0) getränkten Tupfer oder Wattebausch färbt sich **gesundes Plattenepithel** (weil **glykogenhaltig**) **braun** = **jodpositiv. Karzinomatöses** Gewebe färbt sich **nicht** (weil **glykogenfrei** oder -arm), sondern bleibt hell = **jodnegativ.** Da sich aber **gesunde Zylinderepithelzellen** (weil auch glykogenarm) ebenfalls **nicht** färben, sondern hell bleiben, ist die Methode **unspezifisch.** Ihre einzige Brauchbarkeit bei **makroskopischer** Anwendung besteht in folgendem: Färbt sich ein Epithelbereich tief braun = **jodpositiv**, so wird damit eindeutig angezeigt, daß die Epithelien in diesem Bereich **normal** (glykogenhaltig) sind. Dagegen bleibt bei **jodnegativem** Ausfall die Frage offen, ob ein gesundes Zylinderepithel oder ein abnormes, atypisches oder karzinomatöses Plattenepithel vorliegt oder ob hier gar kein Plattenepithel vorhanden ist. Die Schillersche Jodprobe findet daher zur **makroskopischen Diagnostik** nur da noch als ganz grobe Vororientierung Anwendung, wo aus äußeren Gründen weder zytologisch noch kolposkopisch untersucht werden kann.

Eine wichtige Rolle spielt die Schillersche Probe dagegen bei der Kolposkopie und bei der Ausführung der Konisation (S. 116).

Wie gesagt:

Die einfachste und für den praktischen Arzt sicherste Methode zur Feststellung, ob hinter der Erythroplakie etwas Bösartiges steckt, besteht darin, nach Einstellen der Portio mit Spiegeln die Portio genau zu **betrachten**, einen **zytologischen Abstrich** (Technik S. 92) und danach den **Chrobakschen Sondenversuch** zu machen, sodann die Portio zu **betasten** (S. 123) und die Patientin **bimanuell** zu untersuchen. Auf diese Weise erfaßt er sowohl das **präklinische** als auch das **klinische Karzinom**, das hinter einer **Erythroplakie** stecken kann!

Jede Allgemeinpraxis muß eine Krebsberatungsstelle sein!

ad 3) Die Erythroplakie als Entzündung

Ist der „rote Fleck" durch eine **entzündliche Infiltration** des Plattenepithels bedingt, so kann ein Teil des Plattenepithels der Portio rund um den Muttermund herum „weggefressen" werden. Es entsteht dann eine **plattenepithelfreie** Zone, also eine ringförmige Wunde, ein sekundärer, entzündlich bedingter Epithelverlust = entzündliche Entstehung einer **„Erosio vera"**. Dieser epithelfreie Bereich zeigt auch eine intensiv rote Farbe, imponiert also wieder als ein „roter Fleck" = Erythroplakie, weil man jetzt direkt auf das freiliegende gefäßreiche (oder entzündete) Bindegewebe sieht.

Natürlich kann auch die ektropionierte Zervikalschleimhaut entzündlich infiltriert werden, wodurch ebenfalls eine Erosio vera entstehen kann. Alles in allem ist zu sagen, daß

ad 4) Die Erythroplakie als echter Epitheldefekt = Erosio vera

nur selten (z. B. bei einer Verletzung, Entzündung oder Abstoßung eines karzinomatösen Epithels) beobachtet wird.

Emmetsche[1] Risse

sind die Folge von kleineren Zervixeinrissen unter der **Geburt**, die nicht genäht worden sind, oder von größeren. die nicht richtig genäht oder nicht richtig geheilt sind. Diese Einrisse, die nun gewissermaßen sich selbst überlassen bleiben, heilen narbig ab. Die vernarbten Einrisse werden als **Emmetsche Risse** bezeichnet *(Abb. 12)*.

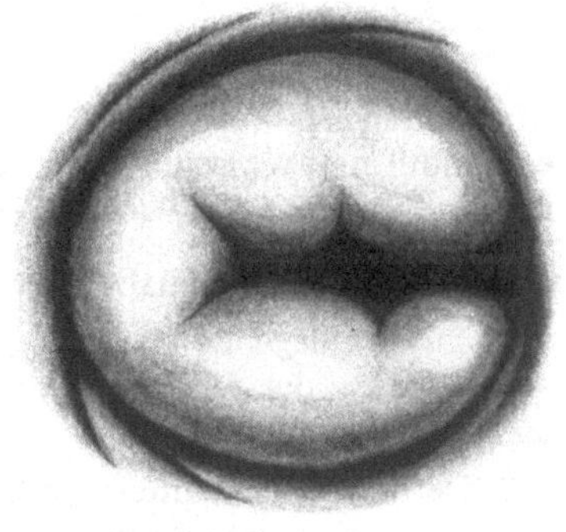

Abb. 12. Emmetscher Riß

[1]) *T. A. Emmet*, New York, 1829—1919.

Emmetsche Risse kann man stets viel besser fühlen als sehen!

Eine häufige Folge größerer Emmetscher Risse sind mehr oder weniger dicke narbige **parametrane Stränge** (Restzustände einer **Parametritis**). Diese Stränge kann man in der Verlängerung des Risses in das Parametrium hinein gut tasten. Manchmal sind sie druckschmerzhaft.

Lazerationsektropium

(laceratio lat. Zerreißung, ek und trépein gr. nach außen wenden)

Manchmal kommt es bei der narbigen Abheilung dieser Emmetschen Einrisse zu einer Umkrempelung der Lippen oder von Teilen der Lippen nach außen, so daß der Halskanal mehr oder weniger weit aufsteht (= Klaffen des

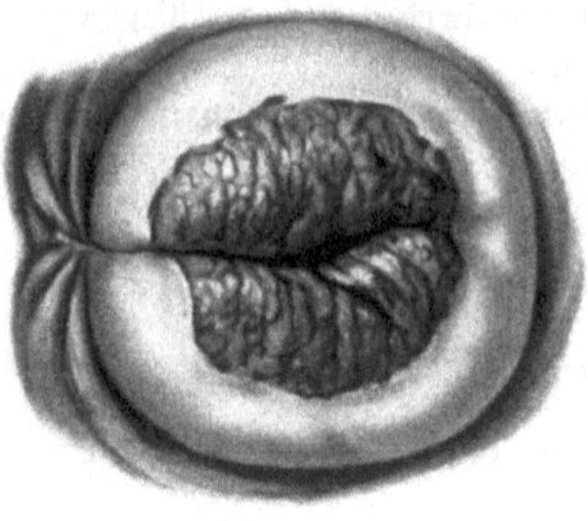

Abb. 13. Lazerationsektropium (= Emmetscher Riß, bei dem die narbige Abheilung zur Umkrempelung der Muttermundslippen geführt hat). Auf der rechten Seite ein typischer Narbenstrang ins Parametrium

Muttermundes, *Abb. 13*). Dabei wird meist ein größerer Bezirk des höchst empfindlichen, einschichtigen **Zylinderepithels** aus dem Halskanal heraus **nach außen in den Scheidenbereich umgekrempelt** *(Abb. 13)*.

Das kann 3 Folgen haben:

1. Die freiliegende Zylinderepithelfläche wird einem Dauerreiz durch das saure Milieu der Scheide ausgesetzt. Die Folge ist eine **Hypersekretion** an alkalischem Schleim.

2. Der klaffende Muttermund, der fehlende Schleimpfropf und der weit aufstehende Halskanal vermindern in hohem Maße den Widerstand gegen aszendierende Keime aus der Scheide in die Zervix. Es kommt zu einer **Endometritis**

cervicis (S. 53) mit eitrigem zervikalem Fluor. Die Frauen klagen manchmal auch über **Blutungen** nach der **Kohabitation** infolge Läsion des freiliegenden, höchst empfindlichen Zylinderepithels.

3. Das allerwichtigste ist aber folgendes:

> Auf dem Boden eines **Lazerationsektropiums** entsteht erfahrungsgemäß gar nicht selten ein
>
> Karzinom!
>
> (*v. Mikulicz* fand in 9% aller Fälle von Emmetschen Rissen ein Karzinom.)

Behandlung: Aus diesen Gründen muß jedes größere Lazerationsektropium operativ behandelt werden. Es wird die sogenannte **Emmetsche Plastik** ausgeführt (Exzision der ektropionierten Zervixschleimhaut und plastische Bildung eines neuen Muttermundes). Das exzidierte Stück muß stets **histologisch untersucht** werden. Bei geringgradigem Ektropium kann man die Albothylbehandlung wie bei der Erythroplakie versuchen (S. 58), nachdem kolposkopisch und zytologisch eine bösartige Epithelveränderung ausgeschlossen wurde.

Umschriebene Hyperplasien der Zervixschleimhaut

Zervixpolypen

Die Zervixpolypen sind meist gutartige Wucherungen (Hyperplasien) der Zervixschleimhaut. Im Aufbau und in der Entstehung entsprechen sie den Korpuspolypen (S. 157). Man kann die erbsen- bis bohnengroßen Polypen sehr gut sehen und fühlen, wenn sie im Muttermund erscheinen oder aus ihm heraushängen *(Abb. 14 und 15)*.

Zervixpolypen sind dreimal so häufig wie Korpuspolypen.

Symptome: Sie machen ähnliche Erscheinungen wie die Korpuspolypen.

1. **Blutungsanomalien:** Insbesondere Zusatzblutungen, Dauerblutungen und blutigen Ausfluß, wenn der Schleimhautüberzug des Polypen lädiert wird (Reiben beim Gehen, Koitus, vaginalen Untersuchen).
2. Zervixpolypen erzeugen stets eine **Hypersekretion,** also einen **schleimigen Fluor,** der aus dem äußeren Muttermund herausquillt = zervikaler Fluor (S. 251).

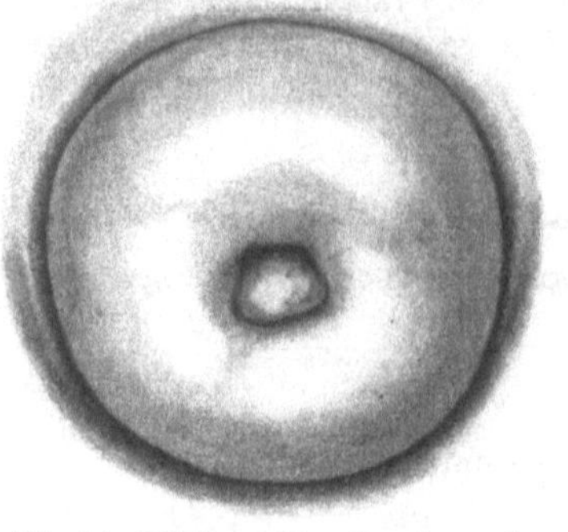

Abb. 14. Kleiner Zervixpolyp, der im äußeren Muttermund erscheint

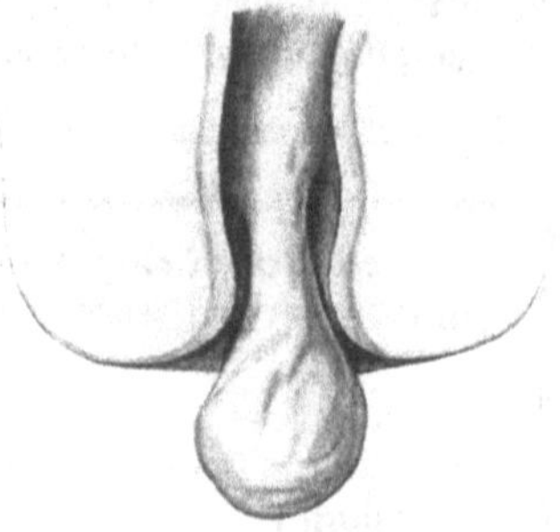

Abb. 15. Zervixpolyp, der aus dem Halskanal heraushängt

Grund: Jeder Polyp hält den Halskanal auf, meist so, daß der Muttermund klafft. **Folgen:** 1. Der saure Scheideninhalt kommt mit der Zervixschleimhaut in Berührung = lokale Reizung = **vermehrte Erzeugung von Schleim.** 2. Aufsteigende Infektion → **Endometritis cervicis.**

Bei **therapieresistentem** zervikalen Fluor muß man daran denken, daß ein (noch nicht sichtbarer) **Zervixpolyp** die Ursache des Fluors sein kann.

Therapie: Niemals einen Zervixpolypen in der Sprechstunde abschneiden! Man weiß vorher nie genau, wie hoch der Stiel hinaufgeht. Bei hochsitzendem Stiel kann, wenn man ihn abschneidet, die **Blutung** so stark sein, daß der Arzt große Schwierigkeiten hat, mit ihr fertig zu werden.

Polypen müssen stets mit der Kornzange abgedreht werden *(Abb. 16)*. An die Abdrehung eines Polypen ist stets eine sorgfältige **Vollküretage** *(Abb. 16)* anzuschließen und das Material, Polyp und Geschabsel, zur **histologischen Untersuchung** einzusenden.

Es ist fehlerhaft, einen Polypen abzudrehen, **ohne anschließend zu abradieren,** und zwar aus folgendem Grund. Eine alte ärztliche Erfahrung lehrt:

Die Bildung gutartiger Polypen der Zervix und des Korpus ist bes. in der Menopause auffallend häufig kombiniert mit dem Vorkommen bösartiger Tumoren im Bereich des Genitales *(Huber)*.

Die Häufung von gleichzeitigem Auftreten von Genitalkarzinomen und Zervixpolypen bes. in der Menopause wird heute mit der Altershäufigkeitsverteilung der Krebsleiden weiblicher Geschlechtsorgane erklärt (S. 160).

Um ein eventuell vorhandenes **Ovarialkarzinom** auszuschließen, macht man am besten eine **Narkoseuntersuchung.** Häufige Kontrolluntersuchungen sind zu empfehlen.

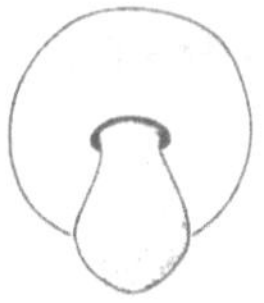

Abb. 16. Zur Behandlung eines Polypen sind **zwei** Instrumente notwendig

1. 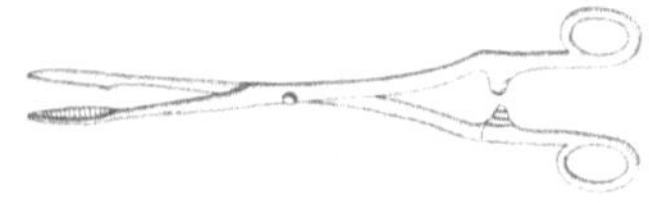

1. eine **Kornzange** zum Abdrehen des Polypen und

2. 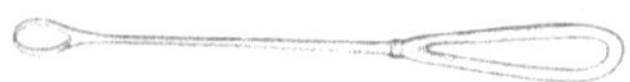

2. eine **Kürette** zur sorgfältigen Auskratzung (und natürlich auch Dilatatoren zur Erweiterung des Halskanals)

Die Zervixpolypen sind zwar meist gutartig. (Natürlich müssen alle abgedrehten Polypen trotzdem **histologisch** untersucht werden!) Was diese Polypen so wichtig macht, ist die Tatsache, daß sich hinter ihnen so häufig ein **Karzinom versteckt.**

Die gutartige Geschwulst der Zervix ist das

Zervixmyom

Das Zervixmyom entsteht in der Muskulatur der Zervixwand. Das von der Vorderwand der Zervix ausgehende Myom *(Abb. 17)* wird im allgemeinen nicht größer als faustgroß. Es hebt die Blase weit nach oben, wodurch meist Störungen bei der Harnentleerung auftreten. Vorsicht bei der Eröffnung des Bauches! Seitliche Zervixmyome verdrängen den Ureter und die Uteringefäße (Vorsicht bei der Operation!).

Einzelheiten s. unter Myom S. 184.

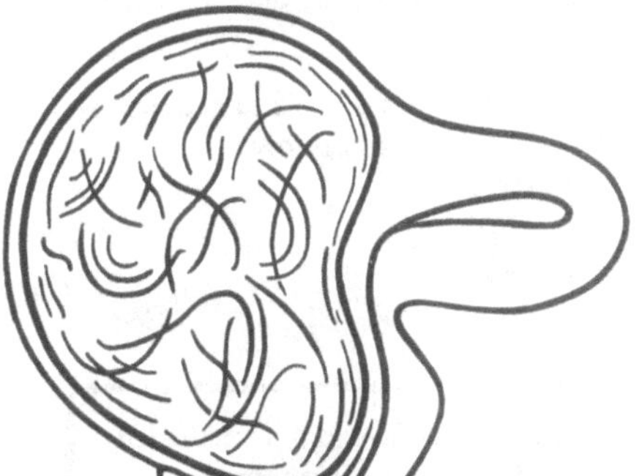

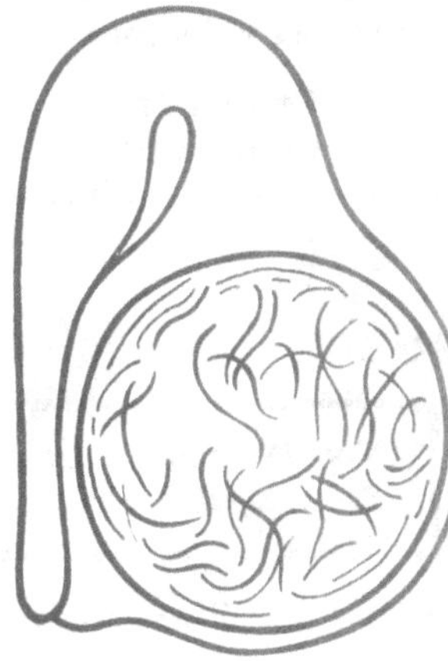

Abb. 17. Zwei Zervixmyome

Größere Zervixmyome machen bei der Operation Schwierigkeiten. Sie müssen sehr vorsichtig operiert werden.

Bösartige Geschwülste der Zervix

Die bösartige epitheliale Geschwulst der Zervix wird international als

Zervixkarzinom

bezeichnet. In Deutschland war bisher der Name

Kollumkarzinom

gebräuchlich. Er wird auch heute noch vielfach benutzt. In den letzten Jahren hat sich auch bei uns mehr und mehr der Begriff „Zervixkarzinom" eingebürgert. Ich spreche daher auch vom

Zervixkarzinom

Das Zervixkarzinom ist vermeidbar. Es ist eines der wenigen Karzinome, bei denen die Aussicht besteht, den Kampf gegen den Krebs zu gewinnen.

Häufigkeit: Das Zervixkarzinom ist das häufigste aller weiblichen Genitalkarzinome. Es macht in allen Statistiken rund ¾ und mehr dieser Karzinome aus. Die prozentuale Verteilung des Krebsvorkommens an den einzelnen Abschnitten des weiblichen Genitales ergibt:

Cervix uteri	**65—80%**	= rd. ³/₄ **aller Genitalkarzinome**
Corpus uteri	15—25%	
Ovarium (+Tube)	10%	
Vagina	3%	
Vulva	3—4%	

Merke:

> Von **25** Frauen wird **eine** Frau im Laufe des Lebens von einem **Zervixkarzinom** befallen (nach *Ober-Kaufmann-Hamperl*).

Altersgipfel: Etwa das 35.—50. Lebensjahr.

Frühdiagnostik des Zervixkarzinoms

Die Gynäkologen sind heute nicht nur dazu da, den Krebs zu behandeln, sondern in erster Linie dazu, ihn zu verhüten!

Seit Jahrzehnten stehen wir im Kampf gegen den Feind Nr. 1 jeder Frau, das Zervixkarzinom, das häufigste aller weiblichen Genitalkarzinome. Dieser Kampf ist ein Ringen um das frühzeitige Erkennen, die Frühdiagnose dieses Krebses, von der die Heilungsaussicht fast allein abhängt (S. 79).

Geschichtlich gesehen kann man in dem Bemühen um die Frühdiagnose des Zervixkarzinoms zwei Phasen unterscheiden:

Erste Phase der Frühdiagnose (von der Jahrhundertwende bis zum Ende der 40er Jahre):

Ziel der ersten Phase: Erkennung und Erfassung der **Erst**symptome. Durch intensive Aufklärungsarbeit wurden die Frauen nachdrücklichst auf die ersten Erscheinungen hingewiesen, an denen die **Frau** das Vorliegen eines Gebärmutterhalskrebses **selbst** erkennen kann: Blutig verfärbter Ausfluß, atypische Blutungen verschiedenster Art, Kontaktblutungen. Die Frauen wurden angehalten, beim ersten Auftreten derartiger Erscheinungen sofort einen Frauenarzt aufzusuchen. — **Leider ist es aber so, daß die beschriebenen Erscheinungen, die die Frau an sich selbst wahrnehmen und sie zum Arzt führen sollen,** nur Erst- aber **keine** Frühsymptome des Gebärmutterhalskrebses sind, d. h. sie treten immer erst dann auf, wenn schon ein mit Zerfall einhergehender Gewebsdefekt vorliegt. Zum Zerfall der Oberfläche kann es aber erst dann kommen, wenn der Krebs schon mehr oder weniger weit in die Tiefe gewuchert ist.

Blutungen sind also (meist) ein Symptom eines mehr oder weniger weit fortgeschrittenen Gebärmutterhalskrebses.

Wenn die Frauen wirklich bei den ersten Zeichen zur Untersuchung kamen, dann war der Krebs zu diesem Zeitpunkt schon immer mehr oder weniger weit entwickelt. Die Frauen kamen also stets **spät** zum Arzt, oft sehr spät und gar nicht selten **zu spät**. Eine wirkliche Früherkennung des Zervixkarzinoms ist auf diesem Wege nicht möglich, einfach deswegen nicht, weil das Zervixkarzinom im **Anfang** seines Wachstums **gar keine Symptome,** auch **keine Blutungen** macht! **Selbst die gewissenhafteste Beachtung der Erstsymptome kann also nicht zur Erfassung des ganz frühen, eben beginnenden Zervixkarzinoms führen.**

Frühsymptome, die die Frau selbst wahrnehmen und die sie zum Arzt führen könnten, gibt es leider nicht!

Gerade diese frühen, möglichst noch nicht invasiven Stadien des Zervixkarzinoms sind es aber, die wir erfassen wollen und müssen. Die wissenschaftliche Grundlage und der Ausgangspunkt aller Anstrengungen der

Zweiten Phase der Frühdiagnose (etwa ab 1940) ist die folgende Erkenntnis: Es gibt zwar keine subjektiven Frühsymptome, wohl aber gibt es

objektive Frühsymptome des Zervixkarzinoms.

Das sind hochgradig atypische, aber noch nicht invasive Epithelbezirke an der Portiooberfläche und im Halskanal, die sog.

„Oberflächenkarzinome".

Von ihnen weiß man, daß sie in einem hohen Prozentsatz zu invasiv wachsenden Karzinomen werden. Wir werden darüber im nächsten Abschnitt Näheres hören.

Hinunter bis zum jüngsten Studierenden der Medizin im klinischen Semester ist diese wissenschaftliche Erkenntnis jetzt Allgemeingut geworden: Das Wesen der neuzeitlichen Frühdiagnostik besteht darin, die karzinomatösen Veränderungen am Gebärmutterhals schon in den allerersten Stadien zu erkennen und zu erfassen, und zwar möglichst schon dann, wenn sich diese Veränderungen noch örtlich begrenzt innerhalb des Oberflächenepithels finden, d. h. also

bevor das Karzinom zerstörend in das gefäßreiche Bindegewebe einwuchert,
bevor es Symptome machen kann, die der Frau sichtbar werden,
bevor die Ausbreitung des Karzinoms in die nähere und weitere Umgebung der Zervix beginnt.

Wenn im Einzelfall dieses Optimum nicht erreicht werden konnte, so ist es auch schon ein Erfolg, wenn man das Karzinom noch im Stadium der **eben beginnenden**, noch **umschriebenen Invasion** erfassen kann (S. 83).

Heutiges Ziel der Frühdiagnose des Zervixkarzinoms

Erkennung und Erfassung des nichtinvasiven Stadiums (Oberflächenkarzinom = Stadium 0) oder doch mindestens des nur histologisch erfaßbaren frühinvasiven Stadiums (S. 83) **des Zervixkarzinoms.**

Die Erkenntnis des Wesens dieser Oberflächenkarzinome und die Möglichkeiten ihrer Aufdeckung durch systematische Anwendung der **Suchmethoden,** der **Kolposkopie** und der **Zytologie,** bedeuten einen Wendepunkt im Kampf gegen das Gebärmutterhalskarzinom. Mit diesen Methoden ist es jetzt möglich, das noch nicht invasiv wachsende Zervixkarzinom zu erfassen = **echte Frühdiagnostik** zu treiben.

Aber nur der **Arzt**, der die Suchmethoden beherrscht, kann diese Veränderungen am Epithel erfassen. Für die Frau selbst sind sie durch kein sichtbares oder fühlbares Zeichen erkennbar, nichts weist sie darauf hin, daß ihre Portio ein schwerstkrankes Epithel trägt, das das Vor- und Anfangsstadium eines todbringenden Zervixkarzinoms ist.

Das Wesen der Krebsbekämpfung besteht heute darin, jeder Frau als Anwärterin auf das Zervixkarzinom klar zu machen, daß sie **nicht** auf Symptome, also auf Blutungen usw., **warten** darf. Sondern sie ist mit allen zur Verfügung stehenden Mitteln zu belehren und anzuhalten, sich auch ohne das Auftreten von Symptomen

regelmäßig alle 9—12 Monate einer Kontrolluntersuchung mit den Suchmethoden zu unterziehen.

Das Zervixkarzinom ist heute eine vermeidbare Krankheit. Die Durchführung der Kontroll- oder **Vorsorge-** oder **Vorsichtsuntersuchungen** ist die wichtigste Aufgabe der gynäkologischen Krebsbekämpfung.

Diese Erkenntnisse sind für die Gesundheit und das Leben der Frauen in aller Welt von entscheidender Bedeutung. Einen Kandidaten im medizinischen Staatsexamen, der diese Zusammenhänge nicht klar zum Ausdruck bringen kann, wird selbst ein entgegenkommender Prüfer nicht „durchkommen" lassen, er kann es nicht, weil sein Gewissen es ihm verbietet. —

Die wichtigsten Aufgaben bei der

Durchführung der Krebsbekämpfung

1. **Systematische Aufklärung der Bevölkerung** in Wort, Schrift, Film und Fernsehen.

Leitsatz: Krebs ist heilbar, wenn rechtzeitig erkannt *(Runge)*.

2. **Laufende Schulung der Ärzte in der Frühdiagnostik.**

Leitsatz: Jede Arztpraxis soll Zentrum der Krebsbekämpfung sein *(H. Martius)*.

3. **Organisation der Krebsbekämpfung,** vor allem Einrichtung von zytologischen Zentrallaboratorien und Ausbildung von Spezialkräften.

Leitsatz: Für die Krebsbekämpfung ist eine große Organisation erforderlich *(August Bier)*.

Die Bemühungen. das Zervixkarzinom möglichst früh zu erfassen, haben zu einer Einteilung in zwei große Hauptgruppen geführt, die Frühfälle[1]) = präklinische Karzinome und die klinischen Zervixkarzinome.

---

[1]) Die Einteilung der Zervixkarzinome in „Frühfälle" und „Klinische" Karzinome wurde von *Ober, Kaufmann* und *Hamperl* (1961) vorgeschlagen.

A. Frühfälle = Präklinische[1]) Karzinome *(Navratil)*

Bei den Frühfällen unterscheiden wir wieder zwei große Gruppen:

I. Das Oberflächenkarzinom = Carcinoma in situ.

II. Das frühinvasive Karzinom = Karzinom mit eben beginnender noch umschriebener Invasion.

Diese beiden Gruppen haben nicht nur Eigenschaften, in denen sie übereinstimmen, sondern, was sehr betont werden muß, auch solche, in denen sie sich grundsätzlich unterscheiden.

Das **Gemeinsame** ist

1. daß das Oberflächenkarzinom und das frühinvasive Karzinom nach unseren heutigen Kenntnissen und Erfahrungen die **frühesten** geweblichen Substrate sind, in denen uns das Zervixkarzinom entgegentritt;
2. daß beide Gruppen der Frühfälle nicht wie die klinischen Karzinome (s. u.) schon durch Betrachtung und Betastung erkennbar sind, sondern daß sie **allein durch die histologische Untersuchung** eines Gewebsbereiches diagnostiziert werden können, der vorher durch den Einsatz bestimmter Methoden, der **Suchmethoden (Zytologie** und **Kolposkopie)** als **verdächtig** erkannt wurde.

Gerade die Tatsache, daß die beiden Gruppen nur durch Anwendung ein und derselben diagnostischen Methode erfaßt werden können, war entscheidend dafür, daß man sie trotz ihres unterschiedlichen geweblichen Verhaltens (s.u.) unter der gemeinsamen Bezeichnung Frühfälle zusammenfaßte.

Der **Unterschied** zwischen diesen beiden Gruppen der Frühfälle besteht darin, daß ihre gewebliche Qualität grundverschieden ist. Hier nur kurz folgendes: Der gewebliche Aufbau des Oberflächenkarzinoms weist alle Eigenarten des Plattenepithelkarzinoms auf bis auf eine: Es **fehlt** das **invasive** Wachstum über die Epithelleiste hinaus. Dadurch unterscheiden sich die Oberflächenkarzinome grundsätzlich von der II. Gruppe, den frühinvasiven Karzinomen, die histologisch durch **invasives** Wachstum, wenn auch nur **kleinsten Ausmaßes**, gekennzeichnet sind. In dieser Beziehung stellen also die Frühfälle nicht zwei gleichwertige, sondern zwei in ihrer Qualität extrem verschiedene Gruppen dar.

B. Das klinische Zervixkarzinom = Das makroskopisch erkennbare Zervixkarzinom

(S. 119)

Unter dem klinischen Zervixkarzinom verstehen wir einen Gebärmutterhalskrebs, bei dem ein einigermaßen erfahrener Untersucher gewissermaßen „auf den ersten Blick" und ohne besondere Hilfsmittel, d. h.

nur mit dem **Auge** → **Spekulum** und
nur mit den **Fingern** → **Palpation**

[1]) Andere Autoren bezeichnen nur die Gruppe A. II als präklinische Karzinome.

die krebsige Natur der Tumor- oder Defektbildung erkennt. Die **histologische Untersuchung** hat hier nur die Bedeutung der exakten Bestätigung (*Ober*). Das klinische Zervixkarzinom besprechen wir auf den Seiten 119—148.

A. Frühfälle

I. Oberflächenkarzinom = Carcinoma in situ

Der Mutterboden des Karzinoms ist das Epithelgewebe. Die Portio ist mit einem vielschichtigen Plattenepithel, der Halskanal mit einem einschichtigen Zylinderepithel überzogen. Wir wollen im folgenden die Histogenese (=gewebsmäßige, morphologische Entstehung) des Zervixkarzinoms aus dem Plattenepithel der Portio in großen Zügen beschreiben.

Es könnte einmal angenommen werden, daß die karzinomatösen Zellen aus den untersten Zellen der Epithelleiste, den Basalzellen *(Abb. 18)*, entstehen. Nach begründeter Ansicht dürfte es aber wahrscheinlicher sein, daß die atypische Epithelvariante vorwiegend über den Mechanismus der „**indirekten Metaplasie**" entsteht, nämlich aus den sog. „reserve cells" des ektopischen, d.h. auf der Portiooberfläche befindlichen Zylinderepithels (= unterhalb des Zylinderepithelsaums gelegenen indifferenten Zellen, S. 56).

Dieses metaplastisch entstandene Plattenepithel kann sich wahrscheinlich in **zwei Richtungen** entwickeln:

1. dient es zum **Aufbau des unverdächtigen Plattenepithels,** das die auf der Portiooberfläche liegende Zervixschleimhaut überkleidet (S. 56).
2. kann es sich zu einer der verschiedengradigen **epithelialen Atypien** (S. 72) entwickeln, deren ausgeprägtester Grad als **Oberflächenkarzinom** bezeichnet wird.

Auf Grund eines über Jahrzehnte gehenden Studiums des intraepithelialen Geschehens nimmt man heute für die frühe histogenetische Entwicklung des Zervixkarzinoms an, daß sie sich nicht in einem „Akt", sondern in zumindest **zwei** Akten = „zwei Wachstumsphasen" abspielt. Für ein vom Plattenepithel der Portio ausgehendes Karzinom sehen diese beiden Phasen folgendermaßen aus:

Erste Wachstumsphase = intraepitheliale Wachstumsphase: Die Vorgänge in dieser Phase laufen lediglich **innerhalb** der Epithelleiste, also **innerhalb** des epithelialen Oberflächenbelages der Portio ab. Man nimmt an, daß durch Fehldifferenzierung verschiedene Stufen der epithelialen Entartung entstehen können, die von der Züricher Schule *(E. Glatthaar, E. R. Held, J. H. Müller)* als

„abnormes Epithel" *(Abb. 18)*

↓

„unruhiges Epithel" *(Abb. 19)*

↓

„atypisches Epithel" *(Abb. 20)*

↓

„gesteigert atypisches Epithel"

= **Oberflächenkarzinom** *(Abb. 21)*

bezeichnet werden. Das „abnorme Epithel" *(Abb. 18)* ist sicherlich eine absolut gutartige Epithelvariante. Sie ist keineswegs als Vorstufe eines verdächtigen Epithels anzusehen und gehört nach neuerer Auffassung gar nicht mehr in die obige Einteilung hinein. Die übrigen Epithelqualitäten, also das „unruhige" *(Abb. 19)* und das „atypische Epithel" *(Abb. 20)* sind Bilder zunehmenden Verdachtes *(Burghardt)*. Das am Ende der Reihe stehende „gesteigert

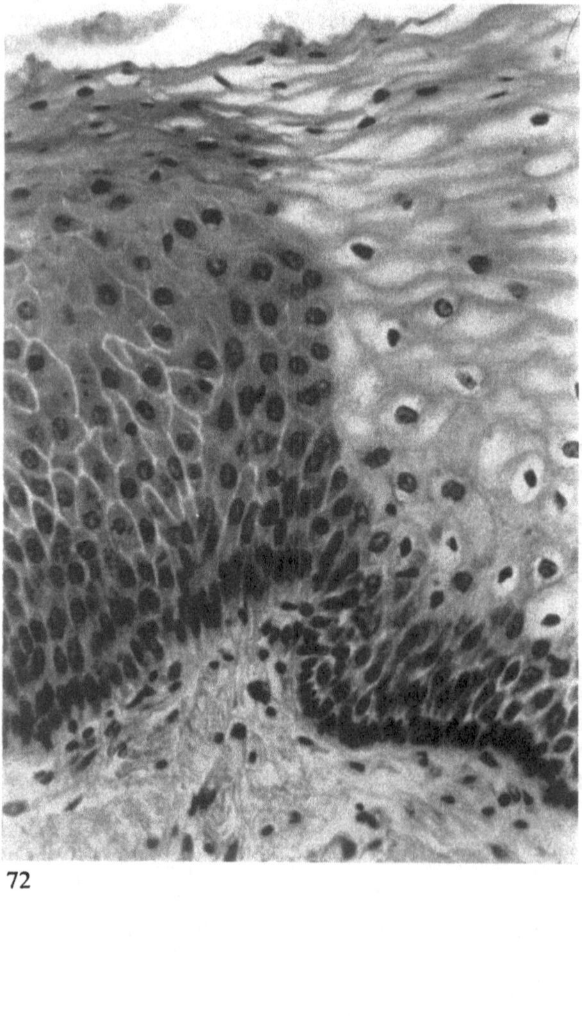

Abb. 18. Scharfe Grenze zwischen einem normalen (rechts) und abnormen Epithel (links). Beim abnormen Epithel fehlt die glykogenhaltige Wabenzellschicht. Fast die ganze Höhe des Epithels wird durch Stachelzellen aufgebaut

Die *Abb. 18—21* und *24a* sind mir freundlicherweise von der Universitäts-Frauenklinik Graz (Vorstand: Prof. Dr. *E. Navratil*) zur Verfügung gestellt worden

atypische Epithel“ ist ein Epithelgewebe, dessen Aufbau so unregelmäßig und dessen Einzelzellen so atypisch sind, daß es von dem Aufbau und den Einzelzellen eines **invasiv wachsenden Karzinoms histologisch nicht zu unterscheiden ist.** Nur in einem einzigen Punkt besteht ein **Unterschied:** Die höchstgradig atypischen Epithelzellen finden sich beim Oberflächenkarzinom nur **innerhalb** des Epithels. Sie sind also lediglich auf den Oberflächenbelag beschränkt. Es fehlt das Einwuchern ins Stroma, das dem **invasiven** = **infiltrativen**[1]) Karzinom den Namen gibt.

Diese Endstufe der **intra**epithelialen Zellentartung wird in Deutschland jetzt meist als

„Oberflächenkarzinom“ *(Abb. 21)* = **„Carcinoma in situ“**

(s. u.) bezeichnet. Es ist schon 1908 von *Schauenstein* in Graz beschrieben worden.

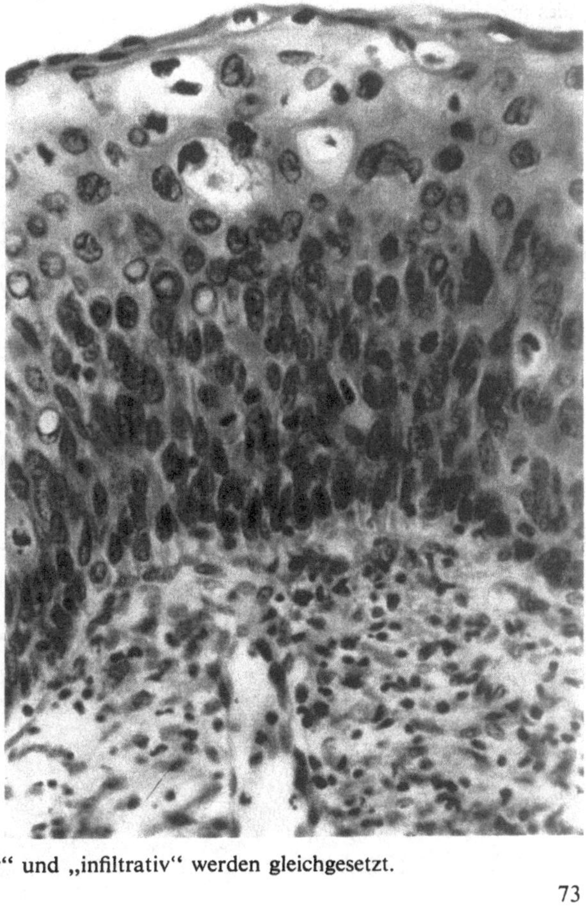

Abb. 19. Unruhiges Epithel. Mäßige Kernvermehrung und Kernpolymorphie, besonders in den basalen Schichten der Epithelleiste. Die Schichtung des Epithels noch gut erhalten

[1]) Die Begriffe „invasiv“ und „infiltrativ“ werden gleichgesetzt.

Das Oberflächenkarzinom = Carcinoma in situ ist eine **intraepitheliale** Neubildung von **höchstgradig atypischen Epithelzellen,** die man **histologisch** weder in ihrem **Aufbau** noch in ihrer **Struktur** von einem **krebsigen** Epithel unterscheiden kann. Es fehlt ihnen lediglich der destruierende Einbruch in das subepitheliale Stroma.

Die Zellen des Oberflächenkarzinoms und die des invasiven Karzinoms stimmen aber nicht nur morphologisch-histologisch völlig überein. Auch im **biologischen** Verhalten, nämlich

a) bei der Untersuchung ihres **Gewebsstoffwechsels** (Bestimmung der aeroben und anaeroben Glykolyse, *Limburg)*,
b) bei Untersuchung des Wachstums in der **Gewebskultur** *(Glatthaar)* und
c) bei **histochemischen Funktionsprüfungen** *(Boschann, Ebner, Stoll)*

fand sich **kein Unterschied** zwischen den Zellen des Oberflächenkarzinoms und denen des invasiven Karzinoms.

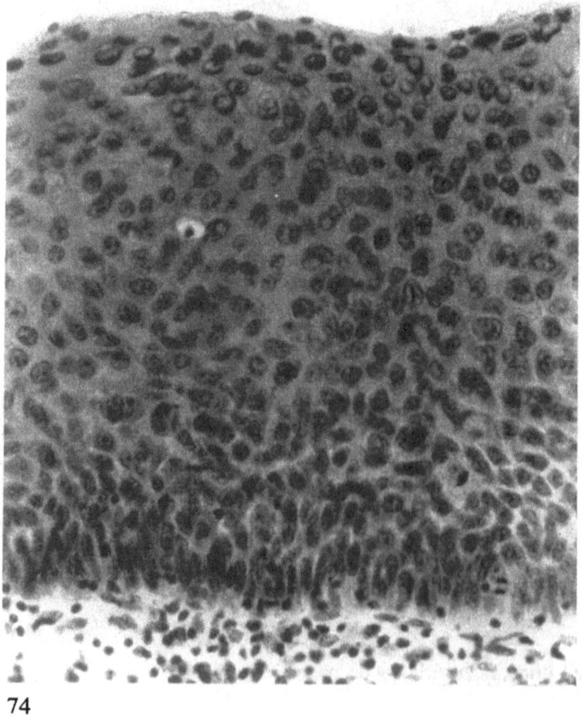

Abb. 20. Atypisches Epithel. Kernvermehrung und zelluläre Atypien in allen Schichten. Im Vergleich zum Oberflächenkarzinom (*Abb. 21*) zeigt der Aufbau dieses Epithels jedoch noch eine gewisse Ordnung. Eine Schichtung und Zellgrenzen bleiben erkennbar. Die *Abb. 19* und *20* sind Bilder des „zunehmenden Verdachtes“

Die histologischen Kennzeichen des Oberflächenkarzinoms *(Abb. 21)*

Zellanomalien: Hochgradige Atypie der Epithelzellen und starke Zellvermehrung in allen Schichten: Die Zellen haben nur wenig Zytoplasma, daher liegen die Zellkerne dicht gedrängt nebeneinander. Undeutliche oder keine Zellgrenzen (Verlust der Interzellularbrücken), Verlust der Epithelschichtung = unregelmäßige, ungeordnete Lagerung der Zellen. Die Grenze zum Bindegewebe wird **nicht** überschritten!

Kernanomalien: Die Kerne sind auffallend groß **(Makrokaryose** = Verschiebung der Kern-Plasma-Relation) und unregelmäßig geformt **(Kernpolymorphie)**. Die Kerne färben sich stärker an als in normalen Zellen, d. h. sie sind chromatinreich **(Hyperchromasie)**. Häufig (gelegentlich atypische) **Mitosen** als Ausdruck der erhöhten Kern- und Zellteilung.

Also alle **histologischen Zeichen** des **Karzinoms außer** dem des **invasiven Wachstums!**

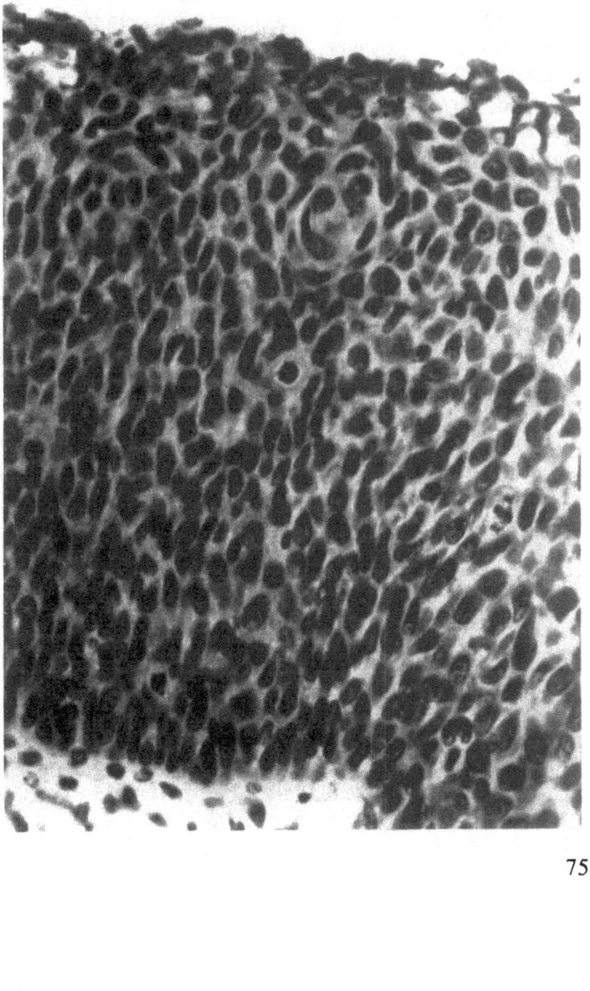

Abb. 21. Oberflächenkarzinom (Carcinoma in situ). Völlig regelloser Aufbau des Epithels durch atypische Zellen. Hohe Kerndichte bei ausgeprägter Kernatypie

Ein weiteres wichtiges Merkmal besteht darin, daß die Atypien des Epithelbelages im Zyklusablauf und bei Applikation von Östrogenen unverändert erhalten bleiben *(Runge* und *Stoll).*

Diese rein intraepithelialen pathologischen Zellkomplexe stellen ein präinvasives, malignes Epithel von — so kann man vielleicht sagen — noch **deutlich geminderter** oder verhaltener **Bösartigkeit** dar. **Ob** und **wann** die

zweite Wachstumsphase = invasive Wachstumsphase,

das Hineinwuchern in das Bindegewebe beginnt, hängt von heute noch nicht genügend bekannten Faktoren wie der Bildung von Wachstumsreizen, der Minderung der bindegewebigen Abwehrkräfte, der Zellzahl *(G. Schubert)* u.a. ab.

Es ist eine sehr wichtige Erkenntnis, daß die Zervixkarzinome nicht wie Pilze aus dem Boden schießen, daß sie nicht aus einem bis dahin unauffälligen epithelialen Boden sozusagen über Nacht *(Feyrter)* entstehen, um dann sofort infiltrierend und zerstörend in das Bindegewebe einzuwuchern, sondern daß sie eine verschieden lange Zeit, nämlich monate- bis jahrelang **präinvasiv** bleiben, daß heißt noch innerhalb ihres Mutterbodens, dem Epithelüberzug, verbleiben, ehe sie zu invasiv wachsenden Karzinomen werden: Die **Krebsentstehung** an der Zervix läuft als **„stufenweiser** Vorgang mit Latenzzeit" ab. Es ist aber ebenso wichtig zu wissen, daß die Invasion auch völlig ausbleiben kann. Heute bedeutet:

Frühdiagnostik des Zervixkarzinoms = Erkennung der präinvasiven Phase.

Zahlreiche Autoren haben für diese intraepithelialen = präinvasiven pathologischen Zellverbände, die nun schon seit Jahrzehnten und heute immer noch Gegenstand vieler theoretischer und praktischer Erörterungen sind, Bezeichnungen vorgeschlagen. Außer den in Deutschland heute gebräuchlichen, nämlich

Oberflächenkarzinom

(H. I. Wespi, E. Glatthaar, H. Lax, H. Limburg) und

Carcinoma in situ

(A. C. Broders, E. Novak, in Deutschland von der Schule *Kaufmann-Ober* [„trotz berechtigter Bedenken"] benutzt), sind die folgenden zu nennen:

gesteigert atypisches Epithel *(Hinselmann, Mestwerdt, Bahrmann)*,
präinvasives Karzinom *(W. Schiller)*,
intraepitheliales Karzinom *(G. A. Galvin, R. W. Te Linde)*,
nicht invasives atypisches Epithel *(Held)*,
Gruppe O (Internationaler Gynäkologenkongreß, New York 1950),
kanzeroplastisches Epithel *(Mestwerdt, Wespi)*.
Alle genannten Bezeichnungen werden gleichbedeutend benutzt.

Ob man dieses höchstgradig pathologische Oberflächenepithel der Portio, das sich von einem invasiven Krebs nur durch das Fehlen des invasiven Wachstums unterscheidet, schon als Karzinom bezeichnen soll oder nicht, ist heute immer noch eine umstrittene Frage. Eine Reihe deutscher Autoren lehnt das Attribut „Karzinom" (wie z.B. in „Oberflächenkarzinom") für diese Veränderungen mit der Begründung ab, daß man nicht von dem Grundsatz der klassischen Histopathologie abgehen sollte, für die Diagnose des Karzinoms den Nachweis des **invasiven** Wachstums der atypischen Zellen zu verlangen. Es wird zwar anerkannt, daß es sich bei den oben beschriebenen intraepithelialen pathologischen Zellverbänden um das allerfrüheste Entwicklungsstadium des Zervixkarzinoms handelt, es soll aber die rein morphologische Bezeichnung „gesteigert atypisches Epithel" bevorzugt werden *(Hinselmann, Mestwerdt)*. Besonders wird dabei betont, daß dieses Epithel sich zu einer Krebs**geschwulst** entwickeln **kann**, aber **nicht muß**, ferner, daß die Verwendung der Bezeichnung „Karzinom" für diese intraepithelialen Prozesse zu Mißverständnissen, insbesondere zu falschen **therapeutischen** Konsequenzen führen könnte. Karzinome verlangen eine radikale Behandlung, bei einem „Oberflächenkarzinom" genügt ein kleiner Eingriff (S. 118).

Die histologische Definition des oberflächlichen, atypischen Epithelbelages, dessen höchster Grad heute als Oberflächenkarzinom bezeichnet wird, ist vor allem auf den Arbeitskreis von *Robert Meyer* und seiner Schüler *(Limburg, Treite, Lax)* zurückzuführen. Sie haben das Oberflächenkarzinom stets als ein frühes Stadium der Karzinomentwicklung aufgefaßt und es auch als **Karzinom** bezeichnet. (Daß durchaus nicht jedes Plattenepithelkarzinom in dieser Weise beginnen muß, wird besonders von *Lax* betont, der die verschiedenen Möglichkeiten des beginnenden Krebswachstums an typischen Beispielen demonstrierte.) Über das Oberflächenkarzinom sagt *Lax*, daß wir zwar noch nicht mit absoluter Sicherheit, aber doch mit an diese Sicherheit grenzender Wahrscheinlichkeit annehmen, daß eine große Reihe von Kollumkarzinomen so b e g i n n t und deswegen bereits als Karzinome zu bezeichnen ist. „Man kann nicht die frühen Stadien der Karzinomentwicklung nur deswegen nicht „Karzinom" nennen wollen, weil diese Bezeichnung für das morphologisch nachweisbare höchste und letzte Maß bösartigen Wachstums vergeben ist." Den gleichen oder einen ähnlichen Standpunkt vertreten *Navratil, Antoine, Zinser*, die Züricher Schule *v. Anderes, J. H. Müller, Wespi, Glatthaar* und *Held*, sowie *de Watteville*, Genf. — *Antoine* sagt: „Wenn man das präinvasive Karzinom..., nicht als

Karzinom anspricht, so kann man das ja tun, es kommt mir das so vor, wie wenn jemand in den Zoo geht und dort den Tiger im Käfig anschaut und erst dann glaubt, daß es ein gefährliches Tier ist, wenn er herausspringt und ihn aufgefressen hat".

Die Kaufmannsche Schule (*Kaufmann*, *Ober*, *Hamperl*) faßt im Gegensatz dazu das Oberflächenkarzinom „höchstens als eine Vorstufe" des echten Krebses, „als eine Art **Präkanzerose**" auf, eine Auffassung, wie sie ähnlich auch von *H. Martius*, *Bickenbach*, *Feyrter*, *Büngeler* und anderen vertreten wird.

Was wird aus einem solchen Oberflächenkarzinom?

1. Umwandlung in ein invasiv wachsendes Karzinom. Hierfür liegt heute eine größere Anzahl von klinischen Beobachtungen vor.

Es ist bewiesen, daß über 30%, teilweise sogar über 50% der Fälle von Oberflächenkarzinomen sich nach verschieden langer Zeit (wenige Monate bis zu 5 bis 8 Jahren und länger) zu einem invasiv wachsenden Karzinom entwickeln[1]).

Als Ergänzung hierzu sei noch auf die histologische **Übereinstimmung des Oberflächenkarzinoms mit den sog. karzinomatösen Randbelägen invasiv wachsender Karzinome** hingewiesen. Diese Randbeläge gehen in der einen Richtung in das invasiv wachsende Karzinom über, in der anderen Richtung zeigen sie oft einen Übergang in eine geringergradige Atypie (unruhiges → abnormes Epithel).

2. Der Befund kann über Jahre hindurch unverändert bleiben.

Heute stehen die meisten führenden Kliniker auf dem Standpunkt, daß das Oberflächenkarzinom als das präinvasive Stadium des invasiven Karzinoms angesehen werden muß. Es ist wahrscheinlich, daß jedes Zervixkarzinom dieses präinvasive Stadium für eine gewisse Zeit durchmacht.

3. Möglichkeit der spontanen Rückbildung. Die Rückbildung eines Oberflächenkarzinoms konnte bisher nicht einwandfrei nachgewiesen werden. Die allgemeine Auffassung geht heute dahin, daß sich ein Oberflächenkarzinom nicht zurückbildet.

Worin liegt die große Bedeutung des Oberflächenkarzinoms?

1. Es ist das einzige Stadium des Zervixkarzinoms, das eine (fast) hundertprozentige Heilung aufzuweisen hat. Das ist leicht zu verstehen, da die Heilungs-

[1]) *H. Limburg*, „Die Frühdiagnose des Uteruscarcinoms", 3. Auflage, 1956.

aussichten jedes Karzinoms vom Stadium seiner Ausbreitung abhängen und die Ausbreitung beim Oberflächenkarzinom nicht über den Epithelbereich hinausgeht, also gleich 0 ist.

Abhängigkeit der Heilung des Zervixkarzinoms von seiner Ausbreitung

Ausbreitung	Heilungsaussichten
Oberflächenkarzinom = nicht invasiv wachsendes Karzinom . . rd.	**100%**
Invasiv wachsendes Zervixkarzinom	
auf die Zervix beschränkt	
Frühinvasive Fälle . . . . über	**90%**[1])
Die übrigen auf die Zervix beschränkten Karzinome **(Stadium Ib)**	60—80%
Mit Befall der Scheide oder Teilen des Parametriums **(Stadium II)**	30—50%
Mit Befall des Parametriums bis zur Beckenwand **(Stadium III)**	20%
Mit Befall von Nachbarorganen (Blase, Mastdarm) oder fernliegender Organe (Fernmetastasen) **(Stadium IV)**	0—6%

2. Die Diagnose des Oberflächenkarzinoms ist Frühdiagnose im wahren Sinn des Wortes. Diese wenigen Zahlen der eben gezeigten Tabelle sprechen für sich: Je früher wir die Diagnose des Zervixkarzinoms stellen (das gilt natürlich für jedes andere Karzinom genau so), um so größer ist die Heilungsaussicht. Erfassen wir das Zervixkarzinom im Stadium des Oberflächenkarzinoms, also in einem Stadium, in dem es (subjektiv) meist gar keine Symptome macht, so beträgt die Heilungsaussicht praktisch 100%. **Unsere diagnostische Arbeit muß also darauf ausgerichtet sein, dieses kleinste, noch nicht invasive Karzinom oder seine Vorstufen** (S. 72) **aufzudecken und möglichst schnell zur Behandlung zu bringen.**

Über die

Lokalisation der Frühveränderungen

also über den Sitz des Oberflächenkarzinoms und des Karzinoms mit eben beginnender Invasion (S. 83) hat die Kaufmannsche Schule *(K. G. Ober* und *E. Bontke*, Arch. Gynäk. 192 [1959/60], 55) grundlegende Erkenntnisse erarbeitet, die ich hier wiedergebe.

Der Sitz der Frühveränderungen an der Zervix ist sehr unterschiedlich.

---

[1]) Persönliche Mitteilung von *H. Limburg*. *Held* gab (1962) für seine Ia-Fälle eine Fünfjahresheilung von 95,5% an.

Die entscheidende Feststellung ist diese:

Bei mehr als 90% der Fälle finden sich die Frühveränderungen an der Zervix zuerst im

Plattenepithelbereich über Zervixdrüsen,

also in dem Bereich des Plattenepithels, das Zervixdrüsen überdacht (*Abb. 22* und *23* rechts im Bilde). Diese unter dem Plattenepithel auf der Ektozervix sitzenden Zylinderepithelzellen bilden (vom Zervikalkanal aus betrachtet) die am weitesten nach unten lokalisierten Zervixdrüsen. Sie werden daher als die untersten oder „letzten" Drüsen des schleimgebenden Zylinderepithels bezeichnet.

Betrachten wir zunächst die Verhältnisse bei der **geschlechtsreifen Frau.** Bei ihr liegt ein mehr oder weniger großer Teil des schleimerzeugenden Zylinderepithels der Zervix frei auf der Portiooberfläche (S. 52, *Abb. 4* links im Bilde).

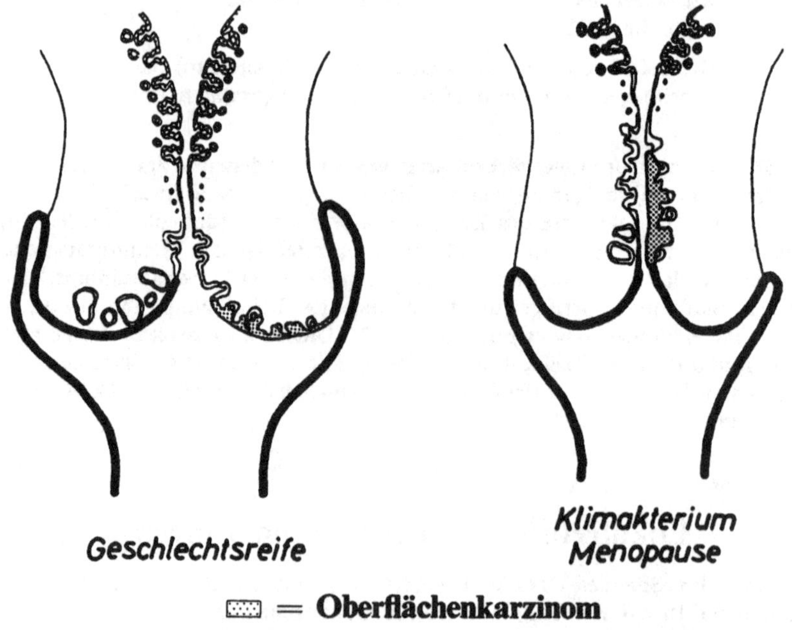

Abb. 22. Bei der **geschlechtsreifen** Frau finden sich die Frühveränderungen meist im Bereich der **Oberfläche der Portio**

Abb. 23. Bei der Frau in der **Menopause** und im **Klimakterium** finden sich die Frühveränderungen meist **innerhalb des Zervikalkanals!**

(*Abb. 22* u. *23* verändert nach *G. Kern*)

(Nach Auffassung der Kaufmannschen Schule handelt es sich um ein ektropioniertes Schleimepithel, d.h. es ist durch Umkrempelung des Zervikalkanals dorthin gelangt.) Dieses freiliegende Zervixepithel wird nach und nach mit **Plattenepithel** oberflächlich überwachsen (S. 52, *Abb. 4* rechts im Bilde).

Das überdachende Plattenepithel wird als „sekundär entstandenes" Plattenepithel bezeichnet, da es nach heutiger Ansicht durch „indirekte Metaplasie" aus „reserve cells" (= unterhalb des Zylinderepithelsaums gelegenen indifferenten Zellen) entsteht (S. 56 und 71).

Die *Abb. 22*, Muttermundslippe rechts im Bilde, zeigt die Entwicklung eines Oberflächenkarzinoms im Bereich dieses Plattenepithels über einem Feld von Zervixdrüsen. Der Plattenepithelbelag über dem ganzen Drüsenfeld bis zur „letzten Drüse" ist in ein **Oberflächenkarzinom = Carcinoma in situ** umgewandelt. Vom Plattenepithel aus sind die Zellen des Oberflächenkarzinoms **in die darunter liegenden Zervixdrüsen eingedrungen** und haben sie z.T. ausgefüllt. (Das Eindringen des Oberflächenkarzinoms in das Innere von Drüsen *(Abb. 22)* ist noch **keine** Invasion.) Den Befund darf man sich nicht nur in einer Ebene vorstellen. In $^4/_5$ der Fälle sind die Frühveränderungen zirkulär angelegt und nehmen meist ein größeres Feld ein. Die *Abb. 22* zeigt schematisch den in mehr als 90% aller Fälle zu erwartenden Sitz der Frühveränderung bei einer Frau in der Geschlechtsreife (unter Benutzung einer etwas abgeänderten Abbildung nach *Kern).*

Während der Zeit der **Geschlechtsreife** finden sich die Frühveränderungen also meist im Bereich der **Portiooberfläche,** weil in dieser Lebensphase die untersten Zervixdrüsen im Bereich der **Oberfläche** der Portio liegen.

Wie schon besprochen wurde (S. 53), ziehen sich die Zervixdrüsen mit zunehmendem Alter der Frau gegen den Zervikalkanal zurück. Das Plattenepithel wird dabei mit in den Zervikalkanal hineingezogen. Bei Greisinnen liegen die Zervixdrüsen fast immer **intrazervikal.** Diese Verschiebung der Zervixdrüsen **mit zunehmendem Alter zum Kavum hin** ist für die Lokalisation der Frühveränderungen von größter Bedeutung. Da in über 90% der Fälle die Frühveränderungen im Plattenepithel über den untersten Drüsen der Schleimhaut sitzen, haben wir diese **Veränderungen bei der Frau im Klimakterium und in der Menopause intrazervikal** zu suchen.

Mit **zunehmendem Alter** finden sich die Frühveränderungen **innerhalb des Zervikalkanals,** da die untersten Zervixdrüsen in dieser Lebensphase **intrazervikal** sitzen.

Die Lokalisation eines Oberflächenkarzinoms bei der Frau im Klimakterium bzw. in der Menopause zeigt die *Abb. 23.*

Die **intakte** Portio**oberfläche** schließt also bei einer älteren und alten Frau einen Zervixkrebs **nicht** aus.

Zusammenfassung:

Der beginnende Zervixkrebs sitzt in 90% der Fälle im Bereich des Plattenepithels über den untersten = „letzten" Drüsen der Zervixschleimhaut und breitet sich zunächst über dem Zervixdrüsengebiet aus.

Bei der **geschlechtsreifen Frau** liegt dieser Bereich meist auf der **Portiooberfläche.** In gleichem Maße, in dem sich **mit zunehmendem Alter der Sitz der untersten Drüsen zum Zervikalkanal hin und in den Zervikalkanal hinein** verschiebt, verschiebt sich auch der **Sitz des beginnenden Karzinoms in den Zervikalkanal hinein.** Den Beginn des Zervixkrebses haben wir also bei **Frauen im Klimakterium und in der Menopause innerhalb des Zervikalkanals** zu suchen.

Für die **Häufigkeit** des Auftretens der **Frühfälle** (= Oberflächenkarzinome + frühinvasive Karzinome) an den verschiedenen Lokalisationen des Plattenepithels über Zervixdrüsen gilt nach *Ober* und *Bontke:*

Etwa $^{1}/_{5}$ liegt ausschließlich auf der **Portiooberfläche,**
etwa $^{1}/_{5}$ liegt ausschließlich im **Zervikalkanal;**
etwa $^{3}/_{5}$ ordnen sich **um den äußeren Muttermund** herum an. Bei diesen Fällen sind Portiooberfläche und Zervikalkanal in wechselnder Ausdehnung betroffen.

(A. Frühfälle)

II. Frühinvasive Karzinome = Karzinome mit eben beginnender, nur histologisch erkennbarer Invasion

Im engeren Sinne des Wortes verstehen wir unter „Frühfällen" die auf das Epithel beschränkten, d.h. die noch nicht invasiv wachsenden, hochgradig atypischen Epithelien, also die eben besprochenen Oberflächenkarzinome (= Carcinomata in situ = Stadium 0). Zu den frühen Fällen im weiteren Sinne rechnen wir aber auch noch die **„frühinvasiven"** Fälle, also die Fälle mit gerade eben beginnender und noch umschriebener Invasion = Gruppe II der Frühfälle. Eine der ersten eingehenden histologischen Untersuchungen über die frühe Invasion verdanken wir im deutschen Sprachbereich *Bajardi* und *Burghardt* aus der Klinik *Navratil*, Graz (Arch. Gynäk. 189 [1957], 392.)

Das, was wir als

frühe Invasion

bezeichnen, tritt uns vor allem in zwei Entwicklungsstufen entgegen *(E. Burghardt):*

Die beiden Entwicklungsstufen der frühen Invasion

1. die beginnende Stromainvasion *(Abb. 24 a* und *b)* = der erste Einbruch des Oberflächenkarzinoms in das Stroma und
2. kleine bzw. kleinste invasive Karzinome, die bereits einen abgrenzbaren Tumor darstellen *(Abb. 25).*

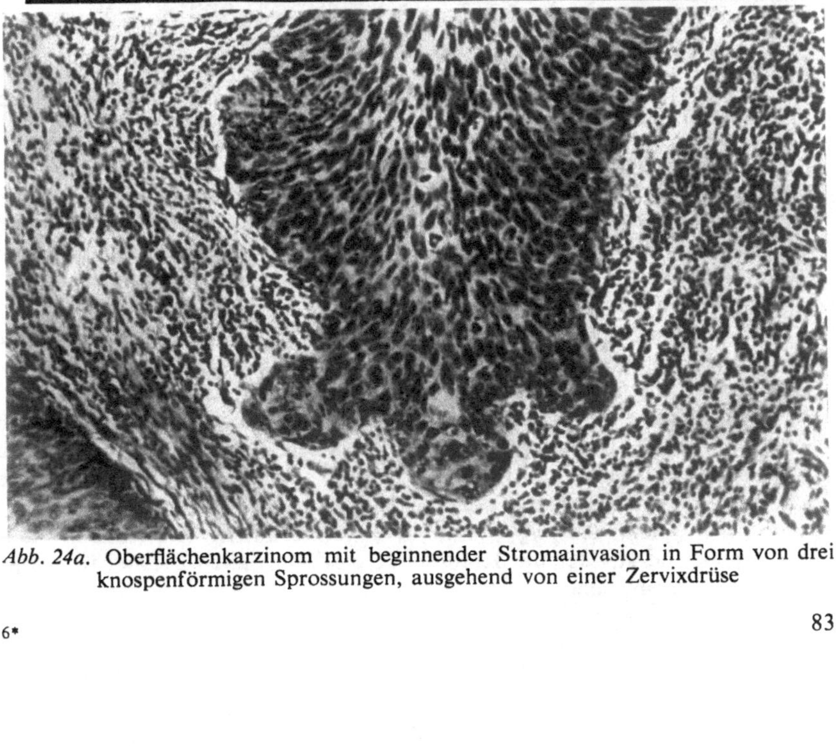

Abb. 24a. Oberflächenkarzinom mit beginnender Stromainvasion in Form von drei knospenförmigen Sprossungen, ausgehend von einer Zervixdrüse

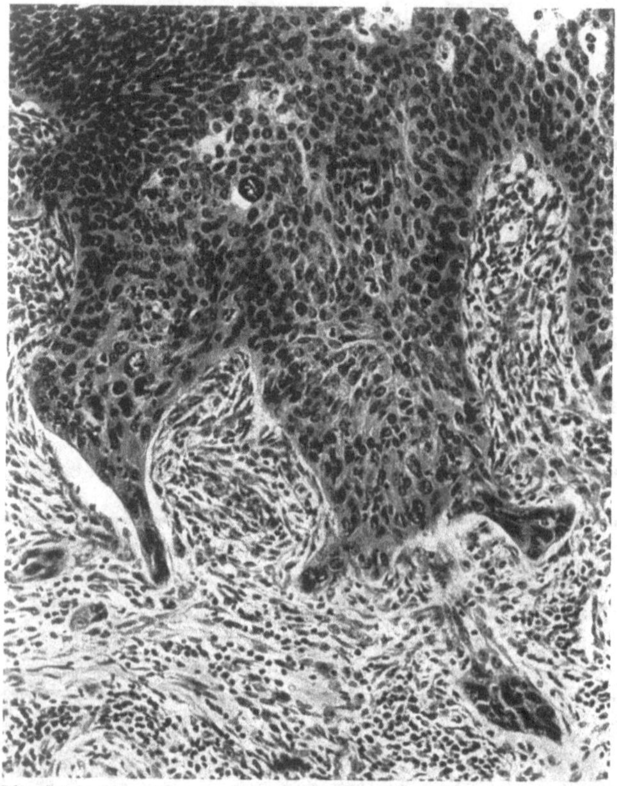

Abb. 24 b. Oberflächenkarzinom mit beginnender Stromainvasion: „Schlanke Spitze" (links) und „Abtropfen" von Einzelzellen ins Stroma (rechts unten). (Nach *Hamperl*)

Die Invasion des krebsigen Epithels eines Oberflächenkarzinoms ins Stroma nimmt ihren Ausgang entweder von der karzinomatösen Oberfläche oder — was erfahrungsgemäß viel häufiger ist — von **Zervixdrüsen,** die mit krebsigem Epithel ausgefüllt sind (Das Hineinwuchern des krebsigen Epithels in die Zervixdrüsen wird noch nicht als Invasion bezeichnet, natürlich aber das Hinauswuchern aus ihnen ins Stroma).

Zunächst ist zu sagen, was wir schon lange wissen: Das invasive Wachstum krebsigen Epithels beginnt damit, daß sich Epithelproliferationen in Form von Krebsepithelzapfen in das Stroma hineinschieben. Diese Krebszapfen, die den ersten Beginn eines invasiven Wachstums bedeuten, haben bestimmte gestaltliche Merkmale: Insbesondere treten sie als **knospenförmige Sprossungen** *(Abb. 24 a)* auf, die oft in **„schlanke Spitzen"** *(Abb. 24 b,* links*)* auslaufen; oder man sieht Zellgruppen oder auch Einzelzellen, die ins Stroma hinein **„abtropfen"** *(Held, Limburg), (Abb. 24 b,* rechts unten*).* Die *Abb. 24 a* zeigt drei Zapfen, die aus der mit Krebsepithel vollgepfropften Zervixdrüse heraus ins Stroma hineinwuchern.

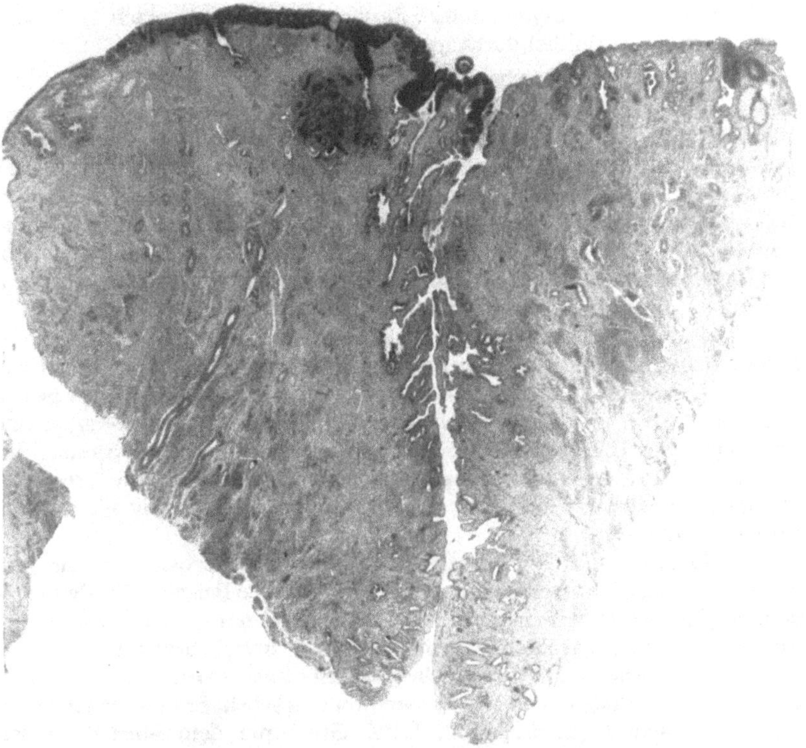

Abb. 25. Kleines invasiv wachsendes Karzinom (36jähr. Pat.). Konisationspräparat mit dem Bilde des Oberflächenkarzinoms an der Außenfläche, im untersten Anteil des Zervikalkanals und in einzelnen ektopischen Drüsen. Abtragung knapp im Gesunden. Umschriebener Herd eines kleinen invasiven Karzinoms an der im Bilde linken Muttermundslippe mit einem maximalen Durchmesser von 2,5 mm. Deutliche Stromareaktion. Vergrößerung 5fach. (Nach *E. Burghardt*)

Jeder Erfahrene weiß, daß die Aussage darüber, ob ein von einem Oberflächenkarzinom ausgehendes krebsiges Epithel schon „beginnend invasiv" oder noch nicht „invasiv" ist, zu den großen Schwierigkeiten in der heutigen gynäkologischen Histodiagnostik gehört. Schon die R. Meyersche Schule *(Limburg, Treite)* führte daher den Begriff des „fraglichen" invasiven Wachstums für diejenigen Epithelproliferationen ein, bei denen eine eindeutige Aussage nicht möglich erschien. Das galt vor allem für die Feststellung ,ob es sich bei isoliert im Stroma liegenden soliden Epithelzapfen um krebserfüllte Zervixdrüsen handelte oder nicht.

In den letzten Jahren hat die Einführung der **Konisation** (S. 111) zu einer weitaus größeren Sicherheit in der Beurteilung dieser Fälle geführt. Darüber hinaus wurde die Beurteilung des ersten Beginns invasiven Wachstums vor allem durch die Erkenntnisse von *F. Bajardi* und *E. Burghardt* gefördert, wonach das invasiv wachsende krebsige Epithel durch ganz bestimmte

histomorphologische Merkmale

signifikant gekennzeichnet ist: Das krebsige Epithel, das seinen ersten destruierenden Kontakt mit dem Stroma aufnimmt, läßt einen **sprunghaften Wechsel seiner morphologischen Merkmale** erkennen, und zwar nur dieses Epithel, nicht das des Mutterbodens. Ohne hier auf Einzelheiten einzugehen, sei gesagt, daß es sich dabei im wesentlichen um eine Verquellung und auffallende Eosinophilie des Zytoplasmas handelt, ähnlich wie bei der Parakeratose. Diese Veränderung ist in umschriebenen Herden ausgebildet, die oft den Eindruck von Schichtungskugeln machen. — Ähnliche Beobachtungen wurden auch von *Fennel* (USA) gemacht.

Als Kriterien des ersten Beginns der Invasion gelten aber durchaus nicht nur die beschriebenen Veränderungen des Epithels. Von wesentlicher Bedeutung für die Frage invasiv oder nicht invasiv sind auch bestimmte **Veränderungen im Stroma** *(F. Bajardi* und *E. Burghardt).* Nach den genannten Autoren ist eine **netzförmige,** zum Teil **weitmaschige Lockerung des bindegewebigen Stromas** mit **Faserschwund** und teilweisem **Faserbruch** signifikant. Wir finden diese Veränderungen so gut wie immer in der Umgebung eines invasiv wachsenden krebsigen Epithels.

Die in *Abb. 24 a* und *24 b* dargestellten epithelialen Sprossungen, die vom Krebsepithel einer Zervixdrüse ausgehen, sind typische Beispiele für den allerersten Beginn der Stromainvasion. Vor wenigen Jahren wurden diese Veränderungen nur als mit „größter Wahrscheinlichkeit" invasiv bezeichnet.

Ein umschriebener Herd eines **kleinen, invasiv wachsenden Karzinoms** ist in *Abb. 25* in der im Bilde linken Muttermundlippe zu sehen. Es fand sich in einem Konisationspräparat (*E. Burghardt*, UFK Graz) mit dem Bilde des Oberflächenkarzinoms an der Außenfläche, im untersten Teil des Zervikalkanals und in einzelnen ektopischen Drüsen.

In neuerer Zeit hat *Hamperl* für die nichtinvasiven und invasiven Frühfälle eine Einteilung in 5 Gruppen angegeben[1]):

Einteilung der Frühfälle (nach *Hamperl*):

Gruppe 1 = **Einfacher Ersatz** des Plattenepithels durch krebsiges Epithel *(Abb. 26).*
Gruppe 2 = **Plumpes Vorwuchern** *(Abb. 27).*
Gruppe 3 = **Frühe Stromainvasion** *(Abb. 24 a, 24 b* und *Abb. 28).*
Gruppe 4 = **Netzige Infiltration** *(Abb. 29* und *31).*
Gruppe 5 = **Plumpe Infiltration** *(Abb. 30).*

Setzt man diese 5 Gruppen in Beziehung zu den bisher in diesem Buch benutzten Begriffen, so ergibt sich nach meiner persönlichen Auffassung die Einteilung auf S. 87.

Die Gruppen 4 und 5 nach *Hamperl* entsprechen dem **Mikrokarzinom** nach *Mestwerdt.*

[1]) *C. Kaufmann* und *K. G. Ober*, Geburtsh. u. Frauenheilk. 20 (1960), 703.

Einteilung der Frühfälle

Gruppe 1 und 2 = Oberflächenkarzinome

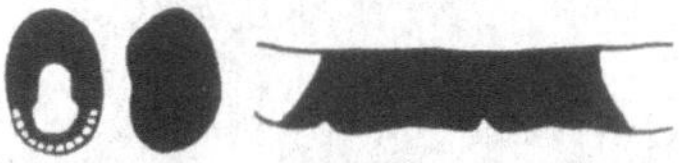

Gruppe 1 = Einfacher Ersatz: Das Plattenepithel wird durch krebsiges Epithel ersetzt *(Abb. 26)*

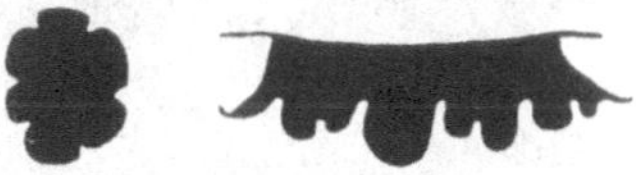

Gruppe 2 = Plumpes Vorwuchern (bedeutet noch keine Invasion) *(Abb. 27)*

I. Nicht invasive Frühfälle

Gruppe 3 = Oberflächenkarzinome mit beginnender = früher Invasion

(Stadium Ia der internationalen Stadieneinteilung, S. 134).

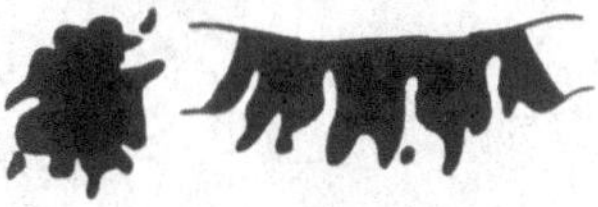

Gruppe 3 = Beginnende Stromainvasion mit Bildung spitzer Zapfen *(Abb. 28,* ferner *Abb. 24a* und *24b)*

Gruppe 4 und 5 = Kleinste bzw. kleine invasive Karzinome

(gehören zu Stadium Ib der internationalen Stadieneinteilung, S. 134)

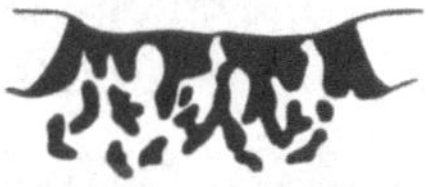

Gruppe 4 = Netzige Infiltration *(Abb. 29* und *31)*

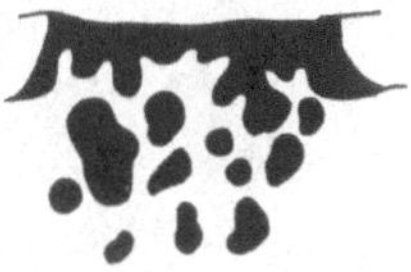

Gruppe 5 = Plumpe Infiltration *(Abb. 30)*

II. Invasive Frühfälle

Abb. 26—30. Die Einteilung der *Frühfälle* = Oberflächenkarzinome und (nur histologisch erfaßbare) frühinvasive Fälle

Es sei hier nochmals mit Nachdruck betont, daß Oberflächenkarzinome sich grundsätzlich von frühinvasiven Karzinomen unterscheiden (S. 70). Frühinvasive Karzinome gehören in das internationale Stadium I hinein (S. 134), in das jedes invasive Karzinom, auch wenn sein Ausmaß noch so klein ist, eingruppiert werden muß. Nach neuerem Vorschlag hat man die **beginnende**

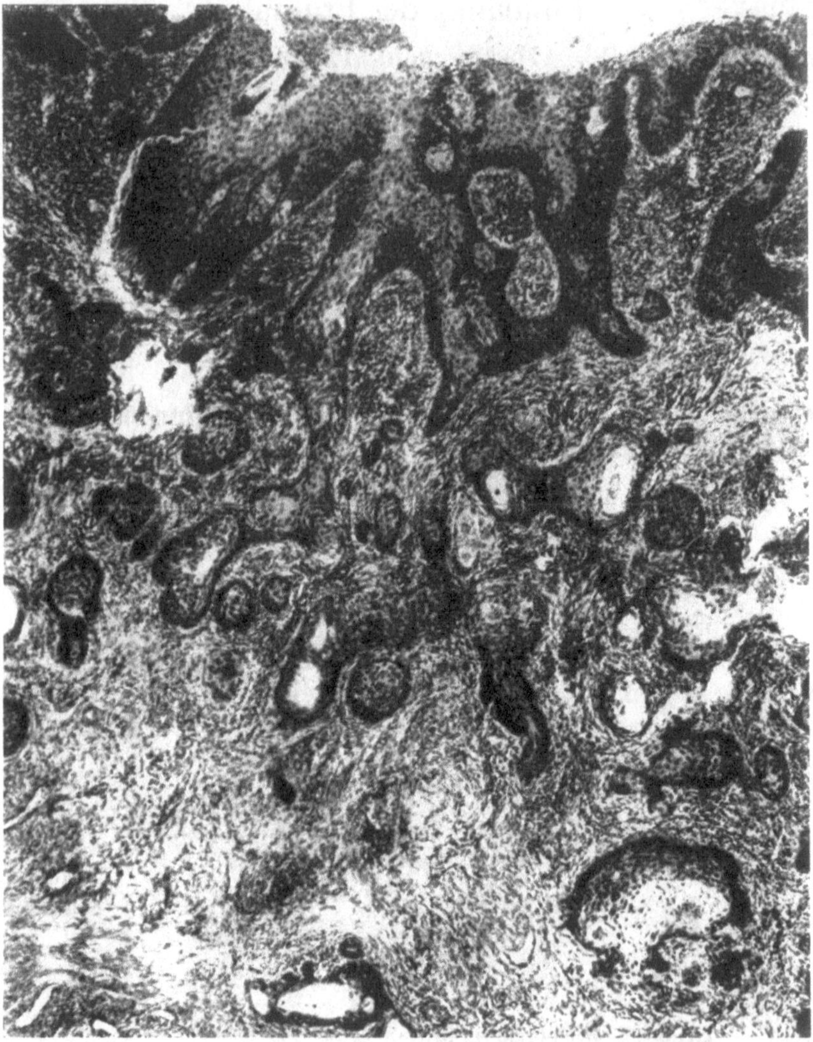

Abb. 31. Netzige Infiltration. Maximales Tiefenwachstum des Karzinoms: 5 mm. (Nach *Navratil*)

Invasion *(Abb. 24 a* und *24 b)*, die der Gruppe 3 nach *Hamperl* entspricht, als Stadium **Ia** bezeichnet. Im Gegensatz dazu faßt man unter der neuen Bezeichnung **Ib alle anderen** invasiv wachsenden Zervixkarzinome zusammen, soweit sie auf die Zervix beschränkt sind. Die Gruppe **Ib** umfaßt somit sowohl **prä**-klinische als auch **klinische** Karzinome (s. S. 134—136).

Zahlreiche Autoren fassen die *Hamperl*schen Gruppen 3—5 unter der Bezeichnung „Stadium Ia“ zusammen. Aus den Festlegungen des Komitees beim letzten internationalen Kongreß geht aber klar hervor, daß unter Ia nur die *Hamperl*sche Gruppe 3 zusammen mit der „fraglichen Invasion“ verstanden wird. (S. 134).

In dem gleichen Maße, in dem es uns gelingt, diese Frühfälle zu erfassen, muß die Zahl der klinischen (S. 191) **Karzinome abnehmen.**

Ein Beispiel: In Britisch-Kolumbien wurde in 12 Jahren fast ein Drittel der weiblichen Bevölkerung = rund 150000 Frauen zytologisch untersucht. Dabei wurden **828 Oberflächenkarzinome** und **87 präklinische invasive Karzinome** entdeckt. **Innerhalb von 5 Jahren sank die Zahl der aufgenommenen klinischen Zervixkarzinome um 30%!** *(Boyes, Fidler, Lock,* Brit. Med. J. [1962,] 203). Diese nüchternen Zahlen bestätigen mehr als alles andere die inzwischen wohl allgemein anerkannte Annahme, daß das Oberflächenkarzinom ein Vorläufer des invasiven Zervixkarzinoms ist.

Bei den **nicht** invasiven oder wie man auch sagen kann, den **präinvasiven** Frühfällen, also den Oberflächenkarzinomen wird der Übergang in ein invasives Karzinom verhindert, wenn das Oberflächenkarzinom durch einen kleinen Eingriff (S. 118) ganz im Gesunden entfernt wird. Die Patientin bleibt fast mit Sicherheit vom Zervixkarzinom verschont.

Das kleinste, auch das allerkleinste frühinvasive Karzinom wird dagegen wie jedes weit fortgeschrittene Karzinom behandelt, d.h. es muß die radikale Karzinomtherapie (S. 119) nach sich ziehen.

Allerdings muß ausgesprochen werden, daß besonders in neuester Zeit auch eine andere Auffassung diskutiert wird (S. 119).

Die Methoden zur Erfassung der Frühfälle des Zervixkarzinoms

= Erfassung des präklinischen Karzinoms

Zur Erfassung des präklinischen Karzinoms benutzen wir zwei verschiedene Methoden, die man streng auseinanderhalten muß:

I. **Suchmethoden** und
II. **Diagnostische Methoden.**

Die Suchmethoden dienen dazu, Fälle mit **Verdacht** auf eine maligne Veränderung aufzufinden. Mit den Suchmethoden kann man nur die **Möglichkeit** oder **Wahrscheinlichkeit** einer bösartigen Entartung feststellen. Dagegen haben die diagnostischen Methoden den Zweck, die Gewebsveränderungen, die den gefundenen Verdachtsfällen zugrunde liegen, **endgültig** zu klären.

I. Suchmethoden zur Erfassung der Frühfälle

Wir unterscheiden

1. die **Zytologie** *(Papanicolaou)*,
2. die **Kolposkopie** *(Hinselmann)*,
3. die **Kolpomikroskopie** *(Antoine* und *Grünberger)*.

Die Zytologie stellen wir deswegen an die erste Stelle, weil es diejenige Methode ist, deren Entnahmetechnik jeder praktische Arzt beherrschen sollte (S. 107).

1. Die Zytodiagnostik

Geschichtliches: Die Erkennung bösartiger Geschwülste durch die Zytologie ist durch die Veröffentlichungen von *G. N. Papanicolaou* (1928) und *Papanicolaou* und *H. T. Traut* (1943) begründet worden. In Deutschland ist erstmalig von *H. Igel*, Berlin (1947) auf die Methode aufmerksam gemacht worden.

Zweck: Durch routinemäßige Abstriche wird aus dem hinteren Scheidengewölbe, von der Portiooberfläche und aus dem Zervikalkanal Zellmaterial entnommen und nach Fixation und Färbung auf karzinomverdächtige Zellen untersucht.

> Die Zytologie ist wie die Kolposkopie **keine** Methode der **endgültigen** Karzinomdiagnostik. Beide Methoden sind
>
> **Suchmethoden.**
>
> Sie dienen zur Aufdeckung von Karzinomfrühfällen und deren Vorstufen. Ihr Ergebnis ist stets eine
>
> **Wahrscheinlichkeitsdiagnose,**
>
> die im positiven Fall ausnahmslos **histologisch** gesichert werden muß.

Prinzip: Die zytologische Diagnostik beruht auf der Beurteilung von Veränderungen an einzelnen Zellen innerhalb eines Verbandes von Zellen mit gleichartigen Abweichungen vom Normalen.

Jeder bösartige epitheliale Tumor schilfert von seiner freien Oberfläche Zellen ab. Demnach wäre die Zytodiagnostik einfach, wenn es eine spezifische „Karzinomzelle" gäbe. Eine solche für das Karzinom charakteristische Einzelzelle gibt es aber leider nicht. Die Einzelzelle einer bösartigen Geschwulst unterscheidet sich zwar in wesentlichen Merkmalen, vor allem im Kern, grundlegend von gesunden Epithelzellen. Es gibt aber nicht ein einziges **sicheres**, d.h. **spezifisches** Zeichen, das **nur** bei solchen Zellen vorkommt, die von einem bösartigen Tumor stammen. Daraus ergibt sich, daß sich die zytologische Diagnostik nicht auf Merkmale lediglich **einer einzigen** Zelle stützen kann. Die Verdachtsdiagnose „Karzinom" kann zytodiagnostisch nur ausgesprochen werden, wenn das „Gesamtbild" eines Ausstrichs, also ein ganzer Verband von Zellen charakteristische Abweichungen von normalen Zellen, insbesondere Zeichen des vermehrten und überstürzten Wachstums aufweist.

Die 3 wichtigsten Merkmale der „Tumorzellen",

d.h. der Zellen eines **bösartigen** Tumors, sind

1. Anisokaryose = Kernpolymorphie

Die Zellkerne sind verschieden groß und verschieden geformt. Eines der wichtigsten Zeichen der Tumorzelle ist die Entrundung der Kernmembran (gezähnt,

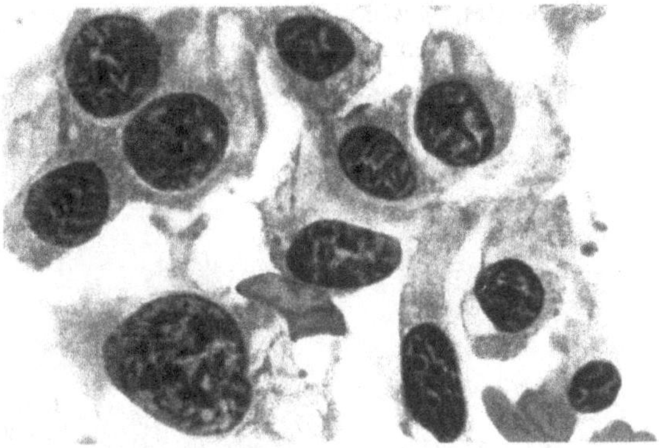

Abb. 32. Zytologischer Abstrich bei Verdacht auf Plattenepithelkarzinom (= entdifferenzierte Tumorzellen) (nach *H. W. Boschann*). Beachte die 3 Kriterien der Bösartigkeit: 1. Anisokaryose = Kernpolymorphie, 2. Hyperchromasie der Kerne, 3. Anisozytose

eingekerbt) *(Abb. 32)*. Ferner: Die Kerne der Tumorzellen sind gewöhnlich größer als normal = **Makrokaryose.**

2. Hyperchromasie des Kerns

Die Kerne sind hyperchromatisch = die Farbintensität der Kerne von Tumorzellen ist stärker als die normaler Zellen *(Abb. 32)*: Das Chromatin ist stark vermehrt und ungleichmäßig verteilt (verklumpt).

3. Anisozytose = Zellpolymorphie

Vielgestaltigkeit der Gesamtzelle *(Abb. 32)*. Keine Zelle gleicht der anderen. Die sehr mannigfaltigen Veränderungen der Zellform sind aber nicht genügend typisch, um diagnostisch eine wesentliche Rolle zu spielen.

Die

Gewinnung des Zellmaterials für die Krebsdiagnostik[1])

(Krebsvorsorgeuntersuchung)

ist einfach. Sie ist schmerzlos und kann beliebig oft wiederholt werden.

---

[1]) Die im folgenden wiedergegebene Technik der Materialgewinnung ist die nach *Boschann*. Sie ist ausführlich beschrieben in dem sehr empfehlenswerten Buch *H. W. Boschann*, Praktische Zytologie, Walter de Gruyter & Co., Berlin 1960, Preis DM 30,—.

Die richtige Ausführung der Entnahmetechnik ist von größter Wichtigkeit. **Versager in der Zytologie sieht man vor allem dann, wenn der Arzt, der den Abstrich anfertigt, die Entnahmetechnik nicht beherrscht!**

Benötigte Utensilien *(Abb. 33)*:

1. **Holzspatel,** gewöhnliche Mundspatel, die nach dem Auskochen wieder benutzt werden können,
2. **Platinösen,** können nach dem Ausglühen ebenfalls wieder verwendet werden,

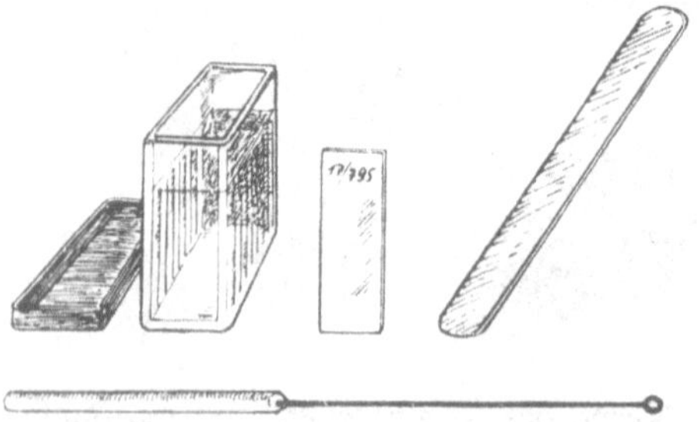

Abb. 33. Benötigte Utensilien für den zytologischen Abstrich: Holzspatel, Platinöse, Objektträger und Küvette

3. **Objektträger.** Sie müssen staubfrei aufbewahrt werden. Niemals mit den Fingern auf die Fläche fassen, weil sie nicht mit Hautfett in Verbindung kommen darf. Die Numerierung wird mit einem Diamantschreiber am äußersten Ende *(Abb. 33)* des Objektträgers vorgenommen. Die Kennzeichnung muß mit dem Laboratorium abgesprochen werden.
4. **Küvette** mit Fixierungsflüssigkeit: z. B. 95%iger Alkohol. Für blutreiche Abstriche Zusatz von 3%iger Essigsäure.

Was ist für die Technik des Abstrichs besonders zu beachten?

1. Niemals vor dem Abstrich die Scheide austupfen.
2. Die benutzten Spekula müssen trocken sein.
3. Die **gynäkologische Tastuntersuchung** darf stets erst **nach** der Ausführung der Abstriche erfolgen. Der untersuchende Finger würde sonst die Epithelschichten an der Portio zerstören. Außerdem könnte es zu Blutungen kommen:

Blutreiche Abstriche sind meist wertlos.

4. Der **Objektträger** muß vor dem Abstrich **beschriftet** werden! Die Beschriftung wird mit einem **Diamantschreiber** vorgenommen. Am besten läßt man sich fertig beschriftete Objektträger vom Laboratorium kommen, nachdem die Kennzeichnung vorher mit dem Einsender abgesprochen wurde.

Durchführung der Abstriche

Die Patientin liegt auf dem Untersuchungsstuhl *(Abb. 34)*. Die Portio ist mit Spekula eingestellt. Links neben der Patientin steht eine **Hilfsperson.** Sie hält in ihrer **rechten** Hand den vorderen Spiegel, in ihrer **linken** Hand: 1 Objektträger, 1 Platinöse, 2 Holzspatel *(Abb. 35)*.

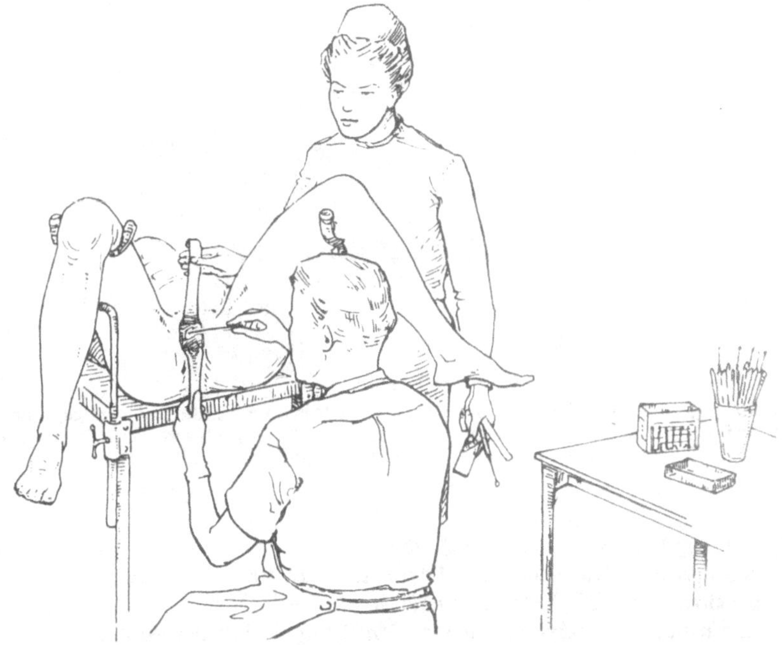

Abb. 34. Eine Hilfsperson assistiert dem Arzt bei der Gewinnung des Zellmaterials

Das Zellmaterial für die gynäkologische Zytodiagnostik muß an drei Stellen und stets in derselben Reihenfolge entnommen werden, nämlich *(Abb. 36)*

1. vom **hinteren Scheidengewölbe** *(Abb. 37)*
   mit **leichtem** Spateldruck ohne Schaben oder Kratzen entnehmen. Dann mit **einem** Zug in **dünner**, gleichmäßiger Schicht **längs** auf dem Objektträger (beschriftete Seite!) ausstreichen! Nicht reiben!

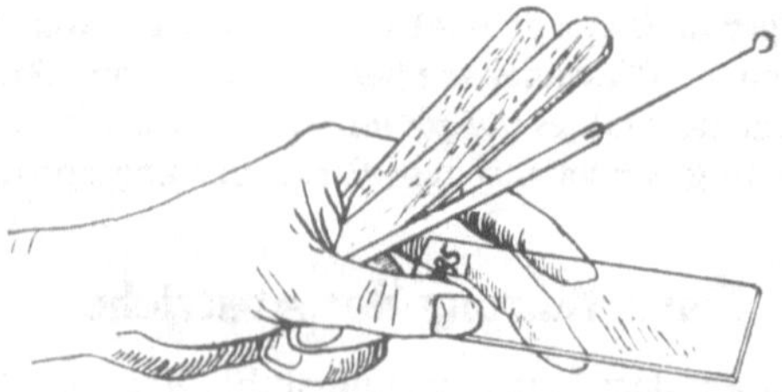

Abb. 35. Die Hilfsperson hält in ihrer linken Hand 2 Holzspatel, 1 Platinöse und 1 Objektträger

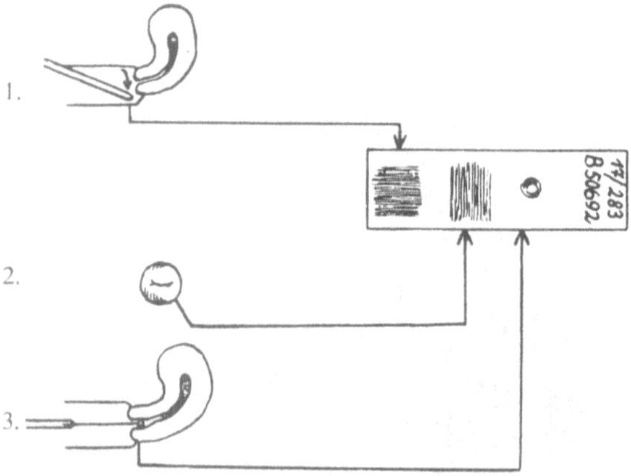

Abb. 36. Das Zellmaterial muß an 3 Stellen in folgender Reihenfolge abgenommen und auf den Objektträger gebracht werden: 1. vom hinteren Scheidengewölbe, 2. von der Portiooberfläche, 3. aus dem Zervikalkanal

2. von der **Portiooberfläche** *(Abb. 38)*
   Auch beim Abstreichen der Portio **nicht zu kräftig mit dem Spatel aufdrücken.** Nur mit leichtem Spateldruck über die Gewebsflächen fahren, damit nur die obersten Zellagen vom Epithel abgelöst werden. Dabei ist möglichst die Umschlagstelle zwischen Platten- und Drüsenepithel abzustreichen; bei Erythroplakien bzw. Ektopien: An der Grenze der Erythroplakie zum normal erscheinenden Plattenepithel. Dann wie bei 1. ausstreichen, jedoch nicht längs, sondern **quer.**

3. aus dem **Zervikalkanal** *(Abb. 39)*
   mit **Platinöse** unter leicht drehender Bewegung und sanftem Druck besonders in der Plattenepithel-Zylinderepithel-Grenze entnehmen und **kreisförmig** ausstreichen.

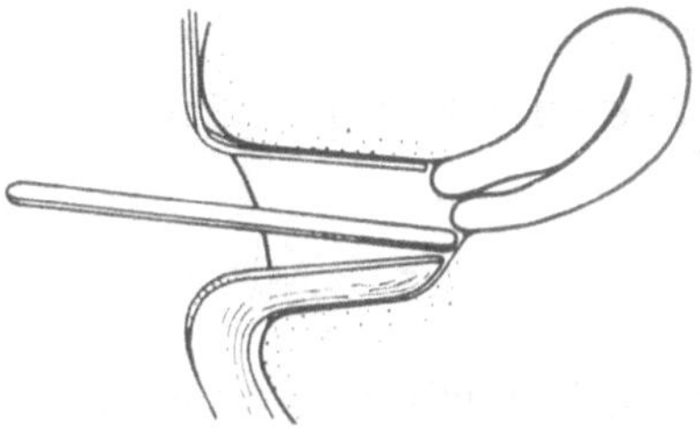

Abb. 37. 1. Abstrich: Abstrich aus dem hinteren Scheidengewölbe

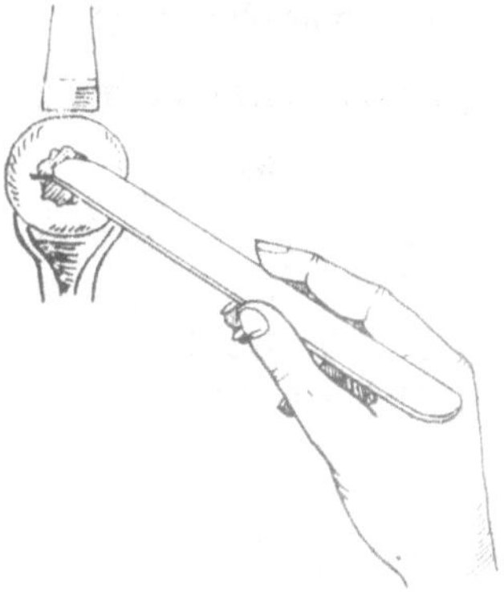

Abb. 38. 2. Abstrich: Abstrich von der Portiooberfläche

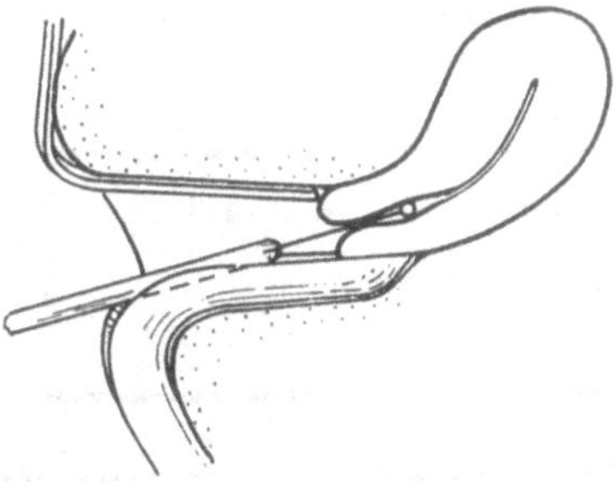

Abb. 39. 3. Abstrich: Abstrich aus dem Zervikalkanal mit der Öse

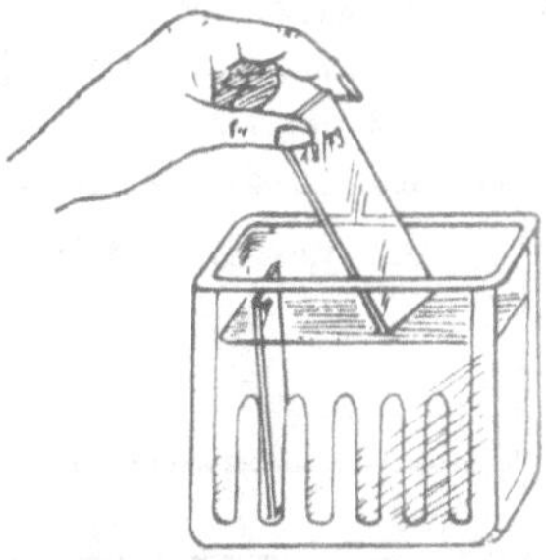

Abb. 40. Sekundenschnell muß der Objektträger in die Fixierflüssigkeit eingetaucht werden

Nach erfolgter Ausführung der Abstriche muß der Objektträger **sofort,** d.h. in Sekundenschnelle, in die Fixierungsflüssigkeit eingetaucht werden *(Abb. 40)*. Dazu muß die Küvette in **Griffweite offen aufgestellt** sein. Andernfalls ist Lufttrocknung des Präparates unvermeidlich. Luftgetrocknete Präparate sind wertlos.

Dauer der Fixierung: Mindestens 10 Minuten. Nach der Fixierung wird das Präparat an der Luft getrocknet. Danach wird es in einem Pappbehälter oder Holzkästchen zusammen mit einem ausgefüllten Formular dem Zentrallaboratorium zugesandt. Dort erfolgt die Spezialfärbung und die Beurteilung des Präparates.

Der einsendende Arzt muß natürlich imstande sein, die zurückkommenden Befunde lesen, d.h. deuten zu können!

Für den zytologischen Befund gibt es 5 Möglichkeiten:

Zytologischer Befund:	**Anweisung für den Einsender:**
I. Unverdächtig	———
II. Atypisch, aber nicht verdächtig	———
III. Krebsverdächtig, aber unsicher	Wiederholung des Abstrichs nach Aufhellungsbehandlung: Entweder hormonale oder (und) entzündungswidrige Behandlung, d. h. mit Östrogenen (10 mg Östradiolbenzoat, z. B. Progynon B ol. forte i.m.) oder (und) mit Sulfonamiden (z.B. Marbadal-Cyren Vaginaltabl.) bzw. Antibiotika notwendig. — Evtl. Dauerkontrolle.
IV. Stark krebsverdächtig **V. Ausstrich spricht für Oberflächen- oder invasives Karzinom**	**Histologische Sicherung stets notwendig.**

Jeder positive zytologische Befund der Gruppen IV und V muß eine

histologische Klärung

veranlassen!

Erst wenn die histologische Bestätigung der zytologischen Verdachtsdiagnose vorliegt, darf man therapeutische Konsequenzen daraus ziehen.

Voraussetzung für richtige Ergebnisse ist

1. die **genaue Beachtung der Vorschriften bei der Abnahme und der Fixation des Zellmaterials.** Die Treffsicherheit der zytologischen Diagnostik hängt in erster Linie von der Sorgfalt bei der Zellentnahme und der Fixation ab.
2. das **Vorhandensein eines zentralen Laboratoriums,** in dem die Färbung und Vormusterung von geschulten Kräften exakt durchgeführt wird und — die Hauptsache — eines **erfahrenen Zytologen,** der für die Zuverlässigkeit der Untersuchungsergebnisse verantwortlich ist.

Es ist ungezählte Male bewiesen, daß durch routinemäßige Anwendung sowohl der Zytologie als auch der Kolposkopie bei Frauen, die subjektiv nicht die geringsten Hinweise geben konnten, Vorstufen von Karzinomen und kleinste Karzinome entdeckt wurden und das zu einem Zeitpunkt, an dem die Spekulumbetrachtung der Portio nicht den geringsten Hinweis auf ein Karzinom lieferte.

Nach Feststellung der Mehrzahl der Untersucher zeigt die Zytologie in der Karzinomfrühdiagnostik eine geringe Überlegenheit gegenüber der Kolposkopie. Dafür gibt es in der Literatur der letzten Jahre zahlreiche Beispiele. Hier sei nur eines angeführt: Unter 237 präklinischen Kollumkarzinomen fanden *Navratil* und Mitarbeiter

kolposkopisch eine Treffsicherheit von 78%,
zytologisch eine Treffsicherheit von 85%.

Bei gleichzeitiger Anwendung beider Methoden wurden 97,5% der Frühfälle entdeckt.

2. Die Kolposkopie[1)]

= Portiobetrachtung mit Lupenvergrößerung

Geschichtliches: Die Methode der Kolposkopie wurde im Jahre 1924 von dem deutschen Frauenarzt *Hans Hinselmann* (Hamburg-Altona) entwickelt und im Jahre 1925 veröffentlicht.

Prinzip: Das Kolposkop *(Abb. 41* und *42)* ist ein Instrument, mit dem die Portiooberfläche bei intensiver Beleuchtung mit 10—20facher Vergrößerung (also einer Lupenvergrößerung) betrachtet wird.

Ziel: Das Ziel war und ist bis heute die Verbesserung der Frühdiagnostik vor allem des Zervixkarzinoms. In den Händen des erfahrenen Arztes ist die Kolposkopie eine sehr leistungsfähige Methode.

Aufgabe der Kolposkopie ist es, an der Portiooberfläche das gesteigert atypische Epithel = Oberflächenkarzinom und seine Vorstufen, darüber hinaus aber auch die jüngsten Stadien eines eben infiltrierend wachsenden Karzinoms aufzudecken. Diese Epithelveränderungen der Portiooberfläche kann man unter der kolposkopischen Betrachtung exzidieren und der histologischen Untersuchung zuführen. Das Kolposkop dient zur weitgehenden Differenzierung des Portiobildes. Es wird dadurch ganz besonders wertvoll, daß man mit seiner Hilfe unterscheiden kann, ob eine Probeexzision **notwendig** oder **nicht notwendig** ist.

---

1) Die hier gemachten Ausführungen können nur eine kurze Einführung in die Grundbegriffe der Kolposkopie geben. Aus Büchern allein kann man die Kolposkopie überhaupt nicht erlernen, sondern nur praktisch am Kolposkop unter der Anleitung eines erfahrenen Lehrers. Wertvolle Helfer sind dabei die folgenden Bücher: *G. Mestwerdt* und *H. Wespi*, Atlas der Kolposkopie, G. Fischer Verlag, Stuttgart, 3. Auflage, 1961, Preis DM 85,—; *H. Cramer*, Die Kolposkopie in der Praxis, Verlag Georg Thieme, Stuttgart, 2. Auflage, 1962, Preis DM 30,—.

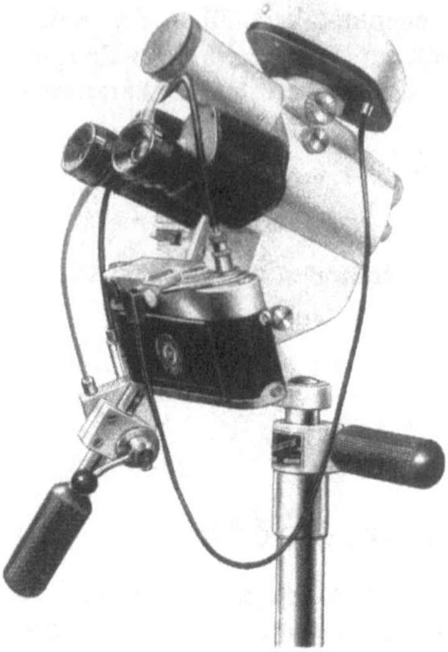

Abb. 41. Kolposkop, Stativmodell als Photokolposkop der Firma Leisegang G. m. b. H. Berlin

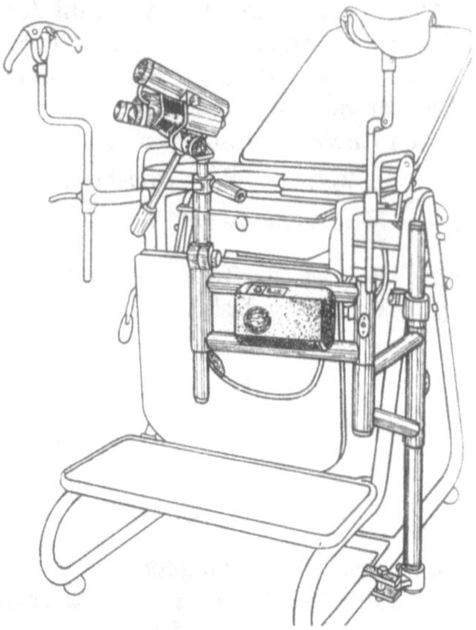

Abb. 42. Kolposkop am Schwenkstativ der Firma Leisegang G. m. b. H. Berlin

Eine kolposkopische Untersuchung ist selbstverständlich nur dann möglich, wenn der **Plattenepithel-Zylinderepithel-Bereich**, der bevorzugte Entstehungsort malignen epithelialen Wachstums, **deutlich sichtbar und ganz übersehbar** ist. Das ist bei den meisten Frauen im geschlechtsreifen Alter bis in das Klimakterium hinein der Fall. **Bei älteren Frauen wandert dieser Bereich und damit die hier zu suchenden Bezirke in einen für das Kolposkop nicht mehr einsehbaren Teil des Zervikalkanals hinein.** Daher ist in jedem dieser Fälle zusätzlich ein **zytologischer Abstrich** aus dem **Zervikalkanal** unumgänglich notwendig!

Zur Untersuchungstechnik

Man unterscheidet die „einfache" und die „erweiterte" Kolposkopie.

Einfache Kolposkopie: Man betrachtet die Portio mit dem Kolposkop, ohne sie vorher mit Agenzien zu betupfen.

Erweiterte Kolposkopie: Die Portio wird mit einer 3%igen Essigsäurelösung betupft und danach mit dem Kolposkop betrachtet. Durch die Anwendung der Essigsäure treten zahlreiche Einzelheiten wesentlich deutlicher hervor.

Die an der Portio erhobenen kolposkopischen Befunde kann man in zwei große Gruppen einteilen:

I. Unverdächtige Befunde:

1. die **Ektopie**
2. die typische (benigne) **Umwandlungszone**

II. Verdächtige Befunde:

1. die **Leukoplakie**
2. der **Grund**
3. die **Felderung**
4. die **Erosio vera**
5. die **atypische Umwandlungszone**

Die verdächtigen Befunde 1 bis 5 müssen sofort **histologisch** untersucht werden (S. 110). Der Erfahrene kann es sich erlauben, bei Epithelveränderungen, die ihm nicht so dringlich erscheinen, noch abzuwarten. Jedoch muß die Frau dann unter laufender sorgfältiger kolposkopischer und zytologischer Kontrolle bleiben.

I. Kolposkopisch unverdächtige Befunde

1. Ektopie (E) *(Abb. 44)* = „Pseudoerosio" = Zervikales Zylinderepithel am „falschen Ort", nämlich auf der Portiooberfläche, nach neuerer Auffassung ein Ektropion; s. hierzu S. 53 und 58.

Makroskopisch: Mit dem bloßen Auge oft als „roter Fleck" oder als mehr oder weniger breite rote Umrandung des äußeren Muttermundes erkennbar (vgl. S. 56).

Kolposkopisch sieht man, daß der ganze Bereich der Erythroplakie aus typischen träubchenartigen Papillen besteht (Abb. *44)*.

Histologisch handelt es sich um Zervixschleimhaut, die einen mehr oder weniger großen Teil der Portioaußenfläche in der Umgebung des Muttermundes besetzt hat. Bildung typischer träubchenförmiger Papillen *(Abb. 44)*.

2. Typische (=benigne) Umwandlungszone (U) *(Abb.* 45) = Regenerationszone. Einwachsen neu gebildeten Plattenepithels in den Ektopiebereich, wodurch es zur ganzen oder teilweisen Überhäutung des Zylinderepithels kommt *(Abb. 45)*. Dabei werden Drüsenöffnungen überwachsen und verschlossen, wodurch sich schleimhaltige Retentionszysten = Ovula Nabothi *(Abb. 46*, hintere Lippe*)* bilden. Es sind gelbliche oder gelblich-weiße Zystchen, die die Portiooberfläche etwas überragen. Kolposkopisch sind diese Retentionszysten durch deutlich durchschimmernde Gefäße gekennzeichnet. (Die größeren Ovula Nabothi kann man mit bloßem Auge erkennen.) Bei nur teilweiser Überhäutung der Ektopie sieht man die für die U typischen Zylinderepithelinseln und Drüsenöffnungen.

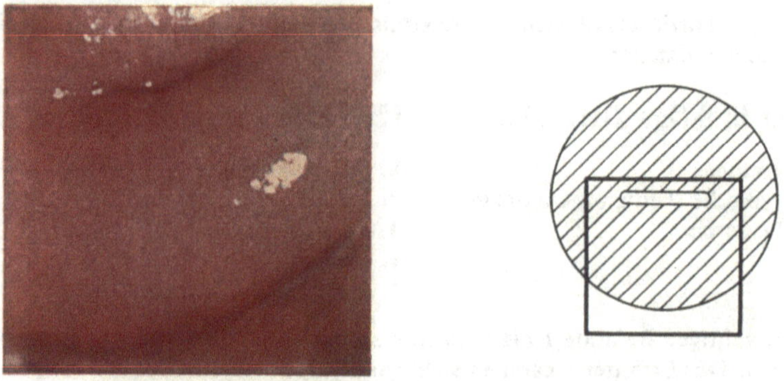

Abb. 43. Originäre Schleimhaut = normale Portiooberfläche[1])

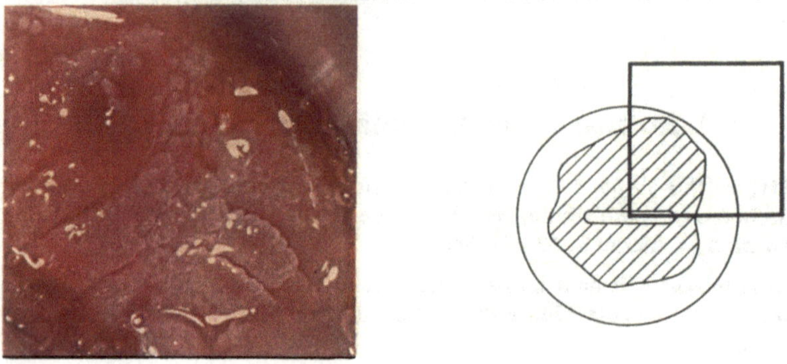

Abb. 44. Ektopie (betupft mit Essigsäure)

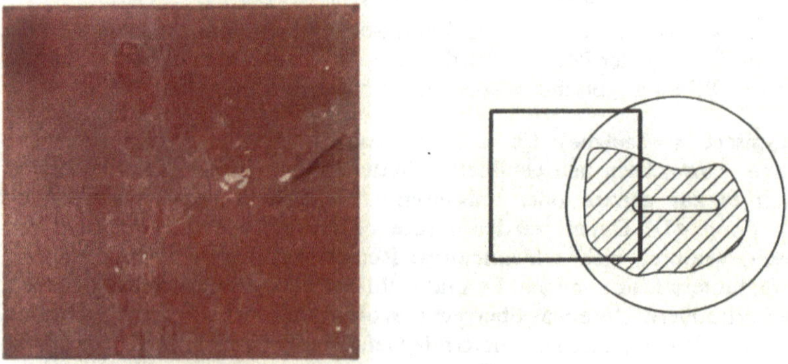

Abb. 45. Typische (benigne) Umwandlungszone in der Umgebung des Muttermundes

[1]) Die *Abbildungen 43—49* und *53* verdanke ich Herrn Oberarzt Dr. *R. vom Scheidt*, Städt. Frauenklinik Berlin-Neukölln.

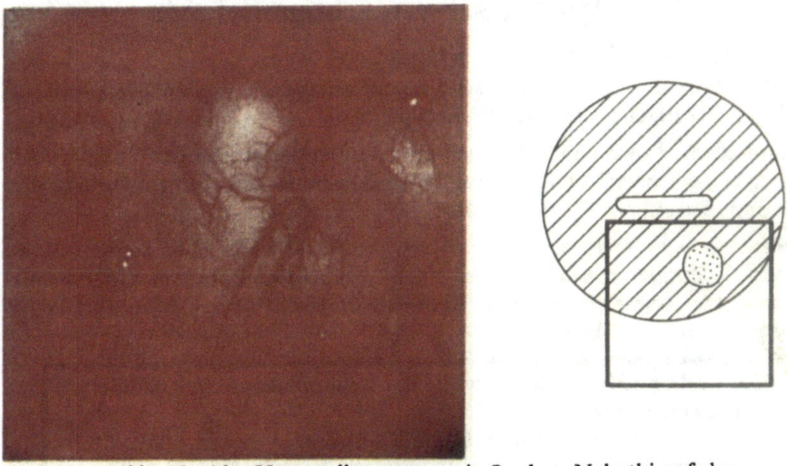

Abb. 46. Alte Umwandlungszone mit Ovulum Nabothi auf der hinteren Mm.-Lippe links

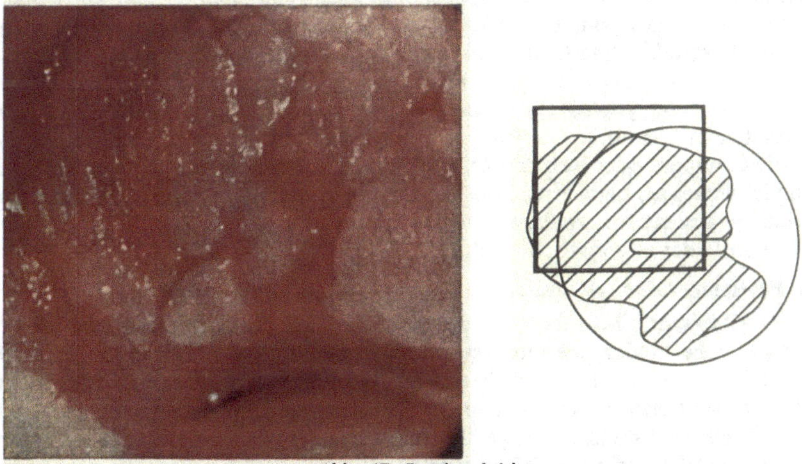

Abb. 47. Leukoplakie.
Schollige Leukoplakie auf der vorderen und hinteren Mm.-Lippe

II. Kolposkopisch verdächtige Befunde

1. Leukoplakie = Weißer Fleck *(Abb. 47* und *50)*.

Kolposkopisch: Scharf begrenzter, etwas erhabener weißer Fleck mit oft scholliger Oberfläche, nicht selten multipel.

Histologisch: Meist handelt es sich um eine Parakeratose oder um eine echte Verhornung der oberflächlichen Epithellagen, seltener um eine größere Schichtdicke ohne Parakeratose *(Glatthaar)*.

Bedeutung: Die Verhornung ist ein charakteristisches Zeichen des atypischen Epithels. Wichtiger **Hinweis:** Unter einer Leukoplakie kann ein **Oberflächenkarzinom** oder sogar ein **invasives Karzinom** versteckt liegen. Man darf keiner Leukoplakie trauen *(Mestwerdt)*.

> Die **Leukoplakie** ist nicht wichtig der Leukoplakie wegen, sondern weil das Gewebe
> **unter ihr ein Karzinom**
> sein kann!

Große Leukoplakien (selten!) sind der einzige kolposkopisch verdächtige Befund, den man mit bloßem Auge sehen kann.

2. Grund *(Abb. 48* und *51)* = „Leukoplakiegrund", die **unter** der Leukoplakie liegende meist etwas gelbliche Gewebsfläche, die erst nach Abstoßung der Leukoplakie sichtbar wird. Die scharf gegen die Umgebung abgesetzte Fläche ist häufig etwas vertieft. Sie zeigt zahlreiche, charakteristische rötliche Pünktchen *(Abb. 48)*, von denen jedes einer durchschimmernden Gefäßschlinge innerhalb einer hohen Bindegewebspapille entspricht. Der Grund wird aber nicht nur nach Abstoßung einer Leukoplakie gesehen. Viel häufiger findet man ihn (nicht vertieft) ohne Leukoplakie oder neben einer Leukoplakie. — Erhebt sich der Grundbezirk über die Oberfläche, so spricht man von erhabenem Grund. — Unter **papillärem Grund** versteht man eine vergröberte Form des gewöhnlichen Grundes. Die hierbei viel stärker ausgeprägten Papillen sehen aus wie Graupen- oder Reiskörner. Die deutlich erkennbaren Kapillarschlingen sind viel dicker als beim einfachen Grund und zeigen häufig einen gewundenen Verlauf = **Korkzieherkapillaren** *(Mestwerdt)*. Der papilläre Grund ist vielfach die Vorstufe des exophytisch wachsenden Karzinoms.

3. Felderung *(Abb. 49* und *52)*

Kolposkopisch: „Mosaikartig" angeordnete, unregelmäßig geformte, kleine weiß-gelbliche Felder, die durch zarte rötliche „Fugen" voneinander getrennt sind. Man findet sie im Bereich des Muttermundes, sie bedecken aber auch weit vom Muttermund entfernt breite Flächen der vorderen und der hinteren Lippe. Meist sind sie in die Augen fallend, besonders dann, wenn man sie durch Betupfung mit 3%iger Essigsäure zum Quellen bringt. Manchmal ist die Felderung aber nur zart angedeutet, so daß sie leicht übersehen werden kann. Besonders zu beachten: **Verhornte Felderung** ebenso wie die gegenüber der Umgebung „**erhabene**" und **glasig** aussehende Felderung verlangen histologische Untersuchung, da gar nicht selten ein **Oberflächenkarzinom** oder sogar ein **invasives Karzinom** hinter diesem Befund steckt. Im Falle einer sehr zarten und regelmäßigen Felderung, die das Niveau der Schleimhaut nicht überragt, kann man abwarten. Jedoch muß die Frau unter laufender Kontrolle bleiben.

Histologisch: Es handelt sich um atypisches Epithel, das sich entweder in Form von breiten „Plattenepithelkolben" blockartig in die Zervixdrüsen einer Umwandlungszone hineinschiebt oder das unter Zapfenbildung gegen das Bindegewebe vordringt *(Abb. 52)*. Die Trennungslinien der einzelnen Felder entsprechen zarten Bindegewebsleisten, die nahe an die Oberfläche heranreichen und daher durchscheinen. In ihnen verlaufen kleine Gefäße. Die Wertigkeit des Epithels der Felderung reicht vom abnormen bis zum karzinomatösen Epithel.

4. Erosio vera *(Abb. 53)* = Uncharakteristische intensiv rote Fläche.

Kolposkopisch: Man sieht einen umschriebenen, rundlichen Bezirk, in dem das Epithel völlig fehlt, also einen **Epitheldefekt.** Das vorher diesen Bereich bedeckende Epithel ist mechanisch abgestoßen worden (z. B. durch ein Pessar) oder hat sich abgeschilfert (karzinomatöses Oberflächenepithel?). Das im Bereich der Erosio vera freiliegende Gewebe ist das Bindegewebe. Es ist durch den Plattenepithelsaum scharf begrenzt.

Was weist darauf hin, daß es sich bei der Erosio vera nicht um einen harmlosen Epitheldefekt, sondern um ein bösartiges Geschehen handelt?

a) Die Anordnung und **der Verlauf der Gefäße** im freiliegenden Bindegewebe: Sie sind stark **aufgesplittert, gebüschelt, bizarr, korkzieherartig gewunden, wirr** und **verschieden** im Kaliber.

b) Die freiliegende Fläche ist nicht glatt und eben, sondern **uneben, höckrig** und zeigt auffallende **Niveaudifferenzen** („Gebirgslandschaft von oben").

c) Atypien im Plattenepithel am Rand der Erosio vera. Sie sind auch ein besonderer Hinweis darauf, daß das den Defekt **vorher deckende** Epithel in irgendeinem Grade atypisch verändert war. Sicherheit gibt allein die histologische Untersuchung.

> Da auf das Gefäßbild und die Oberflächenbeschaffenheit bei solchen Fällen nicht immer genug Verlaß ist, empfehle ich auch hier nachdrücklich die Probe mit der **Chrobak-Sonde** zu machen! Man entdeckt dann garnicht so selten ein **endophytisch wachsendes Karzinom**, besonders bei **größeren Erosionen.**

5. Atypische Umwandlungszone *(Glatthaar)*

Im Jahre 1950 zeigte *Glatthaar*, daß man bei der U, die man bisher immer für gutartig gehalten hatte, zwischen einer typischen = benignen U und

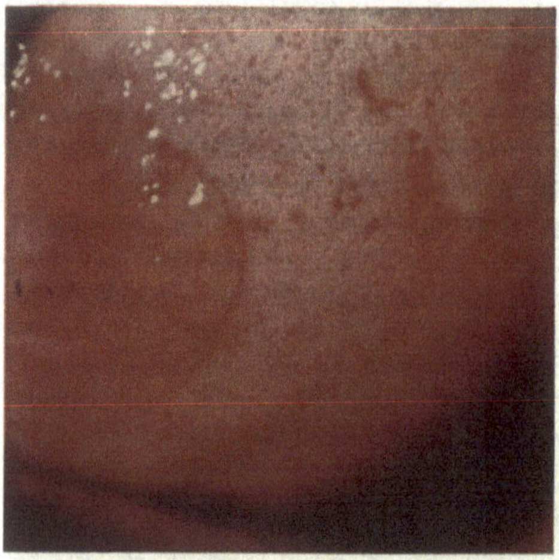

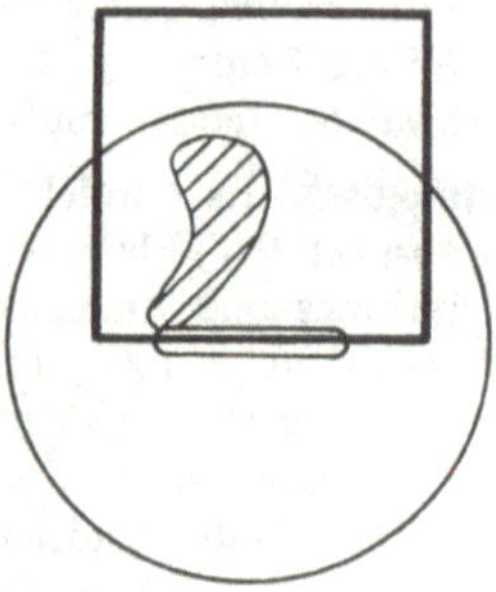

Abb. 48. Grund: In der Mitte der vorderen Mm.-Lippe ein 5×13 mm großer sichelförmiger Grundbezirk

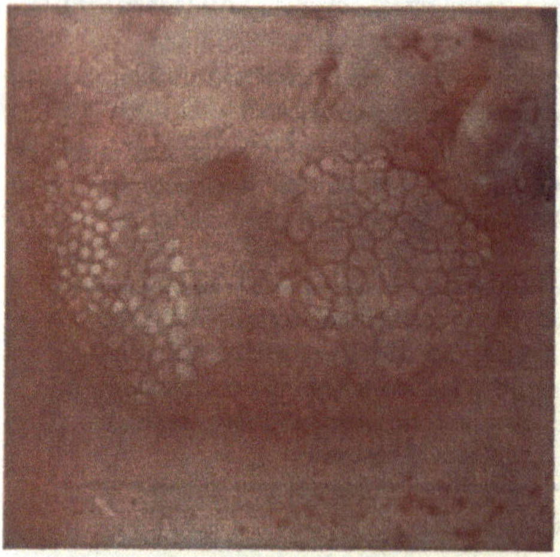

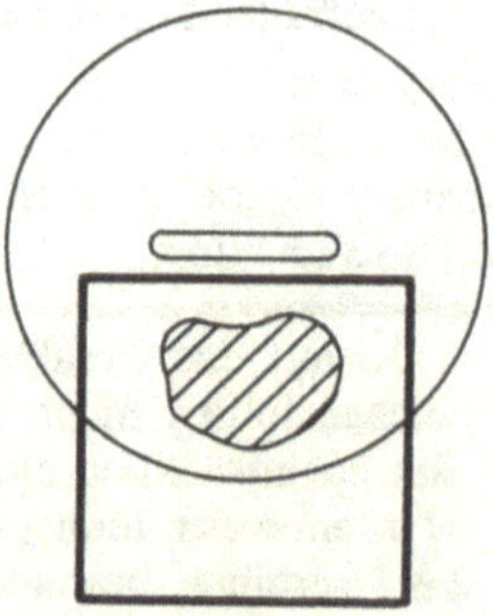

Abb. 49. Felderung: Auf der hinteren Mm.-Lippe in der Mitte ein 12×8 mm großer Bezirk mit verhornter grober Felderung

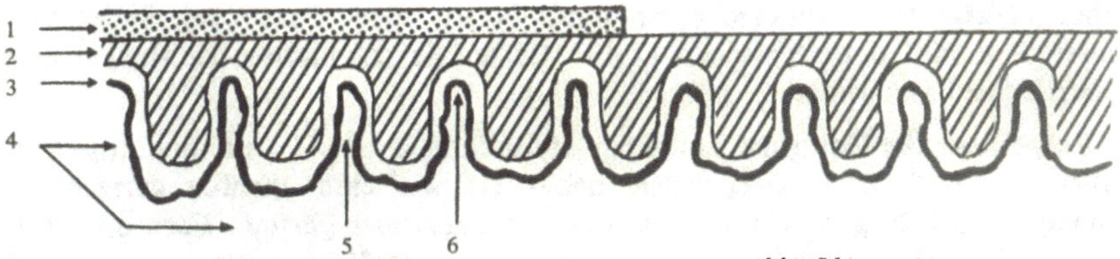

Abb. 50. *Abb. 51.*

Abb. 50. Leukoplakie (schematisch).
1 = Hornschicht, 2 = Plattenepithel, 3 = Kapillare, 4 = Bindegewebe, 5 = Bindegewebspapille, 6 = Kapillarschlinge in einer Bindegewebspapille

Abb. 51. Leukoplakiegrund = „Grund" (schematisch). Die Hornhaut ist abgestoßen. Der Grund der Leukoplakie liegt frei. Die Bindegewebspapillen mit ihren Kapillarschlingen liegen jetzt dicht unter der Oberfläche der dünnen Plattenepithelleiste. Bei kolposkopischer Betrachtung erscheinen die Kuppen der Kapillarschlingen als rot durchschimmernde Pünktchen

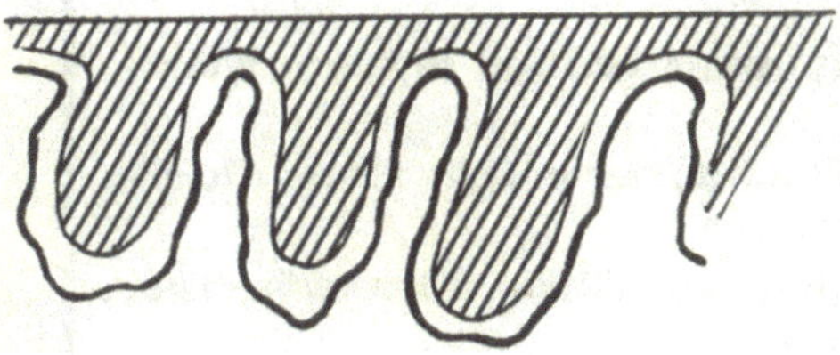

Abb. 52. Felderung (schematisch). Histologisch liegt der Felderung eine Vergrößerung der Plattenepithelzapfen infolge Proliferation zugrunde. Die Epithelzapfen sind stark verbreitert, schieben sich gegen das Bindegewebe vor oder dringen in Drüsen des Zervixepithels ein (sofern Zervixepithel unter dem Plattenepithel = Umwandlungszone) liegt

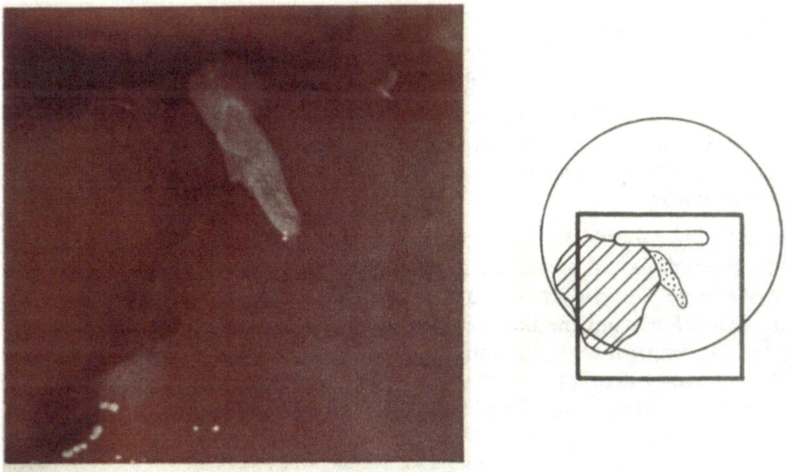

Abb. 53. Erosio vera: Auf der hinteren Mm.-Lippe rechts ein 10 × 10 mm großer Erosio vera-Bezirk mit stellenweise umgeklappten Epithelfetzen an den Randpartien

einer **atypischen** U unterscheiden muß. Nach seiner Erfahrung findet sich unter dem Bild der atypischen U die Hälfte aller atypischen Epithelien und Oberflächenkarzinome.

Kolposkopisch: Das Aussehen einer atypischen U ist sehr mannigfaltig, auffallend „bunt", d. h. vielgestaltig gemustert wie eine unruhig gezeichnete Tapete. Verdächtig ist ein verwaschener, opaker oder glasiger Farbton, zahlreiche wirr und ungeordnet verlaufende Gefäße, **Verfärbung von rot nach weiß** nach Betupfung mit Essigsäure *(E. Burghardt)*. **Atypischer Gefäßverlauf ist besonders verdächtig** auf bösartiges epitheliales Wachstum! Für den weniger Geübten empfiehlt *H. Cramer*, schon bei Vorliegen einer **gefäßreichen** U an eine bösartige Epithelproliferation zu denken.

Der Anfänger präge sich ein:

> **Kolposkopisch** verdächtig auf ein **invasives Karzinom** sind folgende **Befunde:**
>
> **Ausgeprägte Papillenbildung, ungleichmäßige papilläre Wucherungen.**
>
> **Atypische Gefäße:** Unregelmäßige, wirre und bizarre Gefäßsprossungen, Korkzieherkapillaren.
>
> **Glasig-speckige Erhabenheiten,** auffallende **Niveaudifferenzen,** schmutzige **Gewebsverfärbungen.**
>
> **Ulzerationen mit auffallender Blutungsneigung.**

Auf die 3. Suchmethode, die

Kolpomikroskopie,

d. h. die Auflichtuntersuchung der Portio mit Hilfe des von *Antoine* und *Grünberger* 1949 entwickelten Kolpomikroskops können wir im Rahmen dieses Buches nicht näher eingehen (s. die Veröffentlichungen von *Antoine, Grünberger* und *Walz*).

Die gefärbte Oberfläche der Portio wird mit einem in die Scheide eingeführten Spezialmikroskop in etwa 200facher Vergrößerung untersucht. Mit dieser Methode sind die Zell- und Kernveränderungen, insbesondere die typischen Zellveränderungen bei beginnendem Plattenepithelkarzinom (Polymorphie, Hyperchromasie, Verschiebung der Kern-Plasma-Relation zugunsten des Kernes usw.) deutlich zu erkennen. Die Begründer reihen ihre Methode zwischen die Zytologie und die histologische Untersuchung ein.

Anwendung der Suchmethoden in Praxis und Klinik

Die beiden am meisten angewandten Suchmethoden, die Zytologie und die Kolposkopie, sind nicht in gleichem Maße für den praktischen Arzt und den Facharzt bzw. die Klinik geeignet.

1. Praktischer Arzt = Allgemeinpraxis

Die Zahl der praktischen Ärzte, die sich mit den Suchmethoden befassen, ist leider noch relativ klein. Die einen bedienen sich dabei der Kolposkopie, die anderen des zytologischen Verfahrens. Meiner Erfahrung nach ist die Zytologie die von den praktischen Ärzten bevorzugte Methode. Die Begründung ist die folgende:

1. Der **Zeitaufwand** ist **minimal.**

Die Technik des zytologischen Abstrichs (S. 91) dauert nur Sekunden. Allerdings **muß der praktische Arzt diese Technik voll und ganz beherrschen.**

Das kann er nur, wenn er sich in einem Einführungskurs mit der an sich sehr einfachen Technik vertraut gemacht hat. Ich stimme mit *K. H. Zinser* überein, daß die zytologischen Untersuchungsstellen nur diejenigen praktizierenden Ärzte zur Einsendung von Präparaten zulassen sollten, die an einem solchen Kurs teilgenommen haben.

2. Die Zytologie gewährleistet eine hohe **Sicherheit des Ergebnisses.**

Der praktische Arzt kann nicht die Erfahrungen eines Spezialisten haben. Es ist daher ein großer Vorteil der Zytologie, daß bei ihr die Auswertung des Präparates in einem Zentrallaboratorium von einem ausgesprochenen **Spezialisten** vorgenommen wird. Dagegen ist bei der Kolposkopie der Untersucher zugleich der Diagnostiker. Das bedeutet einen weitaus größeren Zeitaufwand bei der Untersuchung, verlangt eine besondere Ausbildung und setzt außerdem eine langjährige Erfahrung des Untersuchers voraus. Dazu kommt, daß sich die **intrazervikalen Karzinome** in den meisten Fällen der kolposkopischen Betrachtung entziehen. Der intrazervikale Sitz malignen Epithels wird bis zu 25 und 30% angegeben *(K. H. Zinser, K. G. Ober, C. H. Mayer)*[1]. Der zytologische Abstrich ist für den praktischen Arzt viel einfacher und zugleich viel sicherer.

[1]) Die angegebenen Zahlen sind Ergebnisse anatomischer Untersuchungen. In der Praxis muß man damit rechnen, daß etwa 15% des malignen Epithels intrazervikal sitzt. Man muß bedenken, daß wir mit den Spiegeln den Halskanal aufklappen und somit das, was anatomisch als intrazervikal imponiert, zu einem Teil klinisch doch an die Außenfläche kommt *(Burghardt)*.

3. Das **Verfahren kostet** so gut wie **nichts.**

Alles, was zum Abstrich notwendig ist (S. 92), ist in jeder Praxis vorhanden. Außerdem senden die Zentrallaboratorien Objektträger, Spatel usw. meist kostenlos zu.

Schwierigkeiten bestehen heute noch insofern, als die Zahl der Zentrallaboratorien noch zu gering ist und es noch zu wenige sachkundige Spezialisten zur Beurteilung der Abstriche gibt. Trotzdem gilt heute:

Jeder praktische Arzt, der sich mit der Diagnostik und Therapie gynäkologischer Krankheiten befaßt, hat heute **drei Forderungen** zu erfüllen. Er muß unbedingt

1. **jede** Frau mit dem **Spekulum** untersuchen
2. bei **jeder** Frau (nicht nur bei der Frau mit makroskopisch suspektem Befund!) **mindestens einmal im Jahr** den **Abstrich** für ein zytologisches Laboratorium ausführen und danach
3. **jede** Frau durch **Palpation** von der Scheide aus untersuchen.

Eine **gynäkologische** Untersuchung **ohne zytologischen Abstrich** oder **kolposkopische Untersuchung** muß heute als eine **unvollständige Untersuchung** bezeichnet werden!

Als begeisterter Kolposkopiker möchte ich allerdings die Hoffnung aussprechen, daß eines Tages auch das Kolposkop seinen Einzug in die Allgemeinpraxis hält. Wenn die Kolposkopie an den Hochschulen gelehrt wird, wie das schon teilweise geschieht, dann ist der wichtigste Schritt getan. Bei der augenblicklichen Situation der praktischen Ärzte glaube ich aber kaum, daß man in der Allgemeinpraxis mit der Anwendung des Kolposkopes in größerem Umfange rechnen kann.

Es gibt in der Gynäkologie viele diagnostische Feinheiten, deren Kenntnis man von einem Allgemeinpraktiker nicht verlangen kann. Aber eines darf der praktische Arzt, der sich mit Frauenleiden beschäftigt, nicht mehr übersehen, das ist das **Karzinom.** Bei jeder gynäkologischen Untersuchung und erst recht **bei jeder gynäkologischen Blutung muß stets und zuerst an ein Karzinom,** und natürlich auch an ein **Oberflächenkarzinom** (S. 71), **gedacht werden.** Alles ist wiedergutzumachen, außer einem: Das Übersehen eines Karzinoms ist nie wiedergutzumachen! **Alles ist reparabel, nur eines nicht: Das sind die Folgen eines übersehenen Karzinoms.**

Niemand verlangt von einem praktischen Arzt, daß er ein Karzinom diagnostisch sichert oder ausschließt. Das kann er gar nicht, das ist Sache der Klinik. Was verlangt wird ist, daß er den **Verdacht auf ein Karzinom** ausspricht.

Das **Schicksal der Frau** hängt davon ab, ob ihr Arzt die entscheidenden

drei ersten Schritte

tut oder nicht tut!

Die drei ersten Schritte sind

1. **Immer an ein Karzinom denken!**
2. **Immer Portio und Scheide mit Spiegeln einstellen!**
3. **Einmal im Jahr einen zytologischen Abstrich machen!**

Es kommt auf die drei ersten Schritte an!

Eines ist dabei ganz besonders wichtig: **Man darf auf keinen Fall nur bei denjenigen Frauen einen zytologischen Abstrich machen wollen, bei denen die Spiegeluntersuchung makroskopisch einen Verdacht an der Portio ergibt!** Nach *Zinser* werden von 100 Fällen mit atypischem Epithel bis zum beginnenden Zervixkarzinom **mit dem bloßen Auge,** also mit der **Spiegeluntersuchung, nur 25** erkannt. Gerade deswegen, weil das so ist, wird in **jedem** Fall ein zytologischer Abstrich gemacht (bzw. kolposkopiert). Würden wir das nur bei Fällen mit einer im Spekulum **verdächtigen** Portio tun, so wäre das völlig sinnlos, denn es würden dann mit Sicherheit 75 von 100 dieser Fälle im frühesten Stadium **unerkannt** bleiben!

Geht der praktische Arzt in der **vorgeschriebenen** Weise vor, so kann er damit rechnen, daß er unter 300 so untersuchten Frauen **ein** Genitalkarzinom findet. Alle wissenschaftlichen Erkenntnisse auf diesem Gebiet, alle entwickelten Methoden sind aber zwecklos, wenn der praktische Arzt nicht die Einsicht hat, daß seine intensive Mitarbeit mindestens **einer** der entscheidendsten Punkte ist. Allerdings genügt das Mitmachen nicht, er muß vielmehr von dem „tiefen Verlangen erfüllt sein, diese wissenschaftlichen Erkenntnisse in die Tat umzusetzen“ *(Kirchhoff)*.

Jede Frau über 25 Jahre sollte alle 9—12 Monate gynäkologisch untersucht werden, wobei unbedingt ein zytologischer Abstrich gemacht werden muß!

Anmerkung hierzu:

a) es gibt leider gar nicht so selten auch bei Frauen **unter 30 Jahren Zervixkarzinome!**

b) Frauen mit **Portioerythroplakien** müssen **häufiger** untersucht werden!

c) Anwendung von Zytologie **und Kolposkopie** erhöht die Sicherheit erheblich, s. den nächsten Absatz.

2. Klinik und gynäkologischer Facharzt

In der Klinik wird jede Patientin grundsätzlich zytologisch **und** kolposkopisch untersucht, und zwar deswegen, weil **bei gleichzeitiger Anwendung beider Methoden die Anzahl der entdeckten Frühfälle 10—15% größer ist als bei Anwendung nur einer der Methoden** (S. 97).

Reihenfolge der Untersuchungen:

Erst zytologisch, dann kolposkopisch und danach erst bimanuell untersuchen!

Die bimanuelle Untersuchung hat grundsätzlich erst nach Ausführung des zytologischen Abstriches und der Kolposkopie zu erfolgen. Dagegen wird der zytologische Abstrich meist nicht beeinträchtigt, wenn man die Kolposkopie vorher ausführt. Diese Reihenfolge ist sogar zweckmäßiger bei solchen Epithelveränderungen, bei denen es nach dem Abstrich zu einer Blutung kommen könnte, z. B. bei allen leicht blutenden Erythroplakien.

Auch der **Facharzt** untersucht aus dem oben angegebenen Grunde möglichst zytologisch und kolposkopisch. Wer nur kolposkopiert, muß zumindest in den Fällen einen zytologischen Abstrich machen, in denen die Plattenepithel-Zylinderepithel-Grenze in einen für das Kolposkop nicht mehr einsehbaren Bereich des Zervikalkanals hineingewandert ist. Das gilt für alle älteren Frauen.

Jede gynäkologische Praxis muß eine Krebsberatungsstelle sein.
Diese Forderung ist erst dann erfüllt, wenn jede Patientin alle 9—12 Monate regelmäßig zytologisch und kolposkopisch untersucht wird.

Die **Untersuchung der Brüste** ist ein **unerläßlicher** Bestandteil jeder **Vorsichtsuntersuchung!**

II. Diagnostische Methoden
= Die Gewebsentnahme aus dem Gebärmutterhals und die histologische Untersuchung

Haben die Suchmethoden, die Kolposkopie und die Zytologie, den begründeten Verdacht auf eine suspekte Epithelatypie an der Portio oder im Halskanal ergeben, so muß eine **histologische** Untersuchung vorgenommen werden.

Einzig und allein die histologische Untersuchung ist imstande, den Verdacht auf Bösartigkeit endgültig zu klären.

Die dazu erforderliche Gewebsentnahme wird in den verschiedenen Kliniken unterschiedlich ausgeführt.

1. **Gezielte Knipsbiopsie** *(Hillemanns* und *Vestner)* (*Abb. 54*): Unter **kolposkopischer** Kontrolle werden mit einer Spezialzange kleine Gewebsstücke aus dem suspekten Portiobereich herausgeknipst (*Treite*, 1944, *Limburg*, 1956). Diese kleinste diagnostische Probeexzision muß **ausnahmslos unter dem Kolposkop** vorgenommen werden! **Knipsbiopsie ohne Kolposkopie = grober Fehler!**

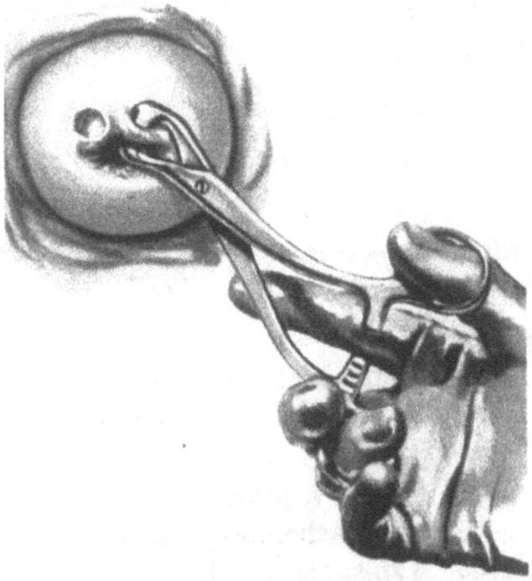

Abb. 54. Gezielte Knipsbiopsie. Unter **kolposkopischer** Kontrolle werden mit einer Spezialzange kleine Gewebstücke aus dem suspekten Portiobereich herausgeknipst. Das Kolposkop ist auf der Abbildung nicht zur Darstellung gebracht.
Knipsbiopsie ohne Kolposkop = grober Fehler!

Die gezielte Knipsbiopsie ist aber **niemals** geeignet, das Gewebsmaterial für die **endgültige** diagnostische Klärung durch histologische Untersuchung zu liefern (eine Ausnahme: Wenn die Untersuchung einwandfrei ein **invasiv** wachsendes Karzinom ergibt). Sie ist aber sehr geeignet zur groben Vororientierung, d. h. zur ambulanten Durchführung einer morphologischen **Vordiagnostik** *(Navratil, Limburg, Wimhöfer, Burghardt)* **vor** der dann **nicht in jedem** Fall notwendigen **Zervixkonisation.**

2. **Zervixkonisation = „Konisation"** *(Abb. 55—57)*. Sie ist heute die Methode der Wahl zur endgültigen Klärung der mit den Suchmethoden entdeckten Epithelatypien an der Portio und im Halskanal.

Bedingung ist dabei, daß der Zervixkonus durch **Stufen-** und **Serienschnitte** histologisch untersucht wird. Ausreichende diagnostische Sicherheit gewährleistet eine Stufenserie mit Schnittzahlen zwischen 60 und 80 bei sagittaler Schnittführung *(Burghardt)*.

Die Zahl der **Verdachtsfälle** auf Bösartigkeit, die sich bei systematischer Anwendung der Suchmethoden (Zytologie und Kolposkopie) ergeben, ist groß. Andererseits ist die **Konisation** als diagnostische Gewebsausschneidung ein relativ großer operativer Eingriff mit einer Liegedauer von 10—14 Tagen. Es hat sich gezeigt, daß es weder zweckmäßig noch notwendig ist, bei jedem der zahlreichen suspekten Befunde eine Konisation auszuführen.

Man geht vielfach heute so vor, daß man die zytologisch und kolposkopisch erfaßten verdächtigen Befunde nicht sofort mit der Konisation diagnostisch sichert, sondern **zunächst ambulant die gezielte Probeexzision unter dem Kolposkop** bzw. die **Zervixkürettage** (je nach Zervixtyp) als **erweiterte Krebsfährtensuche** *(Navratil)* dazwischenschaltet. Die

Indikation zur Zervixkonisation

ist gegeben, wenn die **Suchmethoden** folgende Befunde ergeben:

A. **Zytologie:**
Wenn sich mindestens zweimal ein positiver zytologischer Befund (Papanicolaou IV oder V) findet *(Ober)*.

B. **Kolposkopie:**
Wenn die histologische Untersuchung einer gezielten Knipsbiopsie eines der folgenden Ergebnisse hat *(Navratil, Wimhöfer, E. Burghardt, Fettig, Hillemanns)*:

1. Verdacht auf invasives Wachstum
2. Nachweis eines Oberflächenkarzinoms
3. Nachweis eines atypischen Epithels
4. Wiederholter Nachweis eines unruhigen Epithels

Bei gesteigerter Atypie des Plattenepithels = Oberflächenkarzinom der Portio ist bis zu einem Drittel mit dem Vorliegen eines invasiv wachsenden Zervixkarzinoms ausgehend von diesem Epithel zu rechnen.

Zur Ausführung der Konisation

(Abb. 55—57)

Entscheidend für die richtige Ausführung der Konisation ist die Schnittführung. Der Schnitt muß so gelegt werden, daß die **gesuchte Frühveränderung in ihrem ganzen Umfang erfaßt** wird, daß also **im Gesunden exzidiert** wird. Andernfalls ist eine optimale histologische Diagnostik nicht möglich.

Um die Ausdehnung des veränderten Epithels an der Portioaußenfläche zu erkennen, führt man vor jeder Konisation die

Schillersche Jodprobe (S. 60)

= Anfärbung mit Lugolscher Lösung aus. Der Kreisschnitt außen auf der Portio muß so gelegt werden, daß das ganze **jodnegative Epithel** (S. 60) **innerhalb der Schnittführung** liegt. Dabei ist aber die Forderung von *Ober* zu beachten, daß das **gesamte** auf der Portiofläche liegende Drüsenfeld erfaßt werden muß. Wie oben besprochen (S. 80), sitzen die flächenhaft auftretenden Carcinomata in situ = Oberflächenkarzinome in mehr als 90% in Plattenepithel über Zervixdrüsen mit Ausdehnung in Richtung auf den inneren Muttermund. Wenn sich also noch jenseits des jodnegativen Areals, d. h. im gesunden Plattenepithel des jodpositiven Bereichs, Drüsenöffnungen oder Zystchen finden, so muß die Umschneidung über das jodnegative Areal hinausgehen *(Burghardt)*, um die untersten Zervixdrüsen mitzuerfassen.

Äußere Schnittführung bei der Konisation:

1. Die Umschneidung hat **außerhalb der jodnegativen Fläche zu** erfolgen.
2. **Ovula Nabothi und Drüsenöffnungen im jodpositiven Bereich müssen mit umschnitten werden.**

Einen in dieser Hinsicht besonders eindrucksvollen Schnitt aus einem Konisationspräparat hat *E. Burghardt (Abb. 55)* veröffentlicht. Unter einem völlig einwandfreien Plattenepithel in der Peripherie der Außenfläche findet sich in darunter gelegenen zystisch erweiterten Drüsen Krebsepithel (Oberflächenkarzinom, von dem die beginnende Invasion des Stromas ausgeht). Die Invasion ist nicht auf diesem Schnitt, sondern auf Parallelschnitten zu sehen.

Ferner gilt allgemein: Die Schnittführung bei der Konisation muß der verschiedenen Lage des Plattenepithel-Zervixdrüsen-Bereiches, dem Hauptentstehungsort krebsigen Wachstums, angepaßt sein (S. 80). Dieser Bereich liegt bei der geschlechtsreifen Frau mehr oder weniger auf der **Portiooberfläche,** bei der älteren Frau dagegen mehr oder weniger weit **intrazervikal.** In den *Abb. 56* und *57* ist die Schnittführung bei Konisation von zwei ganz verschiedenen Zervixtypen dargestellt.

Besonders vorteilhaft ist die

Technik der Konisation nach Scott-Burghardt

die ich hier verkürzt wiedergebe (Geburtsh. u. Frauenheilk. 23 (1963), 1).

Die großen **Vorteile** dieser Methode sind:

Die Konisation verläuft **unblutig,** da nach **Infiltration** der Portio mit einer Adrenalinlösung bzw. einer Octapressinlösung weitgehend in **Blutleere** operiert wird.

Nachblutungen sind selten.

Das **kosmetische Ergebnis** ist **hervorragend,** obwohl im Anschluß an die Ausschneidung des Konus **nicht eine einzige Naht** zur plastischen Neuformung der Portio gelegt wird.

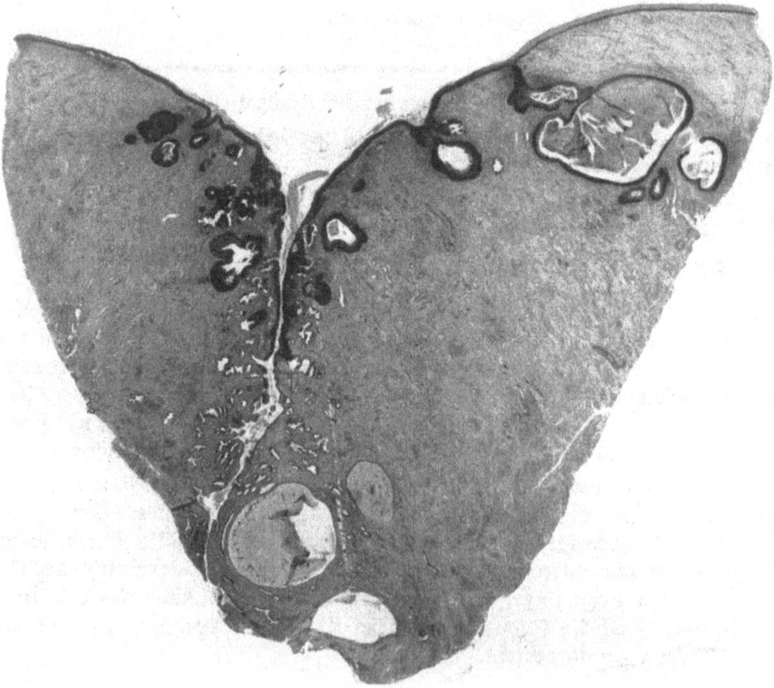

Abb. 55. Konisationspräparat (50jähr. Pat.) mit dem Bilde des Oberflächenkarzinoms an der Außenfläche, im Zervikalkanal und in zahlreichen ektopischen Drüsen bzw. Drüsen des Kanals. Abtragung im Gesunden. Man erkennt in der Peripherie der Außenfläche (rechts) das musterhafte Plattenepithel. Unter diesem findet sich aber in zystisch erweiterten Drüsen auch Krebsepithel, von dem, in Parallelschnitten, die beginnende Invasion in das Stroma ausgeht. Vergrößerung 5fach (nach *E. Burghardt*)

1. Infiltration des Portiostromas. Zur Infiltration benutzt man 30—80 ml einer physiologischen Kochsalzlösung, der pro 10 ml 1 Tropfen Adrenalin (1 : 1000) zugesetzt wird. Da es bei Verwendung dieser Lösung nicht selten zu einem „beängstigenden Blutdruckanstieg" kam, wurde das Adrenalin durch **Octapressin,** ein synthetisches Analogon des Vasopressins, ersetzt. Die Octapressinlösung wird hergestellt, indem 2—3 I. E. 50 ml physiologischer Kochsalzlösung zugefügt werden. Die anämisierende Wirkung der Octapressinlösung ist

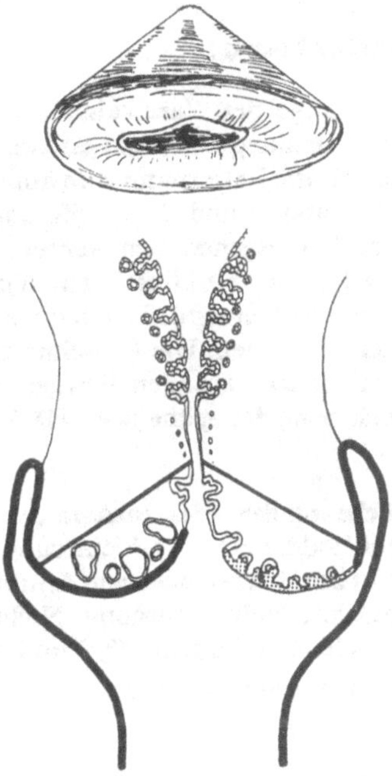

Geschlechtsreife

Abb. 56.

▒ = Oberflächenkarzinom
= Carcinoma in situ

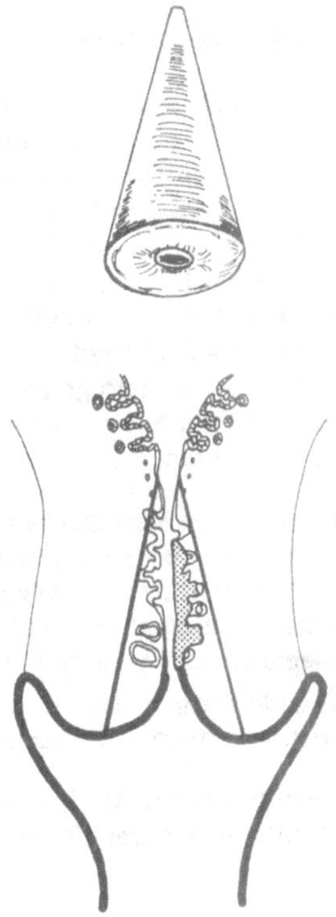

Klimakterium
Menopause

Abb. 57.

Abb. 56 und *57.* Die Schnittführung bei der Konisation muß dem verschiedenen (altersbedingten) Sitz des Oberflächenkarzinoms angepaßt sein. *Abb. 56*: Schnittführung und Form des Konus bei Frauen in der **Geschlechtsreife** (**ekto**zervikaler Sitz des Plattenepithel—Zervixdrüsenbereiches): **Kürzerer** Konus mit **breitem** Basisdurchmesser. *Abb. 57*: Bei Frauen im **Klimakterium** und in der **Menopause** (**endo**zervikaler Sitz des Plattenepithel—Zervixdrüsenbereiches): **Langer** Konus mit **kleinem** Basisdurchmesser (Abbildungen nach *G. Kern*)

etwas geringer als die der Adrenalinlösung. — **Technik der Infiltration:** Die Portio wird mit Kugelzangen bei 9 und 3 Uhr gefaßt, vorgezogen und an 4 bis 6 Einstichstellen (möglichst peripher und gleichmäßig auf die Zirkumferenz verteilt) die Lösung injiziert (je nach Portiovolumen 30—80 ml der verwendeten Lösung). Das derbe Stroma der Portio verlangt einen ziemlichen Druckaufwand beim Injizieren. **Die Blutleere ist ausreichend, wenn die Portiohaut deutlich abblaßt.** Ein wichtiger Effekt der Infiltration ist die **gleichmäßige Auftreibung der Portio,** wodurch die Ausschneidung des Konus sehr erleichtert wird.

2. Anfärben der Portiooberfläche mit Lugolscher Lösung.

3. Ausschneiden des Konus. Nachdem die Länge des Zervikalkanals mit einer Sonde gemessen wurde, erfolgt die Umschneidung des jodnegativen Bezirks mit einem gewöhnlichen Skalpell. Dabei soll die Entfernung vom äußeren Muttermund **mindestens 1 cm** betragen. Ovula Nabothi und Drüsenöffnungen, die im jodpositiven Bereich liegen, müssen mit herausgenommen werden. Die Länge, in der der Kanal herausgeschnitten werden soll, wird durch den Winkel bestimmt, mit dem das Messer kanalwärts eingestochen wird. Der Konus soll nicht weniger als **zwei Drittel des Zervikalkanals** enthalten. Die Umschneidung (Beginn bei der 12) erfolgt in einem Zuge mit leicht sägenden Bewegungen. Durchtrennung der Spitze unter Sicht. Auf **Schonung der epithelialen Fläche** ist besonders zu achten.

4. Oberflächliche Verschorfung der Wundfläche mit dem Elektrokauter, wobei es schon zu einer Einziehung des Wundrandes und zu einer Verkleinerung der Wundhöhle kommt. In die Wunde wird Sulfonamidpuder oder ein Antibiotikum in Substanz gegeben. Die Wunde bleibt ohne Nahtversorgung. Nicht zu feste **Tamponade** der Wundhöhle und der Scheide für höchstens 48 Stunden.

Die Wunde formiert sich innerhalb von 3—4 Wochen zu einer neuen Portio mit grübchenförmigem Muttermund.

Das Wichtigste bei der histologischen Aufarbeitung des Konisationskegels ist die Beantwortung der Frage, ob sich dabei ergibt

Invasives Wachstum	oder	Kein invasives Wachstum
auch geringsten Ausmaßes bedeutet stets		also atypisches oder gesteigert atypisches Epithel
Karzinom im Stadium I		= **Oberflächenkarzinom**
↓		↓
Radikale Karzinomtherapie (S. 141)		**Keine radikale Karzinomtherapie** Behandlung S. 118

Andere Verfahren zur Gewebsentnahme

sind die **Ringbiopsie** (*Abb. 58*),
die **flache Portioamputation** (*Abb. 59*) und
die **hohe Portioamputation** (*Abb. 60*).

Diese 3 Verfahren sind heute weitgehend durch die **Konisation** verdrängt worden, die sich als **sicherste** Methode zur histologischen Objektivierung zytologischer und kolposkopischer Befunde erwiesen hat.

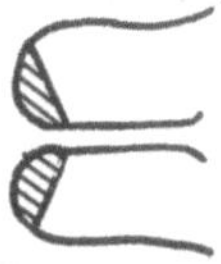

Abb. 58. Ringbiopsie

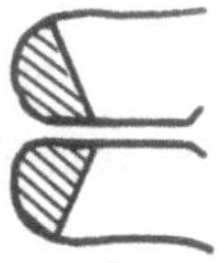

Abb. 59. Flache Portioamputation

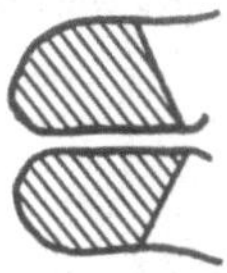

Abb. 60. Hohe Portioamputation

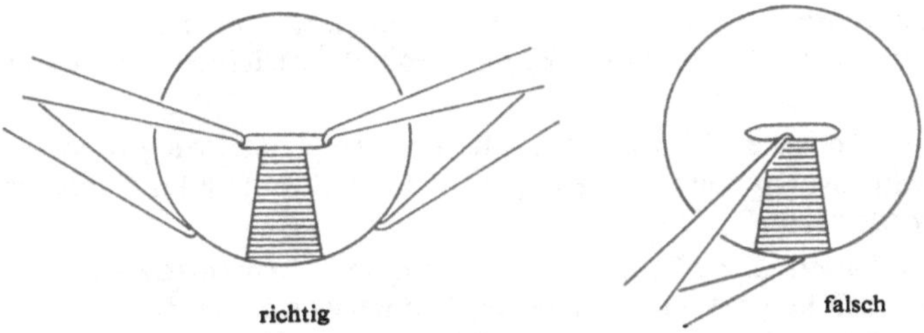

Abb. 61. Technik der Keilexzision (nach *Lax*)

Nicht hierher gehört die **Keilexzision** (*Abb. 61*). Diese Probeexzision hat heute nur noch den Zweck, aus einem **klinischen** Karzinom (S. 120), d. h. aus einem Tumor, der schon bei bloßer **Betrachtung** höchst verdächtig auf ein Karzinom ist, einen Keil lediglich zur endgültigen diagnostischen Sicherung herauszuschneiden. **Zur Diagnostik verdächtiger, atypischer Epithelbezirke ist die Keilexzision nicht brauchbar.**

Therapie der Frühfälle = der präklinischen Karzinome

1. Therapie des Oberflächenkarzinoms = Carcinoma in situ

Entscheidend bei der Behandlung ist, daß die atypischen Epithelbezirke sicher im Gesunden entfernt werden. Man muß das Oberflächenkarzinom **so konservativ wie möglich,** aber auch **so radikal wie nötig** behandeln *(G. Schubert).*

Behandlungsrichtlinien

1. Jüngere Frauen: Die zunächst aus diagnostischen Gründen ausgeführte Konisation ist eine **ausreichende** Therapie, wenn **drei Bedingungen** erfüllt sind:

1. Das durch die Konisation gewonnene Zervixgewebe muß an einer **ausreichenden Zahl von Serienschnitten** von einem in der Diagnostik gynäkologischer präklinischer Karzinome besonders erfahrenen Histologen untersucht worden sein.
2. Der Konus darf **an keiner Stelle invasive Veränderungen** enthalten. Das nicht invasive Gewebe muß ganz sicher vollständig **im Gesunden** entfernt worden sein.
3. Die Patientin muß einer **regelmäßigen** und **strengen** sowohl zytologischen als auch kolposkopischen **Kontrolle** unterworfen werden, und zwar zuerst alle 3 Monate, später alle 4—6 Monate.

2. Frauen jenseits des 40. Lebensjahres: Totalexstirpation des Uterus ohne Mitnahme der Adnexe (möglichst vaginal). Zu empfehlen ist die Mitnahme einer **Scheidenmanschette:** Beim Oberflächenkarzinom hat *Limburg* in drei Fällen

Scheidenrezidive

nach Uterusexstirpation sicher beobachtet. *Zinser* berichtet über vier derartige Fälle (persönliche Mitteilungen).

Andere *(Navratil* u. a.*)* begnügen sich auch bei Frauen jenseits des 40. Lebensjahres mit der **Konisation,** wenn diese sicher im Gesunden ausgeführt werden konnte. Der Entschluß zur Totalexstirpation wird davon abhängig gemacht, ob Nebenindikationen bestehen.

3. Frauen jenseits der Menopause: Auch hier sollte — wenn irgend möglich — operiert werden. Andernfalls Radiumbehandlung mit zwei Dritteln der Dosis, die beim klinischen Karzinom angewandt wird *(Ries).*

2. Therapie des frühinvasiven Karzinoms

= des Karzinoms mit beginnender, noch umschriebener Invasion

Sobald auch nur an einer einzigen Stelle im histologischen Präparat ein **invasives** Wachstum festgestellt wird, handelt es sich nicht mehr um ein Oberflächenkarzinom: Es liegt ein infiltrierend wachsendes Karzinom kleinsten oder kleinen Ausmaßes vor. Dieses muß wie jedes infiltrierend wachsende Karzinom **radikal** behandelt werden. Das ist die Auffassung der meisten deutschen Frauenärzte.

In den letzten Jahren ist vielfach die Frage aufgeworfen worden, ob bei diesen kleinsten invasiven Karzinomen eine solche radikale Behandlung mit ihrem Risiko, also ihrer Mortalität, Morbidität und ihrem verstümmelnden Effekt, wirklich notwendig ist. Die Diskussion geht darum, ob man nicht mit einem kleineren, risikoärmeren Eingriff bei ihnen auskommen könnte. Einer der ersten in Deutschland, der sich unter bestimmten Bedingungen für ein Aufgeben der Radikaloperation beim Mikrokarzinom aussprach, war *G. Mestwerdt* (1951). Gerade in neuester Zeit sind wieder von führenden Gynäkologen „begründete Zweifel an der Notwendigkeit einer radikalen Behandlungsweise" *(K. G. Ober, C. Kaufmann, H. Hamperl)* frühinvasiver Karzinome geäußert worden.

Solange hier eindeutige und gesicherte Ergebnisse fehlen, muß man in der klinischen Praxis an dem oben ausgesprochenen Grundsatz festhalten: Frühinvasive Karzinome müssen wie jedes andere invasiv wachsende Karzinom **radikal** operiert werden.

Die Behandlung frühinvasiver Karzinome ist heute zu einer der brennendsten Fragen in der Gynäkologie geworden.

Das klinische Zervixkarzinom

= das makroskopisch erkennbare Zervixkarzinom

Unter dem klinischen Zervixkarzinom verstehen wir einen Gebärmutterhalskrebs, dem ein einigermaßen erfahrener Untersucher schon bei der **ersten Untersuchung** gewissermaßen auf den ersten Blick und **ohne besondere Hilfsmittel,** d. h.

nur mit dem **Auge → Spekulum** und

nur mit den **Fingern → Palpation** (vaginale und rektale Untersuchung)

die krebsige Natur der Tumor- oder Defektbildung ansieht *(Abb. 62* und *63).*

Die Anwendung der **Chrobak-Sonde** sollte der weniger Erfahrene nie unterlassen.

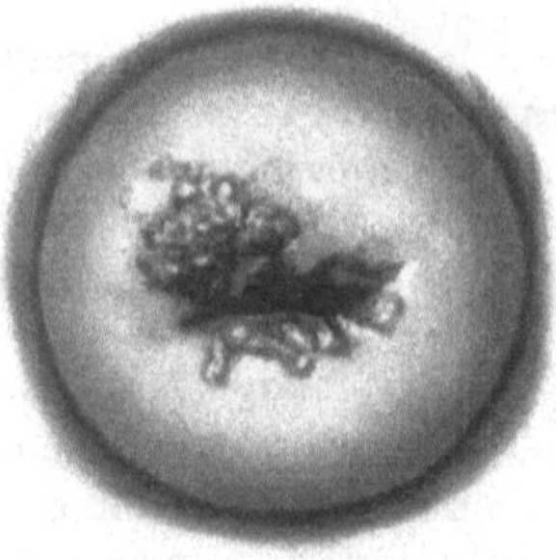

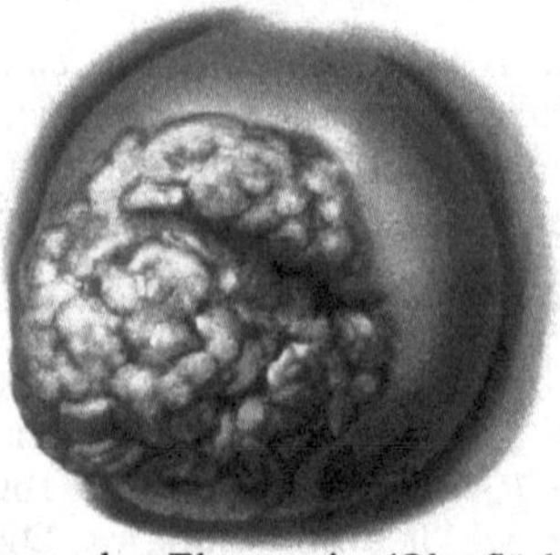

Abb. 62 und *63.* Klinische Zervixkarzinome, von der Ektozervix (Oberfläche der Portio) ausgehend
Abb. 62. Kleines Zervixkarzinom
Abb. 63. Karzinomatöser Blumenkohltumor

Je weiter das Wachstum des Tumors um sich gegriffen hat, um so leichter ist auf diese Weise die Diagnose zu stellen. Natürlich ist und bleibt eine solche Diagnose des Krebses durch Betrachtung und Betastung letzten Endes immer nur eine **Verdachtsdiagnose,** so begründet der Karzinomverdacht auch sein mag. Der allerwichtigste Grundsatz jeder Karzinomdiagnostik lautet:

Auch bei noch so stark begründetem Karzinomverdacht muß die Diagnose ausnahmslos durch den

histologischen Befund

bestätigt werden.

Allein der Histologe kann die Diagnose Krebs stellen!

Allerdings hat hier die histologische Diagnose nur die Bedeutung einer exakten Bestätigung *(Ober).*

Hat man **klinisch** den Eindruck, daß ein **Zervixkarzinom** vorliegt, und ergibt die **histologische** Untersuchung überraschenderweise **kein** Karzinom, so ist die **Wassermannsche Reaktion** wahrscheinlich **positiv (Syphilis!).**

Das Material für die histologische Untersuchung gewinnt man beim klinischen Karzinom, indem man mit dem **scharfen Löffel** oder mit der **Kürette** etwas Gewebe abnimmt. Die Entnahme ist bei dem nekrotischen bröckeligen Gewebe so einfach, daß eine Narkose nicht nötig ist.

Die Wachstumsformen des klinischen Zervixkarzinoms

(Zur Unterscheidung zwischen Ekto- und Endozervix, s. S. 51).

1. Karzinome der **Ektozervix** (= „Portiokarzinome" im alten Sinn)
   a) Endophyten } vom Plattenepithel der Ektozervix ausgehende
   b) Exophyten } Karzinome

2. Karzinome der **Endo**zervix = Zervixhöhlenkarzinome

a) **Tiefsitzende** Zervixhöhlenkarzinome. Sie gehen meist von dem in den Halskanal hinein gezogenen **Platten**epithel (Klimakterium, Menopause) aus, S. 124.

b) **Hochsitzende** Zervixhöhlenkarzinome (= Zervixhöhlenkarzinome im alten Sinn). Sie können sowohl vom Zylinderepithel als auch vom Plattenepithel der Endozervix ausgehen (S. 124). Vorwiegend sind es Plattenepithelkarzinome. Das Plattenepithel entwickelt sich im Zylinderepithel der Endozervix durch indirekte Metaplasie (S. 56).

1. Karzinom der Ektozervix

1a) Endophyt

Kennzeichen: Wachstum des Krebses vom Plattenepithel aus *(Abb. 62)* nach **innen** (auf das Korpus zu) *(Abb. 64)* mit Umwandlung der Portio und der ganzen Zervix in einen derb-knolligen Tumor. Der Endophyt frißt sich **ins Innere** des Bindegewebes und der Muskulatur hinein. Er wuchert **im Innern**

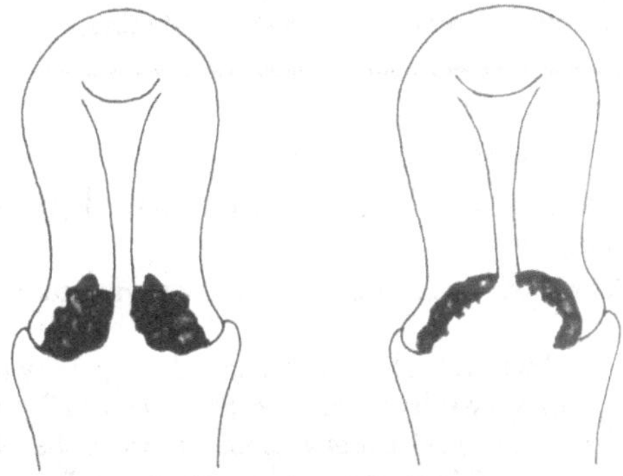

Abb. 64. *Abb. 65.*

Abb. 64 und *65*. Von der **Ektozervix** (Oberfläche der Portio) ausgehende **endophytisch** wachsende Zervixkarzinome

Abb. 64. Endophytisches Wachstum

Abb. 65. Der knotig-knollige Tumor ist in einen Krater mit aufgetriebenen, starren Rändern zerfallen

der Zervix. Durch die krebsigen Einlagerungen kommt es zu einer starken **knotig-knolligen Auftreibung der Portio** und schließlich der ganzen Zervix *(Abb. 64)*. Der ganze Gebärmutterhals fühlt sich deshalb bei der Betastung auffallend dick und hart an. Es ist also festzuhalten:

Beim **endophytisch** wuchernden Krebs wird die Portio und bald auch die ganze Zervix in einen mehr oder weniger **dicken knotig-knolligen Tumor** umgewandelt, dessen **harte** Konsistenz bei der Palpation auffällig gut zu tasten ist.

Oft ist diese knotige Auftreibung nicht so stark ausgeprägt. **Nicht wenige Endophyten lassen die Portio in ihrer Form völlig unverändert.** Dann fällt bei der Betrachtung lediglich die ganz **flache Ulzeration** und bei der Betastung der Portio nur die **charakteristische Härte** oder eine nur leichte knotige Verhärtung auf (und auch diese nicht immer).

Beim Endophyten kommt es durch Nekrose, Zerfall und Abstoßung krebsiger Massen zunächst zur Bildung eines flachen, erosionsartigen **Geschwürs (= Ulcus carcinomatosum).** Kennzeichen: Meist sehr harter Grund. Aus dem Geschwür entwickelt sich sehr bald durch weitere Substanzverluste ein tiefer **Krater** *(Abb. 65)* mit aufgetriebenen, starren Rändern. Von dem Krater, der mit bröckligen, nekrotischen Gewebsmassen schmierig belegt ist, geht ein süßlich-jauchiger Gestank aus. Merke:

Das **endophytisch wachsende Karzinom der Ektozervix** ist die bei weitem **häufigste Form aller Zervixkarzinome.**

2b) Exophyt = „Blumenkohl"karzinom

Kennzeichen: Wachstum des Krebses vom Plattenepithal der Portio heraus nach **außen.**

Aus der Portiooberfläche heraus wuchert der Krebs blumenkohlartig in die Scheide hinein *(Abb. 63* und *66).* Die Blumenkohlgewächse können die Scheide breit ausfüllen. Gleichzeitig wuchern diese Geschwülste stets auch noch infiltrierend in die Tiefe. Exophyten wachsen also nicht ausschließlich exophytisch, sondern zugleich auch endophytisch.

Die Blumenkohlgewächse neigen noch mehr zum Zerfall als die nur endophytisch wachsenden Tumoren. Bei

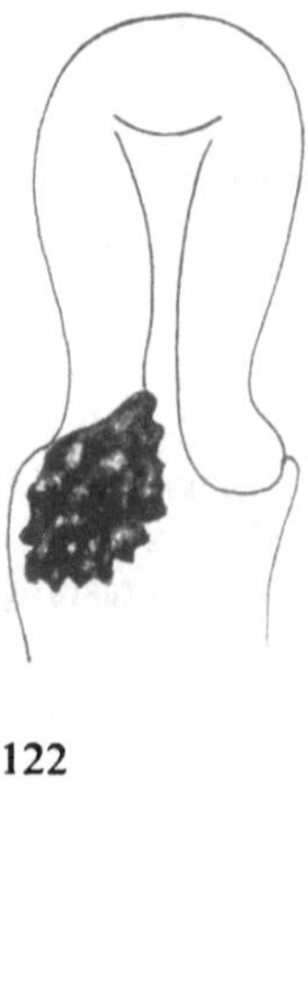

Abb. 66. Von der **Ektozervix** (Außenfläche der Portio) ausgehendes **exophytisch** wachsendes Karzinom, das sog. **Blumenkohlkarzinom,** vgl. auch *Abb. 63.*

ihnen bilden sich sehr rasch tiefgreifende **kraterähnliche Geschwüre,** wie wir sie oben beschrieben haben.

Beide Formen des Zervixkarzinoms sind durch Betrachtung mit dem Spekulum und Betastung zu erkennen.

Für ein **Karzinom** spricht:

- Jede ausgesprochen **harte Portio,**
- jede **knollig-knotige** oder **höckrige Auftreibung der Portio,**
- jede im ganzen **dick und hart aufgetriebene Zervix,**
- jede oberflächliche **warzige** Partie an der Portio,
- jeder **Gewebsdefekt,**
- jedes **Geschwür** an der Portio, besonders das mit auffallend hartem Untergrund,
- jeder **Krater an der Portio,**
- jeder **„Blumenkohltumor"** an der Portio,
- jeder **nekrotische Gewebszerfall** eines **Tumors in der Scheide.**

2. Karzinom der Endozervix = Zervixhöhlenkarzinom

nennen wir dasjenige Zervixkarzinom, das innerhalb der Zervixhöhle, also **oberhalb des äußeren Muttermundes** entsteht.

Von großer praktischer Bedeutung ist die Tatsache, daß die Zervixhöhlenkarzinome sich ganz **im Verborgenem** entwickeln. Die Betrachtung der Portio läßt nichts Krankhaftes erkennen, ganz im Gegensatz zu dem an der Portiooberfläche wachsenden Karzinomen. Man sieht eine **glatte, völlig intakte Portio.** Auch der Erfahrene kann nicht ahnen, daß sich wenige Millimeter höher im Zervikalkanal eine todbringende Krebswucherung ausbreitet *(Abb. 67).*

Klinische Kennzeichen der Zervixhöhlenkarzinome

Das im Halskanal krebsig wuchernde Epithel hält sich relativ lange Zeit **hinter der Fassade der unverändert erhaltenen Portiooberfläche** verborgen. Beim Gewebszerfall kommt es zum **Abgang von Blut** und **nekrotischen Gewebsbröckeln** aus dem äußeren Muttermund heraus. Das ist aber auch das einzige, was man bei Spekulumeinstellung eventuell sehen kann.

Blutiger Ausfluß, Blutungen, insbes. Abgang von nekrotischen Gewebsbröckeln aus dem äußeren Muttermund bei intakter Portio sind für jeden Erfahrenen höchst verdächtig auf ein **Zervixhöhlenkarzinom** oder ein **Korpuskarzinom.** Klärung der Situation kann nur die **fraktionierte Kürettage** (S. 204) und die **histologische Untersuchung** bringen.

Nach unseren heutigen Kenntnissen müssen wir

zwei Formen des Zervixhöhlenkarzinoms

unterscheiden:

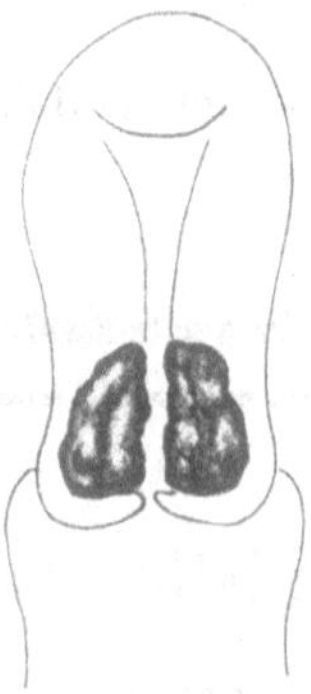

Abb. 67.

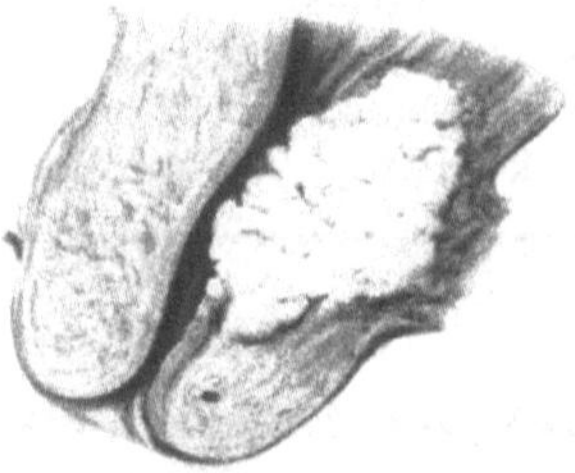

Abb. 68.

Abb. 67. Von der **Endozervix** ausgehendes Karzinom = **Zervixhöhlenkarzinom.** Die *Abb. 67* zeigt ein **tiefsitzendes Zervixhöhlenkarzinom,** d. h. ein Karzinom, das seinen Ausgang vom untersten Teil des Zervikalkanals genommen hat. Die tiefsitzenden Zervixhöhlenkarzinome gehen meist von Plattenepithel aus, das bei Frauen im **Klimakterium** und in der **Menopause** in den Zervikalkanal hineingezogen wird. Das Zervikhöhlenkarzinom liegt **versteckt** hinter der glatten, völlig unveränderten Portiooberfläche. Es ist **weder mit dem bloßen Auge, noch mit dem Kolposkop zu erkennen**

Abb. 68. **Hochsitzendes Zervixhöhlenkarzinom** = Zervixhöhlenkarzinom im alten Sinn. Hochsitzende Zervixhöhlenkarzinome sind ebenfalls meist Plattenepithelkarzinome

1. Das **tiefsitzende Zervixhöhlenkarzinom** *(Abb. 67)* geht vom **untersten** Teil des Zervikalkanals aus. Es ist vorwiegend das Zervixkarzinom der **älteren und alten Frau,** deren **Plattenepithel-Zylinderepithelbereich in den untersten Teil des Zervikalkanals hinein gezogen ist** (S. 80). Diese Karzinome sind vorwiegend **Plattenepithelkarzinome,** die in die Drüsen des Zervixepithels einwuchern.

2. Das **hochsitzende Zervixhöhlenkarzinom** *(Abb. 68)* = Zervixhöhlenkarzinom im alten Sinn. Es findet sich im Beginn meist etwa 1 cm oberhalb des äußeren Muttermundes. Das hochsitzende Zervixhöhlenkarzinom ist zu etwa

95% ein **Plattenepithel-** und zu etwa **5%** ein **Adenokarzinom.** Das Plattenepithelkarzinom geht vom Plattenepithel aus, das sich durch indirekte Metaplasie innerhalb des Zylinderepithels entwickelt (S. 56).

Im weiteren Verlauf des Zervixhöhlenkarzinoms formieren sich die wuchernden Zellen zu **knotigen Strängen,** aus denen schließlich ein dicker **Wucherungsknoten** *(Abb. 69)* = „tiefer Kollumknoten" entsteht. Es ist das charakteristische Bild des weit fortgeschrittenen, wild wachsenden Zervixhöhlenkarzinoms, das in diesem Stadium meist schon beide Parametrien bis zur Beckenwand hin infiltriert hat. Selbst hinter diesem ausgedehnten und rasch zerfallenden Karzinom ist die **Portiooberfläche immer noch glatt und intakt.** Aber sie ist nur noch eine ganz dünne Schicht. Diese dünne Portiokulisse, die die mit Krebsmassen bis zum Platzen vollgepfropfte Zervixtonne gerade noch zusammenhält, zerreißt meist ziemlich plötzlich, gewissermaßen über Nacht: An der Stelle, an der man noch vor wenigen Stunden eine glatte Portiooberfläche sah, findet sich jetzt der **Riesenkrater** eines hoffnungslos weit ausgedehnten Karzinoms *(Abb. 69).*

Der **„tiefe Kollumknoten"** kann aber auch, bevor er aufreißt, ziemlich schnell über Kirschgröße zu Walnuß- und Kleinhühnereigröße wachsen und schließlich die Zervix tonnenförmig auftreiben

= Tonnenkarzinom (Abb. 70).

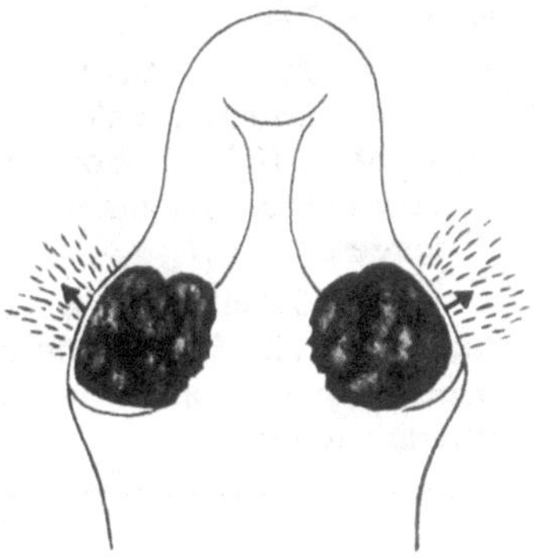

Abb. 69.

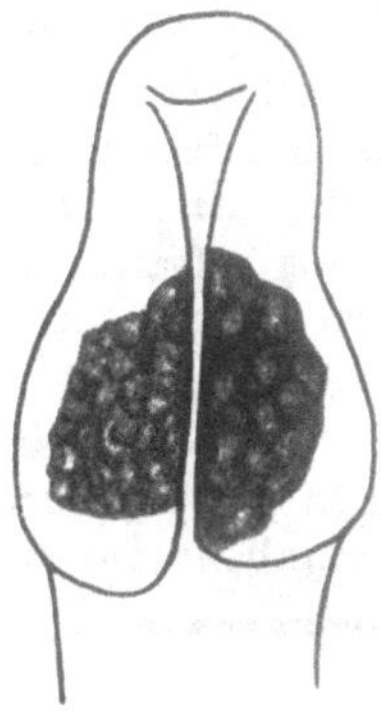

Abb. 70.

Abb. 69. Die Portiokulisse, hinter der sich die Krebsmassen in der Zervix verbargen, ist plötzlich aufgerissen. Anstelle der glatten Portiooberfläche sieht man jetzt einen **Riesenkrater**!

Abb. 70. Tonnenkarzinom

Die **Häufigkeit** des Zervixhöhlenkarzinoms wird bis zu **25** und **30%** aller Zervixkarzinome angegeben *(K. H. Zinser, K. G. Ober, C. H. Mayer).*

Diagnostik. Wir haben gesehen: Das Zervixhöhlenkarzinom ist deshalb so besonders gefährlich, weil es im Verborgenen wuchert und daher sehr viel schwerer als das von der Ektozervix ausgehende Karzinom, Endophyt und Exophyt, zu entdecken ist. Es an einer tonnenförmigen Auftreibung zu erkennen, ist natürlich leicht. Dann haben wir aber schon ein sehr weit fortgeschrittenes Karzinom vor uns. Dem sorgfältigen Untersucher wird aber auch ein weitaus weniger weit fortgeschrittenes Karzinom der Zervix nicht entgehen, wenn er sich immer an die 4 folgenden Leitsätze hält.

Vier Leitsätze für das Zervixhöhlenkarzinom

1. **Bei einer unregelmäßigen Genitalblutung darf die Suche nach der Blutungsquelle niemals eher aufgegeben werden, als bis die Ursache der Blutung völlig einwandfrei klargestellt ist. Das gilt auch für die allergeringsten Blutungen!**
2. Wenn **Vulva, Scheide** und **Portio** als Blutungsquellen **ausgeschlossen** sind (dazu genügt immer die Spekulumuntersuchung, S. 47), **so muß die Blutungsquelle oberhalb der Portio,** also entweder im **Zervikalkanal** oder in der **Gebärmutterhöhle** liegen.
3. Um **sicher** und **schnell** klarzustellen, ob die Blutung aus der **Zervix** oder aus der **Gebärmutterhöhle** kommt, ist unbedingt sofort eine sogenannte

   fraktionierte Kürettage (S. 204)

   auszuführen, d. h. es müssen (in einer Sitzung) **nacheinander** erst der Zervikalkanal und dann die Gebärmutterhöhle ausgekratzt, die beiden Geschabsel **getrennt** in 10%iger Formalinlösung aufgefangen und **getrennt** dem Pathologen zur histologischen Untersuchung zugesandt werden.
4. Das beginnende, nicht blutende Zervixhöhlenkarzinom kann nur dadurch erkannt werden, daß man alle 9—12 Monate einen **zytologischen Abstrich macht** (S. 93) und ihn dem Zentrallaboratorium zur Auswertung zuschickt.

Die drei Ausbreitungswege des Zervixkarzinoms

1. Kontinuierliche Ausbreitung in die Umgebung = direktes Hineinwuchern = Infiltration in das umgebende Gewebe bzw. Weiter**wachsen** in den Lymphbahnen

2. Lymphogene Metastasierung 3. Hämatogene Metastasierung	= Diskontinuierliche = metastatische Ausbreitung = Fort**schwemmen** von Karzinompartikeln mit dem Lymph- bzw. Blutstrom.

1. Kontinuierliche Ausbreitung in die Umgebung = Symptomreiches Stadium des Zervixkarzinoms

Es dauert nicht allzu lange, bis der wuchernde Krebs die Grenzen der Zervix erreicht und sie dann in allen Richtungen überschreitet *(Abb. 71)*. Er wuchert in die Scheidenwände und bricht meist gleichzeitig in den Bereich des mehr oder minder lockeren Gewebes um die Zervix herum ein, vor allem entlang der A. uterina in das

> **seitliche Parametrium** (Lig. cardinale, *Abb. 77* u. *78*), ferner in das
> Septum vesico-vaginale und das
> Septum recto-vaginale.

Dieses Hineinfressen der Karzinomzellen in das umgebende Gewebe der Zervix, diese Eroberung des **„Paragewebes"** *(Stoeckel)* Millimeter für Millimeter, bis schließlich die Beckenwand auf einer oder auf beiden Seiten erreicht ist, das ist das, was man als Ausbreitung **„per continuitatem"** bezeichnet.

Die Parametrien sind die Straßen, auf denen der Krebs rücksichtslos kontinuierlich bis zur Beckenwand vorwuchert. Sie werden **früh** ergriffen. Auch bei einem verhältnismäßig klein aussehenden Zervixkarzinom kann man niemals sicher sein, ob das „Paragewebe" nicht schon per continuitatem infiltriert ist. (Nach neueren Arbeiten *(Bruntsch* u. a.*)* ist es allerdings häufiger, daß die Zervixkarzinome zunächst in Lymphknoten metastasieren und sich erst später kontinuierlich in die Parametrien ausdehnen (S. 132)).

Die Beurteilung, ob ein Parametrium infiltriert ist oder nicht, ist auch für einen Erfahrenen nicht immer leicht. Denn

> Gewebsverdichtungen im Sinne einer **Infiltration** finden sich im Parametrium **außer** bei **Krebs** auch nach **entzündlichen Zuständen** und nach **Geburtstraumen.**

Parametrane Infiltrationen können also einen sehr verschiedenen Ursprung haben. Die Unterscheidung entzündlicher Infiltrationen von karzinomatösen ist oft schwierig und unsicher, andererseits aber höchst verantwortungsvoll. Denn von dem Ergebnis hängt die Eingruppierung des Falles in eines der **4 internationalen Stadien** (S. 134), und von dieser Eingruppierung auch die einzuschlagende **Therapie** ab.

Merke: Von vaginal her kann man die Parametrien überhaupt nicht richtig beurteilen. Einzig und allein die

rektale Untersuchung

gibt die Möglichkeit, die Parametrien voll zu umgreifen und in allen Teilen abzutasten.

> Die entscheidende Frage, ob die Parametrien krebsig infiltriert sind oder nicht, läßt sich **nur** durch die
>
> **rektale Untersuchung**
>
> klären!

Die rektale Untersuchung ist somit ein obligatorischer Bestandteil bei jeder Untersuchung einer Frau mit Zervixkarzinom. Merke:

Tastet man bei einer Frau mit Zervixkarzinom im Parametrium bei der rektalen Untersuchung auffallend derbe knotige oder derbe diffuse Infiltrationen, so sind sie als krebsig anzusehen.

Das betreffende Zervixkarzinom ist somit keinesfalls mehr in das Stadium I, sondern mindestens in das Stadium II, wenn nicht in das Stadium III (s. dazu S. 134) einzuordnen.

Mögen es sich unsere jungen Kolleginnen und Kollegen gesagt sein lassen:

Einem Vorgesetzten einen Zervixkarzinom-Fall vorzustellen, **ohne** die Patientin sorgfältig

rektal

untersucht zu haben, beweist, daß man noch nicht begriffen hat, worauf es ankommt!

Das nicht behandelte, nach vorn wuchernde Zervixkarzinom erreicht bald die **Blase** und wächst direkt in die hintere Blasenwand ein *(Abb. 71)*. Die ersten Signale des drohenden Blasenbefalles sind **Blasenschmerzen** und häufig das **bullöse Ödem** der Blasenwand. Der Anfänger sei aber nachdrücklich darauf hingewiesen, daß das bullöse Ödem nicht spezifisch für ein karzinomatöses Befallensein der Blase ist, sondern auch unter anderen Umständen vorkommt. In Übereinstimmung mit *Ries* und *Breitner* u. a. muß ausgesprochen werden:

> Als **klinisches Zeichen** des **karzinomatösen Blasenbefalles** dürfen nur gelten:
>
> Hirsekorn- bis erbsgroße, meist gelbliche **Knötchen** oder **Knoten**;
> **flächig infiltrierende, neoplastisch erhabene Gewebsneubildungen,** evtl. mit sekundärer **Ulzeration**; ferner natürlich die
> **Blasen-Scheiden-Fistel.**

Der Einbruch des Karzinoms in die Blase mit der Folge einer

Blasen-Scheiden-Fistel

kommt beim vorgeschrittenen Zervixkarzinom häufig vor. Es handelt sich dann meist um große Fistelöffnungen, durch die man von der Scheide aus einen oder mehrere Finger in die Blase einführen kann. Gleicherweise wächst das Karzinom schrittweise gegen das Septum **recto**-vaginale und den **Mastdarm** vor *(Abb. 71)*.

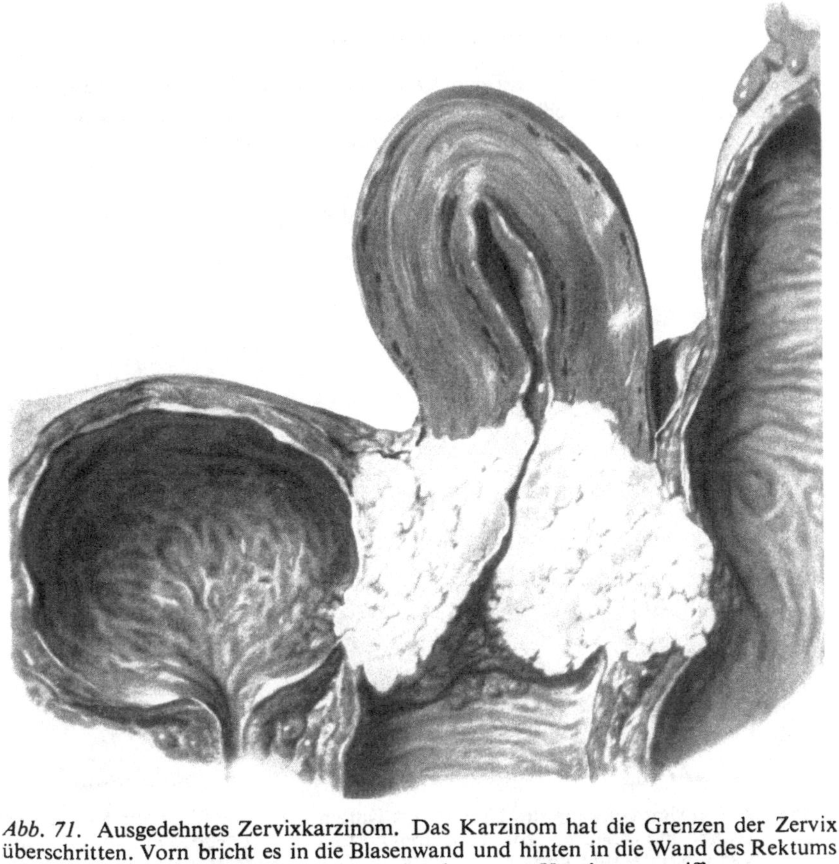

Abb. 71. Ausgedehntes Zervixkarzinom. Das Karzinom hat die Grenzen der Zervix überschritten. Vorn bricht es in die Blasenwand und hinten in die Wand des Rektums ein. Die Scheidenwand ist auch schon vom Karzinom ergriffen

Zwei Möglichkeiten des Mastdarmbefalles
durch das **Zervixkarzinom:**

1. **Ummauerung** (am häufigsten!): Der Mastdarm wird von dem Karzinom ummauert und stenosiert. Folge: Ileussymptome. Palliativoperation: Anus praeter naturalis.
2. **Infiltration:** Infiltrative Durchsetzung der vorderen Rektumwand mit Perforation = Mastdarm-Scheiden-Fistel.

Liegt sowohl eine Blasen-Scheiden- als auch eine Mastdarm-Scheiden-Fistel vor, so spricht man von

Kloakenbildung,

dem denkbar qualvollsten Zustand beim Zervixkarzinom.

Beim Hineinwuchern des Zervixkarzinoms in das Beckenbindegewebe, die Parametrien, werden schließlich drei Organe erfaßt und karzinomatös umpanzert, die klinisch von größter Bedeutung sind, nämlich

a) die **Ureteren** *(Abb. 72)*,
b) die **iliakalen Gefäße** und
c) der **Nervus ischiadicus.**

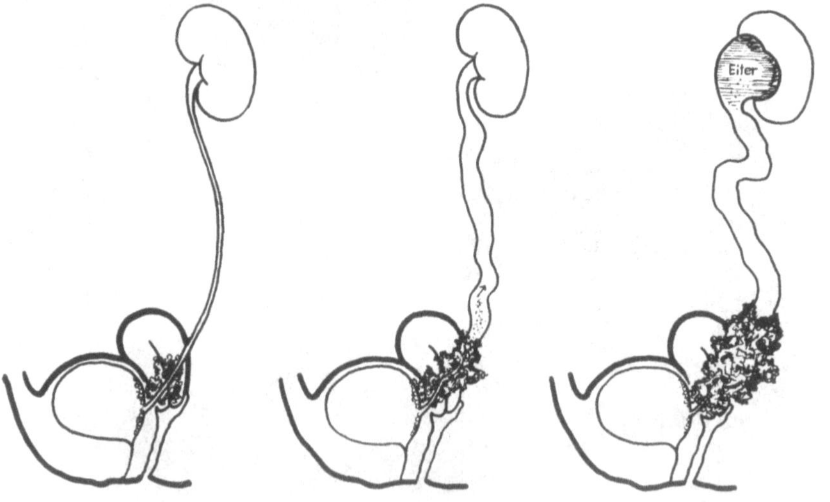

Abb. 72. Die Ummauerung des Ureters mit Karzinomgewebe führt zur Kompression des Ureters und dadurch zur Hydrureter- und Hydronephrosebildung. Durch Sekundärinfektion kommt es zur (septischen) Pyelitis und Pyelonephritis

a) Ureteren

Die Ummauerung des Ureters *(Abb. 72)* mit Karzinomgewebe, die in etwa 40% der fortgeschrittenen Fälle vorkommt, führt zur Kompression des Ureters und damit zur Harnstauung oberhalb der Kompression und schließlich zur Hydrureter- und

Hydronephrosebildung.

Es ist praktisch sehr wichtig zu wissen, daß auch allerschwerste einseitige hydronephrotische Veränderungen **klinisch** meist solange **völlig symptomlos** bleiben, bis eine Infektion eintritt.

Merke:

Gestauter Harn bleibt nie steril!

Es kommt daher über kurz oder lang zur **sekundären Infektion** mit (hohem) Fieber und damit schließlich zur

septischen Pyelitis und **Pyelonephritis** } → **Tod.**

Völlige Stenosierung beider Ureteren hat

Urämie (urämischem Koma) → **Tod**

zur Folge.

b) Iliakale Gefäße

Die karzinomatöse Umklammerung der **großen iliakalen Gefäße** führt infolge venöser Blutstauung (= Drosselung des venösen Blutabflusses) zum

Ödem der Beine (Oberschenkel!),
Ödem der Vulva und zum
Ödem der Unterbauchgegend.

c) N. ischiaducus

Greift die Krebswucherung auf den **N. ischiadicus** über, so kommt es zu quälendsten

Ischias- und Rückenschmerzen.

Nach und nach wird das ganze Becken mit Karzinommassen ausgemauert. Der Einbruch des Krebses in die **freie Bauchhöhle** führt zur

Peritonitis

und zur allgemeinen

Carcinosis peritonei.

2. Lymphogene Metastasierung

Die Hauptstraßen der metastatischen Ausbreitung (S. 127) des Zervixkrebses sind die Lymphbahnen.

Alle Genitalkarzinome von der Vulva bis zur Tube metastasieren in erster Linie **auf dem Lymphweg.**

Nach neueren Arbeiten *(Bruntsch* u.a.) ist es **häufiger,** daß die Zervixkarzinome zunächst **in Lymphknoten metastasieren,** als daß sie sich in die Parametrien ausdehnen. Nach *Ober* bevorzugen Zervixkarzinome, die eine etwa 5 mm breite *Grenzzone* (Zervix-Parametrien) überschritten haben, zunächst die *diskontinuierliche* (= vom Verband der Geschwulstzellen losgelöste) Ausbreitung und zwar vorwiegend in die *Lymphknoten der Beckenwand, viel weniger in Lymphknoten der Parametrien.*

Die für das Zervixkarzinom regionären Lymphknotengruppen (Lymphonodi = Lnn.) sind die folgenden *(Abb. 73)*:

1. Lnn. aortici
2. **Lnn. iliaci communes**
3. **Lnn. iliaci externi**
4. **Lnn. interiliaci**
5. Lnn. glutaei superiores
7. Lnn. sacrales
8. Lnn. subaortici (promontorii)

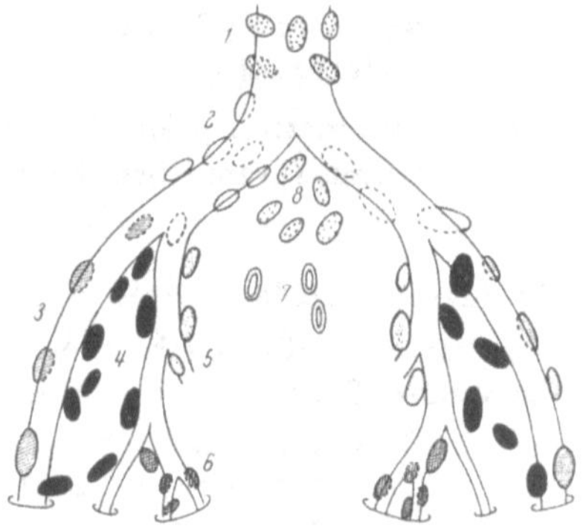

Abb. 73. Schematische Darstellung der Beckenlymphknoten (nach *Reiffenstuhl)*

Die bei der abdominalen Radikaloperation entfernbaren Lymphknoten sind **fett** gedruckt. Sie sind auch die am häufigsten befallenen *(Liu* und *Meigs, Taussig)*. Die anderen Lymphknoten sind nicht oder nur teilweise entfernbar.

Das erste Filter stellen die Lnn. interiliaci im Iliakaldreieck dar. Hier werden die in den Lymphbahnen des Beckens vordringenden aber auch die im Beckenbindegewebe kontinuierlich vorwuchernden Karzinompartikel abgefangen.

Im allgemeinen kann man bei der Palpation die Lymphknoten nicht tasten. Gelegentlich gelingt es aber doch, an der Beckenwand einen Lymphknoten zu fühlen.

Der **Lymphknotenbefall** bei den einzelnen Stadien des Zervixkarzinoms ist vielfach untersucht worden (*Bastiaanse, Favert, Meigs, Bruntsch, Navratil* u.a.).

Im Stadium I haben 10—20% der Fälle karzinomatöse Lymphknoten,
im Stadium II haben 20—30% der Fälle karzinomatöse Lymphknoten,
im Stadium III haben 30—50% der Fälle karzinomatöse Lymphknoten,
im Stadium IV haben 60—80% der Fälle karzinomatöse Lymphknoten.

3. Hämatogene Metastasierung

Die hämatogene Metastasierung beginnt dann, wenn der wuchernde Krebs in eine **Vene** einbricht. Das ist beim **Zervixkarzinom** meist verhältnismäßig **spät** der Fall, nämlich erst dann, wenn es bei der kontinuierlichen Ausbreitung im Becken schon zur krebsigen Infiltration der Blasen- oder Rektumwand kommt. Damit ist dann der Einbruch in das Gebiet der unteren Hohlvene vollzogen.

Hämatogene Fernmetastasen treten beim Zervixkarzinom erst spät auf.

Die häufigsten hämatogenen Fernmetastasen finden sich in

Lungen,
Leber und
Knochen, seltener finden sich Metastasen in
Niere, Gehirn, Haut.

Der Einbruch in die Beckenknochen erfolgt häufiger von den dort liegenden Lymphknoten aus (*Philipp* u. a.).

Karzinomatöse Fernmetastasen machen die Prognose infaust!

Die Stadieneinteilung des Zervixkarzinoms

Die Stadieneinteilung auf S. 134 dient dazu, die Behandlungsergebnisse der verschiedenen Kliniken zu vergleichen. Wenn die Einteilung diesen Zweck erfüllen soll, muß sich jeder Untersucher an die folgende internationale Vereinbarung halten:

Die Einreihung einer Patientin mit einem klinischen Zervixkarzinom in eines der Stadien I bis IV darf nur auf Grund des bei der

Aufnahmeuntersuchung

erhobenen Befundes geschehen.

Stadieneinteilung[1] des Zervixkarzinoms

Prä-invasives Zervixkarzinom

Stadium 0: **Oberflächenkarzinom = Carcinoma in situ =** gesteigert atypisches Epithel.
(Abb. 74)

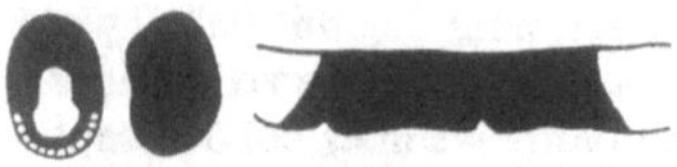

Abb. 74. Stadium O = Oberflächenkarzinom

Invasives Zervixkarzinom

Stadium I: Das Karzinom ist **auf die Zervix beschränkt.**

Ia = eben beginnende Invasion (S. 83).
(Abb. 75)

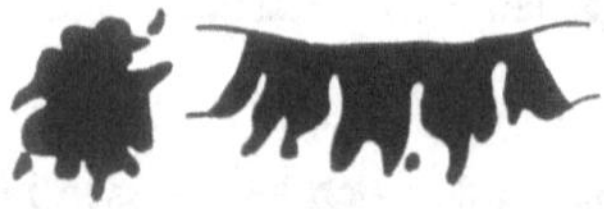

Abb. 75. Stadium Ia = Beginnende Stromainvasion mit Bildung spitzer Zapfen (S. 83 und 87)

Ib = Alle anderen Fälle von Stadium I.
(Abb. 76)

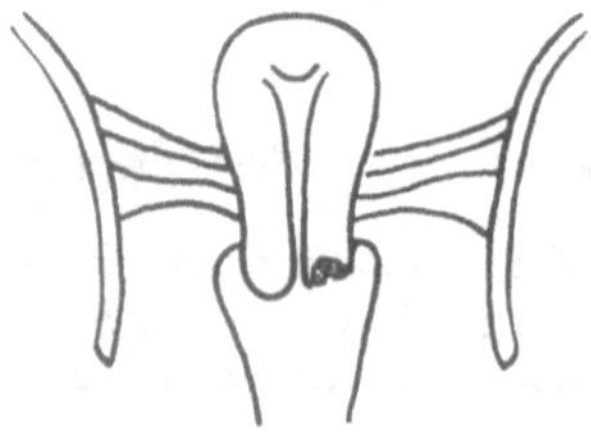

Abb. 76. Stadium Ib = Auf die Zervix beschränktes Karzinom (Beispiel für Ib mit klinischen Erscheinungen)

[1]) Auf Grund der Ausarbeitung des Krebskomitees der Internationalen Gesellschaft für Gynäkologie und Geburtshilfe im Jahre **1961.**

Stadium II: Das Karzinom dehnt sich **über die Zervixwand hinaus** aus, hat aber noch nicht die Beckenwand erreicht.

IIa: Nur die Vagina (ohne das untere Drittel) befallen.

IIb: Parametrium **oder** Parametrium **und** Vagina (ohne das untere Drittel) befallen.

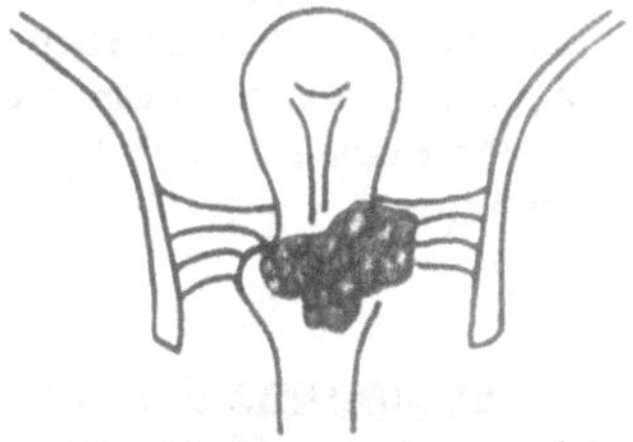

Abb. 77. Stadium IIb = Das Karzinom dehnt sich über die Zervixwand hinaus aus, hat aber noch nicht die Beckenwand erreicht. Befallen sind die **Vagina** (ohne das untere Drittel) und das Parametrium = IIb

Stadium III: *(Abb. 78)* Das Karzinom hat die **Beckenwand erreicht.** Bei rektaler Untersuchung wird keine infiltratfreie Stelle zwischen dem Tumor und der Beckenwand gefunden. Das Karzinom befällt das **untere Drittel der Vagina.**

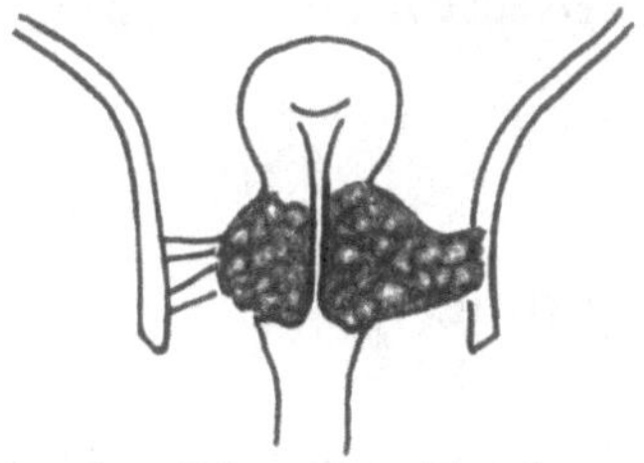

Abb. 78. Stadium III = Das Karzinom hat die Beckenwand erreicht

Stadium IV: *(Abb. 79)* Das Karzinom hat sich **über das Becken hinaus** ausgedehnt oder befällt die **Blase** oder das **Rektum** oder beide.

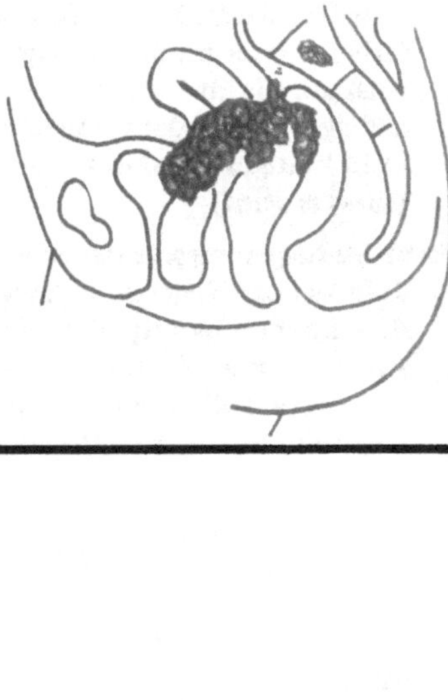

Abb. 79. Stadium IV = Das Karzinom hat sich über das Becken hinaus ausgedehnt und befällt die Blase oder das Rektum oder beide

Diese Feststellung ist von größter Wichtigkeit. Denn bei Anfängern besteht oft Unklarheit darüber, ob für die Einteilung auch später erhobene Befunde (z. B. Operationsbefund, histologischer Befund) ausschlaggebend sind.

Noch einmal: Maßgeblich für die Einreihung in ein Stadium ist allein der Befund (natürlich auch röntgendiagnostische, zystoskopische Befunde u. a.) **vor** jeglicher Behandlung.

Es ist bekannt, daß verschiedene Untersucher, auch geübte, den gleichen Fall nicht selten verschieden beurteilen. Besonders gehen die Meinungen bei der Beurteilung des Befalls der **Parametrien** — entzündliches oder karzinomatöses Infiltrat — auseinander. Auch ist es schwierig, die Stadien II und III voneinander abzugrenzen.

Symptome des klinischen Zervixkarzinoms

Bei der Beschreibung der einzelnen Formen des Zervixkarzinoms und seiner Ausbreitungswege haben wir schon auf die dabei auftretenden Krankheitserscheinungen hingewiesen. Hier fassen wir noch einmal zusammen:

Wir unterscheiden beim klinischen Zervixkarzinom **Erst**symptome und **Spät**symptome.

Erstsymptome

Subjektive **Früh**symptome des Zervixkarzinoms, d.h. Zeichen, die der **Frau** das Vorliegen eines **Früh**stadiums dieses Krebses selbst anzeigen würden, **gibt es leider überhaupt nicht.** Die **ersten subjektiven** Symptome:

Blutig verfärbter Ausfluß = fleischwasserfarbener oder bräunlich schmieriger Ausfluß, oft übelriechend; (auch hartnäckiger mehr oder weniger eitriger nicht blutiger Ausfluß kann ein Hinweis sein!) **Atypische Blutungen verschiedener Art: Jede von der Regel unabhängige Blutung,** gleichgültig ob in kleinsten Andeutungen oder stark, ist verdächtig, besonders auch **Kontaktblutungen** nach Kohabitation oder Defäkation.	**sind leider** keine **Früh**symptome, **sondern** Erstsymptome!

Bei jedem Karzinomverdacht muß die **Blutungsanamnese** besonders sorgfältig aufgenommen werden:

Man muß ausnahmslos **jede** Patientin **betont** fragen:
Haben Sie **Ausfluß?**
Ist er nicht (manchmal) fleischwasserfarben (rosa, blutig?)

Haben Sie Blutungen außerhalb der Regel?
Blutungen nach dem Verkehr?
Blutungen nach dem Stuhlgang?

Merke:

Jeder bräunliche Ausfluß ist als Blutung zu werten!

Diese Blutungssymptome sind die ersten und für lange Zeit die einzigen Krankheitszeichen, die die Frau an sich selbst bemerken kann. Es sind deswegen **keine Früh**symptome, weil beim **erstmaligen** Auftreten dieser Krankheitszeichen das Zervixkarzinom meist schon mehr oder weniger weit **fortgeschritten** ist! Es sind also **Erstsymptome, keine Frühsymptome!**

Zervixkarzinome können überhaupt erst dann subjektive Symptome machen, wenn ihre Oberfläche zerfällt! Zum Zerfall der Oberfläche kommt es aber meist erst dann, wenn der Krebs schon weit **in die Tiefe gewuchert, manchmal sogar erst dann, wenn er inkurabel ist.** Schmerzen fehlen im Anfang der Krebserkrankung so gut wie immer!

Die **ersten subjektiven Symptome** des Zervixkarzinoms — **fleischwasserfarbener Ausfluß und Blutungen** — sind stets Zeichen eines schon mehr oder weniger weit **fortgeschrittenen Krebses!**
Andere Erstsymptome als diese gibt es nicht!

Die Heilungsergebnisse des Zervixkarzinoms können wir nur verbessern, wenn wir es nicht erst in seinen fortgeschrittenen Stadien, sondern in seinen Vor- und Frühstadien erfassen.

Selbstverständlich müssen die Frauen **trotzdem** immer wieder und nachdrücklichst auf die oben genannten Erstsymptome hingewiesen werden, insbesondere darauf, daß **jede Blutung, die außerhalb der Regelzeit auftritt, auf Krebs verdächtig ist,** und ferner, daß der Krebs in den ersten Stadien **niemals Schmerzen** macht: Der Schmerz ist leider ein Spätsymptom des Krebses!

Aber darüber muß sich jeder klar sein: Die gewissenhafteste Beachtung dieser **Erstsymptome** kann **niemals** zur Erfassung des ganz **frühen, beginnenden** Zervixkarzinoms führen! Das ist nur mit Hilfe der **Suchmethoden** — und zwar relativ leicht — erreichbar. Wegen der entscheidenden Bedeutung dieser Methoden für die Früherfassung des Zervixkarzinoms haben wir ihnen einen besonderen Abschnitt gewidmet (S. 89).

Spätsymptome

Sobald das Karzinom das Ausgangsorgan, die Zervix, überschritten hat, kommt es bald zu einer Vielzahl von Symptomen (= **Symptomreiches Stadium** des **fortgeschrittenen** Karzinoms). Die Art und die Stärke dieser Symptome (= **Spätsymptome**) hängen von dem Umfang und dem Tempo der Ausbreitung des Karzinoms ab.

Als Zeichen des fortgeschrittenen Gewebszerfalls sehen wir vor allem **dauernden Blutabgang** oder stinkenden, blutig-schmierigen **Ausfluß** und Abgang von **Gewebsbröckeln.** Ganz plötzlich kann es zu starken, **lebensbedrohlichen Blutungen** aus karzinomatös angefressenen Gefäßen kommen.

Schmerzen, die im Anfangsstadium niemals auftreten, sind ein Hauptsymptom des jetzt meist schon unheilbaren Zervixkrebses.

Schmerzen sind leider stets ein **Spätsymptom.**

Sie beginnen mit Druckbeschwerden im Becken, dann treten Rückenschmerzen auf, Schmerzen in den Seiten des Unterleibs, ziehende Schmerzen in den Beinen usw. Die Schmerzen werden geradezu unerträglich, wenn **Nerven** (N. obturatorius, Plexus ischiadicus) und besonders dann, wenn **Wirbelkörper** vom Karzinom ergriffen werden.

Thrombosen (Ödeme der Oberschenkel) sind auch Zeichen eines schon weit fortgeschrittenen Karzinoms. Zu **Ödemen der Oberschenkel,** der Vulva und der Unterbauchdecke kommt es aber auch, wenn die großen iliakalen Gefäße karzinomatös umklammert werden.

Fieber und evtl. Schüttelfröste können die Folge einer sekundären Infektion bei Harnstauung infolge Kompression des Ureters (S. 131) sein.

Zystitische Beschwerden, vor allem **Blasentenesmen** (quälender Drang zum Wasserlassen) beim Zervixkarzinom weisen auf Befallensein der Blasenwand hin. **Blutungen aus der Blase** gehen einer Perforation oft voraus.

Hartnäckige **Verstopfung,** der oft heftige **Durchfälle** vorangehen, kündigt an, daß das Karzinom die **Mastdarmwand erreicht** hat. Die bald eintretende **Perforation** wird durch **Darmbluten** angezeigt.

Unwillkürlicher Abgang von Urin und **Stuhl** deutet auf den erfolgten Durchbruch des Karzinoms in die Blase oder in das Rektum hin.

Umklammerung beider Ureteren durch das Karzinom führt zur **Urämie** (Rest-N-Anstieg). Das urämische Koma bringt dann bald die Erlösung.

Aus der neueren Literatur ergibt sich:

Ein Drittel bis zwei Drittel aller nicht oder zu spät behandelten Zervixkarzinom-Patientinnen sterben an Urämie.

In anderen Fällen führen **Tumorkachexie** und Abmagerung sowie **Verblutung, Peritonitis, Allgemeininfektion** oder interkurrente Krankheiten zum Tode.

Diagnostik des klinischen Karzinoms

Die Einzelheiten wurden schon in den vorigen Abschnitten besprochen.

Bei der **vaginalen Untersuchung** muß man sich über die **Beweglichkeit des Uterus** klarwerden, ob er frei beweglich oder in seiner Beweglichkeit eingeschränkt oder sogar fixiert ist. Beim Vorliegen einer Beweglichkeitseinschränkung muß man versuchen, die Ursache herauszubekommen (chronische Entzündung, karzinomatöser Prozeß?).

Auf die Bedeutung der **rektalen Untersuchung** für die Eingruppierung des Falles wurde hingewiesen (S. 128).

Außer der gynäkologischen Untersuchung müssen noch folgende Untersuchungen vorgenommen werden:

Zystoskopie; i.v. Pyelogramm;
Rektoskopie (ab Stadium II);
Röntgenaufnahme des Beckens und der Wirbelsäule;
Internistische Untersuchung und EKG;
Thoraxaufnahme;
Blutuntersuchung (mindestens Blutbild, Rest-N, evtl. auch Hämatokrit, Jonogramm);
Blutgruppen- und Rhesusfaktorbestimmung (zur Vorbereitung für die Transfusion!).

} Dies merke sich der **junge Stationsarzt!**

Zervixkarzinom und Schwangerschaft

Das Zusammentreffen von Zervixkarzinom und Schwangerschaft ist verhältnismäßig selten. Trotzdem muß gefordert werden, daß jede Schwangere in der Schwangerenberatung einmal mit der Abstrichmethode zytologisch und kolposkopisch untersucht wird. Tut man das nicht, so kann das sehr unangenehme Folgen haben.

In den letzten Jahren habe ich zwei Fälle mit Blutungen im ersten Trimester der Schwangerschaft erlebt, in denen die betreuenden Ärzte von der Diagnose „Abortus imminens“ so überzeugt waren, daß sie selbst eine Spiegeluntersuchung nicht für nötig hielten (!!). In beiden Fällen kam es zu einem Prozeß.

Bei Blutungen in der Schwangerschaft muß man immer auch an die Möglichkeit eines Karzinoms denken!

Entgegen anderen Meinungen stehe ich auf dem Standpunkt, daß sich die Anwendung der Methoden der Frühdiagnostik in der Schwangerenberatung sehr wohl lohnt. In der Züricher Klinik wurden **17,8%** der **Oberflächenkarzinome** bzw. **8,1%** der **Zervixkarzinome** des Stadium I bei Frauen unter 45 Jahren während oder kurz nach einer **Schwangerschaft** entdeckt *(Jenny, Wyss, Wacek, J. H. Müller* und *Held)*.

Früher war man der Meinung, daß die Schwangerschaft auf das Wachstum eines Karzinoms einen außerordentlich ungünstigen Einfluß ausübe. Nach neueren Erfahrungen vor allem des letzten Jahrzehnts steht man jetzt auf dem Standpunkt, daß sich das **Zervixkarzinom in der Schwangerschaft nicht schneller als sonst ausbreitet** und daß seine Heilungschancen während dieser Zeit besonders gut sind. Dabei ist beachtlich, daß die Heilungen in den ersten Monaten der Schwangerschaft entschieden zahlreicher sind als in den letzten *(Bickenbach* und *Soost)*.

Die alte Erfahrung, daß die **Prognose** der Behandlung des Zervixkarzinoms **nach Beendigung der Schwangerschaft sehr schlecht** ist, wird allgemein bestätigt. Ursache ist die hormonale Umstellung post partum (Absinken des hohen Sexualhormonspiegels, Ausschüttung von Prolaktin).

Daraus ergibt sich, daß die **frühzeitige Erkennung des Zervixkarzinoms innerhalb der Schwangerschaft noch wichtiger ist als außerhalb der Schwangerschaft** *(Bickenbach* und *Soost)*.

Bisher wurde in der Schwangerschaft die **operative Behandlung** bevorzugt, für die folgende **Grundsätze** gelten:

Zervixkarzinom	**Kind**	**Vorgehen**
operabel	nicht lebensfähig	Radikaloperation ohne Rücksicht auf die Schwangerschaft
operabel	lebensfähig	Schnittentbindung, anschließend Radikaloperation
nicht operabel	Lebensfähigkeit abwarten	Schnittentbindung, anschließend Strahlenbehandlung

In den letzten Jahren wurde sowohl in der I. Münchener UFK *(Bickenbach)* als in der Hamburger UFK *(G. Schubert)* das Zervixkarzinom in der Schwangerschaft auch mit der kombinierten **Radium-Röntgen-Therapie** behandelt. Zumindest in der Frühgravidität, wahrscheinlich aber auch in späteren Monaten der Schwangerschaft, ist die Strahlenbehandlung der Operation gleichwertig *(Bickenbach* und *Soost)*. An der Hamburger UFK wird das Zervixkarzinom in der Schwangerschaft nur in Ausnahmefällen noch radikal operiert. Die Behandlungsmethode der Wahl ist die kombinierte **Radium-Röntgen-Therapie** nach **suprazervikaler Uterusamputation** bzw. **Porroscher Operation** (subtotale Hysterektomie). Es wird also zunächst das **gesunde** Gewebe des Uterus einschließlich des Schwangerschaftsproduktes entfernt und dann anschließend das gesamte im Organismus zurückgelassene erkrankte Gewebe **bestrahlt.**

Wenn die Diagnose Zervixkarzinom gestellt ist, beginnt man heute sofort mit der Behandlung ohne Rücksicht auf den Zeitpunkt der Schwangerschaft.

Therapie des klinischen Zervixkarzinoms = des infiltrierend wachsenden Zervixkarzinoms (einschließlich des „frühinvasiven“ Karzinoms)

Über die einzuschlagende Therapie und die Prognose des Falles kann man erst dann sprechen, wenn eine Voraussetzung erfüllt ist: Man muß sich durch eingehende Untersuchung darüber klar geworden sein, welchem **Stadium** (S. 134) der international festgelegten Einteilung dieser betreffende Fall angehört.

Die Behandlung kann erfolgen durch:

1. **Operative Behandlung = Radikaloperation,**
2. **primäre (alleinige) Strahlenbehandlung,**
3. **Kombination** von **Radikaloperation** und **Strahlenbehandlung,**
4. **Zytostatika.**

Die genannten Verfahren sind keine Konkurrenzverfahren. Je nach individueller Lage des Falles wird das eine oder das andere Verfahren oder, 3. Möglichkeit, die beiden Verfahren 1. und 2. kombiniert angewandt. Es kommt darauf an, für den einzelnen Karzinomfall die optimale Behandlung herauszufinden = **Elektive Therapie** *(Stoeckel)*.

Dazu kommt noch die Behandlung mit zytostatischen Stoffen und Mitosegiften, die aber über ein Versuchsstadium noch nicht hinausgekommen ist.

1. Operative Behandlung

Erfahrungsgemäß bringt der Anfänger oft die Grundbegriffe der operativen Behandlung durcheinander. Dabei sind zumindest die **Begriffe** leicht zu verstehen. Wie bei jedem Karzinom ist es auch beim Zervixkarzinom entscheidend wichtig, daß **radikal** operiert wird. Mit einfachen Worten gesagt, heißt das: Es muß so operiert werden, daß das **über den Ort der Entstehung** des Krebses, die Zervix, schon kontinuierlich **hinausgewucherte** Krebsgewebe auch sicher **mit erfaßt** und **entfernt** wird. Diese **Radikaloperation** kann man von einem **Bauchschnitt** aus ausführen = **abdominaler Weg = Wertheimsche Operation.** Man kann aber auch von der **Scheide** aus durch Eröffnung der Scheidengewölbe und der seitlichen Teile der Scheide an den Zervixkrebs herangehen = **vaginaler Weg = Schauta-Stoeckelsche Operation,** also

Operationswege beim Zervixkarzinom

a) der **abdominale** Weg = **Abdominale Radikaloperation** = **Wertheimsche** Operation,

b) der **vaginale** Weg = **Vaginale Radikaloperation** = **Schauta-Stoeckelsche** Operation.

a) Abdominale Radikaloperation = Wertheimsche Operation *(Wertheim* 1898*)*

Der Anfänger verwechselt oft die **einfache Total**exstirpation des Uterus *(Abb. 80)* mit dieser **Radikaloperation** (= **„erweiterte"** Totalexstirpation, *Abb. 81*). Bei der einfachen Totalexstirpation wird lediglich der ganze Uterus mit den Adnexen entfernt. Eine **Radikal**operation im Sinne der **Wertheimschen Operation** liegt aber erst dann vor, wenn **außerdem**

1. **das parametrane Beckenbindegewebe vollständig mit entfernt wird** *(Abb. 83)*,
2. **die befallenen Lymphknoten mit entfernt werden** (die Bedeutung dieser Maßnahme ist umstritten, S. 144),
3. **ein Teil der oberen Scheide mitgenommen wird,**
4. **die A. uterina in der Nähe der A. hypogastrica abgesetzt wird.**

Besonders macht die Entfernung des parametranen Bindegewebes, des sogenannten „Paragewebes", die Operation zu einem großen Eingriff, der erhebliche Erfahrung und große Übung voraussetzt. Die Bezeichnung „**Radikal**"operation ist **nur dann berechtigt,** wenn dieses **parametrane Bindegewebe auch wirklich so radikal wie möglich mit entfernt wird.** Um das tun zu können, müssen die **Ureteren** in ihrem unteren Teil **freigelegt** werden, müssen **Blase** und **Mastdarm** weit abpräpariert werden, weil diese Organe sonst verletzt würden.

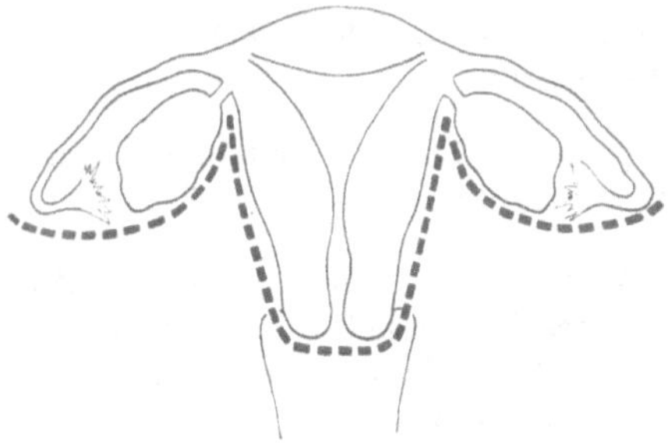

Abb. 80. Einfache **Total**exstirpation des Uterus (unter Mitnahme beider Adnexe)

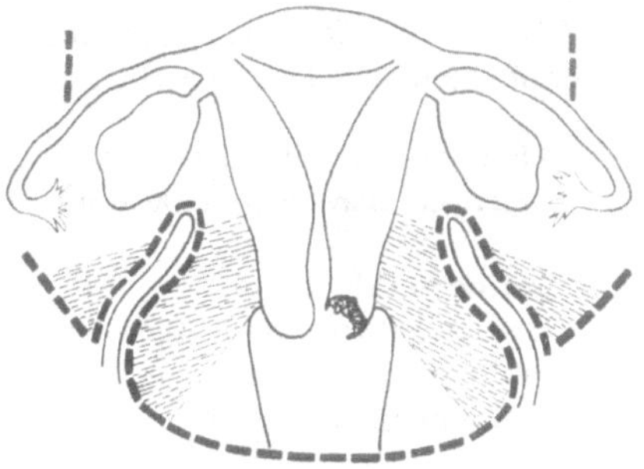

Abb. 81. Erweiterte Totalexstirpation = **Radikal**operation des Zervixkarzinoms, vaginal (= Schauta-Stoeckelsche Operation) oder abdominal (= Wertheimsche Operation)

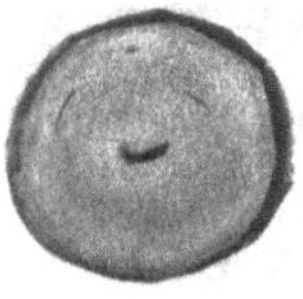

Abb. 82.

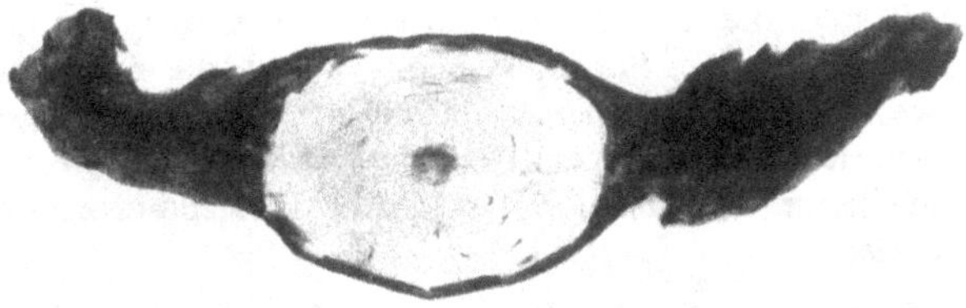

Abb. 83.

Abb. 82. Querschnitt durch den Zervixstumpf eines (einfach) **total** exstirpierten Uterus

Abb. 83. Querschnitt durch den Zervixstumpf eines **radikal** operierten Zervixkarzinoms. An beiden Seiten der Zervix hängt das mit herausgenommene parametrane Bindegewebe

b) Vaginale Radikaloperation
= Schauta-Stoeckelsche Operation (*Schauta* 1902)

An ihrer Vervollkommnung arbeiteten *Amreich*, *Stoeckel*, *Kraatz*, *Navratil*, *Fauvet* u. a.

Im Prinzip die gleiche Operation, nur daß hier nicht von einem Leibschnitt aus, sondern **vaginal,** also von der Scheide aus, operiert wird. Auf die Entfernung der befallenen Lymphknoten wird bei der vaginalen Operation verzichtet.

Wer nicht **eine** der beiden **Radikal**operationen technisch von Grund auf **beherrscht,** soll seine **operablen** Fälle **bestrahlen** lassen!

Die beiden Operationsmethoden sind gleichwertig, was die Radikalität der Entfernung von Parametrien und Scheide betrifft.

Hauptvorteile der **vaginalen Radikal**operation: Seitliche und hintere Parametrien können besonders weit entfernt werden, ferner:

geringere Mortalität, geringere Morbidität (0,5—1 %) geringere Schockwirkung, viel schnellere Erholung.	Daher: Die **Indikation** bezüglich **allgemeiner** Operabilität (Alter, Hochdruck, Adipositas, Varizen) kann **weiter** gestellt werden.

Besonderheit: Die Lymphknoten an der seitlichen Beckenwand können nicht exstirpiert werden. Die Entfernung der Lymphknoten spielt nach Ansicht der meisten Operateure keine große Rolle. Denn es ist auch bei der abdominalen Radikaloperation, also dem „Wertheim", technisch gar nicht möglich, an **alle** Lymphknoten heranzukommen, die befallen sein könnten (S. 132). Außerdem weiß man nie, ob über die entfernten primären Lymphstationen hinaus nicht schon sekundäre Stationen befallen sind, die Entfernung der primären somit zwecklos ist. *Rauscher* und *Spurny* (1959) haben gezeigt, daß die relative Dauerheilung bei Operierten **ohne** obligate **Lymphknotenentfernung** (74,05 %) **sich kaum von denen mit obligater Lymphknotenentfernung** (75,79 %) **unterscheidet.**

Im letzten Jahrzehnt konnten durch Anwendung der Antibiotika, verbesserte Narkosetechnik, bessere intra- und postoperative Prophylaxe auch die Mortalität und die Morbidität der abdominalen Radikaloperation (Wertheim) erheblich herabgesetzt werden.

Eine **extreme abdominale Radikaloperation,** bei der erkrankte Nachbarorgane wie Harnblase und Mastdarm mit entfernt werden, wurde von *Brunschwig* (New York) standardisiert. Sie ist nur ganz ausnahmsweise indiziert, nämlich bei fortgeschrittenen Zervixkarzinomen, die strahlenresistent sind oder die nach der Strahlenbehandlung rasch rezidivierten *(G. Döderlein)*. Primäre Operationsmortalität 20—30 %.

2. Primäre (= alleinige) Strahlenbehandlung

Bei der Strahlenbehandlung sind **2 Forderungen** zu erfüllen:

1. Das **Maximum** der applizierten Strahlung muß **im Tumor** absorbiert werden, während das umgebende gesunde Gewebe möglichst geschont werden soll. Dieser Effekt ist von großer Bedeutung, da die Reparationsvorgänge nach Einschmelzung des Tumors von der gesunden Umgebung erfolgen.

2. Die **relative Herdraumdosis** ist so günstig wie möglich zu gestalten. Der Begriff relative Herdraumdosis ist ein Maß dafür, **wieviel Prozent der in den Körper eingestrahlten Röntgenstrahlen im Tumor selbst zur Wirkung gelangen.**

Die wesentlich bessere Verträglichkeit der **Mega-** oder **Hochvolttherapie** gegenüber der konventionellen Therapie ist Ausdruck einer **günstigen Herdraumdosis.** Die unter dem Begriff „Strahlenkater" zusammengefaßten Erscheinungen treten entweder gar nicht oder in milderer Form auf.

Technische Einzelheiten über die Behandlungsmethoden der Radiologie können im Rahmen dieses Buches nicht erörtert werden. Ich verweise auf die speziellen Lehrbücher[1]).

Die Strahlenbehandlung des Zervixkarzinoms wird als **kombinierte Radium-Röntgen-Therapie** durchgeführt. Im allgemeinen beginnt man mit der

I. Radiumtherapie

als Methode der **Nahbestrahlung** des Tumors. In 2—3 Sitzungen im Abstand von 2—3 Wochen werden insgesamt 4000—6000 mgeh Radium verabreicht. Verwendet werden Intrauterinstift und Platte. Auf den bis zum Uterusfundus reichenden Stift wird neuerdings besonderer Wert gelegt *(Gauwerky, Günsel, Kepp)*. Das Blasen- und Rektummaximum muß dosimetrisch, z.B. mit dem Gammameter (Sondenmessung im Rektum und in der Blase) kontrolliert werden. Bei zu hoher Dosis an der Blase oder am Rektum läßt sich die Dosis durch Scheidentamponade herabsetzen.

Die Radiumapplikation wird so eingerichtet, daß das Radium nur in einer Entfernung bis zu etwa 3 cm (gerechnet von der Präparatmitte) abtötend auf das Karzinomgewebe wirkt. Bei Erhöhung der Dosis würde es zu Schädigungen der Blase und des Mastdarms kommen *(Bumm, Martius* u.a.). Um die in den Parametrien befindlichen Karzinomzellen zu erfassen, wird anschließend durchgeführt die

II. Perkutane (Röntgen-)Tiefentherapie

1. Konventionelle Therapie

a) Kreuzfeuer-Methode. Fraktionierte perkutane Bestrahlung des kleinen Beckens (nach *Regaud* und *Coutard*), und zwar im allgemeinen von zwei Bauch- und zwei Rückenfeldern aus (unter Schonung von Blase, Rektum und Schenkel-

---

[1]) *D. Hofmann*, Klinik der gynäkologischen Strahlentherapie, Verlag Urban und Schwarzenberg, München und Berlin 1963. — *J. Ries* und *J. Breitner*, Strahlenbehandlung in der Gynäkologie, Verlag Urban und Schwarzenberg, München und Berlin 1959. — *R.K. Kepp*, Gynäkologische Strahlentherapie, Verlag Georg Thieme, Stuttgart 1952. — *W. Möbius*, Beitrag zur Radiumbehandlung in der Gynäkologie, Verlag Georg Thieme, Leipzig 1951. — *W. Schlungbaum*, Medizinische Strahlenkunde, 2. Aufl., Verlag Walter de Gruyter & Co., Berlin 1963.

hals). Die Gesamttiefendosen auf jeder Seite des kleinen Beckens liegen zwischen 2500 und 3500 r. Sie werden der Tumorausbreitung und Strahlensensibilität des Einzelfalles angepaßt.

b) Siebbestrahlung. Durch Auflegen eines Bleisiebes mit vielen runden (oder quadratischen) Öffnungen von $^1/_2$ bis 1 cm Durchmesser wird die Haut zu einem Teil abgedeckt. Das Öffnungsverhältnis (Verhältnis der Öffnungen zur Gesamtgröße des Siebes) liegt gewöhnlich bei 40—50%. Neben der **zeitlichen** Fraktionierung erfolgt hier also auch eine **räumliche Fraktionierung.** Sie ermöglicht eine hohe Belastbarkeit der Haut. Die Siebmethode gestattet infolgedessen die Einstrahlung hoher Dosen in die Tiefe. Die Einzeldosis kann auf 400—500 r, die Gesamtdosis an der Oberfläche auf 5000—15000 r erhöht werden.

(Wirkung von a) und b) vorwiegend **palliativ.**)

c) Bewegungstherapie (Pendelmethode, Pendelkonvergenzmethode, Konvergenzmethode). Die Bewegungsbestrahlung ist von Bedeutung für die Bestrahlung der Parametrien.

In Verbindung mit 2—3 Radiumeinlagen zu je 2000 mgeh läßt sich die von *Wachsmann* angegebene **zweiseitige exzentrische Pendelbestrahlung** durchführen. Diese ermöglicht durch die Kombination mit dem Radium eine Herddosis bis zu 5000—6000 r pro Parametrium.

2. Hochvolttherapie (S. 22)

(Telekobalt- oder Betatron-Therapie, 15—35 MeV[1]))

Es gelingt hiermit die Tumordosis in jede Tiefe des Körpers einzustrahlen, wobei die Dosierung wegen der relativen Absorptionsgleichheit von Knochen und Weichteilen wesentlich günstiger ist.

Die Hochvolttherapie wird als Stehfeld-Methode oder als Pendelmethode durchgeführt.

Nach bisher vorliegenden Ergebnissen wird im gynäkologischen Bereich die konventionelle Strahlentherapie in zunehmendem Maße durch die Hochvolttherapie verdrängt. Die Gründe dafür sind die Hautschonung, die bessere Verträglichkeit, die geringere Raumdosis bei Erreichung der tumorvernichtenden Dosis.

> Als **kurative** Therapie gelten die **Bewegungstherapie** und die **Hochvolttherapie.**

Operation oder Bestrahlung

Diskussionen über die Leistungsfähigkeit der Strahlenbehandlung im Vergleich zur Operation sind beim Zervixkarzinom heute nicht mehr angebracht. **Es muß klar ausgesprochen werden, daß die operative Therapie und die Strahlen-**

[1]) MeV = Millionen Elektronenvolt.

therapie in ihren Leistungen heute völlig gleichwertig sind. In der Behandlung der Karzinommetastasen und Karzinomrezidive ist die Bestrahlung der Operation sogar weit überlegen.

Die fortgeschrittenen **Stadien III** und **IV** gelten heute als inoperabel und werden **ausnahmslos bestrahlt** (sofern das Stadium IV überhaupt noch behandelbar ist). Diese beiden Gruppen zusammen machen immer noch fast die Hälfte aller Fälle von Zervixkarzinomen aus, die zur klinischen Aufnahme kommen.

Die Behandlungsmethode der Wahl bei den Stadien III und IV des Zervixkarzinoms ist die Bestrahlung.

Die Frage „Operation **oder** Bestrahlung" kann sich also nur auf die Stadien I und II beziehen. Die Heilungsziffern für diese Stadien sind bei beiden Methoden praktisch die gleichen.

Als

Vorteile der operativen Behandlung

werden angeführt:

Die **schnellere Erholungsfähigkeit,** besonders nach der **vaginalen** Radikaloperation (Wegfall des „Strahlenkaters"),

Wegfall der sogenannten **Strahlenschäden,** richtiger Strahlen**folgen** (Hautreaktionen, Fisteln an Blase und Rektum, Ureterkompression).

Unbedingte Indikationen zur Operation

sind:

Gleichzeitiges Vorhandensein

eines **großen Myoms,**

eines **Ovarialtumors,**

einer **Adnexentzündung,** insbesondere einer **Pyosalpinx.** Bei der Strahlenbehandlung verschlimmert sich die Adnexentzündung, und die Pyosalpinx kann platzen (Peritonitis!).

Bezüglich des Vorgehens bei gleichzeitigem Vorliegen einer **Schwangerschaft** siehe S. 139.

Nachbestrahlung nach Operationen

Die Nachbestrahlung (= Röntgennachbestrahlung) ist eine Sicherheitsmaßnahme, um noch evtl. zurückgebliebene Karzinomzellen abzutöten. Ob man nach Operationen nachbestrahlen soll oder nicht, ist in den letzten Jahren vielfach diskutiert worden *(Kirchhoff)*. Im allgemeinen wird die Meinung vertreten, daß beim Zervixkarzinom eine Nachbestrahlung in jedem Falle empfehlenswert ist.

Beim **Stadium II** muß eine **Nachbestrahlung gefordert** werden.

4. Zytostatika

Zytostatika haben die für kurative Behandlung des Zervixkarzinoms zur Zeit noch keine Bedeutung. Vgl. S. 366.

4. KAPITEL

Uteruskörper

Entzündung des Uteruskörpers

Endometritis corporis uteri

= Entzündung der Gebärmutter(körper)-schleimhaut

Ätiologie: Die Endometritis ist die Entzündung des Endometriums nach Besiedelung mit Krankheitserregern. Die Endometritis entsteht stets durch **bakterielle Infektion.** Als **Erreger** kommen die verschiedensten pathogenen Keime in Frage wie Staphylokokken, Streptokokken, Kolibakterien, Gonokokken, Tuberkelbakterien u.a. Die Gonorrhoe spielt bei der Endometritis corporis uteri nur eine untergeordnete Rolle (siehe unten).

> Die **frische** Endometritis sitzt in der **Funktionalis,** die **ältere in** der **Basalis** des **Endometriums.**

Pathogenese: Die Endometritis ist eine **aszendierende** Infektion mit einer Ausnahme: Die Endometriumtuberkulose entsteht hämatogen oder deszendierend von einer Adnex-Tbk. her.

Wichtige **Voraussetzungen** für das Zustandekommen einer Endometritis corporis sind

Offener Muttermund ⟶ Offener Halskanal,
Keimstraße = Langsam absickerndes Blut oder Sekret,
Verwundetes Endometrium (**Menstruation! Wochenbett! Abort!**).
Nährboden für Keime: Abgestoßenes Endometrium, Abortreste, Dezidua.

Ursachen: Die Endometritis hat dementsprechend mannigfache Ursachen.

1. **Infektion bei Fehlgeburt** (häufigste aller Ursachen) ⟶ **Endometritis post abortum.**
   a) Durch **intrauterine Eingriffe** besonders beim artefiziellen und **kriminellen Abort** können leicht massive Infektionen hervorgerufen werden.
   b) Nicht restlos ausgeräumte **Frucht-** und **Plazentateile** haben fast immer eine Infektion der Gebärmutterschleimhaut zur Folge.

2. **Infektion unter der Geburt und im Wochenbett** ⟶ **Endometritis puerperalis** (septica), manchmal hochfieberhaft, geht mit reichlichem, stinkendem eitrigen Ausfluß einher.
   a) Bei **geburtshilflichen Operationen** sind Erreger mechanisch in das Cavum uteri gebracht worden.
   b) **Dezidua-** oder **Plazentateile,** die im Uterus zurückgeblieben sind, bilden einen guten Nährboden für pathogene Keime des Wochenbettes.
   c) **Lochialstauungen** begünstigen ebenfalls die Keimbesiedlung und das Keimwachstum in der Gebärmutterschleimhaut.

3. **Infektion vom infizierten Zervikalkanal aus.**
   Daß sich aus einer Endometritis cervicis eine Endometritis corporis entwickelt, gilt vor allem für die **Gonorrhoe** (siehe Endometritis gonorrhoica S. 260), aber auch **alle anderen pathogenen Keime** können, wenn sie in der Zervixschleimhaut sitzen, ins Endometrium corporis aszendieren. Der innere Muttermund ist kein sicherer Schutz dagegen.

4. Eine **iatrogene Endometritis** ist eine Entzündung der Gebärmutterschleimhaut, die durch einen intrauterinen (meist diagnostischen) Eingriff entstanden ist. Auch unter Einhaltung strengster aseptischer Kautelen in der Klinik kommt es leicht zu Entzündungen der Schleimhaut, vor allem schon dadurch, daß der **Zervixschleimpfropf entfernt** wird.

> Schon eine **Sondierung** kann eine Endometritis zur Folge haben!

Auch die **Strichkürettage** zur Zyklusdiagnostik ist keine ungefährliche Maßnahme, desgleichen nicht die Einführung des **Hysterosalpingographie-**Gerätes. **Uterusspülungen, intrauterine Tamponaden, Intrauterinpessare,** ebenso **Radiumeinlagen** haben oft eine Schleimhautentzündung der Gebärmutter zur Folge.

Das, was den erfahrenen Gynäkologen auszeichnet, ist die „Hochachtung“ vor dem Cavum uteri. Nur, wenn es **unbedingt notwendig** ist und nur, wenn alle **Vorbedingungen (Fehlen jeglicher Entzündung in der Umgebung des Uterus: Adnexitis!! Parametritis!)** erfüllt sind, darf man in die Gebärmutterhöhle eingehen, wobei die Beachtung höchster **Sterilität** selbstverständlich ist.

Man muß sich vor jeder intrauterinen Maßnahme überlegen, ob der diagnostische oder therapeutische Effekt das Risiko einer Infektion aufwiegt.

5. **Submuköse Myome, Korpuspolypen,** besonders das **Korpuskarzinom** bringen stets eine Endometritis mit sich.

Man muß sich darüber klarwerden, wie z. B. aus einem submukösen Myom eine Endometritis corporis entsteht. Solch ein submuköses Myom liegt viele Monate lang und länger im Uteruskavum. Dabei **drückt** es ununterbrochen auf die sehr zarte Schleimhaut der Gebärmutterhöhle und setzt dadurch im Endometrium eine umschriebene **Wunde.** Diese Wunde kann solange nicht abheilen, wie die Ursache, der Druck des submukösen Myoms, besteht. Dieser **Fremdkörper im Uteruskavum,** das submuköse Myom, setzt aber nicht nur eine Endometriumwunde. Es bildet gleichzeitig die **Brücke** *(Stoeckel),* über die die **Keime** von der so häufig infizierten Zervixschleimhaut auf das verwundete Endometrium aufsteigen können.

Histologie: Bei der aufsteigenden Infektion der Gebärmutterschleimhaut befallen die pathogenen Keime die **Funktionalis.** Bei massenhaftem Keimbefall und hoher Virulenz der Keime wird auch die **Basalis** mitergriffen, in schweren Fällen geht die Entzündung auch auf die **Muskularis** (→Myometritis) und die Lymphbahnen (—→ Parametrien —→ Parametritis) über. — Man kann sich leicht vorstellen, daß diese entzündlichen Veränderungen im Endometrium, die Hyperämie, die Überschwemmung der ganzen Schleimhaut mit Leukozyten, Lymphozyten und Plasmazellen usw. sich auf die mensuelle Abstoßung und die anschließende Wundheilung auswirken.

Symptome: Die wichtigste Folge ist die, daß die Wundheilung nicht im normalen Tempo, sondern **langsamer** abläuft, und daß es dabei aus kleinen Geschwüren weiter blutet. Das klinische Hauptsymptom, an dem wir die **verzögerte Wundheilung** erkennen, ist die **Nachblutung** nach der Regel.

Leitsymptom der **Endometritis:** Die **Nachblutung** nach der Regel = **verlängerte Regelblutung.**

Dazu kommen dann bald noch zwei weitere charakteristische Blutungsstörungen: Die **verstärkte** Regelblutung und zeitweise auftretende **Zwischenblutungen.**

Manchmal sind die entzündlichen Veränderungen an der Basalis so schwer, daß es in dem laufenden Zyklus überhaupt nicht zu einem Schleimhautaufbau kommen kann. Dann schließen sich die geöffneten Gefäße überhaupt nicht, und wir haben als klinisches Bild eine **Dauerblutung** oder eine **Dauerschmierblutung** bis zur nächsten Regel vor uns.

Diese beschriebenen Blutungsstörungen sind für die Endometritis **charakteristisch,** sie sind aber **nicht** — und das muß mit Nachdruck betont werden — **pathognomonisch** für die Endometritis, sondern kommen bei vielen anderen Krankheitserscheinungen vor (Abortus imminens, Extrauteringravidität, submuköses Myom, hormonal bedingte Menstruationsstörungen). Insbesondere ist aber stets an ein **Karzinom** zu denken.

Der Gedanke an ein Karzinom darf nicht eher aufgegeben werden, bis die histologische Diagnose Endometritis auf dem Tisch liegt.

Andere Symptome einer schon einige Zeit bestehenden Endometritis gibt es nicht. Insbesondere ergibt die Betastung des Uterus keinen Hinweis auf das Bestehen einer Endometritis. Das sei besonders dem Anfänger gesagt, der vielleicht eine Vergrößerung des Uterus oder Druckschmerz erwartet. Ist der Uterus vergrößert, so hat das selten etwas mit der Endometritis zu tun. Tut seine Betastung weh, so ist daran nicht die Endometritis schuld, es sei denn, es liegt einer von den seltenen ganz schweren Fällen (Wochenbett, septische Aborte!) mit Myometritis und Lymphangitis vor.

Eine große Seltenheit ist das Krankheitsbild der **Myometritis dissecans s. necroticans.** Ich habe dieses Krankheitsbild im ganzen zweimal bei schwerer puerperaler Endometritis gesehen. Es handelt sich dabei um eine abszedierende Myometritis, bei der ein Stück der Uteruswand von etwa 4—5 cm Durchmesser gewissermaßen „herausgeeitert" = sequestriert wird. Dieses Stück wird dann nach außen durch die Scheide als Sequester ausgestoßen.

Verglichen mit der Häufigkeit der Endometritis sind die schweren Krankheitsbilder der **Myometritis (= „Metritis")** mit **Parametritis** selten. Das gilt auch für das Fortschreiten der Entzündung per continuitatem durch die Muskulatur, wodurch es zur Mitbeteiligung des Serosaepithels des Uterus = **Perimetritis** kommt. Sie ist ein Teil der Entzündung des Beckenperitoneums = **Pelveoperitonitis** mit fließendem Übergang in die diffuse seröse, fibrinöse oder eitrige **Peritonitis.**

Sehr häufig dagegen — und daher für den Anfänger besonders zu beachten — ist der frühzeitige Übergang der Endometritis (direkt oder lymphogen) auf die **Eileiter** mit der Folge einer **Salpingitis** (Adnexentzündung). Vgl. S. 227. Dieses Aufsteigen der Infektion in die Eileiter kommt vor allem während und direkt im Anschluß an eine Regelblutung vor. Das muß man wissen. Bei genauer Befragung gibt der größte Teil der Patientinnen mit akuter Adnexentzündung an, daß die ersten heftigen Schmerzen im Bereich der Adnexe im Anschluß an eine Regel aufgetreten seien.

Bei fast allen Endometritiden steht das Krankheitsbild der Adnexentzündung klinisch im Vordergrund und überdeckt mit seinen Erscheinungen die der Endometritis.

Durch die bei der Adnexentzündung gleichzeitig bestehende Endometritis erklären sich auch die häufigen Blutungsstörungen bei Adnexentzündungen.

Diagnostik: Aus alledem ergibt sich, daß es eine **isolierte** Endometritis selten oder nur vorübergehend gibt. Es kommt meist schnell zum Auftreten einer **Adnexentzündung.** Die Diagnose der isolierten Endometritis ist (ohne Kürettage und histologische Klarstellung, s. o.) schwierig.

Die Sicherheit, mit der erfahrene Gynäkologen bei diesem Krankheitsbild, bei dem man gar nichts Abnormes ertasten kann, die Diagnose stellen, hat mich als jungen Mann sehr beeindruckt. Erst später begriff ich das Geheimnis: Es liegt in der **Kombination von Anamnese** (z. B. vorangegangener Abort) und vorliegenden **Blutungsstörungen** bei meist **völlig normalem Tastbefund.**

Wenn doch die gynäkologische Jugend begreifen möchte, daß die Anamnese mindestens die halbe Diagnose ist!

Diagnostisch beweisend ist natürlich nur das histologische Untersuchungsergebnis des Kürettagematerials:

Ob das Endometrium entzündet ist oder nicht, kann letzten Endes nur das Mikroskop entscheiden.

Die **Kürettage** darf aber, wenn überhaupt, nur durchgeführt werden, wenn alle **akuten** Entzündungserscheinungen (Temperatur, Fieber, Adnexentzündung, Parametritis, eitriger Fluor) abgeklungen sind, da sonst die Infektion in die Lymph- und Blutbahnen verschleppt wird. So kommt die Bestätigung der klinisch angenommenen Diagnose oft sehr spät.

Kürettagen bei Endometritis nur nach Abklingen der akuten Entzündungserscheinungen!

Eine Ausnahme von dieser Regel darf nur bei **starker** Blutung (selten) gemacht werden.

Es ist praktisch wichtig, sich mit

drei Sonderformen der Endometritis

vertraut zu machen:

1. Endometritis gonorrhoica,
2. Endometritis tuberculosa,
3. Endometritis senilis = Endometritis vetularum.

1. Endometritis gonorrhoica: Sie ist nur ein Zwischenstadium der aus der Zervix in die Eileiter aufsteigenden Infektion. Eine chronische Endometritis gonorrhoica gibt es nicht, da die Schleimhaut mitsamt den Gonokokken und den durch sie gesetzten entzündlichen Veränderungen (Hyperämie, Ödem, Zellexsudation, oberflächliche Ulzera) bei der nächsten Menstruation wieder abgestoßen wird (S. 260).

2. Endometritis tuberculosa: Sie kommt einmal als Folgeerscheinung einer Adnextuberkulose, also auf deszendierendem Wege zustande (Endometriumtuberkulose) und, weniger häufig, als isolierte Tuberculosis endometrii auf hämatogenem Wege vor (S. 271).

Bei der Endometriumtuberkulose kommt es gelegentlich durch Verklebung der Gegend des inneren Muttermundes zur Stauung käsig-eitriger Massen in der Korpushöhle (= Pyometra, s. unten und S. 207).

3. Endometritis senilis = Endometritis vetularum: Sie ist die Endometritis der alten Frau und besteht über Monate und Jahre. Sie ist nicht gerade häufig, dafür gibt es in dieser Lebensphase viel zuwenig Infektionsgelegenheiten. Meist handelt es sich um eine aufsteigende **Koliinfektion.** Infektionsbegünstigend ist die fehlende oder ungenügende Östrogenbildung in der Menopause.

Das Hauptsymptom ist der Ausfluß eines dünnen eitrigen Sekrets.

Bei der Endometritis senilis kommt es leicht zur Stenosierung des Zervikalkanals. Folge: Pyometra *(Abb. 1)*.

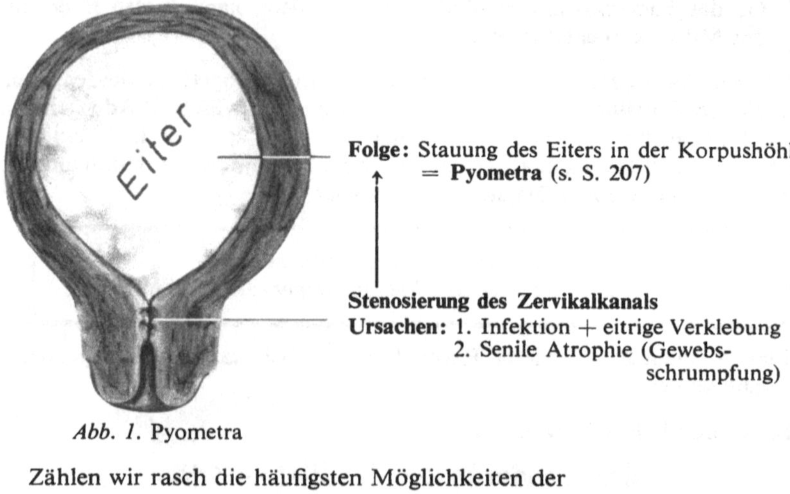

Abb. 1. Pyometra

Zählen wir rasch die häufigsten Möglichkeiten der

Pyometraentstehung

auf. Eine Pyometra kann entstehen

1. beim **Korpus-** und **Zervixkarzinom** (S. 208) = wichtigste Ursachen!
2. nach intrazervikaler **Radiumbehandlung** (S. 208),

3. bei **Endometritis senilis** (S. 154),
4. bei **Kolpitis senilis** (S. 40),
5. bei **Endometriumtuberkulose** (S. 271).

Wenn auch das Vorkommen einer Pyometra bei Endometritis senilis sehr geläufig ist, so ist doch festzuhalten:

Pyometra bei einer **älteren Frau** bedeutet stets **Karzinomverdacht.**

Verlauf und Therapie der Pyometra S. 207.

Therapie der Endometritis

1. Akute Endometritis. Die an Endometritis erkrankte Frau braucht vor allem anderen völlige Ruhigstellung, sie gehört ausnahmslos **ins Bett.**

Nur bei **strengster Bettruhe** kann man das **Aufsteigen der Infektion in die Tuben (Sterilität!) verhindern.**

Sodann: Lokale Kälteanwendung auf den Unterbauch (Eisblase, später Prießnitzumschläge), Regelung des Stuhlgangs, schlackenarme Kost, spasmolytische, schmerzdämpfende Präparate (Spasmo-Cibalgin, Buscopan u. a.).

Mit diesen Maßnahmen klingen leichte Fälle schnell, manchmal über Nacht, ab. Damit ist aber die Endometritis keineswegs ausgeheilt, sondern sie ist aus dem akuten in das subakute Stadium übergegangen.

Bei **schweren Fällen** mit hohen Temperaturen, wie man sie besonders nach artefiziellen Aborten erlebt, ist die Anwendung von **Tetracyclinen** (Aureomycin, Terramycin) + **Prednisolon** (S. 234) erforderlich.

Im übrigen: **Hände weg von diesen schwer infizierten Fällen!**
Eine vorsichtig und zart ausgeführte Untersuchung und dann mindestens einige Tage in Ruhe liegen lassen.

Niemals in Narkose die Entspannung erzwingen wollen!! **Keine Kürettage!!**

2. Chronische Endometritis. Diese lediglich durch Blutungsstörungen, insbesondere durch verlängerte und verstärkte Regelblutungen oder durch lange anhaltende Schmierblutungen gekennzeichneten Fälle benötigen vor allem eine **Hormonbehandlung:**

Östrogene fördern die Abheilung der Endometritis und verhindern die Ausbreitung der Infektion.

Die Östrogenbehandlung bewährt sich vor allem bei Endometritis post abortum und post partum.

Die **Östrogene** bewirken am Endometrium

Gefäßabdichtung Hyperämie Proliferationsreiz	Förderung der **Regeneration** und damit **schnellere Abheilung** des infizierten Endometriums.

Man gibt an 2—3 aufeinanderfolgenden Tagen je **5 mg Östradiolbenzoat** (je 1 Ampulle Progynon B ol. forte).

Unter dieser Behandlung müssen die Blutungen aufhören. Tun sie das nicht, so handelt es sich entweder nicht um eine Endometritis oder nicht um eine Endometritis allein. Es ist dann zu denken an:

Karzinom, submuköses Myom, Adenom u. a. oder

Plazentarreste (Plazentarpolyp) nach Geburt oder Fehlgeburt,

Adnexentzündung.

Es ist viel zu wenig bekannt, daß eine Endometritis nicht zur Abheilung kommen kann, solange eine Adnexentzündung besteht. Man kann sagen, daß die beste Behandlung der Endometritis die Behandlung der (leider meist vorhandenen) **Adnexentzündung** (S. 233) ist.

Hören die Blutungen nach der Hormonbehandlung nicht auf, so bleibt nur noch die Kürettage als Mittel der Behandlung übrig.

Voraussetzungen für die Kürettage bei Endometritis
- Entzündungsfreie Adnexe
- Entzündungsfreie Parametrien
- Normale oder fast normale Blutsenkungsgeschwindigkeit
- Normale Leukozytenzahl

Bei der Endometritis post partum zögert man die Kürettage wegen der Gefahr der Infektionsausbreitung so lange wie eben möglich hinaus. Möglichst nicht vor Ablauf der 3. Woche kürettieren!

Jedes Geschabsel muß zur **histologischen Untersuchung** eingesandt werden!

Nach der Kürettage mindestens **5—6 Tage Bettruhe,** dazu Hormonbehandlung mit Östrogenen (s. o.).

Behandlung der Endometritis gonorrhoica S. 265, der Endometritis tbc. S. 285.

Korpuspolypen = Adenome des Corpus uteri

Man unterscheidet Korpus- und Zervixpolypen. Über die Zervixpolypen wurde schon gesprochen (S. 63). Die Korpuspolypen *(Abb. 2)* sind ebenfalls meist gutartige Wucherungen (Hyperplasien) und zwar der Korpusschleimhaut. Sie gehen aus lokal umschriebenen Hyperplasien hervor, die nach

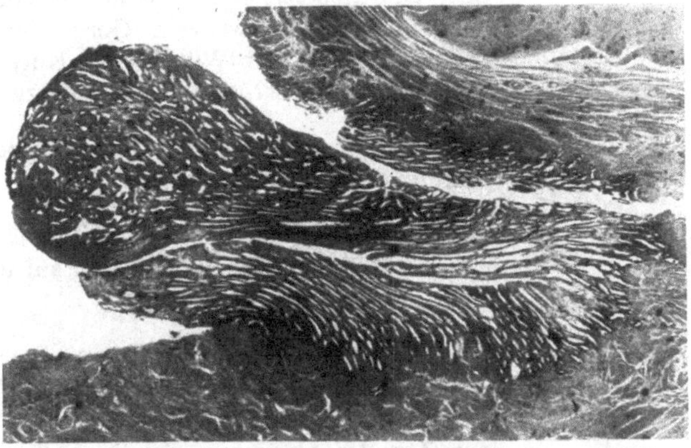

Abb. 2a. Tubenwinkelpolyp, gestielt, an der Oberfläche zum Teil erodiert, 47jähr. Patientin (nach *Lau* und *Stoll*)

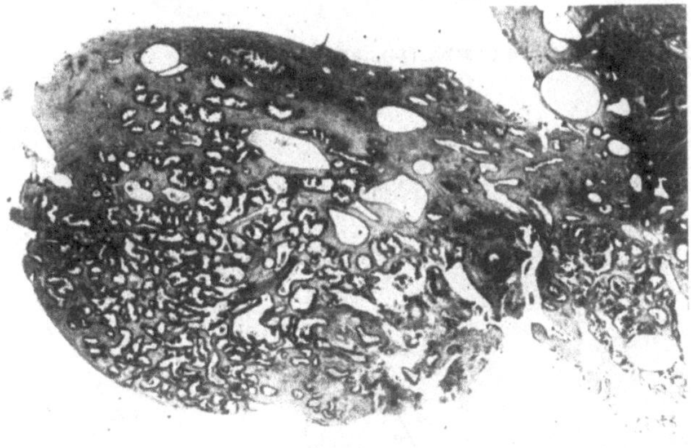

Abb. 2b. Matronenademon, das Endometrium zeigt eine zystische Atrophie. Der untere Teil des Adenoms ist von der Basis bis zur Spitze von einem Adenokarzinom durchsetzt, zwischen dem noch einzelne zystische Drüsen des Adenoms erkennbar sind. Es lag ein Tubenkarzinom vor. Die Veränderung wird als Metastasierung des Tubenkarzinoms in ein Matronenadenom aufgefaßt, 54jährige Patientin (nach *Lau* und *Stoll*)

Aschoff und *R. Schröder* als **Adenome** der Gebärmutterschleimhaut bezeichnet werden. Unter einem Adenom des Korpus versteht man eine gutartige Stroma-Drüsenwucherung des Endometrium corporis. Da diese Adenome von der Basalschicht des Endometriums ausgehen *(Abb. 3—5)*, nennt man sie auch **basale Adenome** oder **Basalisadenome.** Ein basales Adenom besteht aus einem bindegewebigen Gerüst mit Drüsenaufbau in stärkerer Wucherung. Korpusadenome kommen manchmal auch in der Mehrzahl vor.

Formale Genese: Die Entwicklung eines Korpusadenoms zeigen die *Abb. 3—5.*

Kausale Genese: Nicht geklärt. Diskutiert wird eine vermehrte östrogene Wirkung auf das Stroma *(Novak, Winter).*

Vorkommen: Korpuspolypen kommen fast in jedem Lebensalter vor, vom elften Lebensjahr *(Enold)* bis zur Greisin. Gehäuft treten sie jedoch zur Zeit des Abklingens der Ovarialfunktion, also im Übergang des Klimakteriums zur Menopause auf *(Abb. 6)*. Man spricht vom Adenom der Matrone.

3
4
5

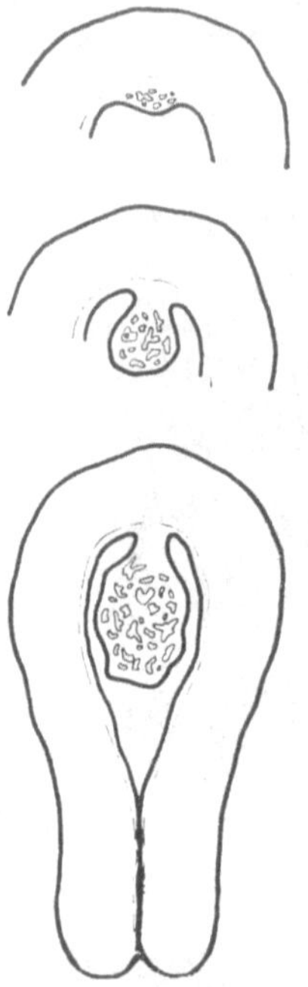

Abb. 3—5. Entwicklung eines Korpuspolypen

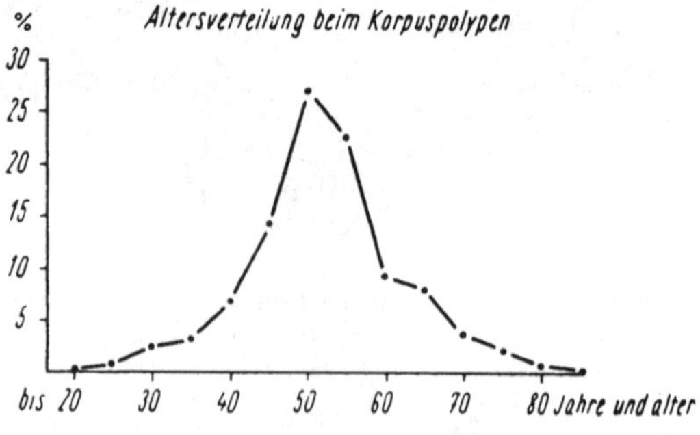

Abb. 6. Prozentuale Verteilung der Korpuspolypen auf das Lebensalter (nach *Lau* und *Stoll*)

Symptome: Korpuspolypen machen drei Erscheinungen:

Die **drei Kardinalsymptome** der **Korpuspolypen**	**1. Abnorme Blutungen** **2. Fluor** **3. Schmerzen**

1. **Abnorme Blutungen:** Nachbluten nach der Regelblutung als Folge der Wundheilungsverzögerung nach Abstoßung der auf dem Polypen aufsitzenden Funktionalis. — Ferner: Vorblutung, Zwischenblutungen, Schmier-Dauerblutungen.

2. **Fluor:**

   a) **Blutiger Ausfluß:** Zu blutigem Ausfluß kommt es infolge Läsion des Schleimhautüberzuges der Polypen (Reiben beim Gehen, Koitus).

   b) **Eitriger Ausfluß:** Die lädierten = wunden Stellen werden infiziert. Infizierte, verjauchende Polypen machen eitrigen Ausfluß. Auch die durch Infektion des Polypen entstehende Endometritis kann die Ursache von (eitrigem) Ausfluß sein.

3. **Schmerzen:**

   a) **Wehenartige, rhythmisch-ziehende Unterleibsschmerzen** werden nur bei größeren Polypen geklagt. Ursache sind Muskelkontraktionen, die den als Fremdkörper wirkenden Polypen ausstoßen wollen.

   b) **Dysmenorrhoe = Schmerzen bei der Regel** kommen auch nur bei größeren Korpuspolypen vor und zwar infolge Ventilverschluß des Zervikalkanals.

Gehäuftes Auftreten von Genitalkarzinomen bei uterinen Polypen

Darauf haben *L. Adler*, vor allem *Huber*, ferner *Kremer* und *Narik* hingewiesen. (Vergleiche auch den Hinweis bei Zervixpolypen, S. 64.) Die Untersuchungen von *Huber* ergaben:

Von 100 Korpuspolypen waren 30(!) mit einem malignen Tumor im Bereich des Genitale kombiniert!

Noch aufrüttelnder sind die Zahlen für die **Menopause:**

Von 100 Korpuspolypen in der Menopause waren 50 mit einem Genitalkarzinom kombiniert!

H. Lau und *P. Stoll* (1962) haben an einem großen Material diese Frage erneut geprüft. Es ergaben sich sehr viel niedrigere Zahlen. Die Häufung von gleichzeitigem Auftreten von Genitalkarzinomen und Korpuspolypen in der Menopause wird mit der Altershäufigkeitsverteilung der Krebsleiden weiblicher Geschlechtsorgane erklärt.

Die zusammen mit Polypen vorkommenden Karzinome sind in der Hauptsache das **Kollum-, Korpus-** und **Ovarialkarzinom.** Halten wir noch einmal fest, daß die Korpuspolypen (genau wie die Zervixpolypen) an sich **meist gutartige** Erkrankungen sind (aber durchaus nicht immer, daher muß selbstverständlich auch der **kleinste** Polyp **histologisch untersucht** werden!). Besonders wichtig werden sie erst dadurch, daß sie in einem hohen Prozentsatz ein **Hinweis auf ein gleichzeitig vorkommendes Genitalkarzinom** sind. Jedem Unerfahrenen in unserem Fach sei empfohlen, beim Anblick eines Polypen an diesen Zusammenhang zu denken! **Dann wird er nicht mehr dem Rate derjenigen folgen, die meinen, daß es vollauf genüge, einen Polypen einfach abzudrehen.**

Huber hat mit Nachdruck darauf hingewiesen, daß sich proliferative Veränderungen, also Korpus- und Zervixpolypen, in Kombination mit denjenigen Genitalkarzinomen finden, die zur Gruppe der

Systemkarzinome

gehören, und daß diese Polypen oftmals auch an solchen Abschnitten gefunden werden, die nicht vom Karzinom betroffen sind, aber funktionell zum „System“ gehören.

Unter **Systemkarzinomen** faßt *Huber* diejenigen Karzinome zusammen, die von denjenigen Genitalabschnitten ihren Ausgang nehmen, die aus den Müllerschen Gängen hervorgehen (Zervix-, Korpus-, Tuben- und funktionell auch das Ovar).

Für die Gruppe der „**Systemkarzinome**“ ist zweierlei wichtig:

1. daß vielfach **an mehreren Stellen zugleich** maligne Tumoren auftreten,
2. daß bei den Systemkarzinomen **außer** der malignen Tumorbildung mit großer Häufigkeit **Korpus- und Zervixpolypen** auftreten.

Das Vorhandensein dieser Polypen zeigt an, daß das „System“ Zervix-Korpus-Tube-Ovar einem Proliferationsreiz ausgesetzt ist. Dieser Reiz bewirkt an einer Stelle des Systems die Entstehung eines hyperplastischen Gebildes im Sinne eines Polypen, an anderer Stelle desselben „Systems“ läßt der gleiche Reiz ein Karzinom entstehen!

Diagnostik: Wenn der Korpuspolyp nicht gerade im äußeren Muttermund erscheint (selten), gibt es nur Hinweissymptome: Vorblutungen und Nachblutungen zur Regel, Zwischenblutungen, Schmier-Dauerblutungen, blutiger Ausfluß und Schmerzen (S. 159). Wer nach folgender Regel handelt, wird keinen Polypen übersehen:

Bei jeder Blutungsanomalie muß ausnahmslos verlangt werden, daß die Blutungsquelle einwandfrei geklärt wird!

Dieser Grundsatz gilt für jede, auch die **allergeringste** gynäkologische Blutung und den blutigen Fluor. Und noch ein alter Grundsatz, auf den wir des öfteren hinweisen werden:

Wenn Vulva, Scheide und Portio als Blutungsquellen ausgeschlossen werden können (dazu genügt immer die Spekulumuntersuchung, S. 47), so muß die Blutungsquelle oberhalb der Portio, also entweder in der Zervix oder in der Gebärmutterhöhle liegen.

Zur Klärung, ob die Blutung von der Zervix oder der Gebärmutterhöhle ausgeht, gibt es nur einen Weg: Die **fraktionierte Kürettage** (S. 204). Sie ist immer dann unumgänglich erforderlich, wenn irgend etwas im Korpus oder in der Zervix nicht in Ordnung ist (s. S. 47).

Therapie: Handelt es sich um Korpuspolypen, so ist die Probekürettage zugleich die Therapie. Daß sie zur Klärung, ob ein Prozeß in der Zervix oder im Korpus sitzt, **fraktioniert** durchgeführt werden muß, haben wir uns schon klar gemacht (S. 204). Hängt der Polyp so tief, daß man ihn fassen kann (bei Korpuspolypen selten), so wird er **niemals abgeschnitten** (S. 64), sondern stets mit der Kornzange gefaßt, **abgedreht** und **danach die Kürettage** ausgeführt. Stets müssen die beiden Geschabsel und der Polyp **getrennt** der histologischen Untersuchung zugeführt werden.

Hier muß noch auf einen Irrtum hingewiesen werden, der gynäkologisch-histologisch nicht genügend erfahrenen Pathologen gar nicht selten unterläuft: Es ist die **verhängnisvolle Verwechslung eines Adenoms der Matrone mit der in mancher Beziehung ähnlich aussehenden glandulären Hyperplasie.**

Verhängnisvoll aus folgendem Grunde: Wird bei einer Frau in der (späten) Menopause die Diagnose „**Adenom**" gestellt, so genügt, wie auch in jedem anderen Lebensalter, als Therapie die **Kürettage.** Wird dagegen bei einer Frau in der späten Menopause die Diagnose „**glanduläre Hyperplasie**" ausgesprochen, so ist der Kliniker gezwungen, zu **laparotomieren,** um nach einem **hormonproduzierenden Ovarialtumor** (Granulosazelltumor, Thekazelltumor) zu suchen (s. S. 355).

Endometriose

Definition: Von Endometriose sprechen wir immer dann, wenn wir funktionierendes Endometriumgewebe außerhalb des normalen Bereiches, d. h. außerhalb der Schleimhautschicht der Uterushöhle in oder auf irgendeinem anderen Gewebe finden.

Man kann auch kurz so sagen: **Unter Endometriose versteht man das Vorkommen ektopischer Korpusschleimhaut** (ektopisch = fern vom Ort, ortsfremd).

Allgemeines: Für denjenigen, dem dieses für die praktische Gynäkologie wichtige Krankheitsbild zum ersten Male vorgetragen wird, ist es ziemlich rätselhaft zu hören, daß die Korpusschleimhaut ihren normalen Bereich, also die Gebärmutterhöhle, verlassen kann, um in die **Uterusmuskulatur** und in die **Tube** einzudringen oder auf und in den **Eierstock** und das **Beckenbauchfell** (meist in der Gegend der **Zervixhinterwand**) zu gelangen, womit wir schon die für uns wichtigsten Gewebsbereiche aufgezeichnet haben, in die Endometriumgewebe hineinwuchert oder verschleppt werden kann.

Die **4 wichtigsten Stellen,** an denen die **endometriotischen Herde** vorkommen *(Abb. 7)*:

1. Uterus
2. Tuben
3. Ovarien
4. Retrozervikal { Lig. sacro-uterinum, Scheide, Rektum }

Um es gleich zu sagen, diese Endometriose ist nicht nur für den Anfänger rätselhaft, sie ist es in mancher Beziehung auch noch für denjenigen, der sich Jahre und Jahrzehnte mit dieser Krankheit, ihrer Entstehung und ihrer Ausbreitung befaßt hat.

Um beim Anfänger das Interesse für einige notwendige Auseinandersetzungen anzuregen, sei ihm gesagt, daß jeden Tag Endometriosepatientinnen in seine Sprechstunde kommen können, um ihre charakteristischen und beeindruckenden Beschwerden vorzutragen, nämlich

sehr starke **Schmerzen bei der Regel,** die sich bis zur Unerträglichkeit steigern können,

starke Regelblutungen,

Schmerzen im hinteren Scheidengewölbe bei der Defäkation und beim Verkehr.

Diesen bedauernswerten Frauen kann man nur helfen, wenn man sich mit dem Wesen dieses eigenartigen Krankheitsbildes vertraut gemacht hat und sich über die Grundlagen einer geeigneten Behandlung, insbes. auch der neuzeitlichen hormonalen Behandlung der Endometriose klar ist.

Was ist das Charakteristische dieses Krankheitsbildes?

Es besteht darin, daß die **Ovarialhormone** mit ihren Impulsen auf das an den verschiedenen Stellen sitzende **ektopische** Endometrium genau so einwirken wie auf das Endometrium am normalen Standort im Uteruskavum. Das ist das Wesentliche:

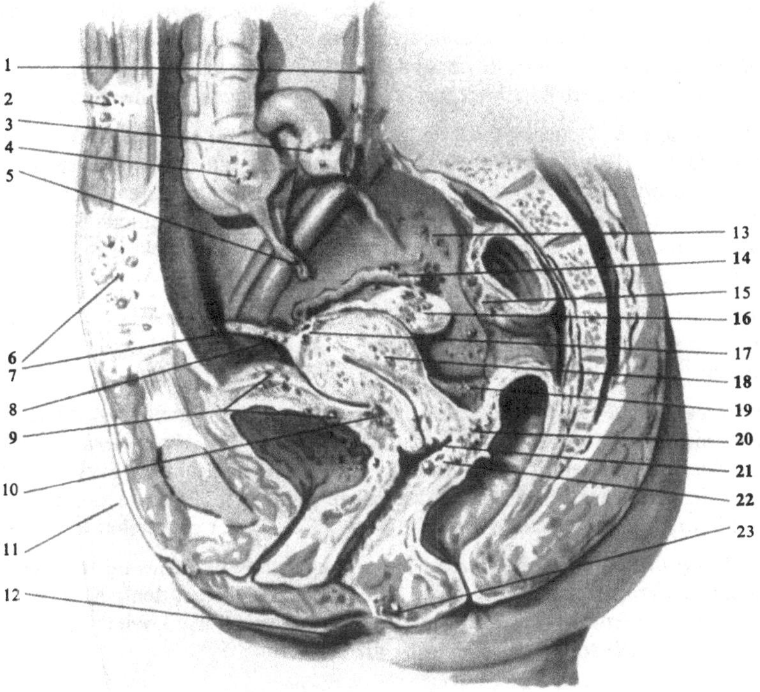

Abb. 7. Lokalisation der Endometriose

1 Ureter
2 Nabel
3 Dünndarm
4 Zökum
5 Appendix
6 Laparotomienarbe
7 Leistenring
8 Rundes Mutterband
9 Blase
10 Uterus-Blasenfalte
11 Leistenbeuge
12 Vulva und Bartholinsche Drüse
13 Beckenperitoneum
14 Tube
15 Sigmoid
16 Ovar
17 Uterusaußenfläche
18 Myometrium
19 Lgt. sacro-uterimum
20 Septum rectovaginale
21 Zervix
22 Scheide
23 Damm

Die gleichen oder ähnlichen zyklischen Veränderungen, die am Endometrium im Uteruskavum ablaufen, lassen sich zur gleichen Zeit auch an den ortsfremden Endometriumherden im Uterusmuskel, den Tuben, Ovarien und auch auf dem Bauchfell und wo sie überall sitzen, nachweisen.

Die hormonale Steuerung durch die Ovarien läßt das Endometrium am fremden Ort in jedem Zyklus ebenso wachsen und schwellen wie das Endometrium am normalen Standort in der Gebärmutterhöhle. Allerdings bewirkt der hormonale Reiz am ektopischen Endometrium meist nur eine Schleimhaut**proliferation.** An der **sekretorischen** Umwandlung hat das ektopische Endometrium, abgesehen von Ausnahmen, nicht teil *(Lax).*

Jedenfalls kommt es zur Zeit der **Menstruation,** das ist eine alte Erfahrung, auch ohne sekretorische Umwandlung in den ektopischen Epithelnestern oft zu **Blutungen.**

Vorkommen: Die Endometriose kommt nur im **geschlechtsreifen** Alter vor. Sie tritt niemals vor der Pubertät auf und endet stets im Klimakterium. Sie ist am häufigsten nach dem 35. Jahr. In der Menopause gibt es keine Endometriose mehr: Die endometriotischen Herde schrumpfen genau so wie die Korpusschleimhaut. Die gemeinsame Ursache ist das Fehlen der ovariellen Impulse.

Zur Diagnose einer Endometriose kommt man nur dann, wenn man an die **Möglichkeit** ektopischer Endometriumsherde **denkt.** Daran denken kann aber nur der, der die Entstehung und die Symptome dieses Krankheitsbildes genau kennt. Am einfachsten zu verstehen ist die

Endometriosis (genitalis) interna

Darunter faßt man zusammen:

1. Die direkte Tiefenwucherung des basalen Endometriums in die darunterliegende Muskulatur = **Endometriosis interna uteri** und
2. die Tiefenwucherung in den intramuralen Teil der Tuben hinein = **Endometriosis interna tubae.**

Sprechen wir zuerst von der

1. Endometriosis interna uteri *(Abb. 8* und *9)*

Wie gesagt, handelt es sich bei der Korpusendometriose um eine pathologische Wucherung der Basalschicht der Gebärmutterschleimhaut in die unmittelbar unter ihr liegende Schicht der Gebärmuttermuskulatur hinein. Die Grenzüberschreitung geht dabei zumeist **diffus** vor sich, so daß die endometriotischen Herde überall verstreut im Bereich der Muskulatur (besonders in der schleimhaut**nahen** inneren Schicht, *Abb. 9*) angetroffen werden. Manch-

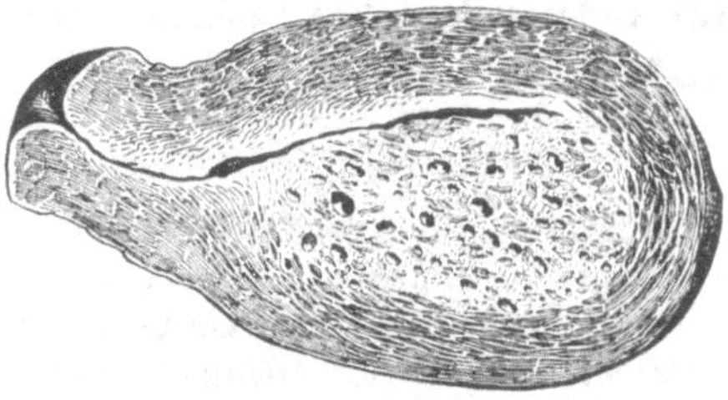

Abb. 8. Endometriosis interna uteri, auf die hintere Uteruswand beschränkt (nach *Labhardt*)

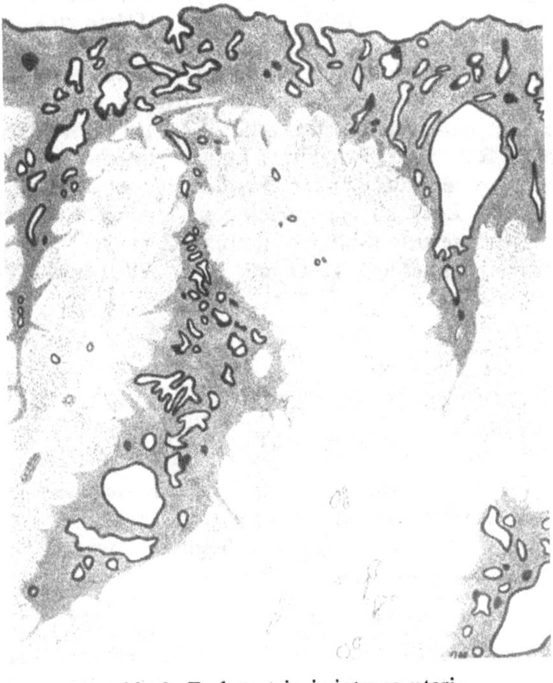

Abb. 9. Endometriosis interna uteri

mal kommt es aber auch zu **umschriebenen Einwucherungen** in die Muskulatur, so daß ein oder mehrere **Endometriumknoten** entstehen, die bis zu Hühnereigröße erreichen können.

Was befähigt diese endometriotischen Schleimhautpartikel des basalen Endometriums, in die Muskulatur einzudringen und sich in ihr einzunisten?

Diese Frage ist beantwortet, wenn man zwei Tatsachen weiß:

1. Das einwuchernde Endometriumgewebe unterscheidet sich durch gar nichts in seinem Aufbau von seinem Muttergewebe, der Basalisschicht des Endometriums, d.h. immer finden sich **beide** Gewebsanteile des Muttergewebes im ektopischen Endometrium, nämlich sowohl das **Drüsenepithel** als auch das **Stroma.** Es handelt sich bei der Endometriose also nicht um die Wucherung **eines** Gewebes, sondern eines **ganzen Organs**, nämlich des **Endometriums**, das aus Epithel **und** Stroma besteht.
2. Die Fähigkeit, in die Muskulatur einzudringen und in ihr in die Tiefe vorzudringen, erklärt sich aus der **histolytischen** Fähigkeit des Schleimhaut**stromas,** d. h. seiner Fähigkeit, **Gewebe auflösen** zu können.

Die Teile des basalen Endometriums, die die Muskulatur angegriffen haben, in die Muskulatur eingedrungen sind und sich dort zwischen den Muskelbündeln eingenistet haben, üben stets auf die sie umschließende Muskulatur einen **energischen Reiz** aus: Es kommt in der Umgebung der endometriotischen Herde zu einer auffallenden **Verdickung der Muskulatur** (reaktive Muskelhypertrophie, *Lax*), so daß die eingeschlossenen Endometriumsnester wie von einem sehr derben Wall fest ummauert sind. Daß diese ektopisch gelegenen Endometriumherde zyklisch mit anschwellen und oft auch bluten, wurde oben schon gesagt.

Symptome der Endometriosis interna uteri

(= Korpusendometriose)

1. **Dysmenorrhoe = sehr starke Regelschmerzen,** die sich bei der Endometriose der Uterusmuskulatur bis zur Unerträglichkeit steigern können. Sie sind das häufigste und typische Symptom der ausgeprägten intrauterinen Endometriose.

> **Achtung! Anamnese!** Besonderes **Kennzeichen** der **endometriotisch** bedingten Dysmenorrhoe: Die Regelschmerzen bestehen **nicht von Jugend auf!** Sondern: Patientinnen mit endometriotisch bedingten Regelschmerzen geben stets an, daß sie **früher nie Schmerzen bei der Regel** hatten und daß die **Dysmenorrhoe erst später,** z. B. erst Ende der 20er oder im Beginn der 30er Jahre oder noch später **erstmalig aufgetreten** sei!

Die starken Regelschmerzen beginnen fast immer schon **2—4 Tage vor der Menstruation.** Das ist leicht verständlich: Die vielen im Uterus verstreut liegenden endometriotischen Herde haben ihre stärkste Füllung (Anschwellung, Kongestion und später die Blutung, die nicht abfließen kann) und damit ihr größtes Volumen schon im **Prämenstruum.** Sie üben daher schon in dieser Zeit ihren größten Druck auf die umgebenden Muskelbündel aus. Die dadurch entstehende Muskelspannung ist die Ursache der berüchtigten Regelschmerzen.

Wie wir noch sehen werden, kommt es aber nicht nur bei der intrauterinen Endometriose, sondern auch bei anderen Formen der Endometriose zu schweren Dysmenorrhoen.

> Jede starke Dysmenorrhoe, die bei Frauen Ende der 20er Jahre oder in den 30er Jahren und später **erstmalig** auftritt, ist ein **nachdrücklicher Hinweis** auf eine **Endometriose!**

2. **Verstärkte Regelblutung:** Der Uterus hat infolge der störenden Einlagerungen endometriotischer Herde in seine Muskulatur an **Kontraktionskraft verloren.** Das macht sich besonders in der Regelzeit bei Füllung dieser Herde bemerkbar.

Oft ist die Regelblutung auch **verlängert.**

Macht man bei einer Endometriose eine **Auskratzung,** so fällt bei der Abtastung der Vorder- und Hinterwand des Uteruskavums mit der leicht über die Wände schleifenden Kürette nicht selten eine **Rauhigkeit der Wandflächen** auf. Diese Rauhigkeit, die sich oft bis zu einer **flachen Höckerbildung** verstärkt, ist typisch für die Endometriose.

> **Rauhigkeit** und **Höckerbildung** der **Uteruswände** sind nachdrückliche Hinweise auf **Endometriose** der Uterusmuskulatur!

Ursache sind vor allem die im kavumnahen Teil der Muskularis eingelagerten Endometriumherde, die die vorher glatte Wandfläche der Muskularis und damit die Basalisfläche unregelmäßig vorbuckeln. Eine verzögerte Abheilung des menstruellen Wundbettes und eine dadurch verlängerte Regelblutung kann die Folge sein.

Bei jeder verstärkten und verlängerten Regel ist immer auch an eine Endometriosis interna zu denken!

3. Der Endometriose-Uterus ist im typischen Fall leicht **vergrößert bis (höchstens) etwa faustgroß, dabei auffallend derb bis hart.**

Eine Vielzahl der in den Uterusmuskel eingelagerten Endometriumnester machen natürlich die Gesamtmasse der Gebärmutter größer, und die reaktive Hyperplasie gibt ihm eine derbe Konsistenz.

Allerdings ist mit diesen Zeichen nicht allzuviel anzufangen. Leicht vergrößerte und derbe bis harte Uteri gibt es auch aus anderen Gründen. Insbesondere ist die **Differentialdiagnose** gegenüber einem diffusen **Myomwachstum** schwierig, ganz besonders auch deswegen, weil Endometriose und Myom erfahrungsgemäß häufig gemeinsam vorkommen. Sprechen aber Anamnese (s.o., Symptom 1 und 2) für eine Endometriose, desgleichen die Austastung des Uteruskavums (rauhe bis höckrige Wandflächen), so ist der große, derbe Uterus ein Stein auf die Waagschale **für** die **Endometriose.**

Fassen wir noch einmal zusammen:

Die **drei Leitsymptome** der **Endometriose**
im **Korpus des Uterus:**

1. **Dysmenorrhoe:** Auffallend starke Schmerzen bei der Regel.
2. **Verstärkte (und verlängerte) Regelblutung.**
3. **Leicht vergrößerter, sehr derber Uterus.**

Kürettage: Rauhe bis höckrige Wandflächen!

Wir kommen damit zur

Endometriosis interna tubae = Tubenendometriose

Ähnlich wie die Endometriose im Uterus**muskel** entsteht auch die Endometriose der Tuben durch die Wucherung per continuitatem. Vom basalen Korpusendometrium ausgehend, wächst das Endometrium in den interstitiellen (= intramuralen) Abschnitt der Tuben hinein *(Abb. 10—12)*, **verdrängt die Tubenschleimhaut** *(Abb. 12)* und wuchert von da aus in die Tuben**muskulatur** hinein. Die Kenntnisse, die wir über die Tubenendometriose haben, verdanken wir *Philipp* und *Huber*, die ihre Untersuchungen im Jahre 1937 veröffentlichten.

Das für das Verständnis Wichtige ist leicht gesagt. Zunächst eine sehr bemerkenswerte Tatsache:

Bei Frauen im **geschlechtsreifen** Alter findet man in rund **25—50%**, daß das Korpusendometrium in den interstitiellen Teil der Tube hineingewachsen ist.

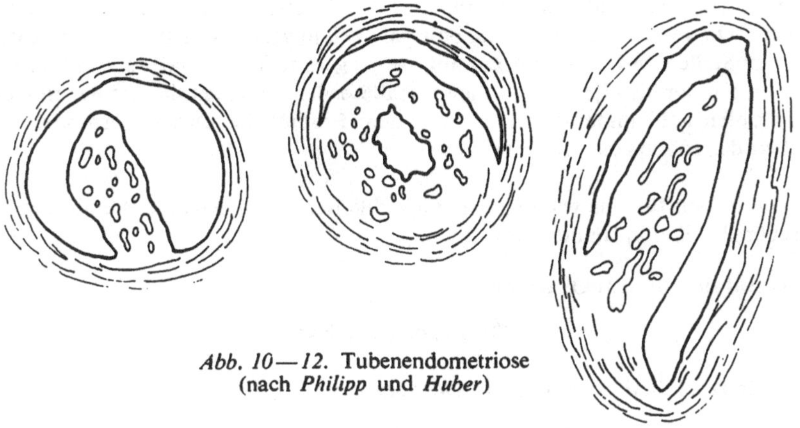

Abb. 10—12. Tubenendometriose
(nach *Philipp* und *Huber*)

Allein schon diese **überraschende Häufigkeit** macht die Tubenendometriose zu einem sehr bedeutungsvollen gynäkologischen Krankheitsbild.

Was ergibt sich aus der Besetzung des unteren Tubenabschnittes durch Korpusendometrium?

1. Das ektopische Endometrium **wuchert von hier aus in die Tiefe,** also in die Tuben**muskulatur** hinein, wodurch es zu knotigen Verdickungen der Tube an ihrem Abgang kommt.
2. Die endometriotische Wucherung im uterinen Ende des Tubenrohres kann zu **vollständigem** oder **teilweisem Verschluß der Tube** führen. Dieses hat zwei Folgen:
   a) Sterilität: Bei der Häufigkeit des Vorkommens ist die Endometriose eine wichtige Ursache der **Sterilität** (S. 493), besonders der Frauen in den 30er bis 40er Jahren. *Philipp* und *Huber* fanden in den von ihnen untersuchten Fällen **29%** der Tuben **vollkommen** verschlossen!
   b) Tubengravidität. Sie droht bei teilweisem Verschluß des Tubenrohres.
3. **Polypenbildung.** Das in den interstitiellen Teil der Tube eingewucherte Korpusendometrium neigt zur Polypenbildung. Die *Abb. 10* bis *12* zeigen solche endometriotische Polypen im interstitiellen Teil der Tube.

Die Kenntnis dieser Polypen läßt uns verstehen, wie es zur kanalikulären

Verschleppung endometriotischen Gewebes

kommt. Die Polypen sitzen im Tubenrohr wie ein Geschoß im Gewehrlauf. Die treibenden Kräfte sind die Kontraktionen der Tubenmuskulatur. Sie reißen den Polypen los und schieben ihn durch das Tubenrohr in die Bauchhöhle hinein. Die verschleppten Schleimhautpartikel, in die der Polyp zerfällt, **wachsen** an den Stellen **im Bauchraum an,** auf die sie gerade fallen. Daß sie das können, beruht auf der **histolytischen = gewebsauflösenden Fähigkeit** des immer mitverschleppten Schleimhautstromas unter dem Einfluß der Ovarialhormone. Wir haben das schon oben beschrieben.

Die beiden für uns wichtigsten Möglichkeiten des Anwachsens endometriotischer Partikel im Bauchraum sind

1. **Auf** und **in** dem Ovarium:

Ovarialendometriose.

2. **Retrozervikal** oder tiefer im **Douglasraum:**

Retrozervikale Endometriose.

Ovarialendometriose

Die endometriotischen Herde finden sich sowohl **auf** *(Abb. 13, links)* als **im** *(Abb. 13, rechts)* Ovar. Meist sind beide Ovarien befallen.

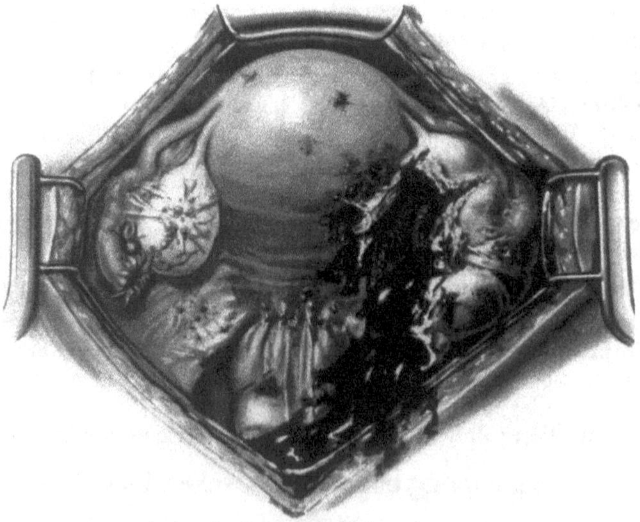

Abb. 13. Endometriose der Ovarien. Die endometriotischen Herde finden sich links **auf** und rechts **in** dem Ovar

a) Oberflächliche, gewissermaßen auf dem Ovar sitzende Herde endometriotischen Gewebes zeigen sich als kleine blutgefüllte **Zysten.** Sie enthalten Blut, **weil sie zyklisch mitbluten.** Äußerlich sehen sie daher **blaurot** oder **blauschwarz** aus. Benachbarte kleine Zysten vereinigen sich gern zu größeren mit Blut gefüllten Kammern.
b) Die tief innen im Parenchym des Eierstocks liegenden **endometriotischen Hämatome** sind viel größer (10 cm Durchmesser und mehr). Das Blut in ihnen ist eingedickt und hat sich in eine **schwarzbraune** oder **schwärzlich** aussehende schokoladen- oder teerartig eingedickte Flüssigkeit umgewandelt. Man spricht daher von

Teer- oder Schokoladenzysten.

Die Entwicklung einer solchen Schokoladenzyste zeigen die *Abb. 14—16.*

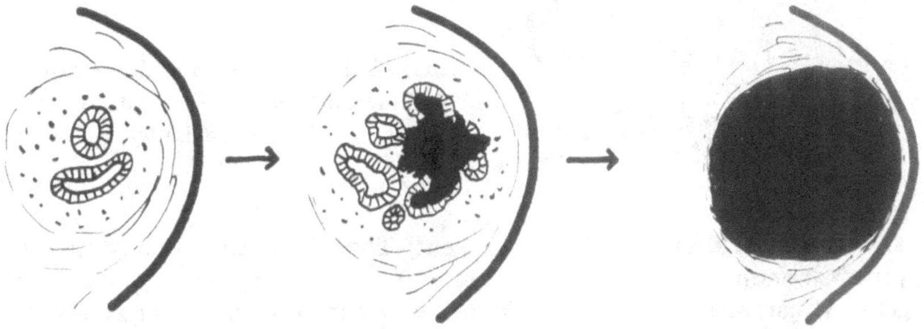

Abb. 14—16. Entwicklung einer Schokoladenzyste im Ovar

Die endometriotischen Herde an der Oberfläche brechen so gut wie immer in die Bauchhöhle durch *(Abb. 13, rechts)*, wodurch es zu ausgedehnten, charakteristischen Verwachsungen des Tumors mit der Umgebung kommt. Daher findet man bei der Operation die Schokoladenzysten in Verwachsungen eingeschlossen und mit den Nachbarorganen (Tube, Netz, Darm) fest verbacken (**„Konglomerattumor“**). Es ist bekannt, daß diese Tumoren sehr erhebliche Unterleibsschmerzen vor und während der Regel machen können. Andererseits werden bei Operationen Schokoladenzysten entdeckt bei Frauen, die niemals Beschwerden hatten.

Retrozervikale Endometriose

Sehr beeindruckender Befund: Vom **hinteren** Scheidengewölbe aus fühlt man in der **Höhe der Zervix** oder etwas tiefer im Douglas eine **knotige Verdickung** von Haselnuß- bis Walnußgröße *(Abb. 7* und *17)*, selten größer. Manchmal setzt sich dieser Knoten auf das eine oder andere Sakrouterinligament fort. Diese als **retrouteriner Tumor** imponierende, retrozervikale Endometriose sitzt unverschieblich fest auf dem Bauchfell oder auch schon in der Scheidenwand und zeigt eine leicht unregelmäßige, knotige bis grobhöckrige Oberfläche *(*vgl. *Abb. 7* und *17)*.

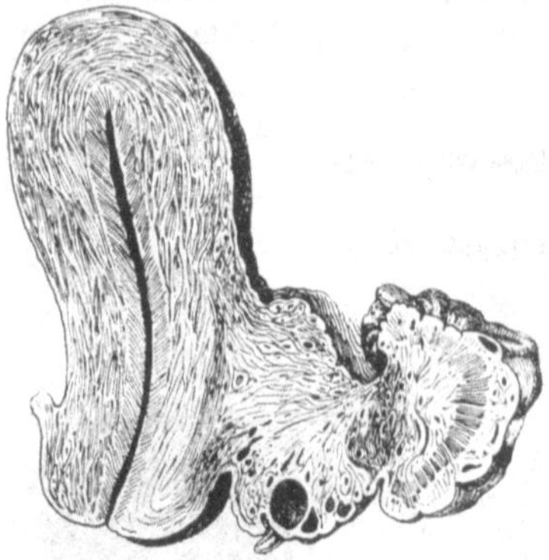

Abb. 17. Retrozervikale Endometriose mit Einwucherung in die Rektumwand (nach *Labhardt)*

Differentialdiagnostische Überlegungen: Tbc-Knötchen? Metastase eines Ovarialkarzinoms? Bauchfellkarzinose? Diese Überlegungen braucht man eigentlich gar nicht anzustellen, denn die retrozervikalen endometriotischen Knoten haben einen einmaligen charakteristischen Tastbefund:

> **Es gibt kein zweites retrouterines Gebilde,** das bei der Betastung von der Scheide und vom Rektum aus **so druckschmerzhaft ist wie ein retrozervikaler endometriotischer Knoten!**

Die **rektale** Untersuchung darf man bei diesen Knoten niemals unterlassen. Schon deswegen nicht, weil diese Knoten nicht nur infiltrierend in und durch die **Scheide** hindurchwachsen, sondern auch in die **Rektum**wand hinein (selten hindurch) infiltrieren. Nach Einwachsen in die Scheidenwand sieht man im hinteren, seltener im seitlichen Scheidengewölbe bis pfenniggroße **„bläuliche“** Knoten = **Scheidenendometriose.**

Symptome der retrozervikalen endometriotischen Knoten

1. **Äußerst druckschmerzhaft** bei der Betastung. Typischer **Anhebeschmerz** der Portio! Uterus oft in seiner Beweglichkeit eingeschränkt.

2. **Schmerzen** bei und nach der Kohabitation und der Defäkation. Manchmal besteht auch ein krampfartiger Stuhldrang.

3. **Regelschmerzen,** die oft sehr stark sind.

Eine besondere Form der Endometriose müssen wir noch kurz erwähnen: Wenn bei einer Tubenendometriose das abdominale Ende der Tube durch Fimbrienverwachsung verschlossen ist, dann können die besprochenen Polypen nicht in den Bauchraum austreten. Durch das zyklische Mitbluten des endometriotischen Gewebes bei jeder Menstruation wird der **Tubensack nach und nach mit Blut gefüllt.** Die mit Blut gefüllte Tube wird als

Hämatosalpinx

bezeichnet. Hämatosalpingen können starke, kolikartige Regelbeschwerden machen. Gelegentlich geben sie Anlaß zu einer Laparotomie wegen Verdachts auf Extrauteringravidität.

Die

Verschleppung von endometriotischen Partikeln

eines Endometrioseherdes kann erfolgen

1. **Kanalikulär:** Dieser Weg wird bei der Tubenendometriose besprochen.
2. **Hämatogen:** Die Verschleppung auf dem Blutwege ist von *Philipp* und *Huber* nachgewiesen worden. Absiedelungen auf
3. **lymphogenem** Wege sind selten. Daß es diesen Weg gibt, ist einwandfrei nachgewiesen.

Über die

Einteilung der Endometriose

muß man informiert sein. Am einfachsten und klarsten ist die Einteilung von *Philipp* und *Huber* in primäre und sekundäre Endometriose.

I. Primäre Endometriose

Gemeinsames Kennzeichen: Endometriose infolge **Tiefenwucherung vom Endometrium** aus: 1. in die **Uterusmuskulatur,** 2. in die **Tubenmuskulatur**	**Endometriosis genitalis interna** = E. uteri et tubae *(Martius).*

II. Sekundäre Endometriose

Unter dieser Bezeichnung werden alle übrigen Formen der Endometriose zusammengefaßt.

Gemeinsames Kennzeichen: Endometriose infolge **Verschleppung** *(Abb. 7)*: Endometriose des **Ovars** (Teer- oder Schokoladenzyste), **retrozervikale** Endometriose, Endometriose des **Sakrouterinligaments,** Endometriose der **Scheide,** der **Portio** (Kolposkopisch: Bis linsengroßer blauroter Fleck ohne Charakteristika), der Vulva.	=	**Endometriosis genitalis externa.**
Seltene Lokalisationen (machen etwa 3—5% aus): Endometriose in **Harnblase, Operationsnarben,** an **Nabel** und **Darm,** sehr selten in der Lunge und an den Extremitäten.	=	**Endometriosis extragenitalis.**

Die Symptome der

Harnblasenendometriose

muß jeder Arzt unbedingt kennen: Quälende **Harnblasentenesmen** mit **Pollakisurie** (häufiges Wasserlassenmüssen), die **3—7 Tage vor Beginn der Regel einsetzen** und die **bis kurz vor Ende der Regel anhalten.**

Dann besteht völlige Beschwerdefreiheit bis kurz vor Beginn der nächsten Regel. Diagnostik durch Zystoskopie (blau-rötliche Herde in der Blase).

Man halte grundsätzlich fest:

> **Alle Schmerzen und Beschwerden, die im Zusammenhang mit der Regel, d. h.**
>
> **zyklisch**
>
> **auftreten, weisen auf einen endometriotischen Prozeß hin, ganz gleichgültig, wo sie auftreten.**

Die Endometriose in **Bauchnarben** *(Abb. 7)* entsteht dadurch, daß während der Operation bei Uterusnähten Endometrium mit der Nadel mitgefaßt und auf diese Weise in die Bauchwunde hinein verschleppt wurde.

Therapie der Endometriose

Es ist zu unterscheiden zwischen

1. einer **konservativen Therapie**, nämlich
   Hormonbehandlung a) mit Androgenen oder b) Gestagenen
   oder **Strahlenbehandlung** und
2. einer **operativen** Therapie. Im einzelnen folgendes:

Endometriosis interna. Die diagnostisch ausgeführte Kürettage führt oft zur Beschwerdefreiheit. Im übrigen ist die Endometriosis interna die Domäne der **Hormonbehandlung**, und zwar entweder mit **Androgenen** oder — neuerdings bevorzugt — mit **Gestagenen** (s. u.).

Endometriosis externa. Große **Schokoladenzysten** sollten **operativ** entfernt werden. Sie sind im Tastbefund niemals sicher von Ovarialtumoren anderer Genese zu unterscheiden und unterliegen somit dem allgemeinen Gesetz, daß jeder Ovarialtumor ausnahmslos **operiert** werden muß (S. 364). Unter der Gestagenbehandlung (s. u.) ist allerdings das Verschwinden von Ovarialtumoren, bei denen es sich offenbar um Schokoladenzysten handelte, gesehen worden. Es erscheint daher angängig, bei solchen Ovarialtumoren, die auf eine endometriotische Genese dringend verdächtig sind (Anamnese, gleichzeitiges Vorkommen einer Scheiden- oder Portioendometriose), die Operation für einige Wochen aufzuschieben und einen **Versuch** mit einer **Gestagenbehandlung** zu machen.

Rezidive nach Schokoladenzysten sind gut durch die Hormonbehandlung zu beeinflussen.

Bei **retrozervikalen Herden** wird man stets zunächst einmal die **Hormonbehandlung** versuchen. Sie wird in den meisten Fällen zum Ziel führen.

Hormonbehandlung der Endometriose

Die Androgenbehandlung, wie sie noch bis vor kurzem durchgeführt wurde, ist durch die neue Gestagenbehandlung verdrängt worden.

Den therapeutischen Effekt der **Androgene** erklärt man dadurch, daß die Kongestionszustände (Schwellungen) der endometriotischen Bezirke im Prämenstruum nicht so stark in Erscheinung treten. Dadurch kommt es zur Kupierung der Regelschmerzen.

Ausgehend von der Erfahrung, daß die Beschwerden der Endometriose während der Schwangerschaft so gut wie immer verschwinden und für viele Monate hinterher nicht mehr auftreten, empfahl *R. W. Kistner* (Boston, USA) die Durchführung der künstlichen Schwangerschaft = **Pseudogravidität** (S. 441). Schon 1948 hatte *Fr. Hoffmann* darauf hingewiesen, daß Progesteroninjektionen in eine Narbenendometriose einen besonders günstigen Effekt hatten.

Behandlung mit Gestagenen

Es gibt zwei Möglichkeiten der Behandlung mit Gestagenen:

1. **Langzeitbehandlung:** Durchführung der **Pseudogravidität** (S. 441),
2. **Zyklische Behandlung** mit Anovlar (1 Drag. enthält 4 mg Äthinyl-Nortestosteronazetat und 0,05 mg Äthinyl-Östradiol).

Sie leistet dasselbe, ist viel **billiger** und hat außerdem den Vorteil, daß die Frauen eine schmerzlose, **menstruationsähnliche Blutung** behalten.

Dosierung: 1mal tgl. 1 Drag. vom 5.—24. Zyklustag (mindestens über 5 bis 6 Zyklen).

Bei der zyklischen Behandlung mit Anovlar kommt es zur **Atrophie des Endometriums und der Endometriosebezirke.** Man hat festgestellt, daß in den endometrioiden Herden ein **Ödem** entsteht und später **Bindegewebe** einwächst.

Das endometrioide Gewebe geht wahrscheinlich in vielen Fällen zugrunde. Am Endometrium geht die Wirkung nicht über die Atrophie der Funktionalis hinaus, weil das Endometrium viel aktiver und lebenskräftiger als das Gewebe der endometrioiden Bezirke ist; wahrscheinlich deswegen, weil die Funktionalis des Endometriums die **basalen** Schleimhautteile unter sich hat, die den endometrioiden Herden fehlen sollen.

Über die **atrophisierende Wirkung** der **Gestagene** auf das Endometrium: S. 191.

Die Ausschaltung der normalen hormonalen Eierstocksfunktion durch

Strahlenbehandlung

(erforderliche Dosis: 350—400 r am Ovar) wird heute kaum noch angewendet. Einmal deswegen nicht, weil man mit der Hormonbehandlung (s. o.) als konservativer Behandlung gut auskommt und andererseits, weil die Frauen nach der Bestrahlung schlagartig unter **sehr heftigen Wechseljahrbeschwerden** zu leiden haben.

Geschwülste des Uterus

Gutartige Geschwülste des Uterus

Myoma uteri = Gebärmuttermyom

Definition: Myome sind Gewächse aus glatter Muskulatur (= Leiomyome) mit einem in seiner Menge wechselnden bindegewebigen Stroma.

Häufigkeit: Die Myome sind die häufigsten Geschwülste der Gebärmutter.

95% aller gutartigen Tumoren des Genitale der Frau sind Myome des Corpus uteri!

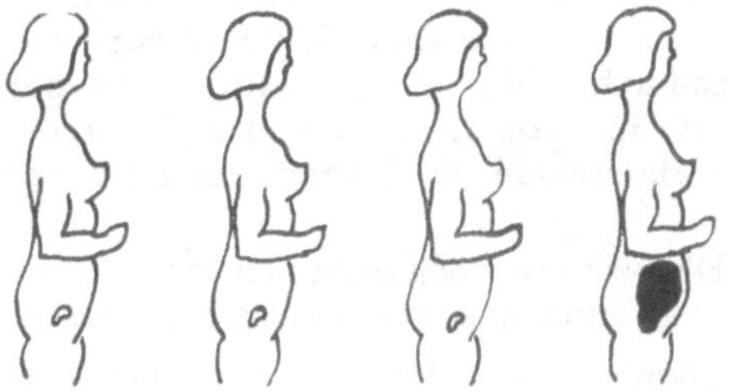

Abb. 18. Jede 4. bis 5. Frau, die über 35 Jahre alt ist, ist Myomträgerin (wenn man kleine Myome mit in die Rechnung einbezieht)

Rund 90% aller Myome findet man zwischen dem 35. und 55. Lebensjahr.

Vorkommen: So gut wie niemals vor dem 20. Lebensjahr.

Das Wachstum der Myome wird durch Östrogene unterhalten, es ist also von der **Funktion der Ovarien** abhängig. Daher

Myome vor dem 25. Lebensjahr sind sehr selten.
Bei Frauen nach dem Klimakterium keine Neuentstehung von Myomen!

Nach Eintritt der **Menopause** hört das Wachstum der Myome auf, und es kommt durch Atrophie der Myomzellen zur Schrumpfung des Tumors.

Geschwülste, die in oder nach dem Klimakterium wachsen oder entstehen, sind niemals Myome!

Es ist eine alte Erfahrung, daß bei Myomträgerinnen die Menopause einige Jahre, etwa 5—7 Jahre später eintritt.

Einteilung der Myome

nach dem Sitz in der Uterusmuskulatur

1. **Intramurale Myome** *(Abb. 19, 1)*: Die Myomknoten entwickeln sich innerhalb der Uteruswand, ohne die Schleimhaut oder die Serosa vorzuwölben. Alle Myome sind zunächst intramurale Myome.

2. **Subseröse Myome** *(Abb. 19, 2)*: Die Myomknoten entwickeln sich in Richtung auf den Serosaüberzug und wölben diesen buckelartig vor. Bei weiterem Wachstum können sie aus der Uteruswand heraustreten und mit einem Serosastiel am Uterus hängen *(Abb. 19, 2a)*.

3. **Submuköse Myome** *(Abb. 19, 3)*: Wachstumsrichtung in das Kavum mit Knoten- und Buckelbildung und dadurch Vorwölbung der Schleimhaut. Die Lichtung kann dadurch völlig verlegt werden. Bei polypartig gestieltem Wachstum *(Abb. 19, 3a)* können sie aus dem Zervixkanal herauswachsen und im äußeren Muttermund als Myoma „in statu nascendi" erscheinen *(Abb. 19, 3b)*.

Diagnostischer Hinweis: Das noch nicht sichtbare submuköse Myom meldet seine Anwesenheit oft durch eine **Weitstellung des äußeren Muttermundes** an.

4. **Zervikale Myome** *(Abb. 19, 4)*: Die Myomknoten sitzen in der Wand der Zervix.

5. **Intraligamentäre Myome** *(Abb.,19, 5)*: Sie gehen von den Seitenkanten des Uterus aus und entwickeln sich extraperitoneal zwischen den beiden Blättern der Plica lata. Bei entsprechender Größe führen sie zu Verdrängungserscheinungen an den großen Gefäßen und Nervensträngen, die die unteren Extremitäten versorgen.

Am häufigsten sind intramurale Myome, es folgen subseröse und danach submuköse Myome.

Pathologische Anatomie

Myome bestehen aus glatter Muskulatur und Bindegewebe (Stroma). Die glatten Muskelfasern verlaufen in Bündeln, die sich nach allen Richtungen hin durchflechten (= Wirbelstruktur). Das Bindegewebe besteht gewöhnlich aus zarten Fibrillen. Bindegewebsreiche Myome nennt man **Fibromyome.**

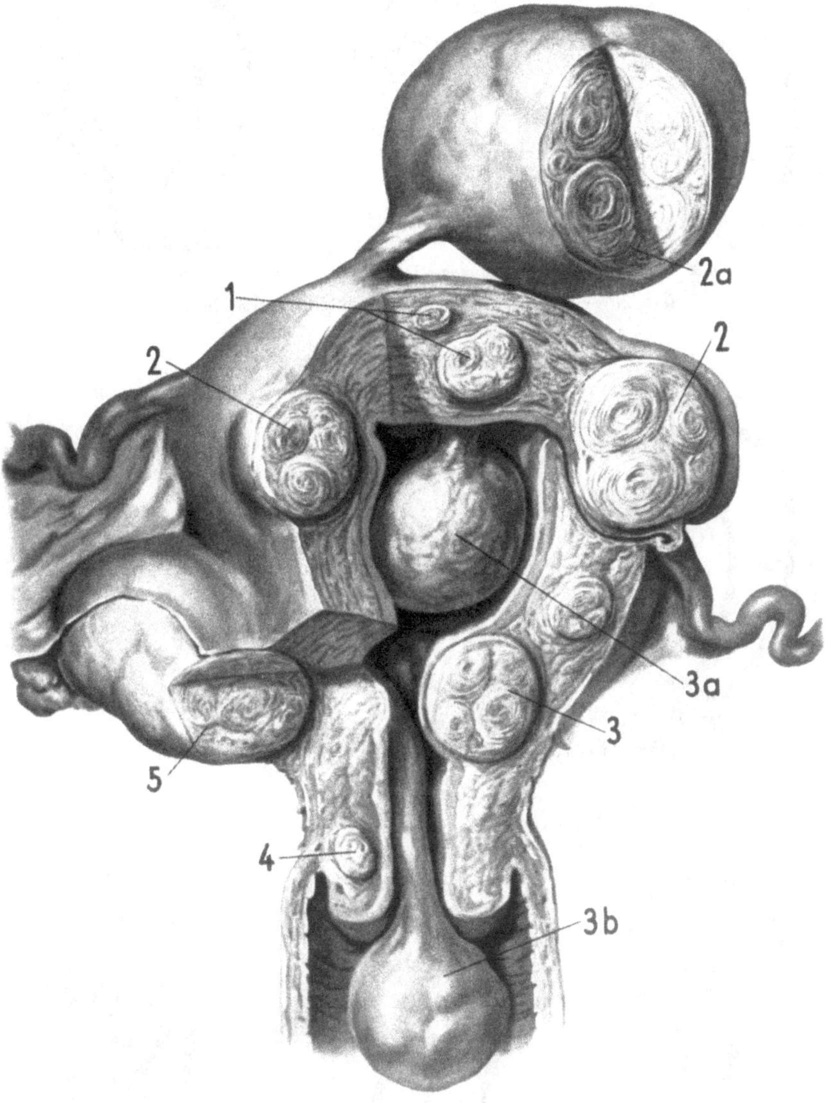

Abb. 19. Einteilung der Myome nach ihrem Sitz (s. Text)

1 Intramurale Myome
2 Subseröse Myome
2a Gestieltes subseröses Myom
3 Submuköses Myom
3a Gestieltes submuköses Myom
3b 3a, in die Scheide geboren
4 Kleines zervikales Myom
5 Intraligamentäres Myom

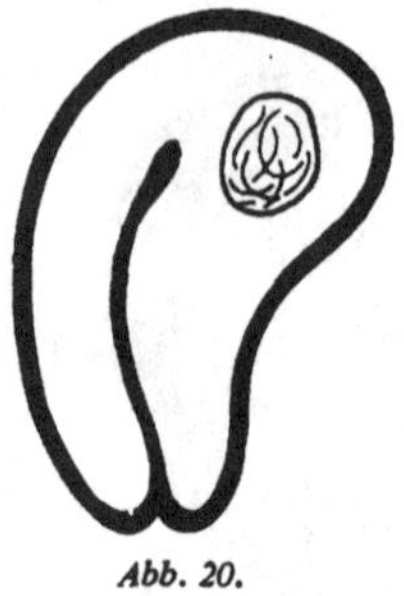
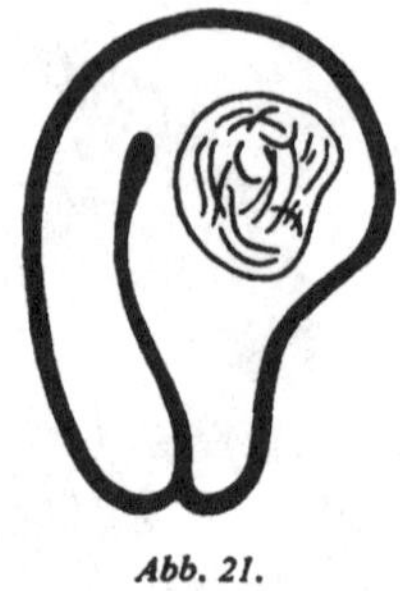
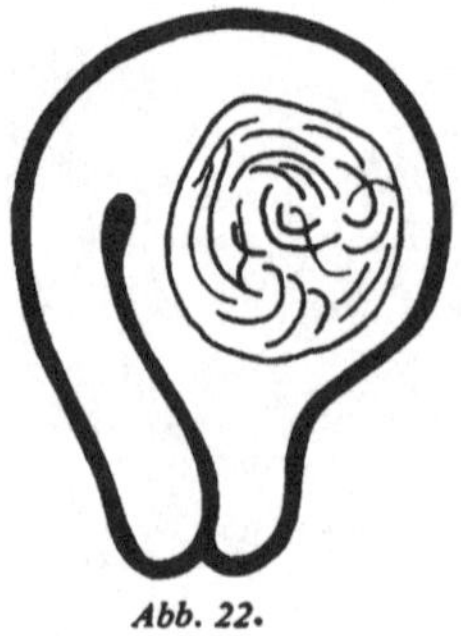

Abb. 20. *Abb. 21.* *Abb. 22.*

Abb. 20—22. Entwicklung eines intramuralen Myoms

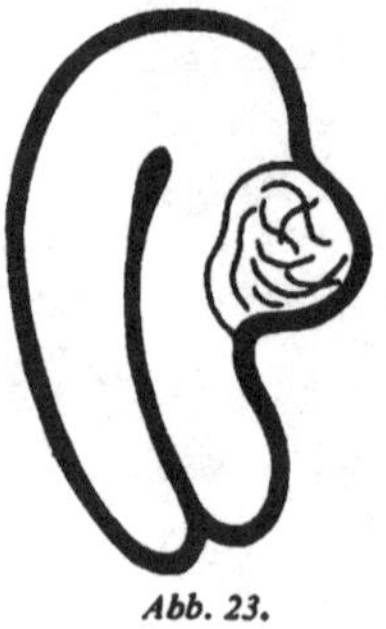
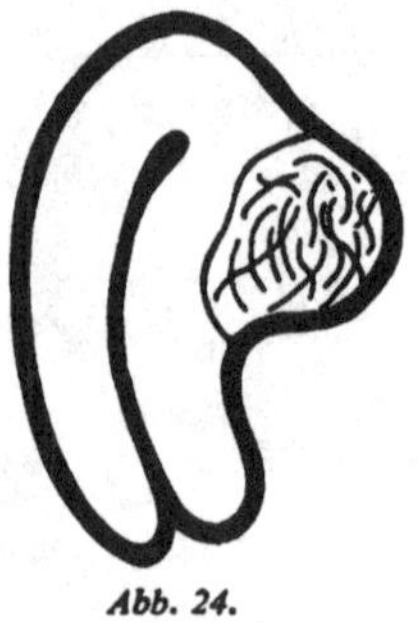
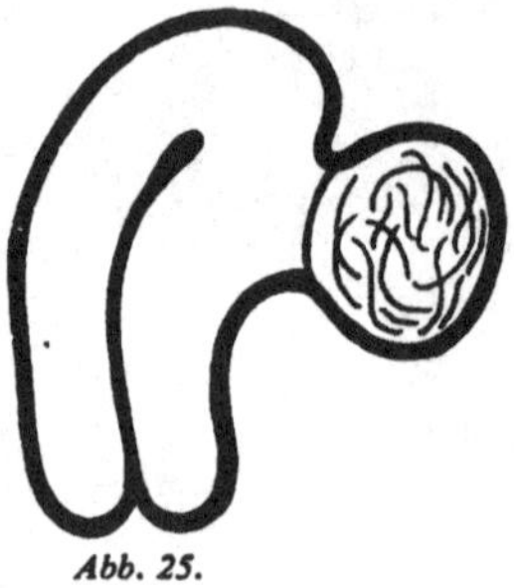

Abb. 23. *Abb. 24.* *Abb. 25.*

Abb. 23—25. Entwicklung eines subserösen Myoms

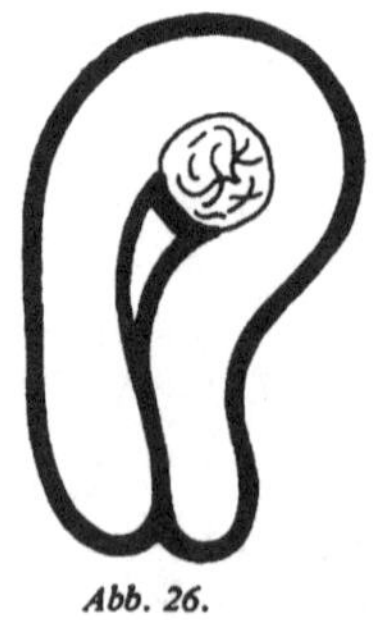
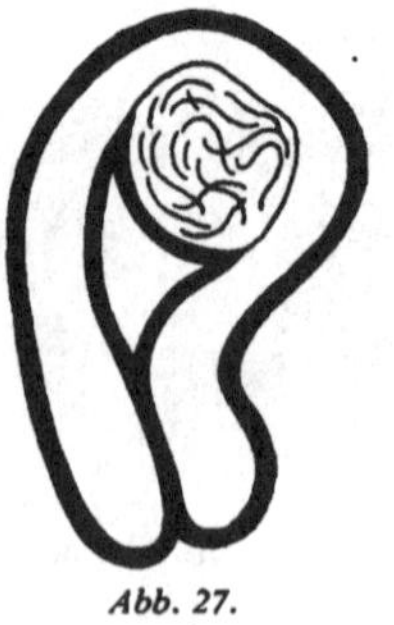
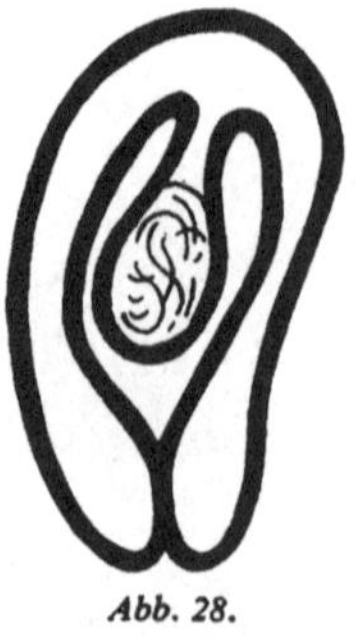

Abb. 26. *Abb. 27.* *Abb. 28.*

Abb. 26—28. Entwicklung eines submukösen Myoms (nach *Martius*)

Größere intramurale Myome haben meist eine sogenannte „**Myomkapsel**“ *(Abb. 29)*, die nach *R. Meyer* aus zusammengedrängter Muskulatur besteht.

Myome treten im Uterus meist multipel auf.

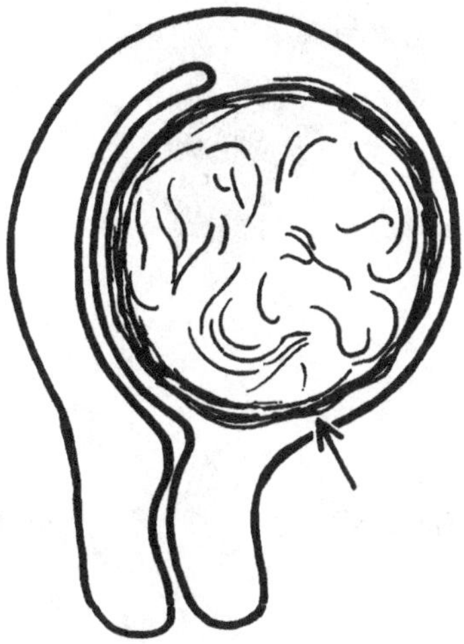

Abb. 29. Größere intramurale Myome haben meist eine Myom**kapsel** (Pfeil!)

Genese der Myome

Kausale Genese. Trotz zahlreicher Untersuchungen ist über die Ursache der Myome nichts Sicheres bekannt.

Formale Genese. Auch mit der Entstehung der Myome im Sinne der Pathogenese befassen sich seit Jahrzehnten viele Arbeiten. Es gilt auch heute noch die Meinung von *R. Meyer* und *H. Albrecht* (1928), wonach die Myome histogenetisch zurückzuführen sind auf einzelne im Gewebsverband liegende Muskelgruppen mit erhöhter Wachstumspotenz und daß das Myomwachstum in trophischer Abhängigkeit steht von der Eierstocksfunktion.

Einen neuen Gedanken brachte *G. Hörmann* (1960), indem er auf die Symmetrie der Myomentwicklung hinwies. Legt man einen Sagittalschnitt durch die Uterus„rhaphe“, d.h. legt man einen Schnitt von der Mitte des Fundus aus über die sichtbaren Myome sagittal bis in das Uteruskavum hinein, so erkennt man, daß die Myome der „Mittellinie zugeordnet“ sind. Nach *Hörmann* besteht eine **Gesetzmäßigkeit im topographischen Verhalten der Uterusmyome:** Klappt man den Uterus durch Sagittalschnitt genau in der Mittellinie (= Rhaphe) auf, so erkennt man die **spiegelbildliche Anordnung** sowohl des Uteruskavums als auch der **Myome** *(Abb. 30* und *31)*. Demnach ist das Utersusmyom als eine Form von „**dysrhaphischer**“ **Störung** aufzufassen *(Hörmann)*.

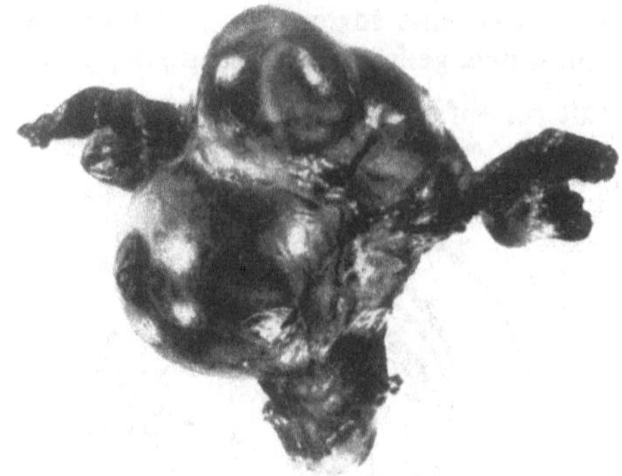

Abb. 30. Gewöhnlicher kindskopfgroßer Uterus myomatosus. Die drei sichtbaren Myome lassen sich bei näherer Betrachtung zwanglos der Mittellinie zuordnen (nach *Hörmann)*

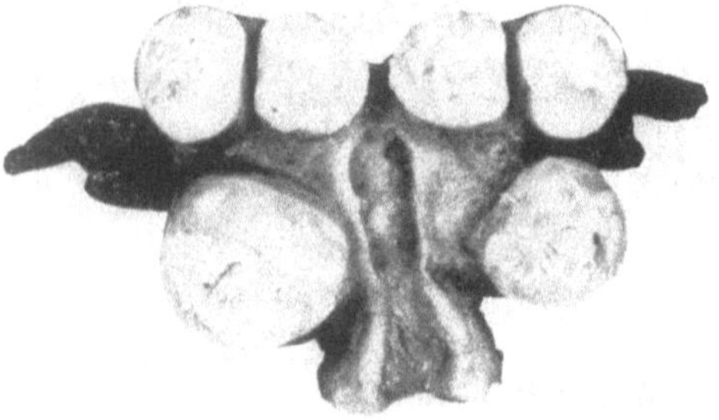

Abb. 31. Derselbe Uterus der Abb. 30 nach Eröffnung durch Sagittalschnitt. Myome und Kavum sind in 2 spiegelbildlich gleiche Hälften auseinandergeklappt (nach *Hörmann)*

Sekundäre Veränderungen der Myome

1. **Erweichung** (am häufigsten) durch **Nekrose** infolge mangelhafter Ernährung, meist nach Stieldrehung eines subserösen Myoms, viel seltener nach Drehung eines Kugelmyoms um die Achse des Halskanals; ferner nach Verlegung der zuführenden Gefäße, bei Gefäßthromben usw.

Bei der Erweichung kommt es durch Zerfall der entarteten Gewebspartien zur Verflüssigung mit der Bildung **kleinerer** und **größerer Höhlen** *(Abb. 32)*.

> **Erweichte Myome mit Flüssigkeitsbildung in Höhlen zeigen auffallend rasches Wachstum, ferner einen Tastbefund wie eine Ovarialzyste!**

2. **Verhärtung**

a) durch **Verkalkung** (in seltenen Fällen findet man Kalkablagerungen in Myomen). **Röntgenaufnahme machen lassen!** Von der Möglichkeit einer Röntgenaufnahme wird in diesem und ähnlichen unklaren Fällen viel zu wenig Gebrauch gemacht!

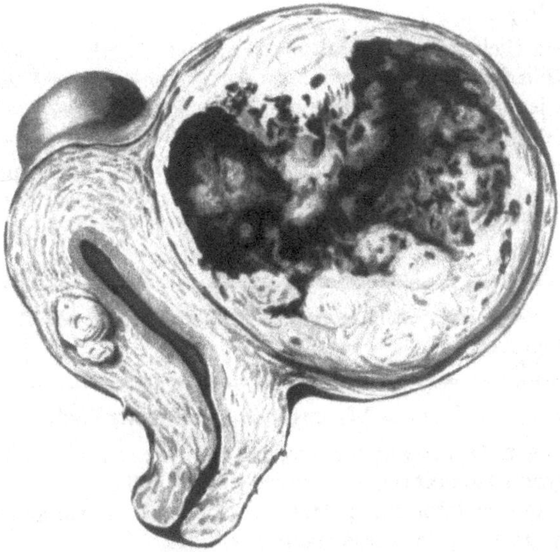

Abb. 32.
Erweichtes Myom mit Höhlenbildung

b) durch **bindegewebige Degeneration.** Myome bestehen fast ganz aus Muskelgewebe und sind daher weich. Zur Entwicklung von **Bindegewebe** und Umwandlung in ein derbes „**Fibromyom**" kommt es durch Mangel an Ernährung. Die bindegewebige Degeneration ist die häufigste aller Degenerationen. Fast alle Myome, die alt werden, entarten bindegewebig.

Symptome der Myome

Etwa 15—20% aller Myomträgerinnen sind beschwerdefrei. Ein hoher Prozentsatz hat also Beschwerden, und zwar:

Beschwerden der Myomträgerinnen:

1. **Abnorme Blutungen,** vor allem:
   Verstärkte (und verlängerte) Regelblutungen.
2. **Druck- und Verdrängungsbeschwerden,**
   Fremdkörpergefühl,
3. **Schmerzen,**
4. **Allgemeinerscheinungen.**

(2.–4.: selten!)

1. Abnorme Blutungen: Sie sind das wichtigste und häufigste aller Myomsymptome. Etwa 40—50% aller Myome machen starke bis sehr starke (und verlängerte) Regelblutungen.

Die Blutungen sind bedingt:

a) mechanisch: Die Starrheit der myomatösen Uteruswand behindert die gleichmäßige Kontraktionsfähigkeit der Uterusmuskulatur während der Regelblutung. Die Folge ist eine mangelhafte Blutstillung.

b) durch glandulär-zystische Hyperplasie: Bei 8—10% aller Myome besteht gleichzeitig eine Follikelpersistenz *(R. Schröder)*, so daß in 8—10% aller Dauerblutungen bei Myomen eine glanduläre Hyperplasie als Ursache angenommen werden kann. Wichtig für die Diagnostik und Therapie der Myomblutungen.

> **Die charakteristische Blutung beim Myom ist die verstärkte (und verlängerte) Regelblutung!**

Die Blutung ist abhängig vom **Sitz** des Myoms, nicht von seiner Größe:

Verstärkte Regelblutungen (Hypermenorrhoen, S. 402) weisen auf einen intramuralen Sitz des Myoms (schlechte Abdrosselung der Gefäße),

verstärkte und verlängerte Regelblutungen (Menorrhagien) auf ein submuköses Myom hin (verzögerte Heilung der menstruellen Wunde).

Zwischenblutungen und Dauerblutungen sind bei Myomen seltener.

2. Druck- und Verdrängungsbeschwerden.

a) bei **zervikalem Myom** *(Abb. 32)*: Verlegung der Urethra durch Hochziehen der Blase und Druck auf die Urethra. Folge: Harnretention, Zystitis, Ischuria paradoxa (Harnträufeln aus überfüllter Blase). Durch Druck eines großen Tumors auf den Mastdarm kommt es zur Obstipation und (selten) zu Ileussymptomen.

b) Bei einem Myom im **retroflektierten fixierten Uterus** kann es zu denselben Erscheinungen wie bei a) kommen. Durch Druck auf die sensiblen Rezeptoren des zerebrospinalen Nervensystems in der Kreuzbeinhöhle kommt es zu **Kreuzschmerzen.**

c) **Fremdkörpergefühl:** „In meinem Bauch kullert etwas hin und her."

Es kommt ferner zu

3. Schmerzen beim Myom,

a) wenn ein **submuköses gestieltes Myom** *(Abb. 19, 3b)* unter wehenartigen Kontraktionen in die Scheide geboren wird („Myoma in statu nascendi"),

b) wenn ein **submuköses gestieltes Myom** *(Abb. 19, 3a* und *b)* den Abfluß des Menstrualblutes verhindert (= Dysmenorrhoe, S. 464),

c) wenn es zur **Stieldrehung** (S. 186) eines subserösen Myoms oder (selten) eines Kugelmyoms kommt (→hämorrhogische Infarzierung →typische peritonitische Symptome),

d) wenn **aseptische Nekrosen** in einem Myom auftreten.

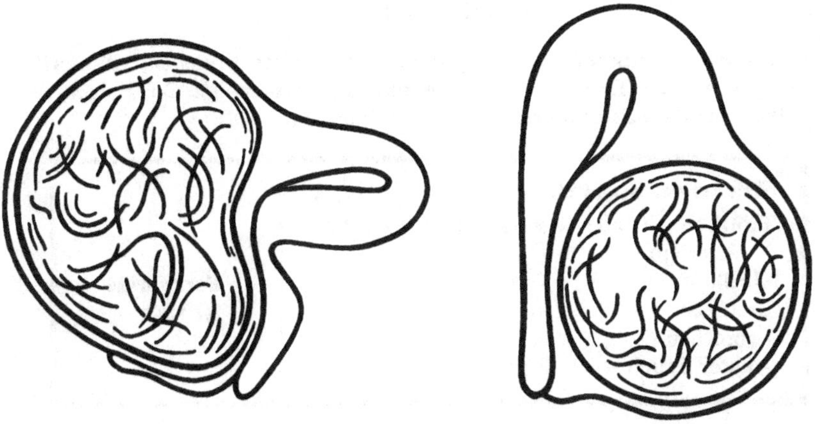

Abb. 32a und *32b.* Zervixmyome

Druckschmerzhaftigkeit eines Myoms weist auf Totalnekrose hin!

e) wenn das **Peritoneum** durch **nekrotische** Veränderungen des Myoms gereizt wird,

f) wenn ein Myom rasch wächst (z. B. in der Schwangerschaft), kommt es zum **Kapselspannungsschmerz.**

4. Allgemeinerscheinungen

a) **Anämie.** Oft hochgradig, so daß vor der Operation Transfusionen erforderlich sind. Das bekannte „Myomgesicht" (gelbliche Blässe und Gedunsenheit) beruht auf hochgradiger Anämie.

b) **Herzerscheinungen**

Ein Teil der myomkranken Frauen weist Herz- und Kreislaufstörungen mit Atemnot usw. bis zu Dekompensationserscheinungen auf. Diese kardialen Symptome entstehen **sekundär,** sie hängen vor allem mit den andauernden Blutverlusten zusammen und kommen bei jeder Krankheit, die mit hohen Blutverlusten einhergeht, vor. Ein spezifisches **„Myomherz" gibt es nicht.**

Komplikationen der Myome

1. **Stieldrehung** kommt vor bei gestielten subserösen Myomen, ganz selten bei Kugelmyomen (Drehung um die Achse des Halskanals). Die Folgen sind dieselben wie die Stieldrehung beim Ovarialtumor (S. 358).

Zeichen der Stieldrehung:	
Plötzlich auftretende starke Schmerzen im Unterleib Übelkeit Brechreiz Erbrechen Akuter Bauch ⟶ Schock	= **Peritoneale Reizung**

2. Myom und bösartige Neubildung

Maligne Entartung eines Myoms kommt nach neueren Literaturangaben (*Novak* und *Novak*, *Tasch*, *Te Linde*, *Finn*) in 0,13—0,5% der Fälle vor.

a) **Sarkom:** *R. Meyer*, *R. Schröder* u. a. haben gezeigt, daß es eine Umwandlung von Myomzellen in Sarkomzellen nicht gibt. Beim Vorkommen von Sarkomen in Myomen handelt es sich um Zellkomplexe, die **von vornherein** angelegt sind und die zu irgendeiner Zeit bösartig werden.

b) **Korpuskarzinom:** Das Korpuskarzinom (S. 194) ist mit einem Myom sehr viel häufiger kombiniert als das Kollumkarzinom. *Möbius* (1960) fand auf 100 operierte Myomfälle 15 Korpuskarzinome.

3. **Schnelles „Wachstum" eines Myoms** kommt vor
a) bei gleichzeitigem Vorhandensein eines **Sarkoms,**
b) bei **Erweichung** eines Myoms,
c) bei gleichzeitigem Vorhandensein einer **Schwangerschaft.**

Zu 3a) Merke besonders:

Der **Tastbefund** eines **Myoms** kann **völlig gleich** sein dem des höchst gefährlichen **Sarkoms** der Gebärmutter! Daraus ergibt sich als Konsequenz, daß eine Patientin mit einem Myom, die nicht behandelt wird, alle **4—6 Monate untersucht** werden **muß!**

4. **Fieber** kommt bei Myomen vor

a) bei Nekrose, Vereiterung und Verjauchung (bes. bei submukösen Myomen! Folge: Eitriger korporaler Fluor).

b) bei Stauung und Entzündung in den ableitenden Harnwegen.

Therapie der Myome

Oberster Grundsatz: Ein Myom wird — abgesehen von Ausnahmen — nur dann behandelt, wenn es Beschwerden macht.

Beschwerden in diesem Sinne sind eines (oder mehrere) der auf S. 183 angegebenen Symptome.

Myome, die keine Beschwerden machen, werden nur beobachtet. Myomträgerinnen müssen sich im Anfang häufiger, später alle 4—6 Monate ihrem Arzt vorstellen.

Von dieser wichtigen Regel, daß nur solche Myome der Behandlung bedürfen, die Beschwerden machen, gibt es wichtige

Ausnahmen:

Auch wenn **keine Beschwerden** bestehen, muß ein Myom **operiert** werden,

1. wenn es **schnell wächst** = Verdacht auf **Bösartigkeit,**
2. wenn es (sehr) **groß** ist.

Ein großes Myom bleibt auch nach Aufhören der Ovarialfunktion noch groß. Die Erfahrung zeigt, daß es in diesen großen Myomen doch relativ häufig zu **Komplikationen** durch degenerative Prozesse oder zu bösartiger Neubildung kommt.

3. Wenn es nicht möglich ist, durch Untersuchung einen **Ovarialtumor auszuschließen** = **Unsicherheit der Diagnose!**
4. Wenn das Myom **erweicht.**
5. Wenn es sich um ein sehr **bewegliches, gestieltes** subseröses Myom handelt **(Gefahr der Stieldrehung** →Nekrose →Erweichung).

Die Behandlung des Myoms ist in der Regel die **Operation.** Daneben kommt in Ausnahmefällen eine Behandlung durch **Hormonverabreichung** oder durch **Bestrahlung** in Frage.

Maßgeblich für die Wahl der Behandlungsmethode sind

Art und Stärke der Beschwerden,

Größe und Sitz des Myoms,

Alter und Zustand der Patientin = Allgemeine Operabilität.

Unter „**Allgemeiner Operabilität**" verstehen wir nach *H. Martius* eine für die Überwindung des operativen Eingriffs ausreichende Herz- und Kreislauffunktion und das Fehlen von Erkrankungen an den übrigen inneren Organen.

1. Operation

a) Vaginaler Weg: Vaginale Totalexstirpation des Uterus. Methode der Wahl, wenn die Myome nicht größer als etwa **faust- oder säuglingskopfgroß** und die Adnexe gesund sind. Bei Säuglingskopfgröße des Myoms ist **Zerstückelung** notwendig. In den Zervikalkanal oder die Scheide geborene submuköse Myome können oft durch einfaches Abdrehen mit der Krallenzange abgetragen werden. Macht das Schwierigkeiten, dann ist der Stiel zu dick oder das Myom sitzt zu breitbasig auf. Es bleibt nichts anderes übrig, als den Uterus vaginal zu exstirpieren.

In der Gynäkologie wird vaginal operiert, sofern keine Kontraindikationen bestehen!

Die Pflege der vaginalen Operationstechnik ist die vornehmste und dankbarste Aufgabe der operativen Gynäkologie *(Peham, Stoeckel)*.

b) Abdominaler Weg

1. **Enukleation** *(Abb. 33)* des (der) Myomknotens = Konservative Myomoperation
2. **Supravaginale Amputation** *(Abb. 34)* des myomatösen Uterus
3. **Totalexstirpation** *(Abb. 35)* des myomatösen Uterus

Alle großen Myome müssen abdominal operiert werden!

Zu **1.) Enukleation:** Kleinere **subserös-intramurale Myome** werden enukleiert *(Abb. 33, 1)*. Bei **subserösen gestielten Myomen** wird der Stiel exzidiert *(Abb. 33, 2)* und das Wundbett vernäht.

Vorteil: Erhaltung der Konzeptionsfähigkeit.

Gefahr: Infektion des Myombettes, Ernährungsstörung des zurückbleibenden Uterus.

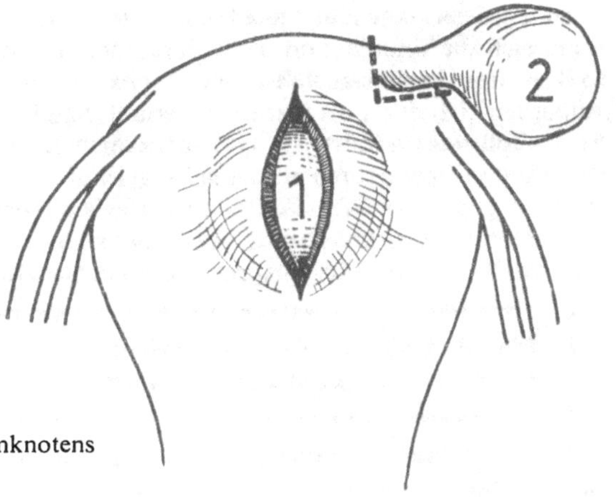

Abb. 33.
Enukleation eines Myomknotens

Konservative Myomoperationen sind nur dann indiziert, wenn die Erhaltung der Fertilität möglich erscheint.

Bei Schwangerschaften nach **konservativen Myomoperationen** sind die Frauen mit Nachdruck darauf hinzuweisen, daß sie (wegen der Gefahr der **Uterusruptur**) unbedingt in einer **Klinik entbunden** werden müssen!

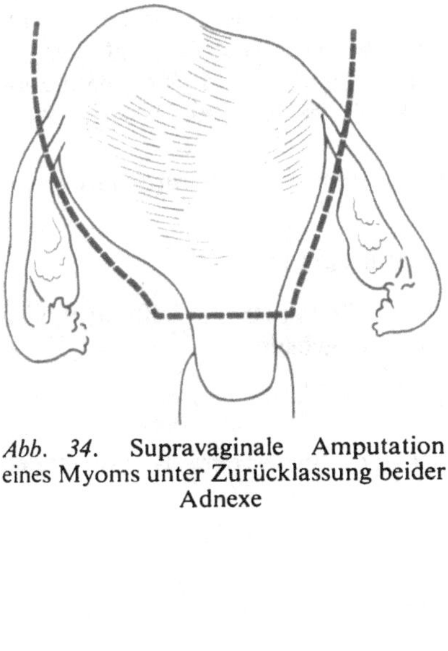

Abb. 34. Supravaginale Amputation eines Myoms unter Zurücklassung beider Adnexe

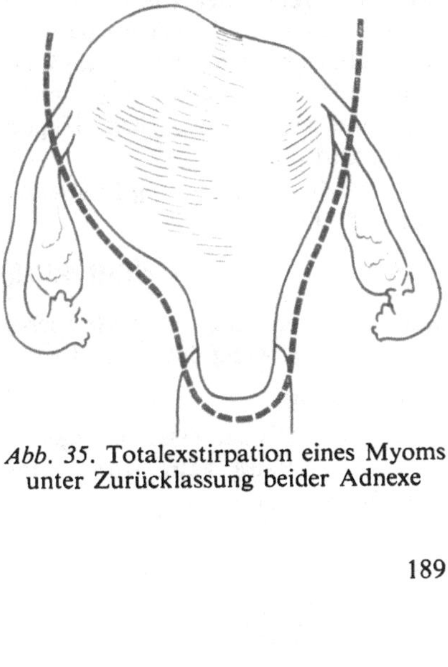

Abb. 35. Totalexstirpation eines Myoms unter Zurücklassung beider Adnexe

Zu **2.) Supravaginale Amputation** *(Abb. 34)*: Kann ausgeführt werden, wenn sich die Enukleation nicht durchführen läßt. **Großer Nachteil: Zurückbleiben** des **karzinomgefährdeten Zervixstumpfes** (2% Stumpfkarzinome!). Außerdem ist der postoperative Verlauf häufig durch das Auftreten eines **Stumpfinfiltrates** gestört. — Die supravaginale Amputation wird heute von den meisten Operateuren prinzipiell abgelehnt zugunsten der Totalexstirpation. Vorteile gegenüber **3.)**: Technisch einfacher (wichtig für weniger erfahrene Operateure). Zurückbleiben menstruationsfähiger Schleimhaut, besserer Halt für den Band- und Muskelapparat des kleinen Beckens.

Man darf niemals eine supravaginale Uterusamputation ohne vorherige Kolposkopie und zytologischen Abstrich ausführen!

Zu **3.)**: **Totalexstirpation** *(Abb. 35)*: Heute die Methode der Wahl. Sie ist stets dann **obligatorisch**, wenn Veränderungen an Portio und Zervix vorhanden sind (z. B. Vorstufen des Zervixkarzinoms, S. 71).

Bei Frauen im **Klimakterium** sollte nur noch die **Total**exstirpation durchgeführt werden!

2. Hormonbehandlung der Myome

Noch weit von der Menopause entfernte jüngere Myompatientinnen sind für die Hormonbehandlung ungeeignet, da die Ovarialfunktion über zu lange Zeit unterdrückt werden müßte.

Für die Hormonbehandlung kommen nach *Ufer* in Frage: **Ältere** Patientinnen, bei denen der Eintritt der Menopause bald zu erwarten ist. Ferner Patientinnen, die wegen Vorhandensein einer starken Anämie auf Grund von Myomblutungen operationsunfähig sind. Die Hormontherapie dient hier als Überbrückungsmaßnahme, bis eine Operation möglich ist. Sodann Patientinnen, die wegen Adipositas, Hypertonie, Herzfehler usw. nicht operationsfähig sind.

Eine Myombehandlung ist sowohl mit Gestagenen als auch mit Androgenen möglich. Die

Behandlung mit Androgenen

führt zu einem vasokonstriktorischen Effekt am Endometrium, außerdem wird über die Bremsung des HVL die Ovarialfunktion gehemmt.

Dosierung:

a) Bei nicht allzu starker Regelblutung:
   100—250 mg Testoviron-Depot i.m. 10—12 Tage vor dem zu erwartenden Regelbeginn.

b) Bei hochgradiger Hypermenorrhoe:
Je 1 Ampulle Testoluton forte i.m. an 3 aufeinanderfolgenden Tagen.

Tablettenbehandlung:

c) Vom 5.—27. Tag 1mal tgl. 1 Tbl. Ultandren.

Nachteilig sind die Virilisierungserscheinungen, die bei hohen Dosen von Androgenen nicht ausbleiben.

Behandlung mit Gestagenen

(S. 376)

Durch Gestagene kann man den gleichen Bremseffekt hervorrufen wie mit Androgenen. *R. Kaiser*[1]) empfiehlt folgendes Vorgehen: Zunächst wird eine **Abrasio** ausgeführt. Dann erhält die Patientin einmalig vom **5.—24.** Zyklustag 2—(3)mal tgl. 1 Tabl. Primolut N, danach über mehrere Zyklen vom **18.—25.** Tag je 1 Tbl. Primolut N als prophylaktische Nachbehandlung. Es können auch täglich 2 Tabletten gegeben werden, 3 Tabletten sind reichlich. In den meisten Fällen normalisieren sich die Blutungen unter dieser Behandlung.

Bei stärkeren Blutungen kann

der atrophisierende Effekt der Gestagene

ausgenutzt werden. Dieser Effekt ist von *R. Kaiser*[1]) (1960) und neuerdings (1963) von *Goldzieher* (Texas, USA) und Mitarbeitern beschrieben worden. Bei **länger dauernder** Gestagenbehandlung (s. unten) kommt es **zunächst** auch zur Transformation des Endometriums, also zu einer Sekretionsphase.

> **Diese Sekretionsphase kann aber nicht länger als etwa 14 Tage aufrechterhalten werden.** Bei weiteren Gestagengaben kommt es zur dezidualen Umwandlung und gleichzeitig zur Tendenz der
> **Atrophie des Endometriums,**

d. h. die Drüsen werden an Größe, Menge und Umfang **vom 14. Tag nach Beginn der Gestagenmedikation an reduziert.** Diese Atrophie (und mit ihr als

[1]) Arch. Gynäk. 195 (1960), 247—251.

Folge eine **deutliche Reduzierung der Regelblutung)** wird schon beim ersten Zyklus, in dem man die unten angegebene Behandlung durchführt, erreicht. Bei jedem neuen Zyklus, bei dem Gestagene verabreicht werden, kommt es immer wieder von neuem zur Transformation und danach zur Atrophie. Nach und nach ist dann bei weiteren Zyklen die Transformation nicht mehr so ausgeprägt, die **Atrophie tritt dagegen verstärkt auf.**

> Bei einer **Behandlung mit Gestagenen** die **über 14 Tage** hinausgeht, kommt es **stets zu einer Atrophie des Endometriums.**

R. Kaiser[1]) hat gezeigt, daß in der Schwangerschaft ähnliche Verhältnisse vorliegen.

Kommt man mit der oben (S. 191) angegebenen Therapie nicht zu einem befriedigendem Resultat, so kann man über den atrophisierenden Effekt am Endometrium zum Ziel kommen, indem man für einige Zeit laufend vom **5.—25.** Zyklustag tgl. 2—(3) Tabl. Primolut N verordnet *(R. Kaiser).*

3. Strahlenbehandlung der Myome

Sie ist heute weitgehend in den Hintergrund getreten. Die Operationen sind heutzutage mit einem weitaus geringeren Risiko belastet als früher, und mit der Hormonbehandlung kann man die Blutstillung, wenn es nur **darauf** ankommt, einfacher erreichen als mit der Bestrahlung.

Zwei Möglichkeiten der Bestrahlung:

a) Ovarialbestrahlung mit Röntgenstrahlen

b) Intrauterine Radiumbestrahlung mit Gammastrahlen

a) Ovarialbestrahlung mit Röntgenstrahlen

Hierbei wird die uterine Blutung durch **Ausschaltung der Eierstockstätigkeit** gestillt. Diese Methode kommt wegen der dabei schlagartig auftretenden **schweren klimakterischen Ausfallserscheinungen** heute nur in Ausnahmefällen in Frage.

b) Intrauterine Radiumbestrahlung mit Gammastrahlen

Bei der intrauterinen Radiumbehandlung erfolgt die Blutstillung durch **Verschorfung** (= völlige Zerstörung) der Uterusschleimhaut. Besonders geeignet für diese Behandlung sind Frauen, die erstmalig etwa zwischen 45 und 50 Jahren wegen Myomblutungen zur Behandlung kommen und deren Myom höchstens kleinkindskopfgroß ist. Da die Blutung bei diesen Frauen in relativ kurzer Zeit aus natürlichen Gründen (Klimakterium) sowieso aufhört, möchte man ihnen die Operation ersparen.

Die Blutstillung tritt sofort und sicher (in 99% der Fälle) ein.

---

[1]) Arch. Gynäk. 192 (1960), 209—220.

Technik: Nach *Kepp* genügt die Einführung eines einzigen Radiumträgers. Die Dosis beträgt

2000 mgeh (Milligrammelementstunden),

d. h. 100 mg Ra müssen 20 Stunden lang intrauterin liegen bleiben.

Der große Vorteil gegenüber der Röntgenbestrahlung der Ovarien ist der, daß die mit Radium behandelten Myompatientinnen weitaus geringere Ausfallserscheinungen haben.

Gegenindikationen sind submuköse Myome, Myom größer als Kleinkindskopfgröße, Entzündungen an den Adnexen oder im Parametrium.

Vor jeder Bestrahlungsbehandlung eines Myoms muß eine sorgfältige fraktionierte Kürettage vorgenommen werden!

Begründung: Ausschluß eines Karzinoms und anderer Gegenindikationen (s. o.).

Bösartige Geschwülste des Uteruskörpers

1. Carcinoma corporis uteri = Gebärmutterkörperkarzinom = „Korpuskarzinom“

Definition: Von der Schleimhaut des Gebärmutterkörpers ausgehender Krebs *(Abb. 36—38)* = **Adenokarzinom** (S. 198). Es kommen auch Plattenepithelkrebse vor.

Altersverteilung: Der Altersgipfel liegt zwischen dem 60. und 80. Jahr *(Picha* und *Weghaupt)*. Das Korpuskarzinom ist also das Karzinom der *älteren* und **alten** Frauen.

75—80% aller Frauen mit Korpuskarzinom befinden sich in der frühen oder späten Menopause.

Häufigkeit: Etwa 1,5% aller Frauen über 20 Jahre bekommen ein Korpuskarzinom. Die Korpuskarzinome machen heute etwa 15—25% aller weiblichen Genitalkarzinome aus.

Vor 20—30 Jahren betrug der Prozentsatz nur 10%. Wahrscheinlich handelt es sich bei der Erhöhung auf 15—25% nicht um eine echte, sondern um eine relative Zunahme: Es gibt heute mehr ältere Frauen als früher.

Konstitution: Ein großer Teil der Korpuskarzinom-Kranken leidet an

Adipositas, nicht selten auch an **Hochdruck** und gelegentlich auch an **Diabetes mellitus.**	Das sollte man sich merken!

Prognose: Viel besser als beim Zervixkarzinom. Wegen seines verhältnismäßig langsamen Wachstums und seiner geringen Tendenz zum Metastasieren hat das Korpuskarzinom gegenwärtig die **günstigste Prognose aller bösartigen Genitalgeschwülste** der Frau. — Aber: **Ohne** Behandlung ist die **Prognose infaust.** Jede Frau mit einem nicht erkannten, unbehandelten Korpuskarzinom stirbt innerhalb von 2—3 Jahren.

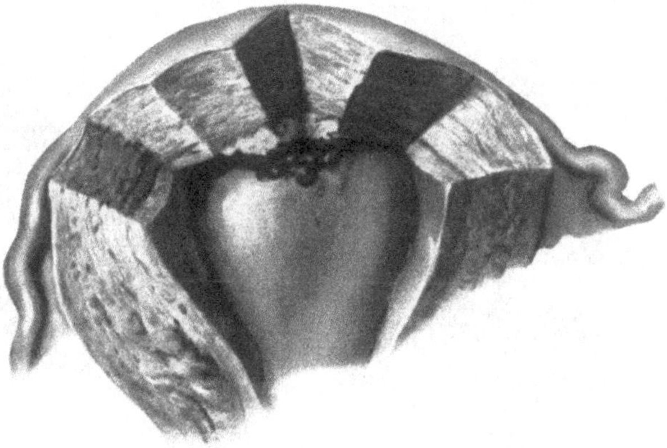

Abb. 36. Kleines Korpuskarzinom im Fundus, das noch auf die Schleimhaut beschränkt ist

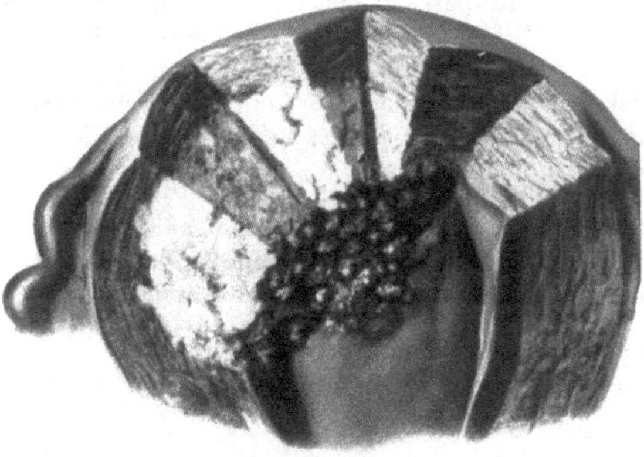

Abb. 37. Ausgedehnteres Korpuskarzinom, das schon tief in die Muskulatur eingedrungen ist

Sitz und Wachstum des Korpuskarzinoms

Die Art der Ausbreitung des Korpuskarzinoms unterscheidet sich sehr von der des Zervixkarzinoms. Das Korpuskarzinom breitet sich sehr **viel langsamer** aus, und insbesondere ist seine Neigung zum invasiven Wachstum in die Muskulatur hinein sehr viel geringer.

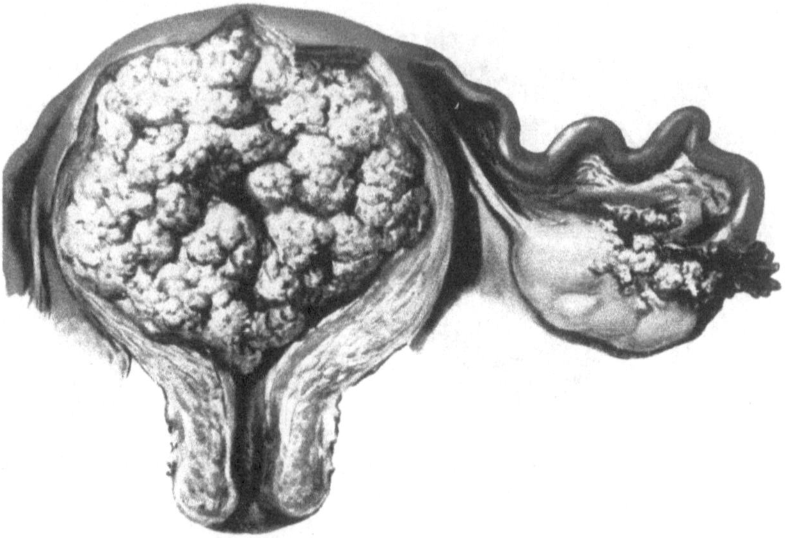

Abb. 38. Ausgedehntes Korpuskarzinom, das tief in die Muskulatur eingedrungen ist und Metastasen im Ovar gesetzt hat

Die Korpuskarzinome beginnen meist mit einem einzelnen, umschriebenen Herd (= Primärsitz) an bevorzugter Stelle, von wo sie sich dann diffus in die Nachbarschaft ausbreiten.

Die 3 bevorzugten Stellen des **primären** Sitzes des Korpuskarzinoms sind:

1. der **Fundus** uteri *(Abb. 39)*
2. eine **Tubenecke** *(Abb. 40)*
3. der **Isthmus** uteri *(Abb. 41)*

Solange die Korpuskarzinome noch umschrieben sind, bilden sie eine intrakavitäre, **polypös**-erhabene Vorwölbung *(Abb. 42* bis *44)*. Bei weiterem

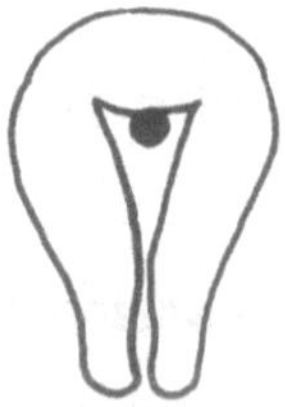

Abb. 39.

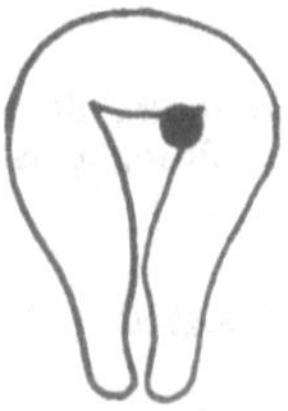

Abb. 40.

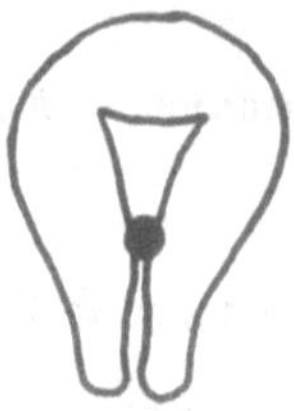

Abb. 41.

Abb. 39—41. Die 3 bevorzugten Stellen, von denen das Korpuskarzinom ausgeht: 1. **Fundus** uteri *(Abb. 39)*, 2. eine **Tubenecke** *(Abb. 40)*, 3. der **Isthmus** uteri *(Abb. 41)*

Wachstum kann das Korpuskarzinom nach und nach die ganze Innenfläche der Vorder- und Hinterwand mit polypösen oder zottigen Wucherungen bedecken. Charakteristisch ist, daß das Korpuskarzinom über lange Zeit in dieser Weise, also vollkommen oberflächlich auf das Endometrium beschränkt **exophytisch** wächst, ohne in die Muskulatur hineinzuwuchern *(Abb. 36, 42, 43)*. Diese über längere Zeit bestehende, nur flächenhafte Ausbreitung erklärt es auch, daß nach vorausgegangener Probeabrasio am Operationspräparat auch bei genauester Untersuchung manchmal kein Krebsgewebe mehr nachgewiesen werden kann.

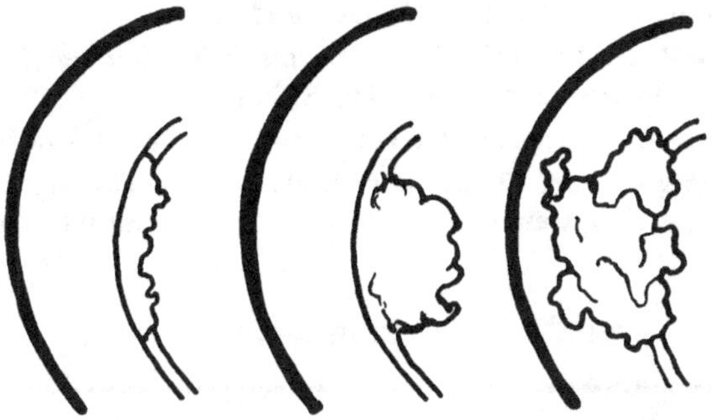

Abb. 42. *Abb. 43.* *Abb. 44.*

Abb. 42—44. Entwicklung des Korpuskarzinoms. In *Abb. 42* und *43* ist das Karzinom noch auf die Schleimhaut beschränkt, in *Abb. 44* ist es schon tief in die Muskulatur hinein gewuchert

Bei längerem Bestehen füllen die exophytisch wachsenden Krebsmassen das Kavum völlig aus *(Abb. 38)* und treiben schließlich den Uterus im ganzen auf, so daß er jetzt wesentlich vergrößert getastet wird. Inzwischen ist das Karzinom — relativ spät — auch in die Muskulatur eingedrungen = **invasives = endophytisches Wachstum.** Ein frühes invasives = endophytisches Wachstum zeigt die *Abb. 37.*

Ausbreitung des Korpuskarzinoms

I. Ausbreitung durch kontinuierliche Wucherung

Durchwachsen der Gebärmutterwand
= Durchbruch in die freie Bauchhöhle,
Übergreifen auf die Zervix *(Abb. 47)*, wodurch der **parametrane** Ausbreitungsweg geöffnet wird,
direktes Fortwuchern in die Tuben
} ist **nicht häufig**

Nach *Philipp* und *Huber* ist das Einwuchern des Korpuskarzinoms in die Tuben durchaus nicht so selten, wenn eine Tuben**endometriose** vorliegt (Tubenendometriose = **Schrittmacher** für das Karzinom).

II. Ausbreitung durch Metastasierung

Metastasierung auf dem **Lymph-** und **Blutweg.**

Im Gegensatz zur frühzeitigen Ausbreitung der Zervixkarzinome auf dem Lymphweg metastasiert das Korpuskarzinom relativ spät, und zwar erst dann *(Amreich)*, wenn der Krebs bis zum äußeren Drittel der Wanddicke des Uterus vorgedrungen ist (dort bes. weite Lymphgefäße).

Metastasierung

1. in die **Ovarien** (rd. 13%, *Abb. 45*) oder (und) Tuben,
2. in die **Scheide** (flachknotige Tumoren, meist im hinteren Drittel, Häufigkeit bei operierten Fällen etwa 15%, S. 211),
3. in die regionären **Lymphknoten** (subaortal, paraaortal, evtl. iliakal),
4. **Fernmetastasen** *(Abb. 49)* auf dem Blutweg (V. cava) wie beim Kollumkarzinom (S. 133), treten beim Korpuskarzinom erst sehr spät auf.

Stadieneinteilung (nach *Bickenbach*)

Stadium I:	Das Karzinom ist auf das **Korpus** beschränkt *(Abb. 46)*.
Stadium II:	Das Karzinom greift auf die **Zervix** über *(Abb. 47)*.
Stadium III:	Das Karzinom erfaßt Gewebe und Organe **außerhalb des Uterus,** aber **innerhalb des kleinen Beckens** (Ovar, Scheide, Lymphknoten auf der Beckenwand, Tube, Parametrium, Douglasperitoneum) *(Abb. 48)*.
Stadium IV:	Das Karzinom erfaßt die **Blase** oder das **Rektum** oder greift **über die Grenzen des kleinen Beckens hinaus** (außerhalb des Scheideneingangs, oberhalb des Beckeneingangs, **Fernmetastasen**), *(Abb. 49)*.

Das Schema von *Bickenbach* stimmt im wesentlichen mit dem von *Wimhöfer, Zeitz* und *Runge* überein.

Histologie *(Abb. 50)*. Das Korpuskarzinom ist ein Krebs, der fast ausschließlich von den **Drüsen**epithelien des Endometriums ausgeht, es ist somit fast immer ein **Adeno**karzinom. Das **endo**phytisch wachsende Korpuskarzinom ist relativ leicht zu diagnostizieren (infiltrierendes Wachstum, Einbruch in Lymphbahnen und Gefäße). Die Beurteilung des **exophytischen** Korpuskarzinoms *(Abb. 36)* kann dagegen **sehr schwierig** sein und setzt sehr große

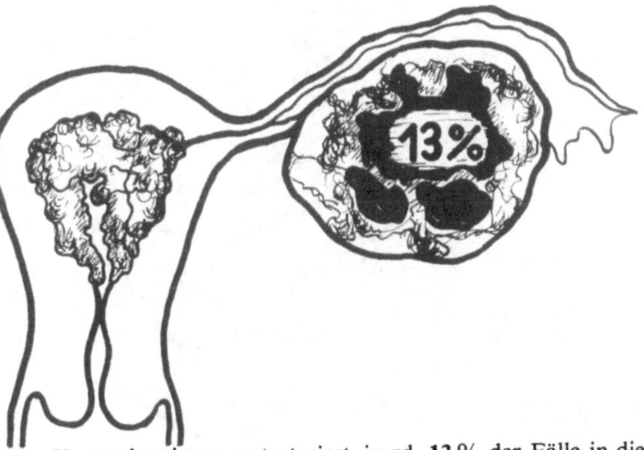

Abb. 45. Das Korpuskarzinom metastasiert in rd. **13 %** der Fälle in die **Ovarien**

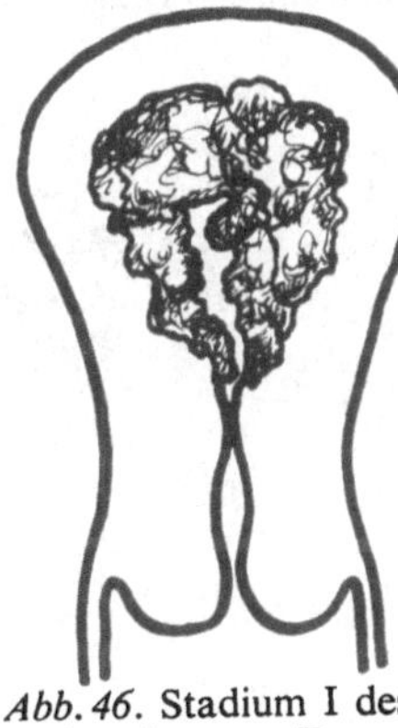

Abb. 46. Stadium I des Korpuskarzinoms: Das Karzinom ist auf das Korpus beschränkt

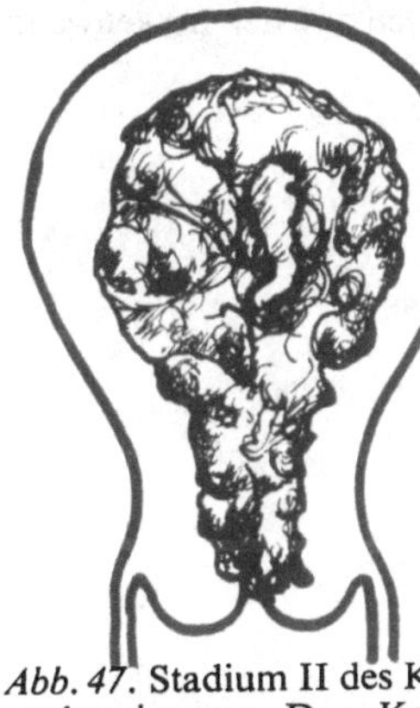

Abb. 47. Stadium II des Korpuskarzinoms: Das Karzinom greift auf die Zervix über

histologische Übung und Erfahrung voraus. Das liegt daran, daß beim Exophyten eines der wesentlichsten Kennzeichen der Bösartigkeit, nämlich das **infiltrierende Wachstum, völlig fehlt** und die Diagnose allein aus der **atypischen Struktur** (abnorme Drüsenvermehrung, Mehrreihigkeit der Epithelien, Kernatypien, Zurücktreten der Stromamenge gegenüber den Drüsenschläuchen u.v.a.) gestellt werden muß.

Es ist wichtig zu wissen, daß im Gebärmutterkörper sog. **Adenokankroide** vorkommen können *(v.Franqué, R. Meyer)*, die dort primär entstanden sind. Sie gehen von sog. **Plattenepithelknötchen** *(Abb. 51)* aus, soliden Epithelnestern, die man sowohl

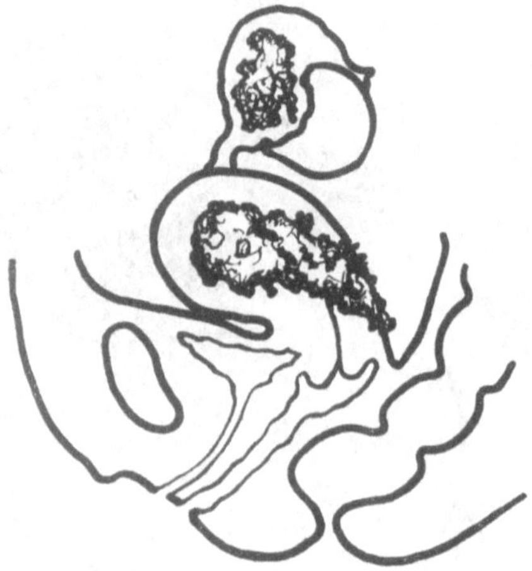

Abb. 48. Stadium III des Korpuskarzinoms: Das Karzinom erfaßt Gewebe und Organe außerhalb des Uterus, aber innerhalb des kleinen Beckens (Ovar, Scheide, Lymphknoten auf der Beckenwand, Tube, Parametrium, Douglasperitoneum)

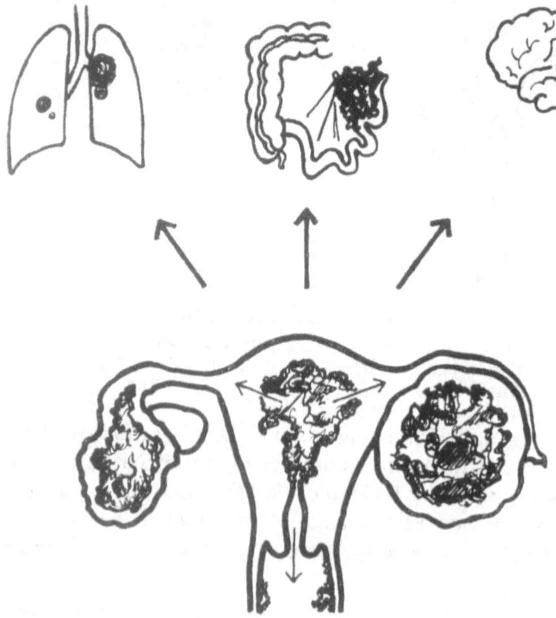

Abb. 49. Stadium IV des Korpuskarzinoms: Das Karzinom erfaßt die Blase oder das Rektum oder greift über die Grenzen des kleinen Beckens hinaus (Fernmetastasen)

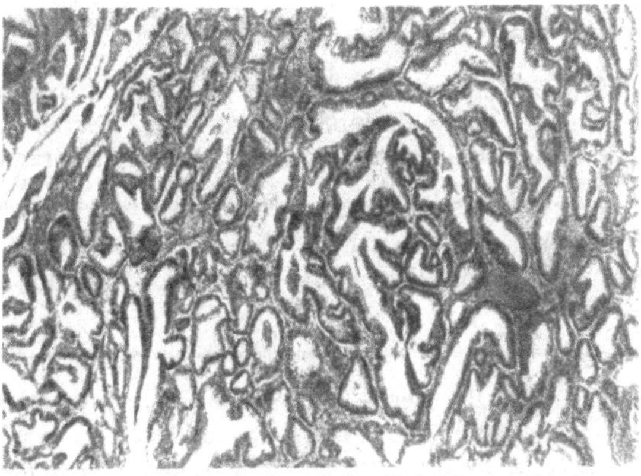

Abb. 50. Adenokarzinom des Gebärmutterkörpers

bei glandulärer Hyperplasie als auch innerhalb eines adenomatösen Korpuskarzinoms gar nicht selten findet. (Beweis für die Differenzierungsfähigkeit des Epithels der Müllerschen Schläuche?) Nach *G. Strauss* und *H.-D. Hiersche* (1963) handelt es sich um entdifferenzierte Zylinderepithelien. Auch schleimbildende Karzinome können vorkommen. Die Entstehung eines Adenokarzinoms aus einer **glandulären Hyperplasie** wird heute allgemein abgelehnt.

Atypische glanduläre Hyperplasien des Endometriums sind möglicherweise Vorstufen eines Korpuskarzinoms. (Etwa 6% der Fälle mit atypischen Hyperplasien erkranken später an einem Adenokarzinom der Gebärmutter.)

Echte Plattenepithelkarzinome sind sehr selten.

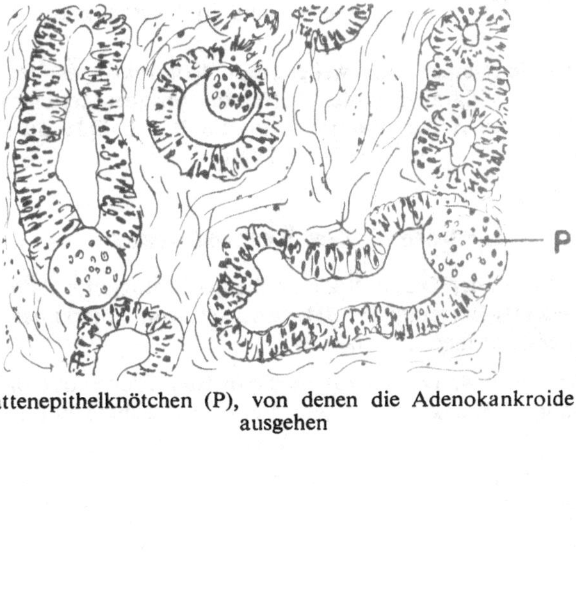

Abb. 51. Plattenepithelknötchen (P), von denen die Adenokankroide des Korpus ausgehen

Symptome des Korpuskarzinoms

In 80—90% aller Fälle sind **uterine Blutungen** das häufigste, erste und einzige Symptom. Die Blutung entsteht durch Nekrose und Zerfall des über lange Zeit oberflächlich in der Schleimhaut wachsenden Korpuskarzinoms.

> **Jede Blutung in der Klimax oder Menopause ist höchst krebsverdächtig!** Es muß schnellstens die Ursache der Blutung geklärt werden.

Den Frauen, deren letzte Regel Jahre oder Jahrzehnte zurückliegt, fällt natürlich die Blutung auf. Sie geben meist an, die Regel sei wiedergekommen.

Noch menstruierende Frauen mit Korpuskarzinom (20—25% aller Fälle) haben unregelmäßige **Blutungen zwischen den Regeln** (Zwischen- und Dauerblutungen). Die Erfahrung zeigt, daß eine ganze Reihe von Frauen mit Korpuskarzinomen **Ausfluß** (S. 251) hat, bevor sie bluten, was besonders bei älteren Frauen auffällig ist.

Merke: **Fluor** (ganz gleich welcher Art) besonders **bei Frauen in der Menopause ist ein wichtiges Hinweiszeichen auf (Korpus-)Karzinom.**

Der Ausfluß kann bräunlich, rosa bis fleischwasserfarben oder auch eitrig sein (s. Pyometra, S. 208). Aber auch Auftreten von wäßrigem oder klar aussehendem, schleimigem Fluor in der Menopause ist krebsverdächtig. (Im Bereich der Karzinombildung kommt es immer zu stärkerer Transsudation und zu Entzündung).

Schmerz, Gewichtsverlust, Anämie	kommen **niemals im Anfang vor,** sondern sind stets **Spät**symptome!

Ursache der Schmerzen sind wehenartige Kontraktionen des Uterus, die zur Ausstoßung von Karzinombröckeln führen. Vor allem treten sie im III. und IV. Stadium auf, wenn das Karzinom in die Bauchhöhle durchbricht und Bauchfell, Netz, Dünn- und Dickdarm befällt.

Diagnostik des Korpuskarzinoms

Die beiden Mittel der Diagnostik sind die gynäkologische **Untersuchung** und die **fraktionierte(!!) Kürettage** (S. 204). Entscheidend ist stets das **histologische** Ergebnis des gewonnenen Geschabsels.

Untersuchungsbefund: Da heutzutage die meisten Frauen auf Grund der Blutung im **Stadium I** (Karzinom auf den Uterus beschränkt) zum Arzt kommen, ergibt die Untersuchung in einem hohen Prozentsatz noch einen völlig normalen Tastbefund. In den **meisten** Fällen ist **weder etwas Besonderes zu fühlen, noch etwas Auffallendes zu sehen** (außer der Blutung aus dem äußeren Muttermund, die auch noch fehlen kann, weil die Frauen mit Korpuskarzinom durchaus **nicht dauernd** bluten).

Manchmal fällt auf, daß der kleine atrophische Uterus der Frau in der Menopause sich beim Korpuskarzinom auffallend **weich** anfühlt **(Anfüllung mit Krebsmassen,** *Abb. 38***).** — Gelegentlich werden durch den Druck bei der Untersuchung **grauweiße, bröcklige Gewebsmassen** aus dem Halskanal herausgepreßt, die natürlich höchst verdächtig sind (**histologische** Untersuchung!).

In beginnenden Fällen ergibt also die **bimanuelle** Untersuchung gar keinen Hinweis. Die Diagnose kann nur durch die **Kürettage** geklärt werden. Merke allgemein:

> Alle unregelmäßigen Gebärmutterblutungen machen eine **diagnostische Vollkürettage**
>
> **= Probekürettage** **= Probeabrasio**
>
> unumgänglich notwendig.
>
> Eine **Strich**kürettage reicht bei Verdacht auf Korpuskarzinom **niemals** aus!

Nur so kann die Frage geklärt werden, ob die Blutung eine
organische Ursache: Karzinom, submuköses Myom, Adenom u. a.,
entzündliche Ursache: Endometritis, Tuberkulose oder
funktionelle Ursache: Glandulär-zystische Hyperplasie hat.

Beim Korpuskarzinom wie bei jedem anderen Karzinom beruht die endgültige Diagnose immer auf der Anwendung der Probekürettage und dem Ergebnis der histologischen Untersuchung des Geschabsels.

In fortgeschrittenen Fällen, also in den **Stadien III** und **IV**, die man sehr viel seltener zu sehen bekommt, findet man den Uterus deutlich (bis Kindskopfgröße) **vergrößert**, manchmal **weich** und aufgelockert (Krebsmassen) wie bei einer Schwangerschaft, manchmal zystisch-weich (**Pyometra**, s. Komplikationen).

Bei allen **älteren Frauen**, die über „**Wiederauftreten**" **von Blutungen** klagen und deren **Corpus uteri** (bei gesunder Portio) **vergrößert und weich** gefunden wird, liegt mit größter Wahrscheinlichkeit ein **Korpuskarzinom** vor. Die Entscheidung kann nur die **histologische Untersuchung** des abradierten Endometriums bringen.

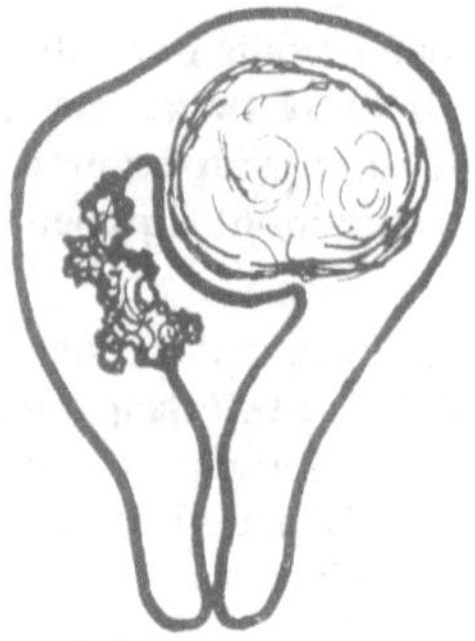

Abb. 52. Bei 20% aller Korpuskarzinome finden sich Myomknoten

Tastet man bei einer älteren Frau mit Blutungen ein **Myom,** so ist damit die Ursache der Blutungen durchaus **nicht** geklärt. Je älter die Frau ist, um so wahrscheinlicher ist es, daß das Myom **nicht** die Ursache der Blutung ist.

Merke: **20% aller Korpuskarzinome haben Muskelknoten in der Uteruswand** *(Abb. 52).*

Außerdem: Bei einer Frau in der Menopause getastete „Myomknoten" sind durchaus nicht immer echte Myomknoten! Genau denselben Tastbefund wie Myomknoten können **Karzinominfiltrate** im Myometrium ergeben, wenn der Korpuskrebs durch die Wand der Gebärmutter hindurchwuchert.

In einem hohen Prozentsatz (8—13%) sind die **Adnexe,** besonders die **Ovarien, karzinomatös** mitergriffen. Man fühlt sie dann verdickt und verbacken mit der Beckenwand.

Merke: Adnextumoren bei **älteren** und **alten** Frauen sind meist **nicht entzündlich** (!!), sondern durch ein **Karzinom** bedingt!

Rektale Untersuchung ist stets nötig, um das Befallensein der **Parametrien** (Stadium **III**) auszuschließen.

Übrigens: Ob der Untersuchungsbefund auf ein Korpuskarzinom hinweist oder nicht, in **jedem** Falle einer verdächtigen Blutung ist ausnahmslos die **Probekürettage** auszuführen.

Jede Kürettage wegen Verdacht auf Korpuskarzinom muß **getrennt = fraktioniert** *(Abb. 53—56)* ausgeführt werden, d. h. es wird **zuerst allein** die **Zervix** bis zum inneren Muttermund erweitert und kürettiert. Das Geschabsel kommt in eines der beiden Gläser für die Histologie. **Danach** erst wird der innere Muttermund erweitert und jetzt das **Corpus** *uteri* (bes. auch die **Tubenecken**(!) und der **Fundusbogen!**) kürettiert. Das Korpusschabsel kommt in das 2. Glas. Nur so ist eine getrennte histologische Untersuchung möglich.

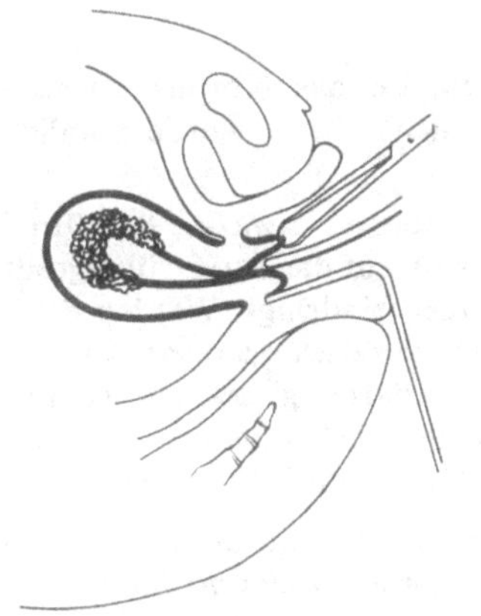

Abb. 53. Fraktionierte Kürettage I: Erweiterung lediglich des Halskanals bis zum inneren Muttermund

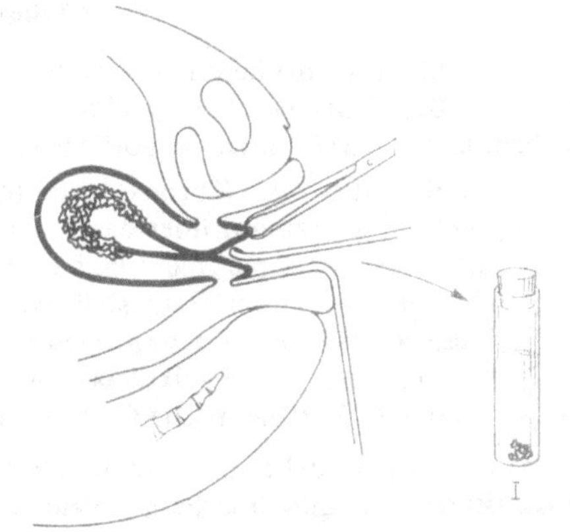

Abb. 54. Fraktionierte Kürettage II: Kürettage lediglich des Halskanals. Das Geschabsel kommt in das Gläschen I

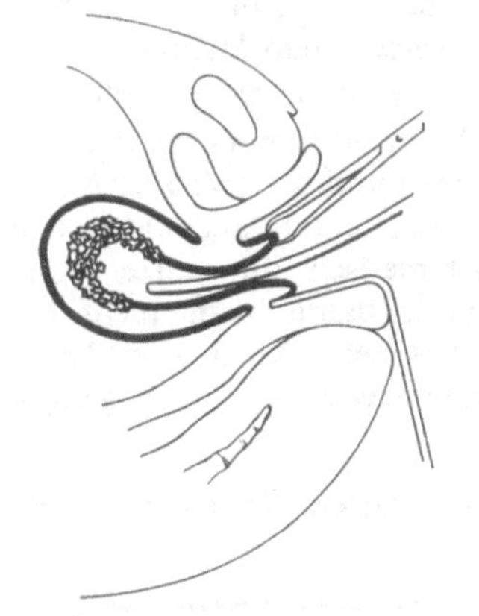

Abb. 55. Fraktionierte Kürettage III: Dilatation des inneren Muttermundes

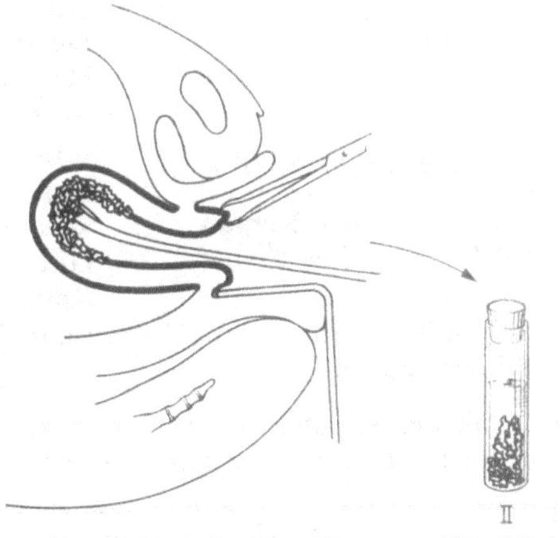

Abb. 56. Fraktionierte Kürettage IV: Kürettage lediglich der Gebärmutterhöhle. Dieses Geschabsel kommt in das Gläschen II

Begründung:

1. Es muß von vornherein klargestellt werden, ob das Korpuskarzinom schon auf den **Halsteil** übergegriffen hat oder nicht. Dann würde nämlich gleichzeitig ein **Zervixkarzinom** vorliegen!

Unter 100 Fällen von Korpuskarzinom kann man es etwa 6-, 8-, 10mal erleben, daß das Karzinom über das Korpus hinaus auf die Zervix übergreift und damit auch in die parametranen Lymphstraßen eindringt. Werden diese Fälle nicht von vornherein klargestellt, so werden sie **falsch operiert:** Anstelle der **Radikaloperation beim Korpuskarzinom** = Entfernung des Uterus mit beiden Adnexen muß die **Radikaloperation beim Zervixkarzinom** = Schauta-Stoeckelsche oder Wertheimsche Operation (S. 142) ausgeführt werden.

2. Man kann ja vorher nicht wissen, ob es sich nicht allein um ein **Zervixhöhlen**karzinom (und überhaupt **nicht** um ein **Korpus**karzinom) handelt.

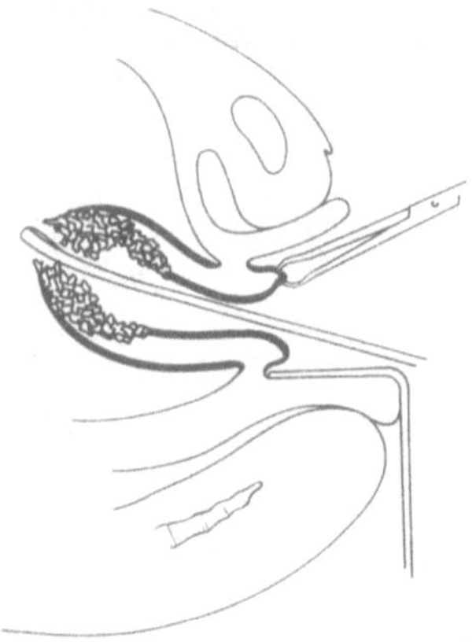

Abb. 57. Die **Gefahr der Perforation** der Uteruswand ist bei der Kürettage eines Korpuskarzinoms sehr groß!

Würde man **nicht** fraktioniert kürettieren, so könnte man das nicht klarstellen. Denn: Endozervikale Karzinome können ebenfalls Adenokarzinome sein, können aber histologisch durchaus nicht immer von den Adenokarzinomen des Korpus unterschieden werden.

Die Abrasio ist sehr **vorsichtig-langsam** und mit **sehr zarter Hand** auszuführen! **Zwei große Gefahren:**

1. Die **Sprengung** der sehr rigiden Zervix (alte Frau!) bei brüskem, zu raschem Dilatieren (**niemals** beim Dilatieren über **Hegar 10**(—11) hinausgehen!) und
2. die **Perforation** der sehr morschen Uteruswand oder des Fundus *(Abb. 57)*. Andererseits muß man sehr darauf achten, daß wirklich systematisch die ganze Wand kürettiert wird, damit man nicht ein Karzinom, das sehr klein sein **kann,** übersieht (Vorderwand, Hinterwand, Tubenwinkel(!), Fundusbogen(!), seitliche Falze).

Die mit der Kürette oft in Massen zutage geförderten Gewebsstückchen sehen weißlichgrau aus und sind bröcklig.

Achtung: Sobald beim Ausschaben bröckliges Gewebe herauskommt, wird sofort (!) aufgehört: Größte Perforationsgefahr *(Abb. 57)*!

Ganz gleich, ob viel oder wenig Material herauskommt, ausnahmslos muß das Geschabsel in jedem Falle der **histologischen Untersuchung** zugeführt werden, auch wenn das Gewebe **makroskopisch noch so sehr „nach Karzinom aussieht“**.

Zytologische Diagnostik: Abstriche aus dem Scheidengewölbe, von der Portiooberfläche und aus dem Zervikalkanal sind zur Erkennung des Korpuskarzinoms **nicht genügend zuverlässig**. Auch wenn man das Zellmaterial aus dem Korpus durch Aspiration direkt entnimmt und zytologisch untersucht, ist die Fehlerquote noch groß (20—30 %, *Boschann*). Die Zytologie ist somit als Routinesuchmethode für das Korpuskarzinom (noch) nicht zuverlässig genug.

Es gibt nur **ein sicheres** diagnostisches Mittel zur Erkennung eines Körperkarzinoms: Die **Abrasio** der Gebärmutterschleimhaut und die nachfolgende **histologische Untersuchung** des Geschabsels.

Komplikationen des Korpuskarzinoms

Die wichtigste Komplikation ist die **Pyometra** = die mit Eiter gefüllte Uterushöhle *(Abb. 58* und *59)*. In jeder Uterushöhle, in der ein Karzinom sitzt, muß sich aus 3 Gründen eitriges Sekret bilden. Diese 3 Gründe sind:

1. Das **Aufsteigen von Keimen aus der Scheide** *(Abb. 58)*.
2. Die Neigung des weichen, zottigen Krebses zu **Zerfall** führt zur Vereiterung und Verjauchung.
3. Die das Karzinom stets begleitende **Entzündung** des Endometriums.

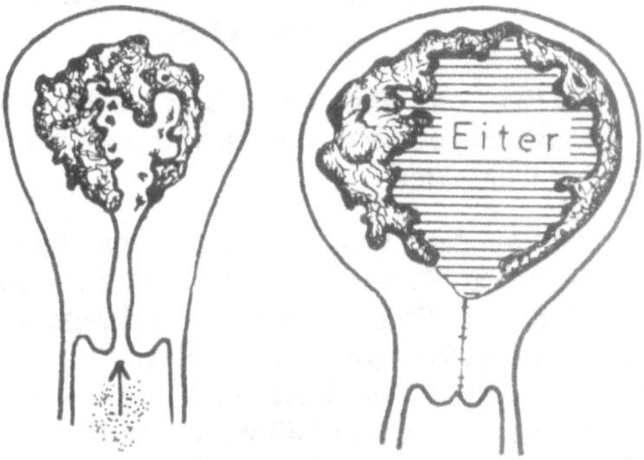

Abb. 58 und *59*. Entstehung einer Pyometra beim Korpuskarzinom

Die **Uterushöhle,** in der sich ein **Karzinom** befindet, ist **stets infiziert** (auch wenn sich keine Pyometra ausbildet).

Eine **Pyometra** (= Retention des eitrigen Sekrets in der Gebärmutterhöhle *[Abb. 59]*) entsteht dann, wenn zu den 3 genannten Faktoren noch ein 4. Faktor hinzukommt:

4. **Faktor** = **Stenose des inneren Muttermundes** oder des **Zervikalkanals** (entzündlich bedingte Verklebung des an sich schon engen Halskanals der alten Frau).

Solche Pyometren vergrößern den Uterus manchmal nur wenig. Der gestaute Eiter kann aber den Uterus auch stark auftreiben (bis zu Kindskopf-, Mannskopfgröße und noch größer!).

Manchmal wird die Stenose in größeren oder kleineren Intervallen von dem gestauten Eiter überwunden und es kommt schubweise zum Ausfluß eines jauchig-stinkenden, eitrig-blutigen Sekrets.

Merke:

Eitriger, insbesondere jauchig-eitriger, stinkender Ausfluß bei älteren Frauen weist auf eine Pyometra hin und hinter einer Pyometra steckt sehr häufig ein Korpuskarzinom! Daher: Eitriger Ausfluß bei älteren Frauen = Verdacht auf Korpuskarzinom.

Eine Pyometra findet man bei alten Frauen nicht gerade selten.

Zur **Differentialdiagnose** der **Pyometra:** Eine Pyometra kommt vor

1. beim **Korpus-** und **Zervixkarzinom** (= wichtigste Ursachen!),
2. nach intrazervikaler **Radium**behandlung,
3. bei **Endometritis senilis** = E. vetularum,
4. bei **Kolpitis senilis** = K. vetularum (S. 40),
5. bei **Endometriumtuberkulose.**

Die Pyometra kann ohne Temperatursteigerung verlaufen. Oft aber bestehen sowohl Temperaturen als auch Schmerzen, manchmal sogar Fieber mit septischem Charakter.

Therapie der Pyometra: Sehr vorsichtige Dilatation des Zervikalkanals mit Hegarstiften. Sobald die eitrig-trübe Flüssigkeit abgeflossen ist, folgt **noch vorsichtiger** die Spülung der Uterushöhle mit desinfizierender Lösung (z.B. Sagrotan $^1/_2$%). Man benutzt dazu den Rücklaufkatheter nach *Fritsch-Bozemann.* **Vorsicht! Vorsicht!** Die Uteruswand ist oft hauchdünn! Den Katheter darf man nur einige Millimeter über den inneren Muttermund hinaus einführen! **Größte Perforationsgefahr!** So lange spülen, bis die Flüssigkeit einigermaßen sauber aussieht. Die unumgänglich notwendige **Kürettage** zur Klärung der Ursache soll möglichst bald vorgenommen werden. **Man darf bei einer Pyometra aber niemals eher kürettieren, als bis die gröbsten Entzündungserscheinungen** (Fieber, Schmerzen) **abgeklungen sind.** Histologische Untersuchung des Geschabsels!

Kürettagen bei Pyometren müssen noch **vorsichtiger** als sonst durchgeführt werden!

Cave! Bei Pyometra besonders vorsichtig kürettieren!
Die Uteruswand ist im Senium sehr dünn und durch ein mögliches Karzinom und die eitrige Entzündung morsch und brüchig! Größte Gefahr der Perforation des Uterus und der Ausbreitung der Infektion in die Bauchhöhle! Peritonitis!

Hinter 60% aller Pyometren steckt ein Korpuskarzinom!

Differentialdiagnose des Korpuskarzinoms:

Vor allem anderen ist festzustellen

70—90% aller Blutungen in der Menopause werden durch ein Korpuskarzinom hervorgerufen!

Hauptsächlich kommen folgende **andere** Genitalkrankheiten in Frage, wenn Frauen nach Ausbleiben der Regel, also in der Menopause, wieder **bluten:** Vulva-, Scheiden- und Zervixkarzinom, glandulär-zystische Hyperplasie des Endometriums, Uterussarkom, Kolpitis senilis, Gewebsläsionen bei Prolaps, Portioerosion, Endometritis, gutartige Uteruspolypen (nach *Amreich* sind 28% aller Frauen mit Uteruspolypen in der späten Menopause Anwärterinnen für ein Korpuskarzinom), submuköses oder nekrotisches Myom, u.a. Merke:

Die Diagnose
Glandulär-zystische Hyperplasie
in der
späten Menopause
ist stets ein Hinweis auf einen **hormonproduzierenden Ovarialtumor** (**Granulosazelltumor**, Thekazelltumor) des Eierstocks (S. 353 und S. 355).

Therapie des Korpuskarzinoms

Zwei Möglichkeiten der Behandlung:

1. die **Operation** (ohne oder mit Nachbestrahlung),
2. die (primäre, ausschließliche) **Bestrahlung.**

Für die meisten Kliniken in Deutschland gelten die beiden folgenden **Grundsätze:**

1. Die allgemein und lokal **operablen** Fälle werden **operiert,**
2. Die **ungünstigeren,** also die „schlechteren" Fälle werden **bestrahlt.**

Allgemeine Inoperabilität *(H. Martius)*: Alter, Herz- und Kreislaufkrankheiten usw.

Lokale Inoperabilität: Beteiligung von Blase und Rektum, Douglasmetastasen, Beckenwandlymphknotenmetastasen. Metastasen außerhalb des kleinen Beckens.

Demgegenüber ist auszusprechen: Die Meinung, daß die **Strahlenempfindlichkeit** der Korpuskarzinome im Vergleich zu der der Zervixkarzinome wesentlich geringer sei, ist nicht mehr aufrechtzuerhalten. Die Heidelberger Klinik *(Wimhöfer, Zeitz* und *Runge)* hat an einem größeren Krankengut bewiesen, daß bei gleichen Stadien (Stadium I!) die Erfolge der Operation und der Strahlentherapie sich sehr nahe kommen und daß mit zunehmendem Operationsrisiko die Strahlentherapie als gleichwertige oder sogar überlegene Behandlungsmethode anzusehen ist.

Heute muß daher, genau wie beim Zervixkarzinom, eine möglichst **individuelle** Anwendung beider Behandlungsverfahren empfohlen werden. Allerdings wird in Deutschland diese **elektive** Therapie beim Korpuskarzinom noch wenig geübt. Etwa 50—96% aller Fälle *(Kirchhoff)* werden operiert.

1. Die Operation

Die **Radikal**operation für das Korpuskarzinom ist die Entfernung des ganzen Uterus und beider Adnexe *(Abb. 60)*. Sie kann sowohl vaginal als auch abdominal ausgeführt werden, also:

Vaginale (oder **abdominale) Totalexstirpation unter Mitnahme beider Adnexe = Radikaloperation beim Korpuskarzinom.**

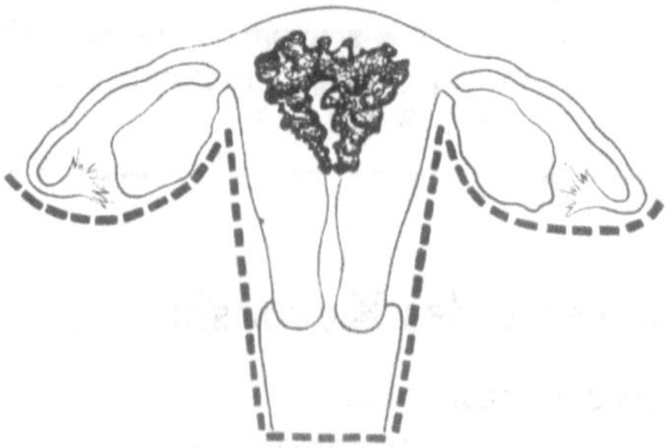

Abb. 60. Vaginale (oder abdominale) Totalexstirpation unter **Mitnahme beider Adnexe** und eines Teiles der **Scheide** = **Radikaloperation des Korpuskarzinoms**

Müssen bei einer Totalexstirpation des Uterus wegen **Korpus**karzinom die **Adnexe stets mit herausgenommen** werden?

Die Mitnahme beider Adnexe ist in jedem Fall unbedingt notwendig wegen der häufigen **Metastasierung** des Korpuskarzinoms vor allem in die **Ovarien** (rund 13%!). Es ist ferner zu empfehlen, ein großes Stück der **Scheide** mit herauszunehmen, da sich das Korpuskarzinom bei operierten Fällen bis zu 15% in der Scheide absiedelt.

Beim Übergreifen des Korpuskarzinoms auf die **Zervix** (= Carcinoma corporis **et cervicis**) müssen natürlich die **Parametrien** mit herausgenommen werden, d.h. es muß die Radikaloperation für das **Zervix**karzinom, also entweder die **vaginale Radikaloperation** nach *Schauta-Stoeckel* oder die **abdominale Radikaloperation** nach *Wertheim*, ausgeführt werden.

Röntgennachbestrahlung nach der Operation:

Die **routinemäßige** Nachbestrahlung des Korpuskarzinoms wird heute abgelehnt. Ob nachbestrahlt werden soll oder nicht, hängt von der Beschaffenheit des Operationspräparates ab. Ausnahmslos **muß** nachbestrahlt werden *(Kirchhoff)*,

1. wenn das Karzinom die **Muskulatur** bereits durchsetzt und die **Serosa** erreicht hat (Gefahr der Verschleppung),
2. beim Übergang des Karzinoms auf die **Zervix**,
3. wenn bei der Operation palpable **parametrane Infiltrate** oder sogar **Drüsen** gefunden werden,
4. wenn **Ovarialmetastasen** bestehen.

Heilungschancen:

Dauerheilung beim Stadium I	= 70—80%
Dauerheilung beim Stadium II	= rd. 30%
Absolute Dauerheilung	= rd. **60—65**%

2. Primäre Bestrahlung

Sie besteht in einer intrakorporalen Behandlung mit **Radium.** Diese Behandlungsmöglichkeit ist dadurch eingeschränkt, daß nicht jedes Korpuskarzinom für Bestrahlung geeignet ist.

Für die Bestrahlung **ungeeignet** sind alle diejenigen Fälle, bei denen eine **homogene Durchstrahlung** nicht gewährleistet ist, d.h. bei denen die **„optimale**

Raumdosis" nicht erreicht werden kann. Hierher gehören diejenigen Korpuskarzinome,

bei denen der Krebs die **innere Hälfte der Uterusmuskelwand** schon überschritten hat. (Gefahr: Penetrierende Entzündung → Perforation → Peritonitis),
bei denen **Tumormassen bereits in das Kavum** hineinwachsen,
bei denen **submuköse Myome** vorhanden sind oder **größere intramurale Myome** das Kavum verziehen,
bei denen die **Adnexe vom Karzinom mitergriffen** sind.

Für die **Bestrahlung geeignet** sind alle Fälle, bei denen das Karzinom **auf die Schleimhaut beschränkt** ist.

Entscheidend wichtig ist, daß die Feststellung, ob ein Korpuskarzinom für die Bestrahlung geeignet ist oder nicht geeignet ist, **praktisch sehr schwierig** und oft **gar nicht möglich** ist.

Hilfsmittel bei der Indikationsstellung sind: die Messung der **Sondenlänge** des Uteruskorpus und die **Hysterographie** (nach *Möbius* gilt ganz allgemein: Je kleiner der Uterus, desto günstiger die Erfolge und umgekehrt).

Da 70% aller in die Klinik aufgenommenen Patientinnen dem Stadium I (= Korpuskarzinom auf das Corpus uteri beschränkt) angehören und ferner die einfach auszuführende und wenig eingreifende Radikaloperation für das Korpuskarzinom (nämlich die vaginale oder abdominale Totalexstirpation unter Mitnahme beider Adnexe) ganz ausgezeichnete Resultate ergibt, so ist die **Operation** heute immer noch **die bevorzugte Methode.**

Bestrahlt werden die allgemein oder lokal **inoperablen** Fälle. Wie oben ausgeführt, tritt neuerdings auch beim Stadium I (und II) die Bestrahlung als konkurrierendes Verfahren auf, nachdem die Behandlungsergebnisse von Operation und Bestrahlung sich weitgehend angeglichen haben (s. o.).

Technik der Radiumbestrahlung. Die Methode der Wahl ist heute die von *Heyman* (1932) angegebene Packmethode *(Abb. 61)*, bei der die ganze Uterushöhle mit zylindrischen *(Kepp)* oder eiförmigen *(Ries)* Radiumträgern ausgefüllt wird. Dabei sind z.B. die kleineren Eier mit 2—6 mge, die größeren

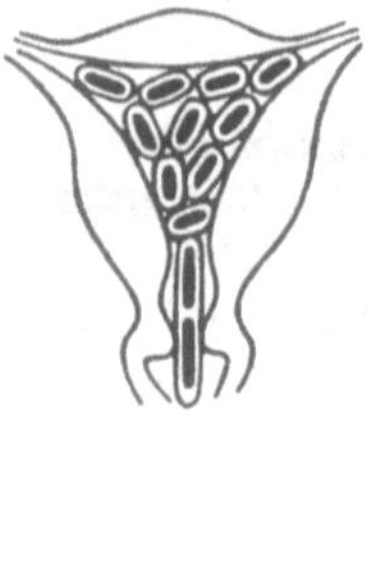

Abb. 61. Radiumbestrahlung des Korpuskarzinoms. Packmethode nach *Heyman* (nach *Oeser)*

10—20 mge gefüllt. Die Träger werden an einem Faden befestigt und mit einer Zange in die Uterushöhle hineingeschoben. Gesamtdosis 6000 mge, verteilt auf 2—3 Sitzungen im Abstand von 2—3 Wochen. Absolute Fünfjahresheilung rd. 60%. Die neueste Modifikation ist das Vollpacken der Uterushöhle mit 20—40 **Kobalt^{60}-Perlen** (6 mm Durchmesser), die eine ideale Füllung ermöglichen. Die

Behandlung mit Zytostatika

(Trenimon, Endoxan) erscheint beim Korpuskarzinom als Zusatztherapie berechtigt. Einzelheiten über die Dosierung, die der beim Ovarialkarzinom entspricht, s. unter Therapie des Ovarialkarzinoms.

Die

Hormonbehandlung

des Korpuskarzinoms empfiehlt *Kottmeier* (Radiumhemmed, Stockholm). Er hat bei einer größeren Reihe von fortgeschrittenen Korpuskarzinomen hohe Dosen von **Progesteron** (500 mg Proluton-Depot pro Woche) verabreicht und dabei erstaunliche Rückbildungen von größten Lungenmetastasen und eine Lebensverlängerung erreicht. Die Ergebnisse wurden von verschiedenen Seiten bestätigt.

2. Sarkom des Uterus

Sarkome der Gebärmutter sind verhältnismäßig selten. Auf 50 Karzinome des Uterus kommt ein Uterussarkom *(Gögl* und *Lang)*.

Man kann die Sarkome einteilen

I. Nach der **Gewebsschicht,** von der die Sarkome ausgehen,

II. Nach dem **Sitz,** d. h. nach dem **Abschnitt,** in dem die Sarkome zur Entwicklung kommen.

I. Einteilung nach der Gewebsschicht, von der die Sarkome ausgehen.

1. **Wandsarkome** (zehnmal so häufig wie das Schleimhautsarkom!). Die Wandsarkome gehen von der **Muskel**wand der Gebärmutter aus *(Abb. 62)*.

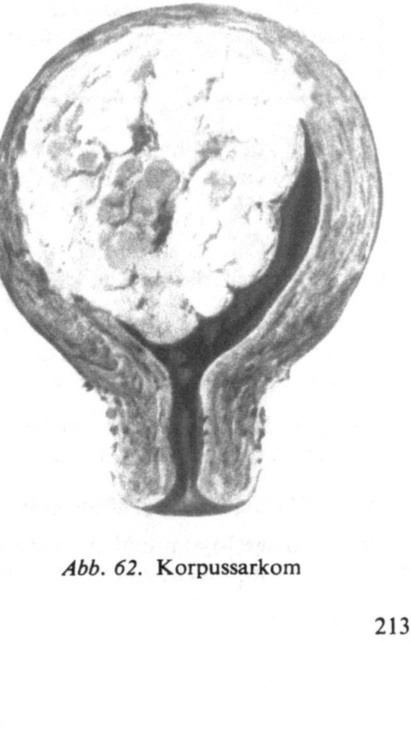

Abb. 62. Korpussarkom

Es sind umschriebene, meist **knotige Geschwülste.** Viel seltener sind nicht umschriebene, also diffus wachsende Wandsarkome, die eine gleichmäßige Vergrößerung der Gebärmutter zur Folge haben.

Auch in Myomen können Sarkome entstehen. Ausgangsgewebe sind hier liegengebliebene Muskelzellkeime.

2. **Schleimhautsarkome.** Es sind rasch wachsende Geschwülste, die von dem bindegewebigen Anteil (= Stroma) des **Endometriums** ausgehen. Sie wachsen von da aus ins Kavum der Gebärmutter als höckrige, polypöse oder lappige Wucherungen. Gleichzeitig wuchern sie zerstörend in die Uteruswand hinein. Dabei wird die Gebärmutter im ganzen so aufgetrieben, daß sie Mannskopfgröße erreichen kann. Meist kommt es infolge von Kreislaufstörungen früh zum Zerfall und zum Abgang von Geschwulstteilen durch die Scheide.

II. Einteilung nach dem Sitz.

1. **Korpussarkome,**
2. **Zervixsarkome.**

Zervixsarkome sind viel seltener als Korpussarkome. Zervixsarkome zeigen oft ein traubiges Aussehen *(Abb. 63)*.

Wegen ihres besonders schnellen Wachstums und ihrer Bösartigkeit sind die von der Schleimhaut der Zervix ausgehenden Sarkome berüchtigt!

Sie hängen manchmal aus dem äußeren Muttermund in die Scheide hinein und können beim ersten Anblick mit gutartigen Schleimhautpolypen verwechselt werden *(Abb. 64)*.

Histologie: Wie auch in anderen Organen treten die Sarkome als Rundzellensarkome (=unreife Formen, rasches Wachstum) und Spindelzellensarkome auf.

Symptome: Unregelmäßige Blutungen, die keinen Zyklus mehr erkennen lassen. Im Klimakterium und in der Menopause muß man bei unregelmäßigen Blutungen auch an ein Sarkom denken.

Diagnose: Sie ist schwer zu stellen und wird daher meist zu spät gestellt. Besonders ist auf **rasches Wachstum** zu achten.

Differentialdiagnose gegenüber dem Myom:

Das gutartige Myom und das sehr bösartige Sarkom sind durch den Tastbefund überhaupt nicht zu unterscheiden.

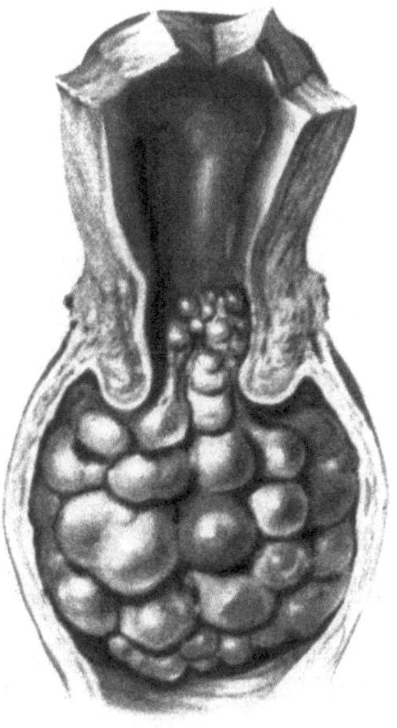

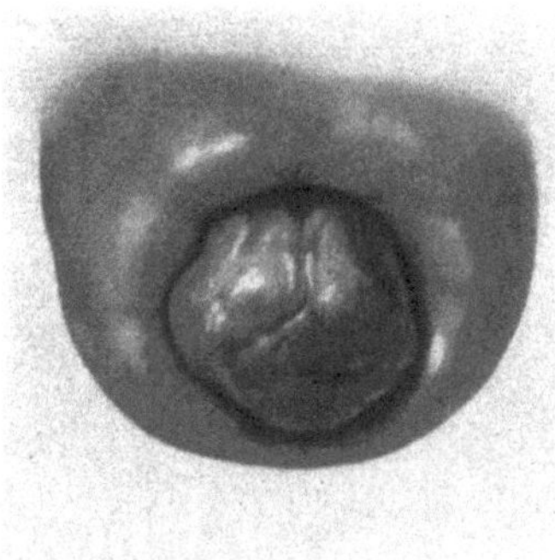

Abb. 64. Sarkomatöser Polyp = **äußerst bösartiges** Schleimhautsarkom der Zervix. Verwechslung mit gutartigen Schleimhautpolypen!

Abb. 63. Zervixsarkom

Merke aber:

1. **Jedes im Klimakterium und in der Menopause „wachsende" Myom ist auf Sarkom verdächtig.**
2. Sarkome machen öfter Unterleibschmerzen, und zwar Spannungsschmerzen infolge Überdehnung des Peritoneums beim raschen Wachsen der Geschwulst.
3. Sarkomatöse Tumoren sind selten größer als mannskopfgroß, weil sie vorher zerfallen.

Therapie der Sarkome

1. Korpussarkom: Totalexstirpation der Gebärmutter unter Mitnahme der Adnexe. Röntgen-Nachbestrahlung. Bei nicht operablen Patientinnen ausschließlich Röntgen-Bestrahlung.

2. Zervixsarkom: Ausschließlich Strahlenbehandlung. Die Ergebnisse der Operation mit Nachbestrahlung sind schlechter.

5. KAPITEL

Adnexentzündung

Zur **Nomenklatur:** Unter Adnexentzündung versteht man die

Entzündung der **Tube** = **Salpingitis**
und die Entzündung des **Ovars** = **Oophoritis** } = **Salpingo-Oophoritis**

Tube und Ovar liegen eng beieinander. Die **Tube** ist in ihrer ganzen Länge vom Bauchfell überzogen *(Abb. 1)*, sie liegt also genau genommen extra-

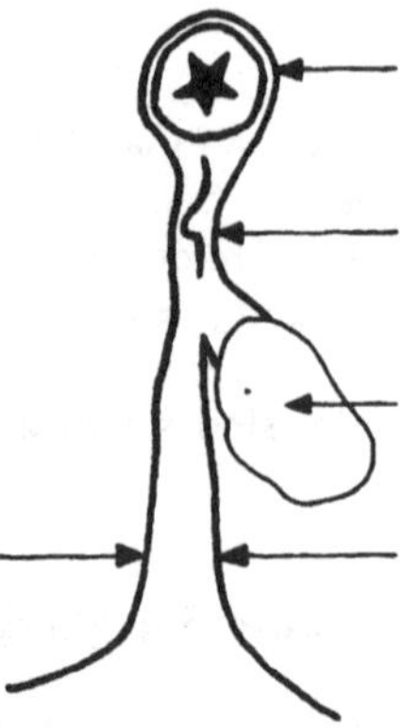

Abb. 1. Tube und Ovar liegen eng beieinander

peritoneal. Nur das Fimbrienende ist durch ein Loch im Bauchfell in die freie Bauchhöhle hineingesteckt, liegt also intraperitoneal. Beim **Ovar** ist es so, daß der größte Teil des Organs durch ein Loch im Bauchfell in die freie Bauchhöhle hineinhängt *(Abb. 1)*, während ein kleinerer Teil und das Lig. ovarii proprium (= Chorda utero-ovarica) ganz extraperitoneal liegen und wie die Tuben von Bauchfell umgeben sind. Diese beiden Organe Tube und Ovar liegen so dicht beieinander, daß sie sich teilweise berühren. Sie sind nur durch eine schmale Bauchfellfalte voneinander getrennt. **Bei Entzündung des einen Organs wird so gut wie immer auch das andere Organ mitergriffen.** Da die meisten Entzündungen der Adnexe durch aufsteigende Infektion zustande kommen, wird meist zuerst die Tube und danach das Ovar befallen. Dabei kommt es in den meisten Fällen nicht zu einem entzündlichen Prozeß des Ovars, sondern zu perioophoritischen Verwachsungen (s. unten).

Häufigkeit: Die Häufigkeit der Adnexentzündung ist in den letzten Jahren unter dem Einfluß der Antibiotikabehandlung (S. 234) zurückgegangen. Früher litten rund 20—30% aller in eine gynäkologische Klinik aufgenommenen Patientinnen an einer Salpingitis irgendeines Stadiums, heute nur noch etwa 10%.

Folgen: Sie bestehen vor allem im teilweisen oder vollständigen Verschluß der Tuben (→ Extrauteringravidität, Sterilität).

60—80% aller Frauen bleiben nach Adnexentzündung dauernd steril!

Die einzelnen Formen der Adnexentzündung

Abgesehen von Ausnahmen beginnt die Adnexentzündung als Entzündung des Eileiters. In den weitaus meisten Fällen handelt es sich um eine Aszension von unten und innen, nämlich von der entzündeten **Zervix**schleimhaut aus über das **Endometrium** der Gebärmutterhöhle = intrakanalikuläre Aszension *(Abb. 2)*. Die Eileiterentzündung ist im Beginn daher meist eine Entzündung der **innersten** Schicht, der Tuben**schleimhaut**, also eine

Endosalpingitis.

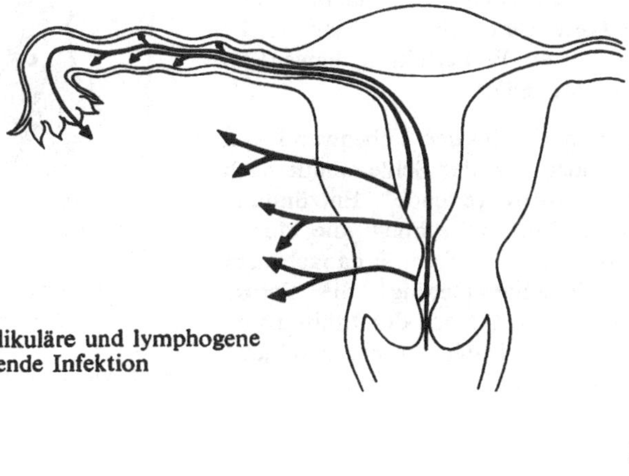

Abb. 2. Intrakanalikuläre und lymphogene aufsteigende Infektion

Auch über die **Lymphbahnen** *(Abb. 2)* und **hämatogen** ist eine Aszension in die Tuben möglich.

Das von der entzündeten Schleimhaut reichlich ausgeschiedene **Sekret** ist massenhaft mit Entzündungszellen, den Leukozyten, Lymphozyten und Plasmazellen, beladen. Es fließt aus dem noch offenen abdominalen Ende der Tuben heraus und kommt so auf das Beckenbauchfell und das Ovar.

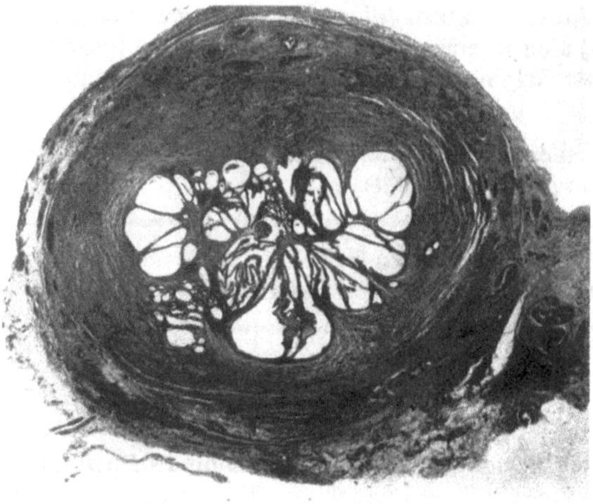

Abb. 3. Endosalpingitis. Verwachsung der Schleimhautfalten zu einem Netz- oder Gitterwerk

Wird dieser Prozeß nicht **schnellstens** und sehr energisch therapeutisch **abgestoppt,** so kommt es durch die immer stärker werdende Eiterung im Tubenlumen in ganz kurzer Zeit zur **Läsion** der Falten und dann zu **Geschwürbildung.** Die unausbleibliche Folge ist eine **Verklebung** der epithelentblößten Faltenteile und die spätere **Verwachsung** dieser Schleimhautfalten zu einem **Netz-** oder **Gitterwerk** *(Abb. 3)*. Eine solche Tube ist zur Weiterleitung eines Eies schon untauglich!

Die innerhalb der Tubenwand von innen, also von der Schleimhaut nach außen, fortschreitende Entzündung *(Abb. 5)* erfaßt schnell die dünne **Muskelwand** der Tube und danach auch ihren Bauchfellüberzug, die **Serosa** *(Abb. 5* und *6)*. Nach der Infiltrierung aller Wandschichten spricht man jetzt von einer

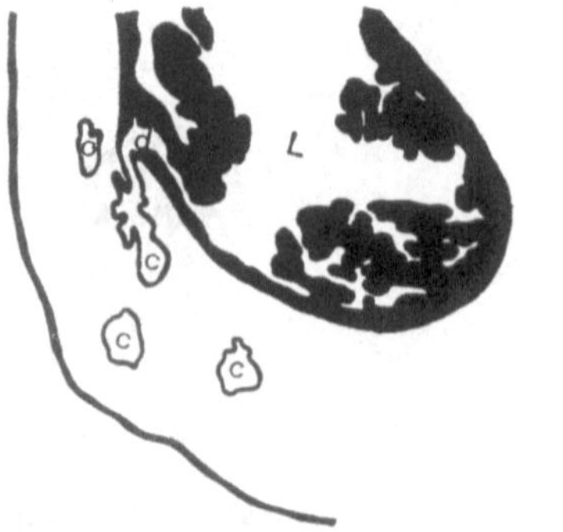

Abb. 4. Gangbildung in der Tubenwand

Salpingitis. *(Abb. 6)*

In der infiltrierten und dadurch verdickten Muskelwand kommt es zur Ausbildung kleiner **Abszesse,** die Anschluß an das Tubenlumen bekommen, und aus denen nach Abheilung oft kurze Gänge entstehen *(Abb. 4).*

In der Phase der Abheilung entwickelt sich in der Muskelwand der Tube **Bindegewebe:** Das **Tubenrohr wird starr und dick,** ein Zustand, der **niemals**

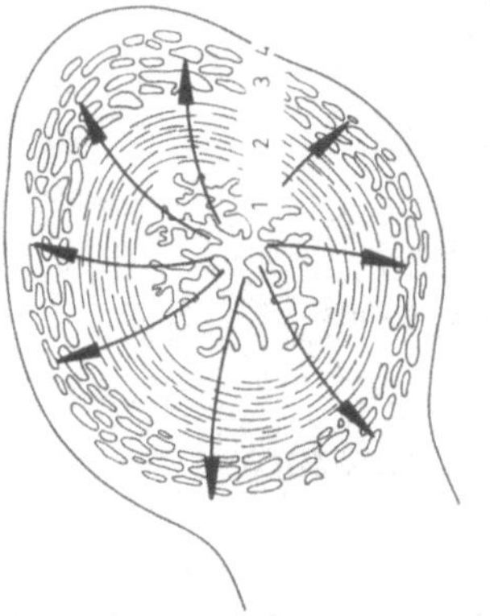

Abb. 5. Fortschreiten der Tubenentzündung von innen nach außen

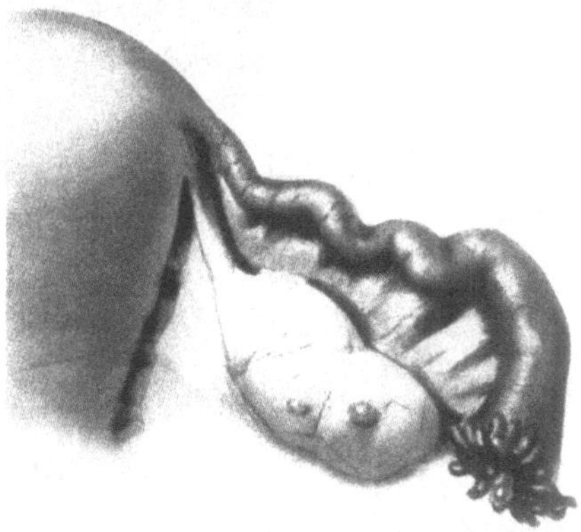

Abb. 6. Akute Salpingitis

mehr rückbildungsfähig ist. Die Tube, die normalerweise einen Durchmesser von 5 mm hat, wird auf das Doppelte und Dreifache verdickt *(Abb. 6* und *7).*

Daß es mit fortschreitender Tubenentzündung zu schweren Veränderungen der zarten Tubenschleimhaut, nämlich zu netzartigen Faltenverklebungen, kommt, hatten wir schon gesagt. Diese gitterartige Faltenverschmelzung und die eben beschriebene intramuskuläre Gangbildung gehören als Eifang zu den Hauptursachen der Tubenschwangerschaft.

Bei einer ganz schweren eitrigen Entzündung wird der größte Teil der Schleimhautfalten bis auf wenige plumpe, klobige Reste, die dann einsam in das Tubenlumen hineinragen *(Abb. 8)*, zerstört.

Bei jeder fortschreitenden Tubenentzündung, die nicht durch eine Behandlung aufgehalten wird, kommt es früher oder später zu zwei wichtigen Vorgängen, nämlich

1. zur Verklebung und Verwachsung (= Bildung von Adhäsionen) der Tube mit ihrer Umgebung, wobei das Ovar mit in die Adhäsionen hineingezogen wird *(Abb. 7).*
2. Zum Verschluß des abdominalen Tubenendes *(Abb. 7).*

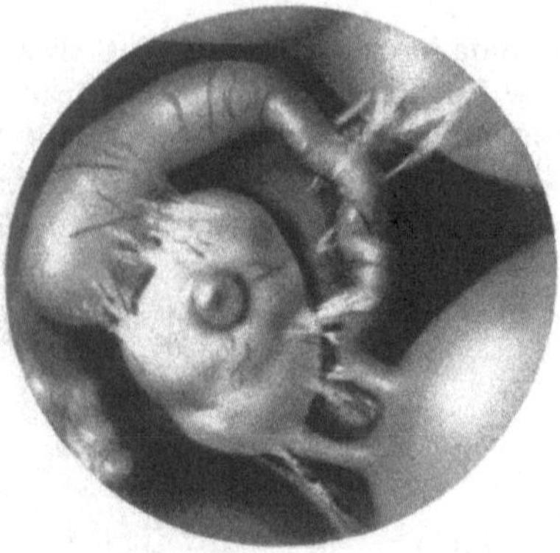

Abb. 7. Perisalpingitis und Perioophoritis

1. Verklebung und Verwachsung der Tube mit ihrer Umgebung

(Abb. 7)

Dazu kommt es einmal durch die Entzündung der Tubenserosa, also des Beckenbauchfells, das der Tube als Überzug eng anliegt

= Perisalpingitis

Diese greift schnell auf das naheligende Ovar über, zieht es an die Tube heran und verklebt es mit ihr.

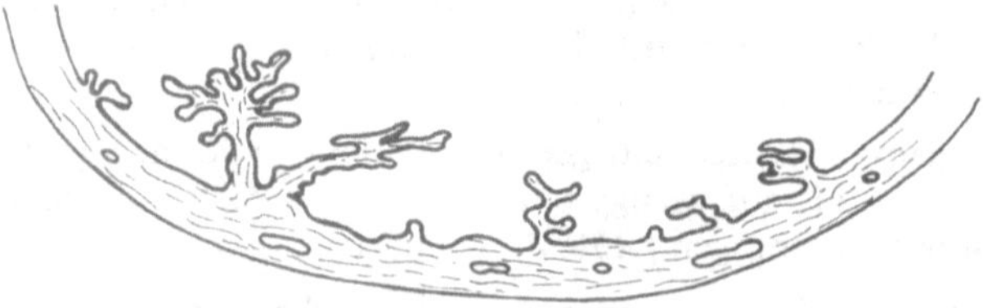

Abb. 8. Zerstörung der Schleimhaut bis auf wenige plumpe Reste

Sobald das mit **pathogenen Keimen** beladene eitrige **Exsudat** der entzündeten Tubenschleimhaut in stärkerer Menge auftritt, fließt es aus der abdominalen Tubenöffnung heraus *(Abb. 6)* auf das Beckenperitoneum und macht dort eine

Beckenbauchfellentzündung = Pelveo-(Pelvi-) Peritonitis

Die Einbeziehung des Bauchfelles in den Entzündungsprozeß hat weitere und meist ausgedehnte Verklebungen und Verwachsungen zwischen Tube, Ovar und den Nachbarorganen zur Folge. Sieht man die Ovarien mit dünnen oder dickeren entzündlichen Membranen überzogen, so spricht man von

Perioophoritis *(Abb. 7)*

Meist kann man das Ovar mit Hilfe einer Pinzette leicht von den feinen Adhäsionen befreien, oft sind sie aber so fest und breit, daß man einige Mühe aufwenden muß, um das Ovar herauszulösen.

Die Entzündung des Beckenbauchfelles ist es aber auch, die die **charakteristischen stürmischen „peritonealen" Erscheinungen** des akuten Stadiums, vor allem die heftigen Schmerzen und die Druckempfindlichkeit des Unterbauches hervorruft.

Zu einer allgemeinen Bauchfellentzündung = diffuse Peritonitis kommt es relativ selten.

Von den histologischen Untersuchungen wissen wir, daß eine **Oophoritis,** also eine im Eierstock ablaufende, durch Eindringen von pathogenen Keimen entstandene Entzündung bei der aszendierenden Infektion nicht häufig ist. Die am Ovar bei Adnexentzündungen am häufigsten beobachteten Veränderungen sind — was beachtlich ist — **nicht entzündlicher** Natur. Sie sind vielmehr die Folgen einer durch die Adnexentzündung am Ovar verursachten **Zirkulationsstörung,** nämlich Bindegewebsvermehrung und Ödembildung. Diese Veränderungen gehen einher mit einer krankhaft überstürzten **Follikelreifung.** Dabei ist charakteristisch, daß die gereiften **Follikel nicht zum Springen kommen.** Nach der heutigen Lehrmeinung wird angenommen, daß die entzündlich bedingten Verwachsungen des Ovars mit der Umgebung (Perisalpingitis, Perioophoritis) es sind, die den Follikelsprung verhindern. Man findet diese Ovarien jedenfalls häufig mit zahlreichen kleineren und größeren Bläschen, also Follikelzysten, durchsetzt und spricht dann von der

klein- oder polyzystischen Umwandlung des Ovars *(Abb. 9).*

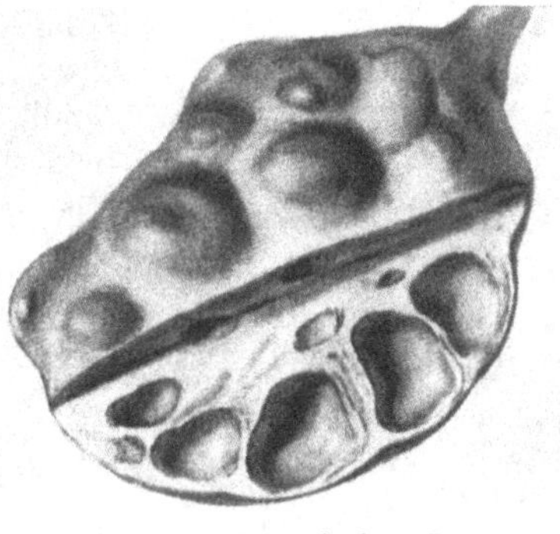

Abb. 9. Polyzystisches Ovar

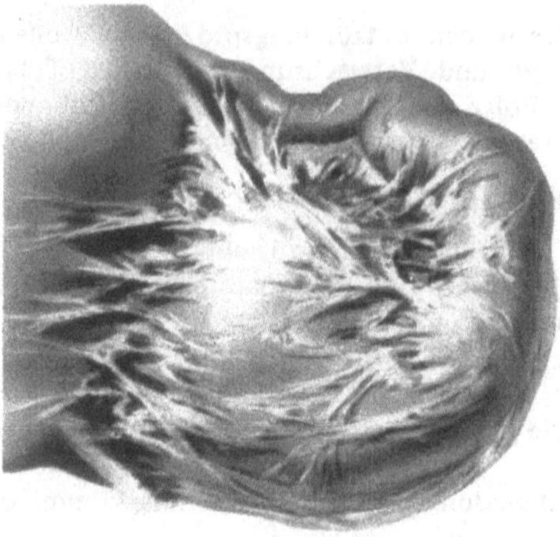

Abb. 10. Pyosalpinx und Ovarialabszeß. Bei Durcheiterung der trennenden Wandschicht kann sich ein gemeins. Eitersack = Tuboovarialabszeß bilden

Abb. 11 und *12.*
Entstehung eines Tubo-Ovarialabszesses

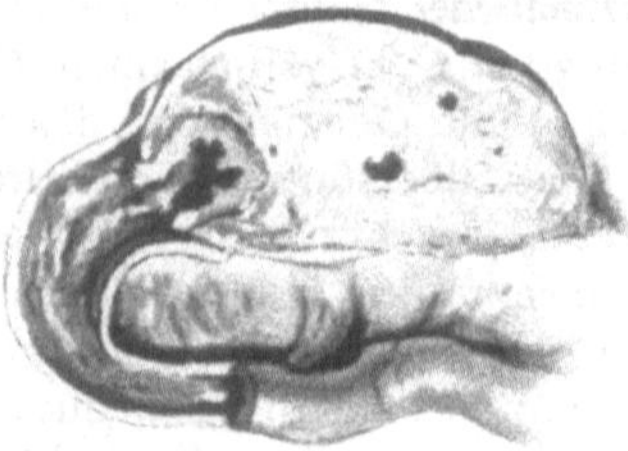

Abb. 11. Verklebung von Tube und Ovar und Infektion des rupturierten Follikels (Corpus luteum) von der Tube aus

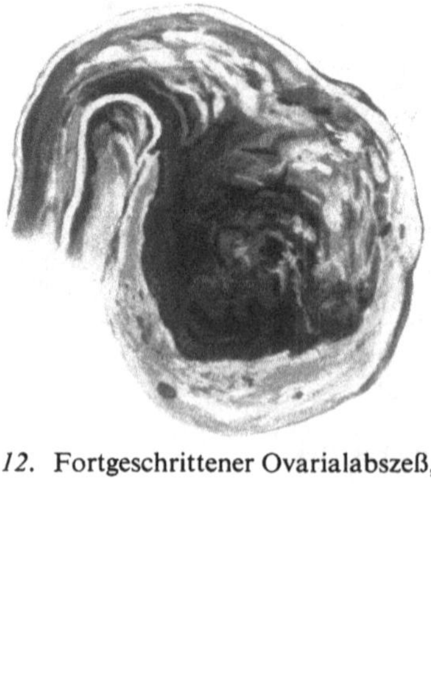

Abb. 12. Fortgeschrittener Ovarialabszeß, der den größten Teil des Ovars zerstört hat

Durch diese Veränderungen, die wir bei einem großen Teil von Adnexentzündungen finden, wird das Ovar nur wenig vergrößert bis höchstens verdoppelt.

Die Bildung dieser **Follikelzysten = Retentionszysten** des Ovars ist **charakteristisch für die Adnexentzündung.**

Was man viel seltener zu sehen bekommt, ist ein

Ovarialabszeß *(Abb. 10).*

Er entsteht dadurch, daß der mit pathogenen Keimen beladene Eiter durch das Loch des gesprungenen Follikels *(Abb. 11)* in das Ovar gelangt. Durch entzündliche Gewebseinschmelzung entsteht dann im Ovar eine Eiterhöhle *(Abb. 12).*

2. Verschluß des abdominalen Tubenendes

durch Einrollung der Fimbrien nach innen und Verklebung und Verwachsung ihrer Serosaflächen *(Abb. 7)*. (Der Verschluß des **uterinen** Tubenendes mit seinem sehr engen Lumen tritt infolge der entzündlichen Schwellung so gut wie immer schon vorher ein.)

Dieser Verschluß ist zweifach bedeutungsvoll:

a) Er ist eine **Schutzmaßnahme des Körpers.** Das mit pathogenen Keimen beladene entzündliche Sekret der Tube kann nicht mehr in die Bauchhöhle abfließen = **Abriegelungsvorgang!**

b) Dieses **Sekret,** das nicht mehr aus der Tube abfließen kann, **staut sich in der Tube.** Hält die Sekretion weiter an, so wird die Tube aufgetrieben. Es entsteht ein „**Tubensack**"

= Saktosalpinx.

Nach dem Inhalt des Tubensackes spricht man von

Pyosalpinx, wenn der Inhalt **eitrig** ist *(Abb. 13)*,
Hydrosalpinx, wenn der Inhalt **serös** ist *(Abb. 14)*,
Hämatosalpinx, wenn der Inhalt **blutig** ist.

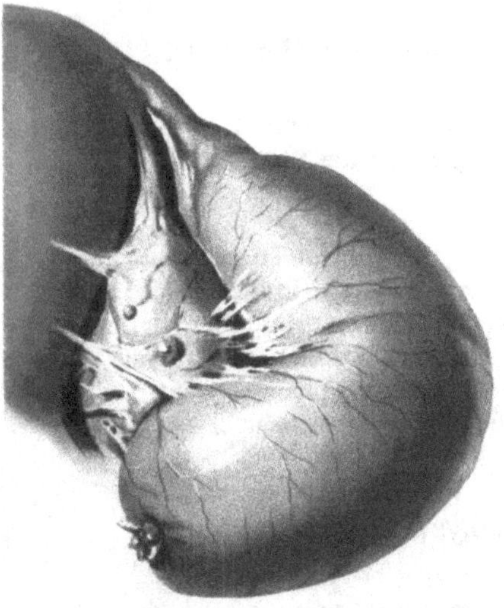

Abb. 13. Pyosalpinx (die Fimbrien sind noch nicht ganz eingekrempelt)

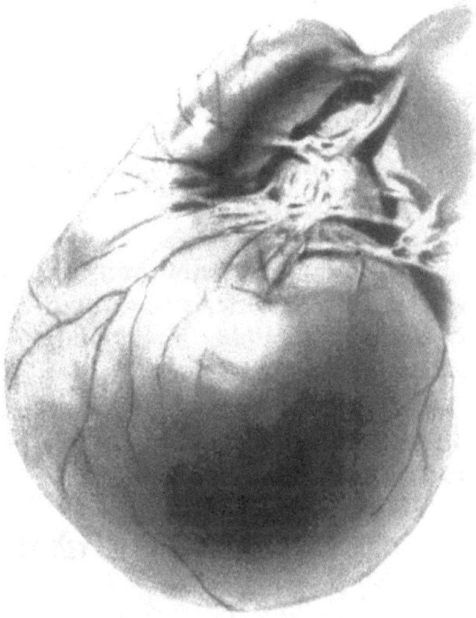

Abb. 14. Große Hydrosalpinx

Allerdings sind durch Entzündung entstandene Hämatosalpingen selten.

Die **Hämatosalpinx** = mit Blut gefüllte Tube kommt vor (nach **Häufigkeit** geordnet)

1. bei der **Tubargravidität** (Extrauteringravidität, siehe Praktische Geburtshilfe),
2. bei der **Tubenendometriose** (S. 168).
3. bei der **Adnexentzündung**, wovon hier die Rede ist,
4. bei **Atresie des Genitales** (Verhinderung des Blutabflusses aus dem Uterus infolge eines hymenalen oder vaginalen Verschlusses (=Atresie). Folge: Rückstauung des Blutes über den Uterus rückwärts in die Tube.

Die Größe der Pyosalpingen schwankt zwischen Pfeifenkopf- und Faustgröße. Noch größere Pyosalpingen sieht man selten. Die Pyosalpingen, die eine sehr derbe, verdickte Wand haben, sinken oft der Schwere nach in den Douglasschen Raum.

Durch die Perisalpingitis und die Beckenperitonitis in der näheren Umgebung der entzündeten Tube kommt es zu Verklebungen und Verwachsungen zwischen Tube, Ovar und Beckenbauchfell und Darm und damit zur Ausbildung eines sogenannten

entzündlichen Adnextumors *(Abb. 13* und *14)*,

also eines „Pseudotumors". Adnextumoren können weit über Faustgröße erreichen. Oft werden **Netzteile, Darmschlingen** und die **Blase** in die Verwachsungen einbezogen.

Bei den häufigen und innigen Verwachsungen zwischen Tube und Ovar, wie wir sie als charakteristisch für die Adnexentzündungen immer wieder sehen, ist eine **Hydrosalpinx** manchmal so breitflächig und fest mit einer entzündlich entstandenen **Retentionszyste** des Ovars (also einer großen Follikelzyste, s.o.) verbacken, daß ein **einheitlich aussehender, kugeliger Tumor** entsteht. Da man die beiden Anteile nur noch mit Mühe oder gar nicht mehr erkennen kann, spricht man dann von einer

Tuboovarialzyste.

Viel seltener sieht man eine feste entzündliche Verklebung zwischen einer **Pyosalpinx** und einem **Ovarialabszeß.** Dabei kann es nach Durcheiterung der trennenden Wandschicht zu einem gemeinsamen Eitersack, einem sogenannten

Tuboovarialabszeß *(Abb. 12* und *15)*

kommen.

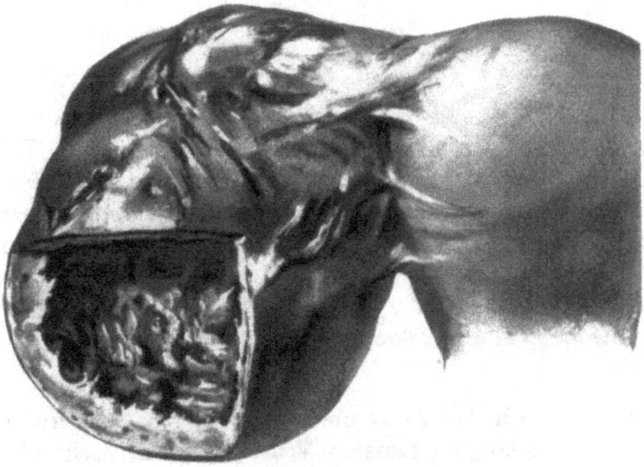

Abb. 15. Großer Tuboovarialabszeß

Ätiologie der Adnexentzündung

Die Frage, die zunächst beantwortet werden muß, ist die, wie eine Adnexentzündung zustande kommt.

Ursache der Adnexentzündung ist fast immer eine bakterielle **Infektion.**

Die wichtigsten **Erreger der Adnexentzündung** sind der **Streptococcus putrificus** und **Staphylokokken** (in erster Linie bei **puerperaler Infektion: Abort, Geburt und Wochenbett**). Die **Gonokokken,** von denen man früher glaubte, daß sie in zwei Dritteln aller Fälle als Erreger in Frage kämen, spielen nur eine **untergeordnete Rolle.** Sie kommen nur etwa in **5% der Fälle** in Betracht *(Willi Schultz).* Eine beachtliche Rolle spielen aber die **Tuberkelbakterien.** Sie sind die **zweithäufigsten** Erreger der Adnexentzündung.

Die Infektion der Adnexe kommt sowohl

auf **aufsteigendem Wege = aszendierende Infektion,**

als auch

auf absteigendem Wege = deszendierende Infektion (Tbk!)

zustande.

I. Aszendierende Infektion

a) Schleimhautweg = Intrakanalikulärer Weg = Scheide → Zervix → Endometrium → Tube: Der Schleimhautweg ist der klassische Infektionsweg für die Gonokokken. Er wird aber von allen Wundeiterkeimen, also den Staphylokokken, Streptokokken, Kolibakterien usw. neben dem Lymphweg bes. dann benutzt, wenn sie schon ins **Endometrium** gelangt sind bzw. iatrogen dahin gebracht worden sind. **Sicher ist, daß jede durch hochvirulente Keime hervorgerufene Endometritis so gut wie immer zu einer Salpingitis führt.**

b) Lymphweg: Nach *Mc. Leod* und Mitarbeitern wandern die bis in die Zervixschleimhaut gelangten banalen **Wundeiterkeime** nicht über das Endometrium, sondern über die **Lymphbahnen** in die Tuben.

Nach den Erfahrungen der Praxis muß man annehmen, daß die banalen Wundeiterkeime von der Zervix aus sowohl den Schleimhautweg als auch den Lymphweg benutzen können. Es ist möglich, daß sie den Lymphweg bevorzugen.

c) Blutweg.

Aus I a) ergibt sich die wichtige Erkenntnis, daß die **Ursachen** der aufsteigenden Adnexentzündung zum großen Teil die **gleichen** sein müssen wie die der Endometritis corporis. Die günstigsten **„Gelegenheiten“** für das Zustandekommen einer Endometritis corporis und damit einer aszendierenden Infektion in die Tuben, sind vor allem diejenigen Zustände, bei denen

pathogene Keime durch einen
offenen Muttermund und **offenen Halskanal** über die
„Keimstraße“ eines ganz langsam sickernden
Blut- oder **Sekretstroms** auf und in ein
verwundetes Endometrium wandern können,

nämlich:

1. Fehlgeburt,

2. Menstruation,

3. Geburt und Wochenbett.

Bei allen drei Vorgängen wird die Schleimhaut des Uterus abgestoßen, entsteht also eine **Wunde** und kommt es zu **Blutungen** aus der Gebärmutter (Menstrualblut, Lochien = Keimstraßen!).

Die Frage, **woher** die zur Infektion notwendigen **pathogenen Keime** kommen, ist leicht zu beantworten. Sehr oft sitzen sie schon im **Bakteriendepot** der Falten und Buchten der **Zervixschleimhaut** und haben nur auf diese Gelegenheit (s. o.) zum Aufsteigen gewartet! Jetzt genügt das **Einsetzen der Menstruation** (Sekretstraße mit nekrotischem Gewebe = idealer Nährboden für Erreger! Wunde im Endometrium!), um die Keime auf das Endometrium und damit in die Tube hinaufwuchern zu lassen. Merke für die Praxis:

> **In den allermeisten Fällen entwickeln sich die aufsteigenden Adnexentzündungen während einer Fehlgeburt und einer Menstruation und machen ihre ersten klinischen Erscheinungen direkt im Anschluß an diese.**

In anderen Fällen zerstört das alkalisierende Menstrualblut oder der ebenso wirkende Lochialfluß das saure Milieu (p_H = rund 4) der Scheide und damit den **Säureschutz** (S. 30), so daß jetzt pathogene Keime eintreten und intrakanalikulär aszendieren können. Auch die Lochien liefern, genau wie das Menstrualblut beste Ernährungs- und Wachstumsmöglichkeiten für pathogene Keime.

Oder es sind die **infizierten Instrumente** des Abtreibers, die Wunde und Infektion zugleich ins Endometrium setzen. Noch einmal:

> Die Endometritis der Gebärmutterhöhle hat so gut wie immer eine Adnexentzündung zur Folge. Der Infektion virulenter Keime kann die zarte Schleimhaut der Tube keinen Widerstand entgegensetzen.

Ich muß noch auf die infizierten Instrumente zurückkommen:

> Zu einer der **ersten großen Überraschungen** in einem jungen Gynäkologenleben gehört die traurige Erkenntnis, **wie leicht und schnell man durch einen nicht ganz einwandfrei steril ausgeführten intrauterinen Eingriff einen Adnextumor erzeugen kann**, eine Krankheit, an der die Frau unter Umständen **das ganze Leben zu leiden** hat!

Jeder vom Arzt ausgeführte intrauterine Eingriff, sei es aus diagnostischen oder therapeutischen Gründen, hat natürlicherweise eine mehr oder weniger breitflächige **Wunde** in der Gebärmutterhöhle zur Folge. Wird nicht mit ganz **einwandfrei sterilen Instrumenten** gearbeitet, so wird das Endometrium der Gebärmutterhöhle mit pathogenen Keimen besiedelt, und **das Schicksal der Tube ist entschieden.** Die Keime wuchern, ohne irgendwie aufgehalten zu werden, in die Tube hinein und steigen in ihr hoch. Man halte sich immer vor Augen, daß die Schleimhaut der Gebärmutterhöhle direkt in die Schleimhaut der Tube (ein außerordentlich zartes, einschichtiges Zylinderepithel) übergeht. Es gibt hier **keine Schutzvorrichtung,** die den Eingang zur Tube, das Ostium uterinum tubae, gegen die Uterushöhle abschließt.

II. Deszendierende Infektion

1. Die **tuberkulöse Infektion** der Adnexe.

Die **Tuben** sind die weitaus am **häufigsten (90%!)** von der Tbk befallenen Genitalorgane. Sie werden meist von einem Primärkomplex (Lunge!) **hämatogen** infiziert. Die Übertragung der Tbk **innerhalb** des Genitales, also von den Tuben abwärts, erfolgt nach heutiger Ansicht vorwiegend intrakanalikulär-deszendierend (S. 267).

2. Die **Infektion der Adnexe vom Darm oder vom Bauchfell** her:

Bei Tbk, Appendizitis, Perityphlitis, allgemeiner Peritonitis u. a.; diese deszendierende Infektion spielt nur eine geringe Rolle. Liegt eine Bauchfelltuberkulose vor, so kommt es allerdings so gut wie immer zu einer tuberkulösen Salpingitis.

Symptome und Verlauf der Adnexentzündung

1. Akutes Stadium:

Auffallend oft im Anschluß an eine **Fehlgeburt** oder eine **Menstruation:**	heftige **Schmerzen** (hohes) **Fieber** **peritoneale Erscheinungen**	Symptomen**trias** der **akuten** Adnexentzündung

Die Entzündung der Schleimhaut des Halskanals ebenso wie die Entzündung des Endometrium corporis macht so gut wie nie Schmerzen. **Sobald aber bei einer aufsteigenden Infektion die Tuben ergriffen werden, kommt es meist zu stürmischen Erscheinungen,** die sehr charakteristisch sind. Schlagartig treten derartig **heftige Schmerzen** im Unterleib auf, daß die Frauen sich oft vor Schmerzen krümmen und sich nicht mehr aufrecht halten können. Stets besteht im akuten Stadium **Fieber** oder erhöhte Temperatur.

Die Schmerzen sind oft so hochgradig, und der Unterleib der Patientin ist so gespannt, daß eine Palpation überhaupt nicht möglich ist. In anderen Fällen kann man, wenn man ganz vorsichtig vorgeht, eine ganz auffallende Schmerz- und Druckempfindlichkeit, vielleicht auch schon eine leichte und sehr empfindliche Infiltration der Adnexgegend feststellen. Aber auch die Bewegung des Uterus und die Betastung und Bewegung der Portio tun weh. Besonders charakteristisch ist eine

Druckschmerzhaftigkeit des hinteren Scheidengewölbes

bei der Betastung.

Unter diesen Umständen gibt es nichts Verkehrteres, als eine Untersuchung mit Gewalt durchsetzen zu wollen. Die akute Entzündung der Adnexe ist eben nicht nur eine Entzündung der Tube mit oder ohne Beteiligung des Ovars, sondern stets und vor allem auch eine **Entzündung des Beckenperitoneums.** Hierdurch allein wird die weiträumige Schmerzhaftigkeit erklärt. Häufig stehen die Erscheinungen von seiten der Beckenbauchfellentzündung ganz im Vordergrund (peritoneale Reizerscheinungen, Spannung des Unterleibes, Übelkeit).

> Jeder **stärkere Schmerz im Unterleib** weist auf eine Adnexentzündung hin, besonders wenn er **im Anschluß an eine Fehlgeburt oder an die Regel** auftritt und mit **Fieber** einhergeht.

Beachte aber die Differentialdiagnose S. 231.

Die akuten Erscheinungen klingen bei richtiger Behandlung (S. 233) relativ schnell, d. h. meist in 2—4 Tagen ab.

2. Subakutes Stadium: Kein Fieber, dafür erhöhte Temperatur bis höchstens 38°, die bald auf 37° und darunter abfallen muß, keine peritoneale Reizung mehr, Nachlassen der Druckempfindlichkeit und der Schmerzen, wobei aber noch über ein- oder doppelseitige ziehende, stechende Schmerzen im Unterleib geklagt wird. Über die Dauer des subakuten Stadiums sagt der Altmeister *Heynemann*:

> **Das subakute Stadium dauert so viele Wochen, wie das akute Stadium Tage gedauert hat.**

Mit dem Nachlassen der heftigen Erscheinungen läßt sich jetzt ein **Befund** erheben. Man tastet die Tuben als höchst druckempfindliche und etwa fingerdicke Stränge, die wenig beweglich, in ausgedehnten Verwachsungen und dicken Schwarten liegen. Oder man fühlt ein- oder beidseitig einen wenig beweglichen und noch sehr druckschmerzhaften Adnextumor, der faustgroß sein kann und der oft in den Douglasschen Raum abgesunken ist. Der Befund ist von Fall zu Fall wechselnd. Es kommt auch vor, daß nach der Entfieberung eine nur sehr geringe strangartige Verdickung zu tasten oder — was allerdings selten ist — überhaupt kein greifbarer Befund an den Adnexen zu erheben ist und die Patientin nur über einen Druckschmerz in den Adnexgegenden klagt.

3. **Chronisches Stadium:** Im chronischen Stadium besteht Temperaturfreiheit und eine nur noch geringe Druckempfindlichkeit der Adnexe.

Kennzeichnend für das chronische Stadium ist die Bereitschaft des entzündlichen Prozesses zum **Wiederaufflackern,** nachdem die Frau über kürzere oder längere Zeit beschwerdefrei war.

> Die Adnexentzündung ist ein **klassisches** Beispiel für eine **häufig rezidivierende Erkrankung.**

Man möchte den chronisch-entzündlichen Zustand der Adnexentzündung mit einem glimmenden Feuer vergleichen. Der geringste „Luftzug", d. h. ein geringer äußerer Reiz, bringt den Prozeß zum Wiederaufflackern, und alle Beschwerden sind plötzlich wieder da, wenn auch nicht so heftig wie im akuten Stadium. Ein einziger hygienischer Fehler kann schon einen solchen Reiz bedeuten (z. B. mit nassem Badeanzug am Strand liegen, anstatt sich nach dem Bade schnell abzutrocknen und sofort umzukleiden). Eine unzart ausgeführte Untersuchung, besonders im Anschluß an die Menstruation, kann denselben Effekt haben. Die Menstruation mit ihrer Hyperämie aller Beckenorgane ist überhaupt eine Zeit besonderer Gefährdung der Adnexitispatientinnen.

Jede Menstruation bedeutet für eine Adnexentzündung die Gefahr des Wiederaufflackerns!

Die gleiche Gefahr bringt jede körperliche Überanstrengung, so wie z.B. übertriebener Sport, eine durchtanzte Nacht, übertriebener Geschlechtsverkehr usw. Mit einem Wort, für das Wohlbefinden dieser Frauen ist die **Lebensführung** entscheidend: Ich gebe allen Frauen mit chronischer Adnexentzündung den Rat, zu versuchen, so zu leben, als wenn sie 10 oder 15 Jahre älter wären.

Daß die Adnexentzündung meist doppelseitig ist, sagten wir schon. Beim Wiederaufflackern rezidiviert typischerweise oft nur eine der beiden Seiten, so daß einseitige Schmerzen auftreten.

Für das chronische Stadium ist weiter kennzeichnend, daß die Patientinnen manchmal sehr erhebliche **Zerr- und Dehnungsbeschwerden** auf Grund der Schwartenbildung und der zahlreichen Adhäsionen im Adnex-, Darm- und Douglasbereich zu klagen haben.

Komplikationen der Adnexentzündungen

1. Blutungen,
2. Douglasabszeß (S. 238),
3. Parametritis (S. 242),
4. Platzen eines Pyovars oder eines Ovarialabszesses (→diffuse Peritonitis). Selten!

ad 1. Blutungen = Verstärkte und verlängerte Regelblutungen oder unregelmäßige Blutungen aus dem Endometrium corporis. Manchmal kommt es bei Adnexentzündungen auch zu sehr lange anhaltenden Blutungen (= Dauerblutungen), die keine Regel mehr erkennen lassen. Sie können ziemlich stark sein und wirken sich dann sehr ungünstig auf den an sich schon reduzierten Allgemeinzustand aus. Ursache der Blutungen bei Adnexentzündungen ist die begleitende **Endometritis** (S. 149). Es ist so, daß erst die Endometritis corporis durch aufsteigende Infektion die Adnexentzündung entstehen läßt. Danach ist es die Adnexentzündung, die die Endometritis weiter unterhält.

Folgeerscheinungen der Adnexentzündung

1. Sterilität: Sie beruht entweder auf dem Verschluß beider Tuben am abdominalen Ende, am uterinen Abgang oder an anderer Stelle im Verlauf des Eileiters durch Verwachsungen von Schleimhautfalten.

2. Tubenschwangerschaft = häufigste Form der Extrauteringravidität. Von 100 ektopischen Schwangerschaften haben 99 ihren Sitz in der Tube. Die häufigste Ursache der Tubenschwangerschaft ist die abgelaufene, also die chronische Salpingitis.

Das Ei wird auf seinem Wege zum Uterus durch die entzündlich bedingten Verwachsungen der Schleimhautfalten zu einem Netz- oder Gitterwerk in der Tube festgehalten und erreicht hier seine Implantationsfähigkeit. Oder das Ei verfängt sich in einer der tief in die Muskelwand der entzündet gewesenen Tube hineingehenden taschenartigen Aussparungen (= Folge abgeheilter Abszesse) und entwickelt sich hier; s. Praktische Geburtshilfe.

3. Retroflexio uteri fixata (S. 299).

Differentialdiagnose

1. Abgrenzung der akuten Adnexentzündung gegen die Appendizitis.

Die Klarstellung, ob das eine oder das andere vorliegt, ist praktisch deswegen so wichtig, weil

bei der akuten **Adnexentzündung**	**konservativ behandelt,**
bei **Appendizitis**	möglichst bald **operiert**

werden muß. Die entscheidenden Punkte sind die folgenden:

I. Äußere Untersuchung:

1. Die **Bauchdeckenspannung** ist im allgemeinen bei Adnexentzündung weniger ausgeprägt und tritt später auf als bei der Appendizitis.
2. Die **Stelle der stärksten Druckempfindlichkeit** liegt bei der **Adnexentzündung** tief im kleinen Becken oder (bei tiefgeschlagenen Adnexen) tief im Douglasschen Raum, bei der **Appendizitis** am McBurneyschen Punkt oder höher (Beckenschaufel!).

II. Vaginale und rektale Untersuchung

(Die rektale Untersuchung ist hier besonders wichtig!)

1. **Druckempfindlichkeit des hinteren Scheidengewölbes** (Teil der Vorderwand des Douglasschen Raumes) und **Schiebeschmerz der Portio** sprechen für **Adnexentzündung.** (Ein appendizitisches Exsudat bildet sich gewöhnlich erst spät im Douglasschen Raum).
2. Gelingt es, die rechten Adnexe deutlich und ohne Druckschmerz abzutasten und liegt das schmerzhafte „Zentrum" deutlich höher, so liegt sehr wahrscheinlich eine **Appendizitis** vor.
3. Bei der rektalen Untersuchung spricht Druckschmerzhaftigkeit gleich nach Einführen des Fingers für **Adnexentzündung.** Beginnt die Druckschmerzhaftigkeit erst, nachdem der Finger ganz eingeführt worden ist und er jetzt noch mit einigem Nachdruck weiter nach oben geschoben wird, so spricht das für Appendizitis.

Die Blutsenkungsgeschwindigkeit läßt keine Unterscheidung zu, die Leukozytenwerte im allgemeinen auch nicht. Allerdings weisen **hohe** Leukozytenwerte mehr auf eine **Appendizitis** hin. — In nicht wenigen Fällen ist eine Unterscheidung zwischen einer Adnexentzündung und einer Appendizitis nicht möglich.

2. Abgrenzung der Adnexentzündung gegen die Tubargravidität.

Sie kommt praktisch erst in Frage, wenn sich bei der Adnexentzündung ein „**Adnextumor**" ausgebildet hat.

Der **Tastbefund** an den Adnexen gibt meist wenig Aufschluß. Adnextumoren und Tuben bei Tubargravidität unterscheiden sich nur wenig oder gar nicht. **Beidseitige** „Tumoren" sprechen natürlich gar **nicht gegen** eine Extrauteringravidität, da auf der einen Seite eine Tubargravidität und auf der anderen ein entzündlicher Adnextumor bestehen kann.

Vom Tastbefund her gibt es nur eine Möglichkeit, mit Sicherheit eine Tubargravidität festzustellen:

Vergrößert sich der „Tumor" im Verlauf von Wochen und manchmal auch von einem Tag zum anderen, ohne daß akute Entzündungserscheinungen vorliegen, so spricht das sehr für eine Tubargravidität.

Man sollte bei der Differentialdiagnose Adnextumor — Tubargravidität die **Anamnese** höher einschätzen! Nichts ist für die frühe Erfassung der Tubenschwangerschaft so wichtig wie die sorgfältige Erhebung der Anamnese, die — bes. was die Blutung angeht — in allen Einzelheiten geradezu mit höchstgradiger Pedanterie aufgenommen werden muß. Die Anamnese bei Tubargravidität ist in typischer Weise ganz anders als die bei einem entzündlichen Adnextumor. Für die Tubargravidität sprechen vor allem das Ausbleiben der Regel und unregelmäßige Blutungen:

Jede Frau im gebärfähigen Alter, deren **Regel ausgeblieben** ist und bei der

6—8 Wochen nach der letzten Regel
(= 2—4 Wochen nach der ausgebliebenen Regel)

Blutungen (meist **Schmier**blutungen)
auftreten, ist **höchst verdächtig auf eine Extrauteringravidität!**

Weitere Hilfsmittel: Basaltemperaturmessung, Schwangerschaftstest, Kürettage; s. Praktische Geburtshilfe.

Die Diagnose wird leicht, wenn der Douglas sich vorwölbt und man punktiert.

Therapie der Adnexentzündung

Je nach Palpationsbefund, Temperatur, Schmerzhaftigkeit, peritonealen Erscheinungen, Blutsenkung und Leukozytenzahl unterscheidet man eine Behandlung im akuten, subakuten, und chronischen Stadium.

Akutes Stadium (Fieber, Schmerzen, peritoneale Erscheinungen). Oberster Grundsatz: Strengste Bettruhe! Koitusverbot, Eisblase (Harnblasengegend gut abdecken, Gefahr der Zystitis) oder kalte feuchte Umschläge, **keine Wärme, keine Kurzwellen, keine Bäder!** Klinische Behandlung ist dringend zu empfehlen.

Beim Auftreten schon geringer peritonealer Symptome ist Klinikaufnahme notwendig!

Stuhlgang regeln, reizlose Kost!

Bei peritonealen Erscheinungen **Nahrungsverbot** zur Herabsetzung der Peristaltik des Darmes. Später knappe **Schondiät!**

Keine drastischen, sondern nur milde Abführmittel oder Einläufe zur Stuhlentleerung. **Höchstens alle 6—8 Tage einmal untersuchen,** wenn nicht besondere Umstände häufigere Untersuchungen nötig machen (z. B. bei beginnendem **Douglasabszeß**). In diesem Falle muß täglich untersucht werden, um den richtigen Zeitpunkt für die Punktion nicht zu verpassen.

Medikamentös:

Sofort Breitspektrum-Antibiotika + Kortikoide

Die Entzündung der Tube breitet sich außerordentlich schnell aus. Sterilität kann, wenn überhaupt, nur dadurch vermieden werden, daß eine hochdosierte Breitspektrum-Antibiotikum-Behandlung **so schnell wie möglich** einsetzt und man auch gleichzeitig ein Kortikoid-Präparat dazu gibt *(Anselmino, Staemmler, Günther, Hüter* und *Hartmann, Wagner, Tasch* u. a.

Dosierung der Breitspektrum-Antibiotika:

z.B. Terramycin 4 × tgl. 1 Kapsel (4 × 250 mg) oder Sigmamycin 6 × tgl. 1 Kapsel (= 6 × 250 mg)	6—12 Tage lang,

oder während derselben Zeit tgl. 250—500 mg i.m. tief in den Muskel oder i.v.

Andere Präparate: Erycinum, Hostacyclin, Acromycin u.a.

Dosierung der Kortikoide (Prednison- oder Prednisolon-Behandlung)
z.B. mit Deltacortril:

1.— 4. Tag	60 mg
5.— 7. Tag	40 mg
8.—10. Tag	20 mg

Andere Kortikoid-Präparate: Millicorten, Scherisolon, Solu-Decortin-H.

Kortikoid-Präparate dürfen bei Adnexentzündungen **nur zusammen mit einem Breitspektrumantibiotikum** gegeben werden. Dabei muß das Antibiotikum noch 2—3 Tage nach dem Absetzen der Kortikoid-Behandlung weitergegeben werden, da die Resistenz des Körpers gegen Infektionen durch die Kortikoide stark herabgesetzt wird.

Merke: Kortikoide dürfen nicht gegeben werden bei Diabetes, aktiver Tbk, sowie bei Magen- und Darmgeschwüren (Lebensgefahr!).

Welche Wirkung haben dabei die Kortikoide (Prednison, Prednisolon)?

Sie haben eine ausgesprochen **antiphlogistische** Wirkung.

Die Kortikoide wirken den „hyperergischen, mesenchymalen Gewebsreaktionen" entgegen, d.h. sie dämpfen die über das Ziel hinausschießenden **übermäßigen** und dadurch **schädlichen** Abwehrreaktionen des Körpers (gegen die Infektion) ab, die gerade bei Adnexentzündungen sehr ausgedehnt und so folgenschwer sind. Die Wirkung besteht also in einer Verminderung der Kapillardurchlässigkeit, also der **Exsudation,** Verminderung der Leukozytenemigration, also der **Eiterung,** vor allem aber in der Hemmung der proliferativen Gewebsreaktion, also der **bindegewebigen Induration.**

Kortikoide = Mesenchymbremse!

Vorteile der zusätzlichen Kortikoid-Behandlung

Schnellere, manchmal schlagartige Entfieberung und Rückgang der akuten und subakuten Entzündungserscheinungen,
schnelle Besserung des Allgemeinbefindens, Abkürzung der Behandlungsdauer, Leukozytenwerte und Blutsenkung fallen rasch auf normale Werte,
schnellere Rückbildung der Adnextumoren ist in manchen Fällen festgestellt worden,
die pelveoperitonitischen Verwachsungen sollen in geringerem Maße auftreten.

Bei schlechtem Allgemeinbefinden an die Hebung der allgemeinen Abwehrlage durch **Blut- und Plasmaübertragungen** denken!

Im akuten Stadium niemals Bäder oder sonstige Resorptionsbehandlung!

> Bei Vorliegen einer **Adnexentzündung** ist **jeder intrauterine Eingriff**, insbesondere die **Kürettage, verboten!**
>
> **Gefahr der lokalen Aszension oder der hämatogenen oder lymphogenen Ausbreitung der Entzündung.**

Von dem obersten Grundsatz, daß jede Adnexentzündung in Ruhe gelassen werden, d.h. also streng **konservativ** behandelt werden soll, solange sie **frisch** ist, gibt es **wenige**, aber sehr beachtliche **Ausnahmen**, nämlich bestimmte akute und bedrohliche Zustände:

1. Aszendierende **diffuse Peritonitis** nach **Perforation** einer **Pyosalpinx** oder eines **Ovarialabszesses**,
2. **Septisches** Krankheitsbild,
3. Zunehmende **Kachexie** bei Versagen aller konservativen Maßnahmen.

Bei derartig vitalen Indikationen muß also u. U. trotz bestehenden Fiebers operiert werden (= „Notoperationen").

Subakutes Stadium (kein hohes Fieber, keine peritoneale Reizung mehr, Nachlassen der Schmerzen und der Druckempfindlichkeit). **Strenge Bettruhe** und sexuelle Abstinenz genau wie im akuten Stadium. Anstelle der kalten Umschläge jetzt **lauwarme** und später Versuche mit **warmen Umschlägen.**

Viele empfehlen **unspezifische Reiztherapie** zur Steigerung der körpereigenen Infektabwehr, z.B. mit **Echinacin:** mit 0,1—0,2 ccm i.v. beginnen, Reaktion beobachten, tgl. um 0,2 ccm bis auf 2—2,5 ccm (Höchsteinzeldosis) steigern. Kommt es im **subakuten** Stadium dabei zu einem Schub (starke Schmerzen, Temperaturen, Leukozytenanstieg), **Kur sofort abbrechen,** Eisblase, Antibiotika und Prednisolon. Injektionen ohne Nebenwirkung kann man mit **Eigenblut** (10 ccm aus der Armvene entnehmen und i.m. injizieren) ausführen. Die Bedeutung der Reizkörpertherapie ist umstritten. Zweifellos haben diese Maßnahmen aber einen großen Vorteil. Die Patientinnen sehen, daß mit ihnen „etwas gemacht wird" und ertragen so die strenge Bettruhe leichter.

Dauer der konservativen Adnexbehandlung: Etwa 6, 8, 10 Wochen, aber auch länger, je nach Schwere des Falles.

Pyosalpingen und Pyovarien werden auch im subakuten Stadium am besten ganz in Ruhe gelassen. Bei vorliegender **dringlicher Indikation** (schnelles, bedrohliches Größerwerden, ferner allzu geringe Fortschritte mit der konservativen Therapie, wochenlang andauernde Temperaturen mit Gewichts- und Kräfteabnahme der Patientin, auch Verdacht auf Adnex-Tbk, die im Tierversuch geklärt werden muß) evtl. Entschluß zur **Punktion** und Absaugen des Inhaltes. **Aber niemals breit eröffnen! Niemals drainieren!** Die Epithelialisierung des Drainagekanals geht so rasch vor sich, daß es mit Sicherheit zur Ausbildung einer **Tubenscheidenfistel** kommt. Infolge der andauernden Reinfektion mit Scheidenkeimen kann man nur selten mit Spontanheilung der Fistel rechnen. Sie kann nur operativ beseitigt werden.

> **Punktionen von Adnextumoren dürfen nur vom hinteren Scheidengewölbe in der Mittellinie, niemals vom vorderen Scheidengewölbe aus erfolgen!** Klinikaufnahme ist dazu unumgänglich notwendig.

Behandlung des freien **Douglasabszesses** (S. 239): Der Douglasabszeß soll nach Punktion breit eröffnet und drainiert werden. Da aber die Unterscheidung eines freien Douglasabszesses z.B. von einer im Douglas fixierten Pyosalpinx nicht immer sicher möglich ist, unterlasse man im Zweifelsfalle die Inzision und die Drainage und führe nur die alte absaugende Punktion aus.

Niemals soll eine Pyosalpinx oder ein Pyovar im akuten Stadium punktiert werden.

Ausführung der Punktion: Niemals ohne Narkose, am besten in i.v.-Kurznarkose. Desinfektion von Vulva und Scheide. Einstellen der Portio mit Spiegeln, Fassen der hinteren Lippe mit einer Kugelzange. **Stets in der Mittellinie hinter der Portio, evtl. etwas seitlich punktieren.** Meist bietet sich die Stelle der stärksten Eiteransammlung dem untersuchenden Finger an. Die Punktionskanüle wird so weit schräg nach hinten in den Douglasschen Raum geschoben, bis beim Ansaugen mit der aufgesetzten Spritze Flüssigkeit angesaugt werden kann. — Nach Absaugen des ersten Tumors stellt sich manchmal ein zweiter und ein dritter Tumor bzw. andere Kammern desselben Tumors zur Punktion.

> **Pyosalpingen** und **Pyovarien** dürfen **niemals inzidiert** und **niemals drainiert**, sondern **nur** punktiert werden. Begründung siehe oben.

Chronisches Stadium (keine Temperatur mehr, nur noch geringe Druckempfindlichkeit. Beschwerdefreie Zeiten von sehr verschiedener Dauer wechseln mit Phasen des Aufflackerns der Adnexentzündung ab). Die dann notwendige Behandlung hat das Ziel, durch gesteigerte **Wärmezufuhr Hyperämie** und damit **Resorption** und Verkleinerung der Adnexschwellungen sowie Minderung der Beschwerden zu erreichen.

Vorsichtige Steigerung der warmen Umschläge bis zu heißen Umschlägen (elektrisches Heizkissen, heiße Sandsäcke, Fangopackungen, schließlich Licht- und Kurzwellendiathermie).

Beim Auftreten von Temperatursteigerungen und Schmerzen vorübergehend wieder auf feuchtkalte Umschläge zurückgehen! Verschickung in ein **Moorbad** (2—3mal in der Woche ein Moorbad bis zur Nabelhöhe zwischen 40 und 43°C, 20 Minuten Dauer, anschließend 2 Stunden Bettruhe). Mindestaufenthalt 4, besser 5—6 Wochen, an freien Tagen sollen warme Solbäder verabreicht werden.

Moorbäder: Aibling, Berka, Driburg, Düben, Elster, Franzensbad, Karlsbad, Kissingen, Kohlgrub, Liebenstein, Luckau, Marienbad, Pretzsch, Pyrmont, Reichenhall, Sarow, Salzschlirf, Salzungen, Schwalbach, Seebruch/Vlotho, Steben, Teplitz-Schönau, Wilsnack.

Dringlichste **Gegenindikationen** jeder Bäder- und Resorptionstherapie sind das akute und subakute Stadium jeder Adnexentzündung sowie die **Genitaltuberkulose.**

Die **Genitaltuberkulose** kann durch **falsche Maßnahmen** einen foudroyanten Verlauf nehmen! Diagnostik daher sehr wichtig (S. 274).

Chronisch-entzündliche Adnexprozesse lassen sich weder durch Antibiotika noch durch Sulfonamide beeinflussen.

Die Wand der Pyosalpinx bzw. des Pyovars ist bindegewebig induriert, die Durchblutung funktioniert nicht, daher keine Möglichkeit, Chemotherapeutika an den Infektionsherd heranzubringen!

Indikation zur Operation: Die Hauptindikation ist das **Versagen der konservativen Therapie,** sei es, daß nach einer intensiv und genügend lange durchgeführten konservativen Therapie große oder mittelgroße **Adnextumoren** als Restzustände vorliegen, oder, daß es sich um einen wechselnden objektiven Tastbefund bei wiederholten **Rezidiven** handelt. Selbstverständlich müssen alle akut-entzündlichen Erscheinungen (Temperatur, vermehrte Leukozytenzahl, hohe Blutsenkung) abgeklungen sein.

Art des operativen Vorgehens: Ausnahmslos abdominal, am besten Längsschnitt. Ob man **radikal** oder **konservativ operiert,** kann man nur von Fall zu Fall entscheiden. Für die Art des Vorgehens sind vor allem das **Alter** und der **Umfang** des anatomischen Befundes maßgeblich.

Den besten Operationserfolg erzielt man, wenn man den Uterus und beide Adnexe exstirpiert. Bei älteren Frauen wird man, wenn notwendig, bereit sein, so vorzugehen. Jüngere Frauen sollten, wenn der Befund es zuläßt, möglichst **weniger eingreifend** operiert werden. Wenn eben möglich, sollten die **Fertilität** oder mindestens die zyklischen Funktionen erhalten bleiben. In den meisten Fällen wird man wenigstens einen funktionstüchtigen Ovarialrest belassen können, so daß es nicht zu Ausfallserscheinungen kommt. Allerdings kann sich aus diesem Rest ein zystischer Ovarialtumor oder auch ein Karzinom entwickeln.

Rund 10% der Frauen mit chronischen Adnextumoren müssen operiert werden, wenn die Frauen ihre Arbeitsfähigkeit wieder erlangen sollen.

Douglasabszeß

Der Douglasabszeß entsteht sekundär als Folgekrankheit eitriger Adnexentzündungen und Entzündungen benachbarter Organe. Der Eiter, der in den Douglasraum, also den tiefsten Punkt der Bauchhöhle hineinfließt und sich dort sammelt, stammt in erster Linie von Adnexprozessen, also aus einer Salpingitis, einer geplatzten Pyosalpinx, einem geplatzten Ovarialabszeß oder einer vereiterten Hämatocele retro-uterina (Tubenschwangerschaft).

Ein geplatzter appendizitischer Abszeß kann auch die Ursache eines Douglasabszesses sein.

Wann ist bei einem Adnexprozeß an einen Douglasabszeß zu denken?

Sind die stürmischen Symptome von seiten des Peritoneums zurückgegangen, hat das Allgemeinbefinden sich gebessert und **bleibt die Temperatur trotzdem mittelhoch oder sogar hoch,** während die **Pulsfrequenz fast zur Norm abfällt,** so ist an einen Douglasabszeß zu denken.

Jede erfahrene Schwester weiß, daß oft

schleimige Durchfälle ein wichtiger Hinweis auf einen Douglasabszeß

sind. Sie weiß ferner, daß es bei einem Douglasabszeß oft zu **Lähmungen des Afters und des Blasenschließmuskels** kommt und daß sich dieser Zustand nach Entleerung des Eiters wieder normalisiert.

Im frischen Stadium ist der Douglasabszeß noch nicht scharf begrenzt, im weiteren Verlauf markiert sich die Begrenzung mehr und mehr, auch wenn der Douglasabszeß größere Ausmaße angenommen hat, ist er stets noch deutlich von der Beckenwand getrennt. Daraus ergibt sich ein

wichtiges **differentialdiagnostisches Zeichen**
für den **Douglasabszeß.**

Beim Douglasabszeß gelingt es immer, mit dem untersuchenden Finger zwischen Beckenwand und Exsudat zu kommen.

Kommt man von der Scheide aus mit dem Befund nicht klar, so untersuche man rektal. Merke:

Von der

rektalen Untersuchung

kann man in der Gynäkologie gar nicht oft genug Gebrauch machen!

Rektal fühlt man den unteren vorgewölbten, oft konvex gerundeten Pol des Douglasabszesses zwischen den beiden Ligamenta sacro-uterina, die bei größeren Exsudaten auseinandergedrängt sind. Genau einprägen muß man sich die

3 Hauptsymptome des Douglasabszesses:

1. **Teigige Schwellung** bzw. **Fluktuation** im hinteren Scheidengewölbe,
2. **Trennung** zwischen **Exsudat und Beckenwand** mit dem untersuchenden Finger möglich,
3. Exsudat liegt zwischen den beiden Ligamenta sacro-uterina.

Therapie

Grundsätze:

1. Jeder Douglasabszeß gehört ausnahmslos in die **Klinik.**
2. Jede Douglaseröffnung beginnt mit einer Douglas**punktion.** Erst wenn die Punktion Eiter ergibt, darf die **Eröffnung** des Abszesses angeschlossen werden.

Technik der Punktion *(Abb. 16).* Desinfektion von Vulva, Scheide und Portio. Einstellen der Portio mit zwei Spiegeln, Anhaken der Portio an der **hinteren** Lippe mit einer Kugelzange und Anheben der Zervix. Damit ist der Douglassche Raum eingestellt. Einstechen einer etwa 15—20 cm langen, dicken Punktionskanüle, die mit einer 20-ccm-Rekordspritze armiert ist. Einstichstelle: Mittellinie, etwa 1 cm unterhalb der Portio.

Die Punktion ist **völlig ungefährlich,** wenn nicht seitlich und nicht tiefer als 2—3 cm eingestochen wird. Ob man eine gerade oder eine gebogene Kanüle nimmt, ist gleichgültig. Beim Einstechen der Nadel wird mit der Spritze aspiriert.

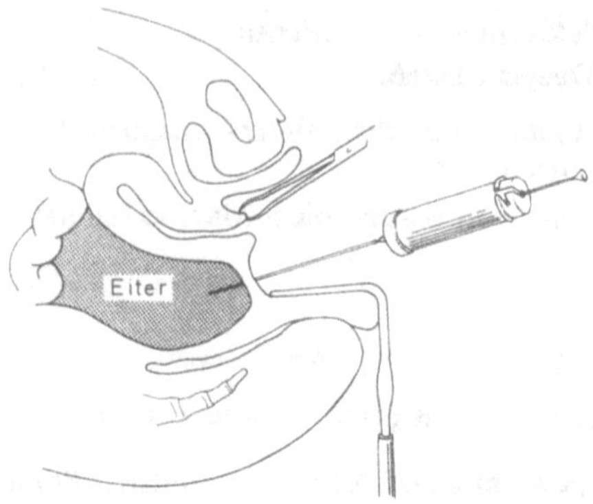

Abb. 16. Douglaspunktion

Ist Flüssigkeit im Douglas, so füllt sich die Spritze sofort.

Das Punktat muß bakteriologisch bzw. auch zytologisch untersucht werden.

Bekommt man nichts in die Spritze hinein, so gibt es **drei Möglichkeiten:** Entweder befindet sich die Nadel nicht im Douglas, sondern im Uterus oder im retroperitonealen Bindegewebe oder der Douglasinhalt ist fest oder doch so zähe, daß zwar ein Teil in die Kanüle eingedrungen ist, aber nicht im Spritzenkolben erscheinen kann, oder der Douglas ist leer.

Die Punktion darf nur in der Klinik, und zwar in **Laparotomiebereitschaft** vorgenommen werden. Sollte sich z.B. eine Haematocele retrouterina ergeben, so muß die Laparotomie wegen des dringenden Verdachtes auf Extrauteringravidität ausgeführt werden können.

Nicht punktieren, bevor nicht **deutliche Fluktuation** nachweisbar ist. Das gilt natürlich nicht bei Verdacht auf Extrauteringravidität.

Ergibt die Punktion Eiter, so ist damit die Diagnose gestellt. Jetzt gilt:

Jeder Douglasabszeß, der diagnostiziert wird, ist sofort zu eröffnen!

Technik der Douglaseröffnung: An die noch liegende Punktionskanüle setzt man eine Douglaszange z.B. nach *Rotter* (mit spitz endenden, außen geschärften Branchen) an, stößt die Zange durch die Scheidenwand hindurch und erweitert dann diese Öffnung durch Spreizen der Zange in verschiedenen Richtungen. Ist die Hauptmasse des Eiters abgeflossen, so wird ein T-Drain eingelegt.

Ergibt die Punktion seröse Flüssigkeit, so wird die Eröffnung des Douglasschen Raumes zunächst unterlassen.

Anstatt mit einer Kanüle kann man den vorgewölbten Douglasabszeß auch mit einem Skalpell eröffnen (= hintere Kolpozöliotomie) und die Öffnung stumpf mit einer Kornzange erweitern.

Nach Ablassen des Eiters kann man die Abszeßhöhle mit dem Finger austasten. (Vorsicht: Nicht die Abszeßmembran gegen die Bauchhöhle verletzen! Gefahr der diffusen Peritonitis!) Einlegen eines passenden T-Drains. Der Drain wird entfernt, wenn der Abfluß aufhört, spätestens aber nach 8—10 Tagen (Gefahr der Darmläsion). Die Öffnung verschließt sich nach wenigen Tagen von selbst. Merke den alten

> Erfahrungssatz: **Schließt sich die Scheidenöffnung nicht in wenigen Tagen, so hat man mit großer Wahrscheinlichkeit nicht einen Douglasabszeß, sondern eine Pyosalpinx oder ein Pyovar eröffnet.** Die Öffnung ist zur **Fistel** geworden.

Diese Fisteln schließen sich nach längerer Zeit manchmal spontan, aber durchaus nicht immer. Dann bleibt nur noch die Laparotomie übrig.

6. KAPITEL

Parametritis = Beckenbindegewebsentzündung

Die Parametritis ist eine durch Infektion entstandene Entzündung des allseits um die Zervix herum liegenden Beckenbindegewebes.

Anatomie: Unter dem **Parametrium** im engeren Sinne versteht man die Räume **seitlich** neben der Gebärmutter. Sie werden nach vorn und hinten durch die Blätter der Ligg. lata (= Plicae latae) begrenzt. Die Räume enthalten Bindegewebe, Fett, Muskeln, Gefäße, Nerven und den Ureter. Der Begriff der **Parametritis**, der demnach die Entzündung des Inhaltes dieser Räume bedeuten würde, wird aber praktisch umfassender gebraucht. Man bezeichnet damit die entzündlichen Vorgänge im Bereich des **gesamten Beckenbindegewebes**, das eine zusammengehörige **Einheit** darstellt. Unter Parametritis versteht man also nicht nur die Entzündung des Beckenbindegewebes seitlich von der Gebärmutter, sondern auch des nach vorn zur Blase und nach hinten zum Mastdarm liegenden Beckenzellgewebes.

Einteilung: Wir sprechen von einer

Parametritis anterior: Entzündung des Beckenbindegewebes im **vorderen** Anteil, also des Bindegewebes am Blasenboden und seitlich der Blase (= Para- oder Perizystitis).

Parametritis media: Entzündung des Beckenbindegewebes im **mittleren** Anteil = seitlich von der Gebärmutter, **Parametritis im engeren Sinne.**

Parametritis posterior: Entzündung des Beckenbindegewebes im hinteren Anteil, also des Bindegewebes, das das Rektum gabelförmig umfaßt.

Merke *(Abb. 1)*:

Beckenbindegewebsentzündungen liegen stets **außerhalb** des Bauchfellraumes = **extraperitoneal.** Im Gegensatz dazu spielen sich die Adnexentzündungen **innerhalb** des Bauchraumes ab!

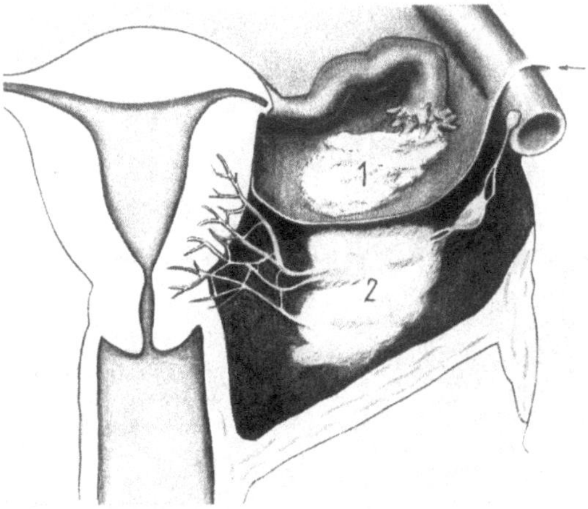

Abb. 1. Die Beziehungen der Unterleibsentzündungen zum Bauchfell
1 = Adnexentzündung **intraperitoneal**
2 = Entzündung der Parametrien **extraperitoneal**
(Infektion der Parametrien auf dem Lymphwege)

Ätiologie: Bei der Parametritis handelt es sich meist um fortgeleitete Entzündungen des Uterus.

Hauptursachen:

I. **Infektion bei Geburten,** insbesondere bei **Geburtsverletzungen,** vor allem bei solchen der Zervix, aber auch bei solchen der Scheide und der Vulva. II. **Infektion bei Fehlgeburten,** insbesondere bei febrilen (= meist kriminellen) Fehlgeburten. Auch hier spielen Verletzungen, insbesondere das Aufreißen der Zervix, die Hauptrolle.	**Puerperale Parametritis**
III. **Unsteriles Vorgehen bei Eingriffen** an Scheide, Portio, Zervix oder Korpus, z.B. beim Einlegen von Laminariastiften (heute kaum noch ausgeführt) oder bei Elektrokoagulationen der Portio und des Zervikalkanals u.a.	**Nicht puerperale Parametritis**

Ausbreitung: Durch eine Thrombophlebitis oder Lymphangitis kommt es zur fortschreitenden Infektion vom Uterus aus in das lockere Beckenzellgewebe hinein *(Abb. 2)*.

Erreger: Meist Streptokokken oder Staphylokokken, dagegen so gut wie nie Gonokokken.

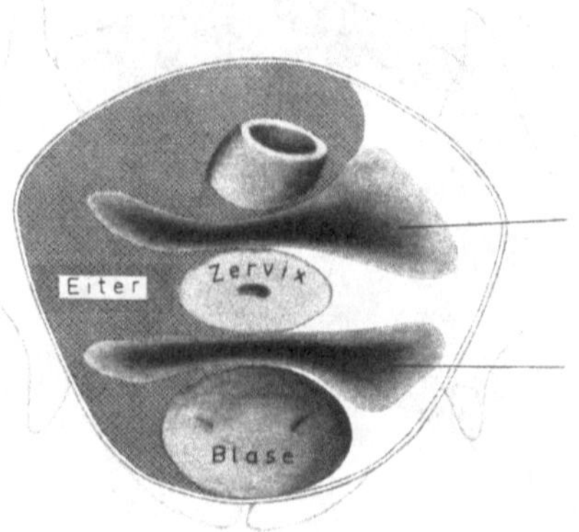

Abb. 2. Schematische Darstellung der Ausbreitung einer Eiterung im Beckenbindegewebe. Die meist vom Uterus ausgehende Entzündung geht zunächst in ein oder beide Parametrien seitlich neben der Gebärmutter, dann nach hinten in das periproktale Bindegewebe und dann nach vorn in das perivesikale Bindegewebe. Das Bauchfell der Excav. rectouterina und vesicouterina liegt dem entzündeten Beckenbindegewebe direkt an und wird mitentzündet

Formen: Es bildet sich entweder ein

a) **Exsudat** = zellig-seröse oder serös-blutige Flüssigkeit oder eine

b) **Phlegmone** = sulzig-ödematöse Schwellung und Infiltration des Bindegewebes. Kann zur eitrigen Einschmelzung und **Abszeßbildung** *(Abb. 2)* führen mit Durchbruch in die Bauchhöhle oder in ein benachbartes Organ.

} **Akute Parametritis**

Die größte Gefahr der akuten Parametritis ist der Übergang der Entzündung auf das Bauchfell!

Die **chronische Parametritis** ist gekennzeichnet durch Bindegewebsneubildung beim Abklingen der Entzündung, wobei es zur Ausbildung schwieliger Verdickungen und Verhärtungen mit der Folge der Verlagerung des Uterus vor allem nach hinten oder zur Seite kommt.

Diagnose: Die akute Parametritis ist ein **schweres** Krankheitsbild. Sie geht mit allen Zeichen einer **akuten Entzündung** einher: Fieber, Schüttelfröste (bei eitriger Einschmelzung), schlechtes Allgemeinbefinden, hohe BSG usw. Dazu kommen Schmerzen im Unterbauch, die in die Hüfte oder in den Oberschenkel ausstrahlen können. **Daß alle diese Beschwerden ihre Ursache in einer Parametritis haben, das wird allerdings erst klar, wenn man vaginal und rektal untersucht!**

Entscheidend für die Diagnose der Parametritis ist allein der Palpationsbefund.

Es entsteht ein **Exsudat,** das erheblich groß werden kann und dann den Uterus nach der gesunden Seite hin verdrängt. Das erkrankte Gebiet tastet sich **teigig geschwollen** und ist **druckempfindlich.** Der Befund ist von der Scheide aus gut zu tasten.

Im Verlauf der Parametritis kann es zur **Abszeßbildung** kommen *(Abb. 2)*.

Die Untersuchung von der **Scheide** und vom **Mastdarm** aus ergibt dann eine deutliche **Fluktuation** an umschriebener Stelle (s.u.).

Therapie der Parametritis

1. Behandlung der akuten Parametritis

Ziel: Verhütung der eitrigen Einschmelzung des entzündeten Gewebes.

Behandlung möglichst in der Klinik. Strengste Bettruhe. Eisblase. Flüssige Kost. **Antibiotika.** Die Dauer der Anwendung der Antibiotika richtet sich nach dem Zeitpunkt der Entfieberung, im allgemeinen genügen 5—7 Tage. Ist die Temperatur dann noch nicht abgesunken, so ist die Bildung eines **Abszesses** wahrscheinlich.

Wenn trotz ausreichender Antibiotika-Gaben nach 5—7 Tagen noch keine Entfieberung eingetreten ist, so ist an eine

Abszeßbildung

zu denken.

Während des akuten Stadiums darf die Frau so wenig wie möglich untersucht werden. Etwas anderes ist es, wenn man den Eindruck hat, daß ein Abszeß sich anbahnt. Unter diesen Umständen muß öfter untersucht werden, um nicht den richtigen Zeitpunkt für die Inzision zu verpassen.

Niemals gleich nach der Entfieberung mit der Resorptionsbehandlung, also mit der Verabreichung von Kurzwellendiathermie beginnen! Der entzündliche Prozeß könnte sofort wieder aufflackern! Mindestens 14—21 fieberfreie Tage abwarten. Danach schleicht man sich am besten erst mit der **Lichtbügelbehandlung** ein oder verabreicht warme Scheidenspülungen oder Solsitzbäder.

2. Behandlung des parametranen Abszesses: Nur in der Klinik. Niemals zu Hause.

3 Fragen:

1. **Wann darf man inzidieren?**
2. **Wo muß man inzidieren?**
3. **Wie muß man inzidieren?**

Ad 1) Niemals inzidieren, solange die Temperatur noch hoch ist. Abwarten, bis sie abgefallen ist und eine deutliche Fluktuation tastbar ist. Jetzt ist der Abszeß „reif" und gut abgegrenzt. Jetzt **muß** man inzidieren!

Ad 2) Der Abszeß wird dort eröffnet, wo er sich **„anbietet"**, d.h. an der Stelle der deutlichsten Fluktuation.

Ad 3) Zunächst an der Stelle der deutlichsten Fluktuation, z.B. an einer Seitenwand der Scheide mit kräftiger Nadel **punktieren.** Kommt **Eiter,** so wird an der Punktionsstelle mit dem **Skalpell** breit inzidiert = seitliche Kolpotomie. Keine zu kleinen Inzisionen machen! Sie schließen sich zu schnell! Drain einführen und durch Naht vor dem Herausfallen sichern.

Oft kommt es schon vor dem Eingreifen zum Durchbruch des Abszesses in den Mastdarm oder (viel seltener) in die Blase = Spontanheilung.

3. Behandlung der chronischen Parametritis (Parametrane Schwarten- und Schwielenbildung): Diathermie- und Kurzwellenbestrahlung. Dabei ist den Frauen von vornherein klar zu machen, daß unter 50—60 Behandlungen kein Erfolg zu erwarten ist. — Moorbäder und Moorpackungen.

Prophylaxe der Parametritis

Schonende und vorschriftsmäßige Geburtsleitung! Verletzungen und Schnitte zur Erweiterung der Geburtswege sind sorgfältig und unter peinlicher Wahrung der Asepsis zu versorgen.

Eine besondere Gefahr stellt jede Kürettage dar!

Vorsicht beim Vorziehen der Portio: Niemals die angehakte Portio zu weit und mit zu großer Kraft nach unten ziehen! Jede Zerrung an den Parametrien (und auch an den Adnexen) schafft einen Locus minoris resistentiae für das Eindringen der Erreger.

Vorsicht beim Dilatieren! Niemals schnell und gewaltsam dilatieren! Gefahr des Aufreißens des Halskanals = Zervixriß! Je rigider der Muttermund ist, um so mehr muß man sich beim Dilatieren Zeit lassen.

Vorsicht beim Kürettieren! Vorsichtig und ruhig kürettieren. Hastiges und schnelles Kürettieren ist immer falsch und sehr gefährlich. Die jeweils **größte** Kürette ist die richtige. Vorher gewissenhaft untersuchen. Sonst Gefahr der Perforation!

Wer nicht richtig untersuchen kann, soll nicht kürettieren!

7. KAPITEL

Fluor genitalis

Unter Fluor genitalis versteht man Ausfluß aus dem (weiblichen) Genitale als Folge gesteigerter Sekretion. Der Fluor ist das häufigste Symptom, dem wir in der gynäkologischen Sprechstunde begegnen. Der Fluor genitalis ist kein umschriebenes Krankheitsbild, sondern ein

vieldeutiges Symptom.

Die Ursache des Symptoms Fluor zu klären und sie gezielt therapeutisch anzugehen, ist heute eine der dankbarsten Aufgaben des Gynäkologen.

Grundsätze der Fluorbehandlung

1. Die Zeiten sind vorbei, in denen ein Arzt der Patientin bei der Klage über Fluor irgendeines der ungezählten Fluorpräparate in die Hand drücken konnte. Der Erfolg dieser völlig ungezielten „Behandlung" war entweder Null oder nur ein vorübergehender, also ein Scheinerfolg. Meist war der Fluor nach der nächsten Regel wieder da.

2. Das allererste bei der Diagnostik des Fluors muß die

Feststellung der Fluorquelle

sein. In der täglichen Praxis kann man zunächst einmal von der Tube (S. 255) und dem Cavum uteri (S. 253) als Fluorquellen absehen. Das ganze Augenmerk ist in erster Linie auf die Zervix und die Scheide zu richten, und zwar in der obligatorischen Reihenfolge:

1. **Zervix** (Zervikalkanal, Portio), danach
2. **Scheide.**

Über die Notwendigkeit dieser Reihenfolge muß sich jeder, der Fluor behandelt, klar sein. Denn: **Was hat es für einen Sinn, mit einem hervorragend wirkenden Mittel eine Trichomonadenkolpitis zu behandeln, wenn am Muttermund** z. B. **eine große Fläche ungedeckten Zervixepithels (Ektropium) oder, wie so häufig, ein eitriger Katarrh des Halskanals** (S. 53) **besteht. In beiden Fällen wird durch dauernde Absonderung alkalischen Schleimes das Milieu der Scheide zur alkalischen Seite hin verschoben, wodurch die Lebensbedingungen**

für die Trichomonaden in der Scheide in hohem Maße verbessert werden! Zervikale Fluorquellen müssen unter allen Umständen festgestellt und **gleichzeitig** behandelt werden:

> Der **erste Blick** bei der Diagnostik des **Fluors** hat somit dem **äußeren Muttermund** zu gelten!

Was nun diesen ersten Blick angeht: Das unbewaffnete Auge reicht dazu nicht aus. Man kann zwar mit bloßem Auge feststellen, ob aus dem äußeren Muttermund klarer Schleim oder Eiter herauskommt, oder ob ein Polyp aus ihm geboren wird; man kann aber niemals unterscheiden, ob sich auf der Portio freies, d. h. **sezernierendes Zervixepithel** findet oder nicht. Dazu ist unbedingt ein **Kolposkop** nötig.

Da gerade die Erkennung der

Portio als Fluorquelle

von entscheidender Wichtigkeit für den Dauererfolg der Fluorbehandlung ist, muß klar ausgesprochen werden:

> **Eine erfolgreiche Fluorbehandlung ohne Kolposkop ist nicht möglich!**

Das Kolposkop erfüllt also neben seinem Hauptzweck, der Diagnostik verdächtiger Epithelveränderungen an der Portio, noch eine andere Aufgabe: Die Erkennung gutartiger Veränderungen an Portio und Scheide, die Ursache oder Folge des genitalen Fluors sind.

3. Die beiden wichtigsten Erkenntnisse der letzten Jahre für den **Scheidenfluor:**

a) **Über 80% des Fluors sind durch Trichomonaden und Soor bedingt.**
b) **Sowohl gegen Trichomonaden als auch gegen Soor gibt es heute sehr gut wirksame spezifische Mittel** (S. 36 und 38)!

4. Der Arzt, der einen Scheidenfluor zu behandeln hat, muß daher als allererstes feststellen, ob ein Trichomonaden- oder Soorfluor vorliegt. Diese Feststellung ist auch für einen praktischen Arzt einfach. Die Methodik ist eingehend beschrieben (S. 33 und S. 37). **Wer sich dieser Mühe nicht unterziehen will, darf heute keinen Fluor mehr behandeln.** Er überweise die Patientin einem Facharzt.

> **Eine ungezielte Behandlung des Fluors**
> **darf es heute nicht mehr geben.**

Es gibt leider immer noch sehr viele Patientinnen mit Fluor. Die Ursache des Fluors ist heute für die Mehrzahl der Fälle wissenschaftlich erkannt. Es gibt andererseits auch eine ausreichende Zahl wirksamer spezifischer Heilmittel. Praktisch könnte somit jeder Fluor geheilt werden. Eines muß aber noch hinzukommen: Der **Arzt**, der mit **Spekulum**, **Kolposkop** und **Mikroskop** die exakte **Diagnose** stellt.

5. Die in neuerer Zeit beliebt gewordene

Fluorbehandlung mit Breitband-Antibiotika ist strikt abzulehnen!

Begründung:

a) Die weitaus häufigsten Erreger des genitalen Fluors in der Scheide, die Trichomonaden und der Soorpilz, werden durch **Breitbandantibiotika nicht abgetötet.** Das Ziel der Fluorbehandlung muß aber die **Vernichtung der Erreger** des Fluors sein. Es kommt einzig und allein darauf an, die Erreger diagnostisch festzustellen und gezielt zu vernichten. Behandlung einer Kolpitis mit Antibiotika führt stets nur vorübergehend zu einem Erfolg.

b) Dazu kommt noch ein besonderer Nachteil, nämlich der, daß die Antibiotika das Scheidenmilieu **alkalisch** machen, somit das Milieu für alle **pathogenen** Keime **verbessern.**

Antibiotika sollten in der Scheide nur Anwendung finden, wenn der Zytologe eine „entzündungswidrige" Aufhellungsbehandlung verlangt, um die entzündliche Natur der gefundenen Kernveränderungen zu klären.

6. Noch ein Wort zu dem sog. **„spezifischen" Fluor:** Bisher wurde nur der durch Gonokokken hervorgerufene Fluor als **spezifisch** bezeichnet. Meines Erachtens ist aber ein z.B. durch Trichomonaden oder Soor verursachter Fluor genauso spezifisch wie ein Gonokokkenfluor. Ich bin daher mit *Herrmann* der Meinung, daß die Unterscheidung zwischen spezifischem und unspezifischem Fluor bei einem durch Lebewesen hervorgerufenen Fluor unzweckmäßig ist.

7. Ein praktisch sehr wichtiger Punkt ist die **Sauberkeit.** Lebende **Trichomonaden** sind noch 24 Stunden in Wäschestücken nachweisbar *(Elert)*. Um **Schmierinfektionen** zu vermeiden, muß die Wäsche täglich gewechselt werden!

8. Es ist auch sehr zu beachten, daß mittel- und hochgradige **Scheidensenkungen,** die meist mit **Klaffen der Vulva** einhergehen, ebenso Ursachen eines Fluors sein können wie **Emmetsche Risse** an der Portio.

Die einzelnen Fluorformen haben wir schon besprochen. Wir wollen sie aber noch einmal in einer Übersicht zusammenfassen. Die weitaus wichtigsten Fluorquellen sind die Zervix und die Scheide.

1. Zervikaler Fluor

Der Unerfahrene präge sich fest ein, daß die gonorrhoisch-entzündlichen und anderen Erkrankungen der **Zervixschleimhaut** sowie die bösartigen und gutartigen Veränderungen an der Außenfläche der **Portio** mit zu den häufigsten und daher wichtigsten Ursachen des genitalen Fluors gehören.

Die Ursachen im einzelnen:

1. Zervikaler Fluor **Ursachen:**	**Ätiologie, Diagnostik**	**Therapie**
1. Endometritis cervicis **gonorrhoica**	S. 257	S. 264
2. Erythroplakie („Portioerosion")	S. 56	S. 58
3. Zervixpolyp	S. 63	S. 64
4. Lazerationsektropium (Emmetscher Riß)	S. 61	S. 63
5. Hypersekretion der Zervix	S. 252	S. 253
6. **Zervixkarzinom!**	S. 119	S. 141

Ad 1) Zervixkatarrh: Bei jedem eitrigen Zervixkatarrh ist in allererster Linie an **Gonorrhoe** zu denken! Endometritis cervicis aus anderer Ursache spielt nur eine untergeordnete Rolle. **Die Gonorrhoe ist durchaus nicht ausgestorben! Ganz im Gegenteil!** Siehe hierzu Kapitel 8, S. 256.

Bei jedem Ausfluß aus der Scheide bedenke man stets, daß dieser Ausfluß seine Ursache gar nicht in einer Erkrankung der Scheide selbst zu haben braucht, daß in vielen Fällen der Scheidenfluor gar nicht ein Fluor **der** Scheide ist, sondern ein Fluor **in** der Scheide, das heißt, er ist kein Symptom einer Scheidenerkrankung, sondern ein Krankheitszeichen eines höher gelegenen Abschnittes, meist der Zervixschleimhaut.

Ad 5. Hypersekretion der Zervix: Überreichlicher Abgang von ziemlich dünnflüssigem, meist wasserklarem Sekret aus der Zervix, auch außerhalb des Ovulationstermins (S. 393).

Ursachen:

a) Vasomotorisch bedingte Hypersekretion: Die vermehrte Tätigkeit der Zervixdrüsen wird durch vegetative Fehlsteuerung ausgelöst. Sie kann sehr verschiedene Ursachen haben (seelische Störungen, Überarbeitung, Ovarialinsuffizienz und vieles andere) = **vasomotorischer Fluor** *(Roemer)*. „nervöser", „psychogener" Fluor, einer der Zivilisationsschäden der Frau *(H. O. Kleine)*.

b) Entzündung der Zervixschleimhaut = Zervixkatarrh = Endometritis cervicis (S. 55).

c) Veränderungen an der Portio:
Erythroplakie (sog. „Erosio") S. 56
Emmetscher Riß (Lazerationsektropium) S. 61
Zervixpolyp (S. 63)

Bedeutung: Die zervikale Hypersekretion führt aus zwei Gründen zur **Störung des Scheidenmilieus**, also des Säuregrades:

a) wegen der **alkalischen** Reaktion des Zervixschleimes,
b) wegen der **Flüssigkeitsvermehrung** in der Scheide = Verdünnung = Herabsetzung des Säuregrades.

Behandlung: Ad 5a.: Im Vordergrund der Behandlung dieser vegetativen Störung muß die **Psychotherapie** stehen *(Schaetzing, H. O. Kleine)*; ferner Änderung des Milieus, körperliche und seelische Entlastung, Schwimmen, Solbäder, Unterwassermassage, ausreichender Schlaf, Sedativa (Bellergal, Sedapon), Vitamin C.

Solbäder gehören zu den wichtigsten Mitteln der Allgemeinbehandlung des Fluors.

Goecke empfiehlt Injektionen von Impletol oder Symprocain in die Parametrien (in jedes Parametrium werden 1—2 ml mit einer dünnen, etwa 12 cm langen Kanüle 1 cm tief injiziert).

Auch das Ausbrennen der zervikalen Schleimhaut mit dem **Elektrokauter** wird vielfach empfohlen.

Ad 5 b) und 5 c): s. die angegebenen Seiten.

Ad 6. Zervixkarzinom: Beachte das unter 2,5 auf S. 253 über Ausfluß und Karzinome Gesagte!

2. vaginaler Fluor

Die fünf wichtigsten Fluorformen im Bereich der Scheide sind die folgenden:

2. Vaginaler Fluor Ursachen:		**Ätiologie, Diagnostik**	**Therapie**
1. Fluor durch **Trichomonaden**	80%	S. 33	S. 36
2. Fluor durch **Soor** (Candida albicans)		S. 36	S. 38
3. Fluor durch Anaerobier, Staphylokokken, Streptokokken, gramnegative Stäbchen		S. 39	S. 40
4. Seniler Fluor		S. 40	S. 42
5. **(Scheiden)karzinom**		S. 44	S. 48

Ad 5. (Scheiden-)Karzinom: Daß hinter **jedem Fluor** ein **Karzinom** stecken kann, ist schon oft und mit Nachdruck betont worden. Auch der **eitrige** Fluor kann von einem Karzinom ausgehen! Verdächtig auf ein Karzinom ist besonders ein bräunlicher Fluor.

Jeder bräunliche Ausfluß ist als Blutung zu werten!

Höchst verdächtig ist ein **blutiger** oder **eitrig-blutiger** Ausfluß. Es muß solange ein Karzinom angenommen werden, bis das Gegenteil bewiesen ist.

An ein Scheidenkarzinom wird man allerdings in erster Linie bei einer älteren und alten Frau denken (obwohl ich es auch schon bei Frauen in den 40er Jahren gesehen habe). Man bedenke aber, daß der Ausfluß aus der Scheide genau so gut von einem **Zervixkarzinom** (jüngere Frauen!) oder **Korpuskarzinom** (Frauen meist jenseits der Fünfzigerjahre) stammen kann.

3. Korporaler Fluor

Als Fluorquelle steht das Cavum uteri an dritter Stelle. Eitriger Fluor aus dem Corpus uteri ist nicht gerade selten. Man muß sich als Anfänger aber sehr genau einprägen, unter welchen Umständen er auftritt. Der korporale Fluor ist oft **mit Blut vermischt!**

3. Korporaler Fluor **Ursachen:**	**Ätiologie, Diagnostik**	**Therapie**
1. **Infizierte Abortreste**	S. 150	S. 155
2. **Endometritis puerperalis** (septica)	S. 150	S. 155
3. Endometritis tuberculosa	S. 271	S. 285
4. Endometritis gonorrhoica	S. 260	S. 265
5. Endometritis senilis	S. 154	S. 155
6. Korpuspolypen (Adenome) } wenn sie nach Infektion zerfallen und verjauchen	S. 157	S. 161
7. Submuköses Myom } wenn sie nach Infektion zerfallen und verjauchen	S. 178	S. 187
8. **Korpuskarzinom!**	S. 194	S. 209
9. Abfließende Pyometra	S. 207	S. 208

Ad 1—4. Besonders die hochfieberhafte, septische Endometritis nach **Fehlgeburt** und **Geburten** geht immer mit reichlichem, stinkendem, eitrigem oder blutig-eitrigem Ausfluß einher. Dagegen stehen bei den tuberkulösen und (seltenen) gonorrhoischen Endometritiden Menstruationsstörungen im Vordergrund, nämlich verstärkte und verlängerte Regelblutungen mit zeitweise auftretenden Zwischenblutungen.

Ad 8. Der Fluor beim **Korpuskarzinom** ist meist eitrig-blutig.

> Eitrig-blutiger Fluor bei alten Frauen ist stets sehr verdächtig auf ein Korpuskarzinom!

Es sei aber nochmals mit Nachdruck betont, daß der Ausfluß bei Karzinomen durchaus nicht immer „charakteristisch“ mit Blut vermengt sein muß. Besonders das beginnende Korpuskarzinom zeigt sich gelegentlich durch einen mehr oder weniger eitrigen, jedenfalls (zunächst) **nicht blutigen** Ausfluß an (S. 202).

Ad 9. **Pyometra** = Retention eitrigen Sekrets in der Gebärmutterhöhle (S. 207).

Vorkommen: S. 208.

Gelegentlich überwindet der gestaute Eiter die Stenose (S. 208), so daß schubweise Eiter oder eitrig-blutiges Sekret (Korpuskarzinom!!) nach außen abfließt. Merke:

Hinter 60% aller Pyometren steckt ein Korpuskarzinom.

Die

Diagnostik des korporalen Fluors

ist nicht ganz leicht. Der korporale Fluor kommt genauso wie der zervikale Fluor aus dem äußeren Muttermund heraus. Es ist dem Sekretabfluß nicht anzusehen, ob er aus der Zervix oder aus dem höher gelegenen Korpus stammt.

Anamnese, Alter, Aussehen des Fluors, Palpationsbefunde, besonders auch die erfolglose Behandlung zervikalen Fluors werden den Verdacht auf das Korpus als Ursprungsort lenken. Merke:

> Bei jedem begründeten Verdacht auf korporalen Fluor ist als einziges sicheres diagnostisches Mittel ausnahmslos die
>
> **fraktionierte Probeabrasio**
>
> (S. 204) mit histologischer Untersuchung des Geschabsels auszuführen.

4. Tubarer Fluor

Man kann viele Jahre gynäkologisch tätig sein, ohne daß man einmal einen tubaren Ausfluß zu sehen bekommt. Es gibt zwei Fälle, in denen er klinisch-praktisch eine Rolle spielt. Dabei ist der eine ebenso selten wie der andere.

1. „Bernsteingelber Fluor", der ein pathognomonisches Symptom des **Tubenkarzinoms** sein soll, und
2. der plötzlich in die Scheide einschießende (gelbe) Fluor aus dem sogenannten **Hydrops tubae profluens.**

> **Fluor** aus der **Tube** ist stets **höchst verdächtig** auf ein **Tubenkarzinom!**

Der Hydrops tubae profluens ist zwar selten, aber es gibt ihn. Er muß diagnostisch anerkannt werden, wenn zwei charakteristische Kennzeichen vorhanden sind:

1. Drückt man auf die mit Flüssigkeit (Eiter, schleimiges Sekret) gefüllte Tube, so schießt die Flüssigkeit aus dem äußeren Muttermund heraus.

2. Die Frau gibt an, daß sich beim **Bücken** und bei Betätigung der **Bauchpresse** Flüssigkeit im Schwall aus der Scheide nach außen entleert.

8. KAPITEL

Gonorrhoe = Tripper

Erreger ist der Gonokokkus *(Abb. 1)*, ein Diplokokkus, der zur Gruppe der gramnegativen Kokken (Neisseria) gehört (*Neisser*, 1879). Gonokokken sind **Oberflächenschmarotzer** der **Schleim**haut, auf der sie sich rasenförmig ausbreiten, sich vermehren und die sie zerstören. Das **Platten**epithel läßt eine

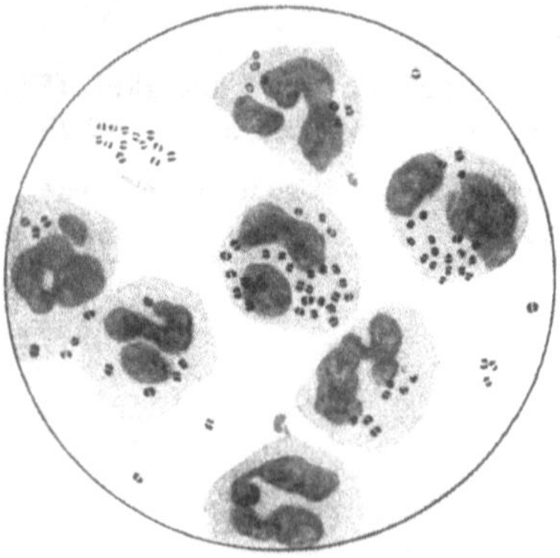

Abb. 1. Gonokokken

Ansiedelung nicht zu. Ausnahmen hiervon: Vulva und Scheide bei Kindern und Schwangeren (lockere und saftreiche Haut), sowie bei Greisinnen (atrophische, dünne Scheidenhaut).

Übertragung des Gonokokkeneiters fast nur durch **Geschlechtsverkehr.** Übertragungen im ärztlichen Untersuchungszimmer durch touchierenden Finger, schlecht gereinigte Spekula, ferner durch Benutzung desselben Bettes von Mutter und Tochter, Verwendung gleicher Wäsche, Schwämme, Trockentücher und dergleichen sind möglich.

Man unterscheidet *(Abb. 2)* eine

I. „Untere“ Gonorrhoe

und eine II. „Obere“ Gonorrhoe.

Die Grenze und Barriere ist der innere Muttermund.

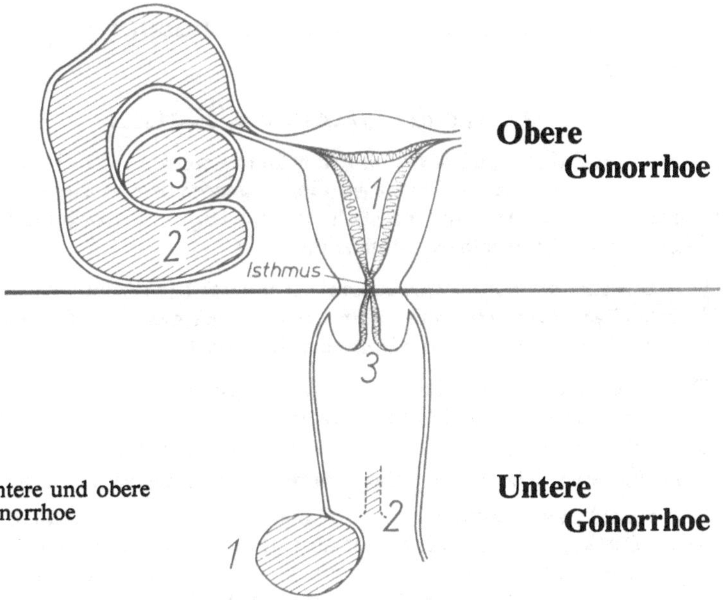

Abb. 2. Untere und obere Gonorrhoe

I. Untere Gonorrhoe

(Vulva, Bartholinsche Drüsen, Urethra, Rektum, Scheide, Zervikalkanal)

Im Grunde genommen genügt es, von der unteren Gonorrhoe zu wissen, daß die **Vulva** und die **Scheide** so gut wie nie gonorrhoisch erkranken (abgesehen vom Kind, der schwangeren Frau und der Greisin), ferner daß **Urethra** und **Rektum** heute nur noch diagnostisch wichtige Lokalisationen der Gonorrhoe sind, d. h. wichtige Stellen zur Sekretentnahme für die Untersuchung. Die Gonorrhoe der Urethra ruft manchmal **Brennen beim Wasserlassen** hervor, die Gonorrhoe des Rektums macht kaum Beschwerden, sie wird zuweilen sichtbar durch Eiterbeimengung zum Stuhl.

Die Infektion des **Bartholinschen Ganges** wurde auf Seite 8 besprochen.

Das Zentrum des ganzen Geschehens bei der unteren Gonorrhoe ist die **Zervix.**

> Bei der unteren Gonorrhoe dreht sich zunächst alles um die
>
> **Zervixgonorrhoe**

und zwar aus zwei Gründen, die sich jeder, der Gynäkologe werden will, genau einprägen muß und die bei keiner Betrachtung aus den Augen gelassen werden dürfen: Einmal deswegen, weil die Schleimhaut der Zervix das Gonokokkendepot

Zervix = Gonokokkendepot

darstellt und zweitens weil die

Zervix die Grenze und Barriere

für die so gefährliche und daher so gefürchtete Aszension der Gonokokken in das Endometrium und die Tuben ist. Genau genommen ist diese Gonorrhoebarriere ein „**Grenzstreifen**", nämlich der sehr enge und trockene, für Gonokokken schlecht besiedelbare Isthmus uteri.

Das **Ziel der ganzen Behandlung der unteren Gonorrhoe muß daher allein darauf gerichtet sein, daß dieser Grenzstreifen nicht von Gonokokken besiedelt** wird. Das werden wir im einzelnen noch hören.

Die Besiedelung der Zervixschleimhaut mit Gonokokken kommt am häufigsten dadurch zustande, daß Gonokokken

a) auf die Portio im Bereich des äußeren Muttermundes oder

b) im hinteren Scheidengewölbe zusammen mit Sperma abgelagert werden.

Die Scheide kann zwar nicht (für lange Zeit) mit Gonokokken besiedelt werden. Die klinische Erfahrung hat aber gezeigt, daß Gonokokken durchaus eine gewisse (kurze) Zeit in der Scheide leben können, um so besser, je näher sie dem alkalischen Zervixbereich der Scheide liegen.

Wenn die Gonokokken die Zervixschleimhaut einmal erobert haben, beschränken sie sich nicht auf die Besiedelung der Oberfläche, sondern wuchern tief in die Drüsenschläuche hinein und dringen auch **unter** die Drüsenepithelleisten, wo sie „subepitheliale Gonokokkennester" bilden. Dadurch wird die Zervix zu einem **Depot** für **Gonokokken,** aus dem sie nur **sehr schwer herauszutreiben sind, von dem aus sie aber jeden Augenblick auf das Endometrium corporis und damit in die Tuben wuchern können.** Das ist der Grund, weshalb die Zervixgonorrhoe die wichtigste Lokalisation der unteren Gonorrhoe darstellt! Die Zervixschleimhaut wird in rd. 90% aller Fälle von Gonorrhoe infiziert.

Symptome: Infolge der starken Exsudation des Zylinderepithels und der Vermischung dieses Schleimes mit Leukozytenmassen kommt es zunächst zu einer sehr starken, unaufhörlich fließenden, gelblichen, oft auch **gelb-grünlichen Schleimabsonderung.** Dieser oft sehr charakteristisch aussehende Ausfluß kann über Wochen anhalten, wenn die Frau nicht behandelt wird. Er kann aber auch schon bald abgelöst werden durch eine reichliche Absonderung glasigen Schleimes. Dieser glasige Schleimfluß ist nicht etwa ein Zeichen einer Heilung! Er fließt auch, wenn unterhalb der Drüsen noch massenhaft Gonokokkennester sitzen, die jederzeit aufbrechen können. **Daraus folgt, daß man es einem Ausfluß niemals ansehen kann, ob er gonorrhoisch oder nicht gonorrhoisch ist,** ferner daß der Fluor bei Gonorrhoe durchaus nicht ein „charakteristischer" gelber oder gelbgrüner Ausfluß sein muß, sondern daß er ganz harmlos, rein schleimig aussehen kann.

Und daraus ergibt sich schließlich die uralte und selbstverständliche Forderung, bei jeder gynäkologischen Erstuntersuchung einen Abstrich aus der Urethra und aus der Zervix zu machen!

Es gibt überhaupt keinen unverdächtigen Ausfluß!
Auch hinter einem glasigen Schleimfluß kann eine
Gonorrhoe
stecken! Ein glasiger Ausfluß kann ein gonorrhoischer Ausfluß ohne Leukozytenbeimischung sein!

Es sei mit Nachdruck darauf hingewiesen, daß der Ausfluß das **einzige Symptom der Zervixgonorrhoe** ist, ein anderes Symptom gibt es nicht. Insbesondere ist der Hinweis wichtig, daß die Frauen über **keinerlei Schmerzen** klagen, daß sie sich nicht einmal irgendwie körperlich nicht wohl fühlen, obwohl sie doch erheblich krank sind! Gelegentlich wird über **Brennen beim Wasserlassen** geklagt.

Es ist noch zu sagen, daß dieses einzige Symptom der Zervixgonorrhoe, der Fluor, als Hinweissymptom praktisch nur eine geringe Bedeutung deswegen hat, weil die meisten dieser Frauen schon vor ihrer Gonorrhoeinfektion Ausfluß hatten.

Aus diesem Grunde bezeichnen wir die untere Gonorrhoe als das **symptomarme Stadium** der Gonorrhoe. Gerade dieser Mangel an Symptomen verpflichtet den Arzt zu einer besonders energischen und sorgfältigen Diagnostik.

Die Prognose ist gut, solange die Gonorrhoe die Zervix nicht überschreitet.

II. Die obere Gonorrhoe = die aszendierte Gonorrhoe

Die Grenze für das Fortwuchern der Gonorrhoe nach oben auf das Endometrium und in die Tuben (= **Aszension**) ist der **Isthmus**. Wird diese Grenze überschritten, kommt es also zum Akt der Aszension, so haben wir mit einem Schlage ein in jeder Beziehung anderes Krankheitsbild vor uns.

Klinisches Bild: Aus einem symptomarmen, oft kaum zu bemerkenden Zustand, wird ein Krankheitsbild der **stürmischsten** und **schwersten Krankheitserscheinungen.**

Prognose: Solange die Grenze, der Isthmus, nicht überschritten wird, ist die Prognose als gut zu bezeichnen. Mit sachgemäßer Behandlung wird eine rasche Abheilung erzielt. Wird der Isthmus überschritten, so besteht eine ausgesprochene und schwere Gefahr für die Gesundheit der Frau. Zumindest wird die Frau stets funktionell schwerst geschädigt, da in den weitaus meisten Fällen ihre **Fortpflanzungsfähigkeit durch Tubenverschluß verlorengeht.**

Mit dem Aufsteigen in die Tuben wird die Gonorrhoe der Frau zu einem **sehr schweren, die Gesundheit in hohem Maße gefährdenden Krankheitsbild.**

Welches sind die vier wichtigsten Gelegenheiten zur Überwindung der Grenze des Isthmus uteri = Gelegenheit zur Aszension?

1. Die **Menstruation**
2. Der Zustand **post abortum**
3. Das **Wochenbett,** also die ersten Tage und Wochen **post partum**

(zu 1.–3.:) **Beste Infektionsgelegenheiten!** **Keimstraße** des langsam sickernden Blut- oder Sekretstroms! **Endometrium = eine große Wundfläche!** Guter **Nährboden für Keime** (abgestoßenes Endometrium, Abortreste, Dezidua)

4. **Intrauterine Manipulationen:** Mechanisches Hinaufschieben des Gonokokkenrasens durch Dilatatoren, Sonden, Platinösen (Vorsicht beim Zervixabstrich!) u. a.

Erscheinungsformen der oberen Gonorrhoe

1. Endometritis corporis gonorrhoica

Die Aszension der Gonokokken von der Zervixschleimhaut auf die Uterusschleimhaut fällt meist mit der Menstruation zusammen. **Die Menstruation bedeutet eine Mobilmachung der Gonokokken in der Zervix!** Natürlich kann gelegentlich auch einmal eine Gonorrhoe außerhalb von Menstruation oder Wochenbett aszendieren, insbesondere bei ärztlichen intrazervikalen Eingriffen.

R. Schröder, der sich sehr intensiv mit der weiblichen Gonorrhoe beschäftigt hat, konnte zeigen, daß die gonorrhoische Endometritis corporis fast immer in relativ kurzer Zeit spontan abheilt, und zwar spätestens im 2. oder 3. Zyklus nach der Infektion.

Das infizierte Endometrium **vermittelt** also nur die Infektion. Seine eigene spezifische Entzündung klingt sehr bald ab.

Die **Endometritis gonorrhoica corporis** ist somit meist eine **vorübergehende Erkrankung!**

Die **Spontanheilung** ist die Folge der andauernden **ovariellen Impulse** auf das kranke Endometrium. Vor allem ist es der ovariell gesteuerte Abbau der Schleimhaut-Funktionalis im Beginn der Menstruation, bei dem die meist oberflächlich sitzenden Gonokokken zusammen mit Blut und Gewebstrümmern aus dem Uterus herausgespült werden.

2. Salpingitis gonorrhoica

Ist einmal das Endometrium infiziert, so läßt die Infektion der Tuben niemals lange auf sich warten. Im Gegenteil, sie erfolgt gewöhnlich so schnell, daß man fast von einer **gleichzeitigen Infektion** des **Endometriums** und der **Tuben** sprechen kann.

Diese Tatsache ist nicht ohne weiteres verständlich. Zwei Dinge muß man wissen:

a) Von der **Salpingographie** her ist bekannt, daß Flüssigkeiten besonders leicht vor der Menstruation aus dem Uteruskavum in die Tuben übertreten. Deswegen ist anzunehmen, daß während der Regelblutung das mit **Gonokokken** vermischte **Menstrualblut direkt in die Tuben übertritt** und hier zur akuten Entzündung führt *(H. Runge)*.

b) Noch wichtiger erscheint folgendes: Die durch die Gonokokken im Endometrium hervorgerufene akute eitrige Entzündung reizt die Uterus**muskulatur** zu **Kontraktionen**. Diese drücken die hochinfektiöse Flüssigkeit (Gonokokkeneiter + Menstrualblut) aus dem Uteruskavum in die Tuben hinein.

Jedenfalls: Wird jetzt nicht sofort energisch therapeutisch gehandelt (S. 265), so kommt es schnell zu schwersten salpingitischen Prozessen (S. 222), zu Perioophoritis, ausgedehnten Adhäsionsbildungen infolge Pelveoperitonitis und ziemlich schnell auch zum Verschluß der Tuben und damit zur Ausbildung einer Pyosalpinx gonorrhoica, zu Tuboovarialzysten (S. 224), Tuboovarialabszessen (S. 225) oder — und das ist besonders charakteristisch für die Go — zu **Adnextumoren,** die mit Netzteilen, Darm, Blase mehr oder weniger breit verwachsen sind. Eine diffuse Peritonitis ist bei der Go selten.

Differentialdiagnose: Tubargravidität, stielgedrehter Ovarialtumor, durchgebrochene Appendizitis.

Symptome der oberen Gonorrhoe

Charakteristisch für die obere Go ist es, daß es mit der gonorrhoischen Infektion der Tube zu einem **stürmischen Verlauf** mit heftigen, **kolikartigen Schmerzen** im Bauch, **peritonitischen** Erscheinungen (aufgetriebener, gespannter, druckempfindlicher Unterbauch, Übelkeit, Brechreiz, Aufstoßen) und mit **hohem Fieber** kommt. Allerdings verschwinden diese schweren akuten Erscheinungen meist innerhalb von 1—3 Tagen, bei Penicillinbehandlung sogar in 6—8 Stunden. Danach beherrschen die **lokalen** Symptome der Salpingitis das Krankheitsbild.

Was als Dauerzustand zurückbleibt, ist meist die doppelseitige, chronische Adnexentzündung bzw. der Adnextumor. Dieser Zustand bedeutet

Sterilität für immer.

Man kann sich leicht vorstellen, daß eine ausgedehnte gonorrhoische Endometritis corporis eine verzögerte Heilung der Menstruationswunde zur Folge hat und daß es deswegen bei vielen dieser Fälle zu **Menstruationsstörungen** kommt. Diese Störungen sind nach *R. Schröder* und *K. H. Sommer* folgendermaßen gekennzeichnet:

Menstruationsstörungen
bei Endometritis corporis gonorrhoica:

Verstärkte und verlängerte Regelblutungen
(bei denen das Regeltempo erhalten bleibt, solange keine ovarielle Störung vorliegt!)
mit zeitweise auftretenden Zwischenblutungen.

Nicht selten sind die Regeln tripperkranker Frauen auch schmerzhaft.

Symptomenskala der Gonorrhoe

Eine Krankheit — zwei Krankheitsbilder

I. Untere Gonorrhoe	II. Obere Gonorrhoe	
Infektion ↓	→ **Aszension** Menstruation	
Symptomarme Phase: Ausfluß, Brennen beim Wasserlassen.	**Symptomreiche** Phase: Plötzliches Auftreten stürmischer und schwerster Erscheinungen: Kolikartige Schmerzen, hohes Fieber, peritonitische Erscheinungen: Gespannter Bauch, Übelkeit usw. = Akute Beckenbauchfellentzündung.	**Schnelles Abklingen** dieser Symptome in 2—3 Tagen!

Diagnostik der weiblichen Gonorrhoe

1. **Abstrich.** Am wichtigsten sind die Abstriche aus der

a) Urethra
und **b) Zervix** } am besten mit **Platinöse.**

Ausstrich, Färbung, mikroskopische Untersuchung.

Die Gonokokken *(Abb. 1)* haben Semmel- oder Kaffeebohnenform, sind meist paarweise angeordnet und finden sich entweder innerhalb der Leukozyten oder auf den Epithelzellen oder frei im Sekret.

Als Färbemethoden kommen hauptsächlich die **Methylenblaufärbung** und die **Gramfärbung** in Frage. Entscheidend ist immer die Gramfärbung. Die Gonokokken färben sich mit Methylenblau **blau** an, bei der Gramfärbung nimmt die Neisseria-Gruppe im Gegensatz zu anderen Kokken (die sich blau färben) den **roten** Farbstoff an.

Das **Kulturverfahren** *(R. Schröder)* wird zur Ergänzung herangezogen, wenn die Abstrichmethode nicht zum Ziele führt oder irgendwelche Unklarheiten bestehen. Es liefert manchmal doch noch positive Ergebnisse, wenn der Abstrich negativ ausfällt.

Provokationsmethoden

In akuten Fällen ist der Nachweis der Gonokokkeninfektion mit dem Abstrichverfahren meist leicht. In subakuten und chronischen Fällen dagegen ist er bei der Frau sehr schwer: 15—20 und mehr Abstriche bleiben oft ohne Ergebnis, obwohl das klinische Bild für den Erfahrenen ganz für eine Gonorrhoe spricht. Die Gonokokken sitzen bei chronischen Fällen so tief in den Falten und Buchten der Schleimhäute der Zervix und der Urethra, daß sie mit der Öse nicht faßbar sind. Um zu einer Diagnose zu kommen, muß man sie aus ihren Verstecken herausholen. Dazu dienen die verschiedenen Provokationsverfahren, die alle das Ziel haben, die Erreger durch erhöhte Schleimabsonderung aus der Tiefe herauszuspülen.

1. **Thermische Provokation:** durch Kurzwellen-Diathermie. (Hyperämie!), 5 Bestrahlungen in 10 Tagen ansteigend je 10—20 Min.

2. **Vakzinatorische Provokation,** z. B. mit Gono-Yatren (Hoechst).

In der Regel gibt man **einmal 1 ccm** = ½ **Ampulle.** Die Patientinnen sollen darauf hingewiesen werden, daß eine vorübergehende Fieberreaktion als Folge der Provokation möglich ist.

3. **Chemische Provokation:** Nur an der Harnröhre, nicht an der Zervix! Injektion von etwa 5 ccm 1 : 10 verdünnter Lugolscher Lösung für 2 Min.

Die beste Provokation der Gonorrhoe ist die Menstruation!
Am aussichtsreichsten sind Zervixabstriche am 2. Tage der Regel!

Therapie der weiblichen Gonorrhoe

Lokal wird heute überhaupt nicht mehr behandelt. Die lokale Therapie hat nur noch historisches Interesse. Das Mittel der Wahl ist heute **Penicillin.**

1. Behandlung der unteren Gonorrhoe

Oberster Grundsatz: Die untere Gonorrhoe muß so früh mit Penicillin behandelt werden, daß es nicht zu einer Aszension(!) kommt! Bei jeder neu festgestellten Gonorrhoe gibt man unabhängig von dem Stadium zunächst stets

2—3—4 Tage lang tgl. je eine i.m. Injektion von
1.000.000 E. Depot-Penicillin
= bestes Mittel zur Abtötung der Gonokokken und gegen die Aszension der Keime in die Tube.

Werden am 4. Tag nach Beendigung der Behandlung noch Gonokokken nachgewiesen, so handelt es sich wahrscheinlich um **penicillinresistente** Gonokokken.

Hatte die Behandlung Erfolg, so kann nach 2—3 Tagen mit der **Provokation** (S. 263) begonnen werden. War die Behandlung nicht erfolgreich oder besteht eine Überempfindlichkeit gegen Penicillin, so gibt man

Chloramphenicol

z. B. 2—3 Tage lang je 1,0 g **Leukomycin** i.v. (nicht schmerzhaft) oder i.m. (schmerzhaft). Auch **Tetracyclin** (4×250 mg tgl. per os, 5 Tage lang) ist in solchen Fällen geeignet.

Durch die Penicillin-Behandlung kann eine gleichzeitig bestehende **Lues** verschleiert werden. Bei Verdacht auf Lues ist daher von vornherein mit Streptomycin zu behandeln (3 Tage lang je 1,0 g i.m.; Kontrolluntersuchungen!).

Es ist allerdings zu berücksichtigen, daß die zur Go-Behandlung notwendigen Penicillindosen gegebenenfalls auch zur Abortivbehandlung einer gleichzeitig erworbenen Lues ausreichen können.

Nach jeder Gonorrhoebehandlung ist drei Monate lang eine Kontrolle erforderlich (Abstriche am 2. Tag der Menstruation!).

Zur Frage der Penicillin-Behandlung ohne Gonokokkennachweis

Grundsätzlich gilt: Keine Behandlung, d. h. Antibiotikatherapie ohne Diagnose = Gonokokkennachweis! Nun ist es aber eine bekannte Erfahrungstatsache, daß der Gonokokkennachweis bei der akuten weiblichen Gonorrhoe zwar leicht, bei der subakuten und chronischen dagegen oft sehr schwer ist und trotz aller Bemühungen oft nicht gelingt.

Ich möchte aussprechen, daß ich die Frage, ob ich bei einem starken klinischen Gonorrhoeverdacht, bei dem der Gonokokkennachweis **nicht** geführt werden konnte, Penicillin geben soll oder nicht, für eine Frage an das ärztliche Gewissen halte. Um es ganz klar zu sagen: **Ich gebe in einem solchen Falle Penicillin,** und zwar vor allem wegen der **Gefahr der Aszension!** Der erste, der den Mut hatte, das auszusprechen, war meines Wissens *Hans Runge*. Er schreibt:

> „Einfachheit, Sicherheit und Ungefährlichkeit der
> Penicillin-Behandlung
> auf der einen Seite, die Gefahr auf der anderen Seite, daß gerade bei der Frau eine bestehende Gonorrhoe zur Aszension kommt, wird uns im Verdachtsfalle evtl. zu dem Entschluß führen, eine Therapie bereits einzuleiten, auch wenn der sichere Nachweis von Gonokokken nicht gelungen ist.“

2. Behandlung der oberen Gonorrhoe

Das dringlichst Wünschenswerte (wegen der Gefahr der Sterilität) ist natürlich, daß jede Gonorrhoe als **untere** Gonorrhoe zur Behandlung kommt. Muß man aber schon bei der ersten Untersuchung der Patientin feststellen, daß eine **obere** Go vorliegt, so gilt für das **akute** Stadium:

1. **Klinikaufnahme,**
2. **Allerstrengste Bettruhe für 2—3 Wochen,**
3. **Penicillin-Behandlung!**

Unter dieser Behandlung klingen die stürmischen Krankheitserscheinungen mit heftigsten Schmerzen und hohem Fieber sehr schnell, oft sogar schlagartig ab.

Mindestdosis für die **obere Gonorrhoe:** 6 Tage lang einmal tgl. eine i.m. Injektion von
je 1.000.000 E. Depot-Penicillin

Oder mit anderen Worten: Bei der frisch aszendierten Gonorrhoe gibt man hohe Dosen von Penicillin **so lange, bis die akuten Erscheinungen** (Fieber, Schmerzen, Blutungen usw.) **verschwunden sind.**

Wenn man in der Lage ist, die ersten Injektionen sehr schnell nach erfolgter Aszension zu verabreichen, so besteht **vielleicht** noch die Möglichkeit, einen Adnextumor oder sogar Tubenverschluß zu verhindern!

Im chronischen Stadium hat die Antibiotika-Behandlung keinen Zweck mehr, was die chronische gonorrhoische Adnexentzündung angeht. Sie wird genauso behandelt wie jede andere chronische Adnexentzündung.

9. KAPITEL

Genitaltuberkulose (GT)

Einleitung. Nach der Besprechung der Gonorrhoe des weiblichen Genitales folgt nun die der Tuberkulose. Es liegt nahe, Übereinstimmendes und Gegensätzliches dieser beiden wichtigen Krankheiten an den Anfang der Betrachtung zu stellen.

	Gonorrhoe	**Genitaltuberkulose**
	Übereinstimmendes: Beide Krankheiten sind **Infektionskrankheiten**, bei beiden Krankheiten können alle Teile von der Tube bis zur Vulva befallen werden. Beide Krankheiten neigen zur Bildung von Konglomerattumoren der Adnexe.	
	Gegensätzliches:	
Infektionsweg:	**aszendierend**	**deszendierend**
Übertragung (auf die Frau):	So gut wie **immer durch** den **Geschlechtsverkehr!**	So gut wie **nie durch** den **Geschlechtsverkehr!**
Wesen der Krankheit:	**Selbständige,** d. h. in sich abgegrenzte Krankheit.	**Keine selbständige** „primäre“, sondern **„sekundäre“** Krankheit, entsteht fast immer hämatogen durch Streuung **von einem Primärkomplex aus** (meist Lunge, Bronchialdrüsen!).

Häufigkeit: Die GT steht heute ursächlich an zweiter Stelle der entzündlichen Adnexerkrankungen der Frau *(Kräubig)*.

Lebensalter: Die GT kann in jedem Lebensalter auftreten. Am häufigsten findet man sie zwischen dem 2. und 3. Lebensjahrzehnt.

Pathogenese der Genitaltuberkulose

Die Infektion der weiblichen Genitalorgane mit Tuberkelbakterien geschieht in der Hauptsache auf zwei Wegen:

1. Hämatogener Weg = Entstehung der GT über den Blutweg

Ursprungsort sind meist die **Lungen,** seltener die Mesenterialdrüsen des Darmes. Bei den primären Herden handelt es sich meist nicht um frische, sondern um mehr oder weniger alte, oft kaum noch nachweisbare Herde.

Die GT entsteht also genau so durch **hämatogene Streuung** von einem **Primärherd** aus wie die tuberkulösen Prozesse in den Gelenken, den Meningen, dem Bauchfell, der Niere u. a. Alle diese durch hämatogene Übertragung entstandenen sekundären tbk. Erkrankungen bezeichnen wir als **Organtuberkulosen.** Somit gilt auch für die GT:

Die Genitaltuberkulose ist eine Organtuberkulose!

Das gilt vor allem für die am häufigsten (90%) und meist zuerst befallenen **Tuben.** Aber auch Endometrium, Zervix und Ovar können hämatogen infiziert werden. *Podleschka* (1956) hat nachgewiesen, daß eine Endometritis corporis tuberculosa hämatogen ohne Beteiligung der Tuben entstehen kann.

2. Deszendierender = intrakanalikulärer Weg

Wahrscheinlich ist es am häufigsten so, daß die Tuben **primär hämatogen** infiziert werden und nun von da aus vor allem das Endometrium auf dem **Schleimhautweg** = deszendierend = intrakanalikulär befallen wird.

3. Infektion per continuitatem

Von einer primären **Peritoneal-Tbk** = Bauchfell-Tbk aus können die Genitalorgane per continuitatem infiziert werden. Über die Tuben kann es dann zur **deszendierenden** Infektion des Endometriums kommen. Liegt eine sekundäre **Bauchfelltuberkulose** vor, so kommt es **häufig auch zu einer Genital-Tbk.**

Lokalisation der Genitaltuberkulose

Die einzelnen Genitalabschnitte der Frau sind für die tbk. Erkrankung sehr verschieden empfindlich. Die in der Literatur zu findenden Angaben sind allerdings sehr unterschiedlich. Durchschnittlich gelten etwa folgende Werte:

Tube	**90%**[1]	Die **höher** gelegenen
Korpusschleimhaut	40—70%[2]	Organe
Ovar	rd. 10—20%	Tube und Uterus
Zervix	2%	erkranken
Scheide	5—10%	**wesentlich häufiger**
Portio	1%	als die
Vulva	1%	**vulvawärts gelegenen!**

[1]) So gut wie immer **doppelseitig.**

[2]) Heute wird angenommen, daß die Infektion der Tuben so gut wie **immer** eine Infektion des Endometrium corporis zur Folge hat.

> Das am **häufigsten** von der Tuberkulose infizierte Genitalorgan ist die **Tube** (etwa **90%**). Die weibliche Genitaltuberkulose ist also in erster Linie eine **Tubentuberkulose.**

Die einzelnen Formen der Genitaltuberkulose

1. Tuberkulose der Tuben = Salpingitis tuberculosa

(Abb. 1)

Die hämatogen infizierten Tuben zeigen eine verdickte Wand, deren Schleimhaut stellenweise geschwürig zerfallen, mit Eiter oder Käsemassen bedeckt und

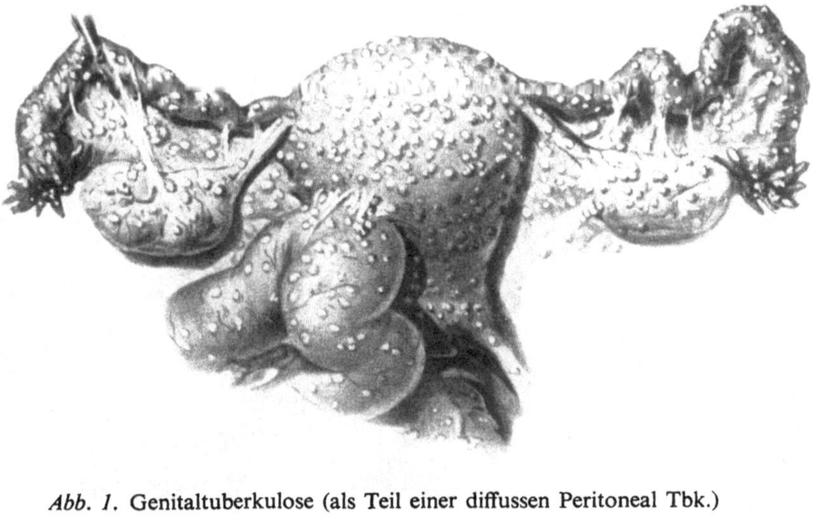

Abb. 1. Genitaltuberkulose (als Teil einer diffussen Peritoneal Tbk.)

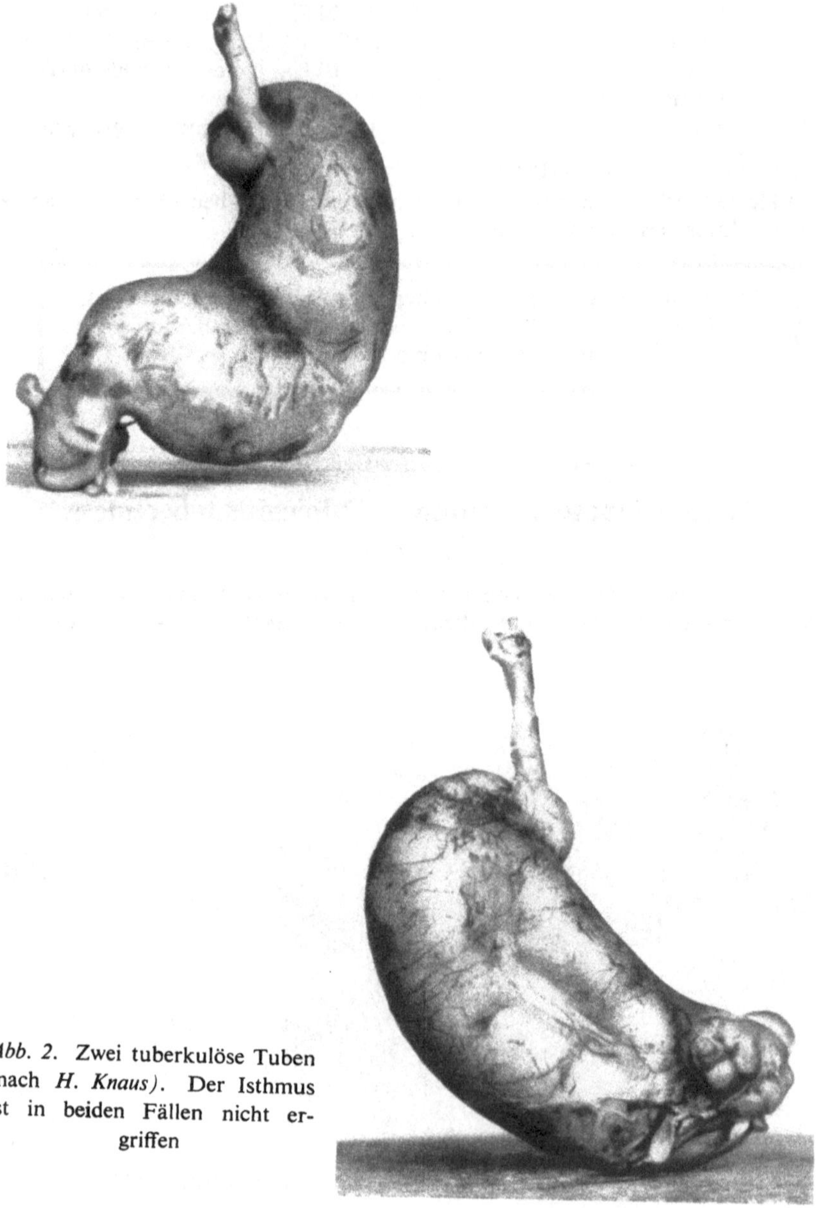

Abb. 2. Zwei tuberkulöse Tuben (nach *H. Knaus*). Der Isthmus ist in beiden Fällen nicht ergriffen

von kleinen grauen Knötchen durchsetzt ist. Das alles sieht man natürlich erst an der aufgeschnittenen Tube. Die äußere anatomische Form der tbk. Tube unterscheidet sich wenig von der bei der gonorrhoischen oder der purulenten Salpingitis durch sonstige Eiterkeime. Allerdings gibt es drei Hinweiszeichen auf die tbk. Natur der Salpingitis, die man bei Operation beachten sollte:

Drei äußere Hinweiszeichen

auf die **tuberkulöse** Natur der **Tuben:**

1. Die **isthmischen** Teile der Tuben, also die uterusnahen Abschnitte der Tuben, sind oft **ganz schlank** *(Abb. 2)* geblieben im Gegensatz zum peripheren Teil der Tube, der stark angeschwollen ist (finger- bis faustdick, s. *Abb. 2)*.
2. Der **Serosaüberzug** der befallenen Tuben ist oft, jedoch nicht immer, mit **Knötchen** übersät *(Abb. 1)*, die man bei der Palpation jedoch nicht fühlen kann.
3. Besonders **große Pyosalpingen** sind immer verdächtig auf Tuberkulose. Die Käsemassen im Inneren der tbk. Pyosalpinx können die Tube faustgroß, in Ausnahmefällen sogar bis zur Mannskopfgröße auftreiben!

2. Die Tuberkulose der Ovarien

ist relativ selten. Durch Übergreifen einer Bauchfell- oder Eileitertuberkulose kommt es zu einer **Perioophoritis tuberculosa** (miliare Knötchen an der Oberfläche); selten ist eine verkäsende oder kavernöse Tbk.

Typisch sowohl für die **Gonorrhoe** als auch für die **Tbk** der Adnexe ist die Bildung sog.

Konglomerattumoren der Adnexe,

die aus der dicken Pyosalpinx, dem mit ihr verbackenen Ovar, dem Beckenperitoneum und den Nachbarorganen (Netz, Dünndarm, Zökum, Blase usw.) bestehen.

3. Die Tuberkulose des Endometriums = Endometritis tuberculosa corporis

Das Endometrium erkrankt meist gemeinsam mit den Tuben. Nach *Nogales* liegen die Tuberkel hauptsächlich nahe dem Epithelüberzug im Stroma. Das Myometrium wird selten ergriffen. Bei Ausbildung von Käsemassen kann der Uteruskörper kugelig aufgetrieben werden, bei Mischinfektionen kann es zur Verflüssigung des Inhaltes = **Pyometra** (S. 208) kommen, sofern der innere Muttermund verlegt ist.

Die Cervix uteri,
Portio vaginalis,
Scheide und
Vulva

erkranken **selten** an Tuberkulose.

Zur **Portio:** Bei Knötchenbildung und Ulzerationen muß man auch an Tbk denken. Differentialdiagnose: **Karzinom,** Endometriose, Lues.

Zur **Scheide:** Die Tbk tritt hier meist in Form von Geschwüren auf.

Zur **Vulva:** Am häufigsten finden sich kleine Knötchen oder oberflächliche Geschwüre (Tuberculosis cutis et mucosae miliaris ulcerosa). Jedoch kommt auch tiefgehende Geschwürsbildung vor = Ulcus vulvae chronicum.

Symptome der Genitaltuberkulose

Eine Genitaltuberkulose beginnt schleichend mit Abgeschlagenheit, nicht selten mit Temperaturerhöhung und erhöhter BSG. Im weiteren Verlauf treten oft auch Menstruationsstörungen (40%, s.u.) und später auch Unterleibsschmerzen auf. Das alles sind aber derartig allgemeine Symptome, daß sie praktisch kaum einen Hinweis auf eine Genitaltuberkulose bedeuten.

Gar nicht selten wird eine Genitaltuberkulose rein zufällig bei einer Operation oder auch bei einer Kürettage, die wegen Blutungsstörungen oder im Rahmen der Sterilitätsdiagnostik durchgeführt wurde, entdeckt. Sonst entsteht ein allererster Verdacht frühestens beim Auftreten eines **Adnexprozesses,** besonders dann, wenn es sich um **Adnextumoren von nicht Deflorierten** handelt.

Ganz besonders merke man sich folgendes: Alle **Adnexprozesse,** die **bei oder kurz nach einer Lungen-Tbk (Lungeninfiltrat), Hilus-Tbk** oder **bei oder nach einer Pleuritis exsudativa** auftreten, sind **äußerst verdächtig.** Alle diese Fälle sieht man am besten als **Genitaltuberkulose** an, solange nicht das Gegenteil bewiesen ist. **Besonders häufig kommen durch Genitaltuberkulose bedingte Unterleibsbeschwerden und verdickte Tuben im Verlauf und nach einer Pleuritis vor.**

Es ist durchaus nicht so, daß die klinischen Erscheinungen einer tbk. Adnexentzündung auf den ersten Blick von denen einer nicht spezifischen Salpingitis unterschieden werden können. Es gibt aber gerade bei den Adnexprozessen eine ganze Reihe von charakteristischen **Besonderheiten,** die mehr oder weniger deutlich auf eine Genitaltuberkulose hinweisen.

Adnexprozesse bzw. Adnextumoren sind auf Genitaltuberkulose verdächtig,

wenn sie auf **Resorptionsbehandlung,** insbesondere auf **Wärmebehandlung** überhaupt **nicht ansprechen** oder sich unter der Behandlung sogar verschlechtern,

wenn sie auffallend **wenig Beschwerden** machen, wenig druckempfindlich und wenig beweglich sind,

wenn sie **wochen- und monatelang** (bei jungen Mädchen!) mit **Fieber** einhergehen,

wenn sie sehr **hoch sitzen,**

wenn es sich um Tumoren handelt, deren **Größe** über Monate, ja sogar über Jahre **unverändert bleibt,**

ferner auch Adnextumoren bei **Virgines,**
bei **jungen** Frauen mit **Aszites** und
bei **Hypoplasia uteri.**

> **Unterentwickelte** Genitalorgane werden besonders gern von **Tuberkulose** befallen:
>
> **Doppelseitige Adnextumoren bei Hypoplasia uteri = Hinweis auf Genitaltuberkulose.**

Einseitige Adnextumoren sprechen **gegen** eine tbk. Ätiologie.

Derartige Hinweise, wie sie sich aus der Betastung von Adnexprozessen ergeben, sind praktisch sehr bedeutungsvoll. Es ist aber leider niemals möglich, auf Grund dieser Befunde die Diagnose Genitaltuberkulose auch nur mit einiger Sicherheit zu stellen.

Bei jeder gynäkologischen Untersuchung achte man ferner auf **derbe Knötchen im Douglasschen** Raum, die man vaginal, viel besser aber **rektal** fühlen kann. Der erste, der auf diesen Befund hinwies, war *Hegar.* Diese Knötchen entstehen durch Absinken von tbk. Material in den Peritonealsack. Sie fallen durch ihre besondere Druckempfindlichkeit auf.

Beachte aber die

> **Differentialdiagnose** zum Tastbefund
>
> **Knötchen-, bzw. Knotenbildung im Douglas**
>
> 1. Metastasen beim **Ovarialkarzinom,**
> 2. **Karzinom des Bauchfells** = Bauchfellkarzinose,
> 3. **Endometriosis retrocervicalis,**
>
> } 1—3 gut tastbare, meist grobknotige Gebilde.
>
> 4. Knötchenbildung bei **Genitaltuberkulose.**

Menstruationsstörungen kommen bei Genitaltuberkulose in etwa 40% vor, und zwar alle nur möglichen Formen. Am häufigsten sind **verstärkte Regelblutungen** und **Dysmenorrhoe**, danach Tempoanomalien (zu seltene oder zu häufige Regeln). Amenorrhoe ist selten. Es gibt keine Blutungsanomalie, die für Genitaltuberkulose typisch ist.

Nevinny-Stickel jr. hat festgestellt, daß die glanduläre Hyperplasie bei Genitaltuberkulose besonders häufig gefunden wird.

Allgemein kann man sagen, daß die weibliche Genitaltuberkulose auch heute noch in vielen Fällen zu spät erkannt wird.

> Der Grund für das **späte Erkennen** der Genitaltuberkulose ist ihr **symptomarmer Verlauf** und das
>
> **Fehlen spezifischer Symptome**

Andererseits kommt es aber gerade heute darauf an, jeden Verdachtsfall auf Genitaltuberkulose möglichst frühzeitig zu klären, um jeden Genitaltuberkulose-Fall so früh wie möglich der Behandlung mit Tuberkulostatika und Antibiotika zuzuführen. Das Mittel dazu ist die **exakte** Diagnostik der Genitaltuberkulose.

Diagnostik der Genitaltuberkulose

Verdachtsdiagnose

Das Ergebnis der **klinischen** Diagnostik der Genitaltuberkulose kann **immer** nur eine Verdachtsdiagnose sein, da es leider kein einziges beweisfähiges, typisches klinisches Zeichen der Genitaltuberkulose gibt. Diese **Verdachtszeichen** sind:

1. **Verdächtige Anamnese:** Lungentuberkulose und sonstige Tuberkuloseerkrankungen in der Vorgeschichte (Aszites, Gelenkversteifungen, „Drüsenerkrankungen" u.a.). Eine ganz besondere Rolle in der Genitaltuberkulose-Anamnese spielt die

Pleuritis!

> Bei einem **Drittel** aller Frauen mit **Genitaltuberkulose** findet sich eine **Pleuritis** in der **Anamnese!**

(Kirchhoff). — Ferner: **Prämenstruelle Temperaturen,** Menstruationsstörungen, Sterilität!

Bei jeder jungen Frau mit primärer **Sterilität** muß man an Genitaltuberkulose denken!

Ich habe sehr viele Frauen gesehen, bei denen die Genitaltuberkulose erstmalig bei der Diagnostik einer primären Sterilität durch eine Kürettage festgestellt wurde. Sie hatten nie etwas von einer Genitaltuberkulose gewußt, und die Genitaltuberkulose hatte ihnen auch niemals Beschwerden gemacht.

Deswegen sollte man, bevor man sich zu einer Hysterosalpingographie entschließt, stets vorher kürettieren!

Die 6—8 Wochen, um die man nach einer Kürettage die Hysterosalpingographie hinausschieben muß, spielen bei einer primären Sterilität keine Rolle. Ergibt die Kürettage eine Tuberkulose, so wird sogar mancher auf die Hysterosalpingographie verzichten.

Gewiß führt die Tubentuberkulose, wie gerade neuere Untersuchungen gezeigt haben *(Kirchhoff)*, durchaus nicht immer zur Sterilität. Wenn sich aber **keine anderen Gründe für die Unfruchtbarkeit** finden, so ist es praktisch doch sehr zu empfehlen, an Genitaltuberkulose zu denken und das **Menstrualblut** zu untersuchen (s. unten).

2. **Verdächtiger Verlauf,** vor allem einer Adnexerkrankung, S. 273.

3. **Verdächtiger Palpationsbefund** ebenfalls an den Adnexen, S. 273.

Die Erkennung der Genitaltuberkulose, insbesondere eines tbk. Adnexprozesses aus dem Verlauf und dem Palpationsbefund ist und bleibt sehr schwierig. Das geht schon daraus hervor, daß die Mehrzahl der tbk. Adnextumoren erst bei der Operation oder sogar erst nach histologischer Untersuchung des Operationspräparates erkannt wird. Daher ist für die Praxis festzuhalten:

Die **klinische Diagnostik,** nämlich

1. verdächtige Anamnese,
2. verdächtiger Verlauf,
3. verdächtiger Palpationsbefund

} ergeben bestenfalls eine **Verdachtsdiagnose!**

Niemals aber können wir durch die klinische Diagnostik zu einer **exakten,** d.h. einwandfrei gesicherten Diagnose der Genitaltuberkulose kommen, wie wir sie zur Durchführung der Therapie unbedingt benötigen.

Für die

Exakte Diagnostik der Genitaltuberkulose

gibt es nur **zwei** Wege:

1. **Bakterielle Diagnostik** = Nachweis von Tuberkelbakterien im Menstruationsblut,
2. **Histologische Diagnostik** = Nachweis von Tuberkeln im Gewebe, Ergänzung: Röntgenbild (S. 279).

1. Bakterielle Diagnostik: Als erster hat *H. Dietel* Zervixsekret in einer Portiokappe aufgefangen und untersucht. Wegen der unbefriedigenden Ergebnisse versuchte *H. Kirchhoff* (1946/47) als erster, Tuberkelbakterien aus dem **Menstrualblut** zu gewinnen. Er ging von der Überlegung aus, daß „zum Zeitpunkt des Zerfalls und der Ausstoßung der Schleimhaut mit Freiwerden der Tuberkelbakterien der günstigste Augenblick zur Materialgewinnung vorläge".

Die bakterielle Diagnostik durch **Menstrualblutuntersuchung** steht in der **Diagnostik der Genitaltuberkulose** heute an **allererster** Stelle.

Die Methodik, Menstrualblut aufzufangen und im Kulturverfahren und im Tierversuch zu verarbeiten, ist in der ganzen Welt das klinische Routineverfahren für die gezielte Diagnostik bei der Genitaltuberkulose geworden.

Die bakterielle Menstruationsblutuntersuchung ist aber nicht nur für die Diagnostik, sondern auch für die fortlaufende Überprüfung des Therapieerfolges wichtig.

Das Menstrualblut wird mit einer einfachen Portiokappe *(Dietel)* oder mit Spezialgeräten *(Siems, Niedner, Böttger* und *Rumphorst, Fikentscher* und *Semm* und andere*)* aufgefangen (6—8 ccm genügen). Die *Abb. 3—5* zeigen den Portioadapter nach *Fikentscher* und *Semm, Abb. 6* und *7* die Portiokappe nach *Böttger* und *Rumphorst.*

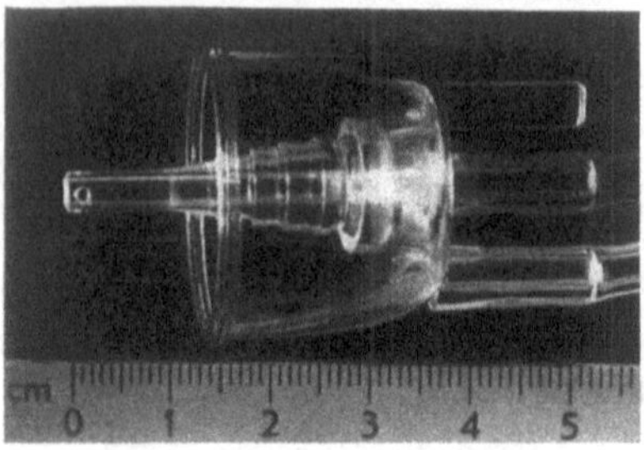

Abb. 3.
Menstrualblut-Adapter
nach *Fikentscher* und *Semm*

Dieses Instrument *(Abb. 3—5)* erlaubt die sterile Entnahme von Menstrualblut (oder anderen Flüssigkeiten) aus dem Zervikalkanal ohne Gehbehinderung der Patientin. Durch Ansaugen des Portio-Adapters an den Portiowulst schiebt sich ein konisches großlumiges Rohr 1—2 cm in den Zervikalkanal. Das Menstrualblut wird durch einen flexiblen Schlauch durch die Scheide in einen vor der Vulva hängenden Gummifingerling geleitet. Die einfache Handhabung erlaubt eine Menstrualblutentnahme ambulant in der Sprechstunde.

Am günstigsten ist das Auffangen des Menstruationsblutes am 1. Tage der Menstruation.

Nachteil der Methode: Bis zum Erhalt des Ergebnisses vergehen beim Kulturverfahren bis zu 3 und 6 Wochen, beim Tierversuch bis zu 8 und 10 Wochen.

Da nach Ansicht von *Kirchhoff* eine isolierte Endometritis tuberculosa so gut wie niemals vorkommt, ist bei positivem Ausfall der Menstrualblutuntersuchung auch die tbk Ätiologie eines bestehenden Adnexprozesses damit geklärt.

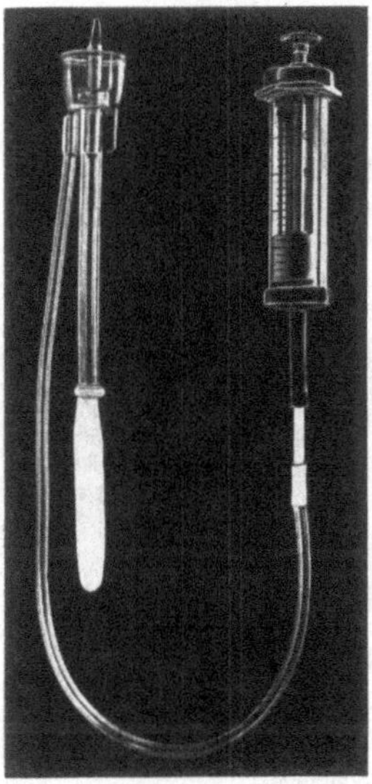

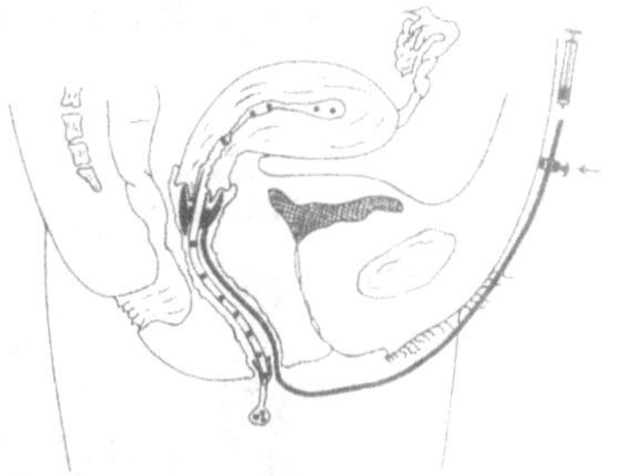

Abb. 5. Menstrualblut-Adapter nach *Fikentscher* und *Semm* in situ.
• = Menstrualblut (steril entnommen)

Abb. 4. Menstrualblut-Adapter nach *Fikentscher* und *Semm.* Komplettes Instrumentarium

Es muß heute dringend angeraten werden, bei jeder über längere Zeit bestehenden unklaren Adnexerkrankung die Menstruationsblutuntersuchung auszuführen!

Und zwar niemals nur bei einer, sondern **stets bei drei aufeinanderfolgenden Menstruationen!**

Allerdings muß mit Nachdruck betont werden, daß ein **negativer** Ausfall der Menstruationsblutuntersuchung **nicht gegen** eine Tbk spricht.

Auch **Kürettagematerial** (s. Punkt 2) soll man bei Verdacht auf Genitaltuberkulose **immer bakteriologisch** (Tierversuch und Kultur) **untersuchen lassen.**

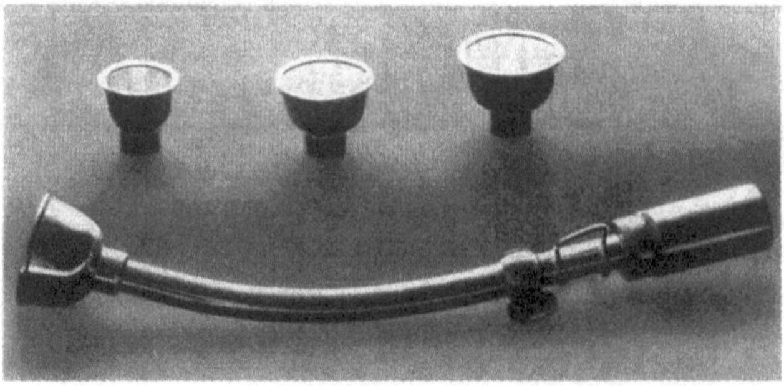

Abb. 6. Portiokappe nach *Böttger* und *Rumphorst*

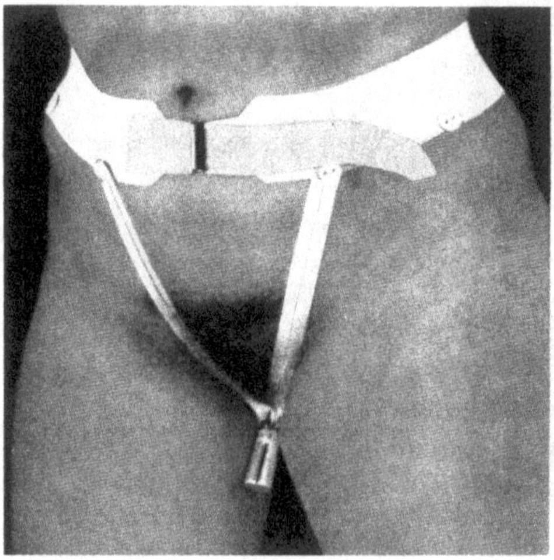

Abb. 7. Befestigte Portiokappe nach *Abb. 6*

2. Histologische Diagnostik: Das Material dazu kann gewonnen werden

a) durch **Kürettage,**

b) von **Operationspräparaten,**

c) durch **Probeexzision** aus erkranktem Gewebe (Portioknötchen, Scheidenulkus, Vulvaknötchen),

d) durch **Douglaspunktion** (= Bröckeldiagnose): Punktion von Adnextumoren, die breit und fest verklebt im Douglas liegen.

Gerade die **bakterielle Untersuchung des Punktates** (aus dem **Douglas** oder aus **Tumoren im Douglas)** erbringt oft den **einzigen Beweis** für eine Genitaltuberkulose. Daher soll man, wenn es sich einigermaßen macht, um der Diagnostik willen **punktieren.** Ich habe zahlreiche Fälle gesehen, in denen der **positive Tuberkelbakterienbefund im Eiter** der **einzige Beweis** für die Tuberkulose war. Sehr verdächtig ist schon ein steriler Eiter.

Zur Materialgewinnung durch die **Kürettage:**

Nachteile: 1. Der Aufwand. Um zu einem positiven Ergebnis zu kommen, sind oft 20 und mehr Schnitte notwendig.

2. Die Gefahr. Es ist von jeher bekannt:

Diagnostische **Kürettagen** bei Genitaltuberkulosen können zum **akuten Aufflammen des Prozesses,** ja sogar zum **Exitus letalis** (Miliartuberkulose) führen!

Ich selbst habe allerdings niemals nachteilige Folgen gesehen. Bei dringendem Verdacht auf Genitaltuberkulose ist zu empfehlen, die Kürettage unter **tuberkulostatischem Schutz** vorzunehmen (5 Tage lang 1mal tgl. 1 g Didrothenat i.m.).

Viele Autoren lehnen aber die Probekürettage bei Verdacht auf Genitaltuberkulose ab *(R. Schröder, Stoeckel, H. Martius, Dietel, Held* u.a.). Heute wird die Gefahr der Exazerbation zwar nicht mehr ganz so hoch eingeschätzt. Es bleibt aber bestehen, daß die Probekürettage bei Genitaltuberkulose **niemals ungefährlich** ist. Gerade aus diesem Grund ist ja die Menstrualblutuntersuchungsmethode, die weit bessere Ergebnisse liefert, entwickelt worden.

Zur Ergänzung der Diagnostik dient die

Röntgendiagnostik bei Genitaltuberkulose

mit Hilfe der Hysterosalpingographie. Sie dient nicht als Beweis, sondern nur als **Hinweis,** oft allerdings als der erste (im Rahmen der Sterilitätsdiagnostik). In manchen Fällen erhält man aber derart typische Bilder, daß sie fast beweisend sind.

Kräubig unterscheidet zwischen mehr oder weniger „wahrscheinlichen“ und „verdächtigen“ Zeichen. (Die *Abbildungen 8—11* stellte mir Herr Priv.-Doz. Dr. *Kräubig* freundlicherweise zur Verfügung.)

1. **Wahrscheinliche Zeichen**

a) Leicht erweiterte, **keulenförmige Tuben** *(Abb. 8)*, die im Ampullenbeginn oder im Isthmusbereich verschlossen sind. Eine deutliche Auftreibung der Ampulle, die gleichzeitig durchgängig ist, muß als sehr wahrscheinliches Zeichen einer GT gewertet werden.

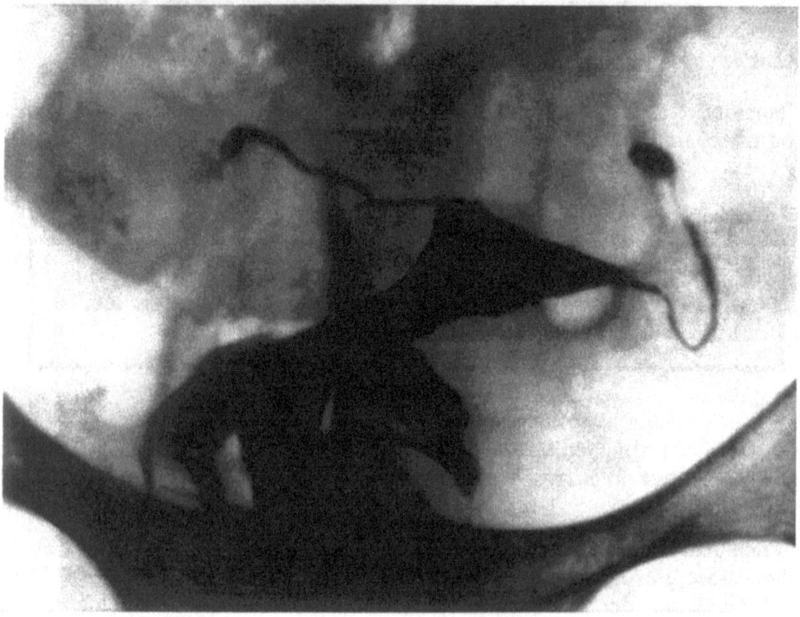

Abb. 8. Uterus nach links verzogen. Tuben beidseits ampullär verschlossen mit leichter kolbenförmiger Auftreibung (Zustand nach Abtragung der rechten Tubenkappe). Diagnose: Salpingitis tbc.

b) **Starrer,** einem **gebogenen Draht** ähnlicher Verlauf der **Tuben** *(Abb. 9)* mit zum Teil scharfwinkliger Abknickung. Die Kontrastmittelfüllung ist manchmal unregelmäßig: Eine sackartig erweiterte Ampulle kann dann einem **Wollknäuel** *(Abb. 10)* ähneln.

c) **Perlenschnur-** oder **rosenkranz**ähnliche Bilder *(Abb. 11, rechte Tube)*, die durch multiple Strikturen im Isthmus- bzw. Ampullenbereich zustande kommen.

2. **Verdächtige Zeichen**

stellen die röntgenologischen Tubenbefunde mit regelmäßigem bzw. unregelmäßigem **hypertrophischen** Schleimhautrelief dar.

Diese **charakteristischen** Bilder, die fast ein **Beweis** für die Genitaltuberkulose sind, sind **selten! Nicht** typische salpingographische Bilder sind aber **niemals** ein Beweis **gegen** eine Genitaltuberkulose! Nicht typische Bilder sind bei der Genitaltuberkulose viel häufiger, weil die Tuben oft schon an ihrem Abgang oder im unteren Drittel verschlossen sind. In diesen Fällen sieht man daher die Eileiter überhaupt nicht oder nur im untersten Abschnitt. Trotzdem kann eine Genitaltuberkulose vorliegen.

In neuerer Zeit haben *Kirchhoff* und *Kräubig* darauf hingewiesen, daß überraschenderweise in 87% der Fälle eine ein- bzw. beidseitige **Durchgängigkeit**

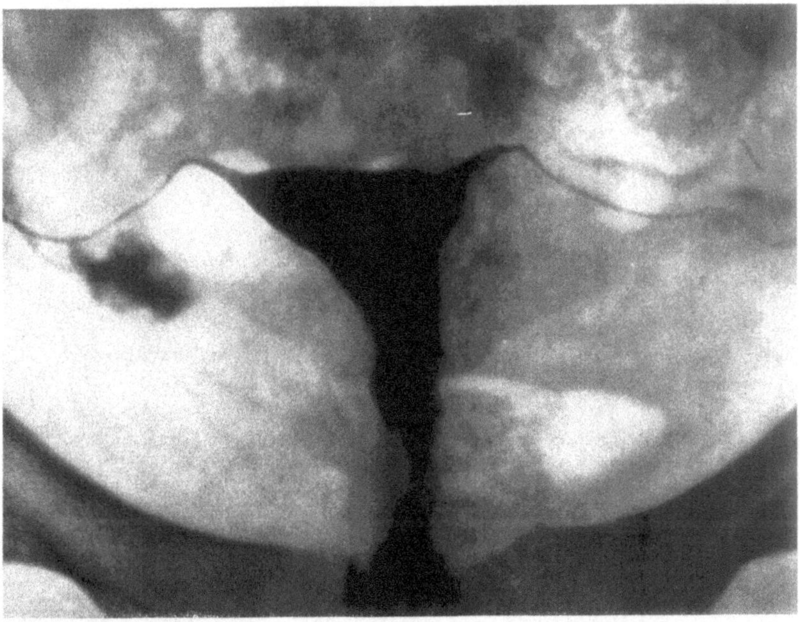

Abb. 9. Beide Tuben ampullär verschlossen. Tuben zeigen drahtartigen Verlauf; scharfwinklige Abknickung rechts, inhomogenes Kontrastmitteldepot am Ende der rechten Ampulle. Diagnose: Peritonitis tbc. und Genital-Tbk.

von den Tuben zum Kavum besteht und daß in etwa 30% die **Ampulle** trotz der tuberkulösen Erkrankung (ganz im Gegensatz zu allen anderen Entzündungen) **offen** bleibt.

Die **Hysterosalpingographie** bei Genitaltuberkulose darf **niemals am Anfang** der Diagnostik stehen, da sie mindestens genau so **gefährlich** wie die Probekürettage ist. *Kardos* (1961), der den Wert dieser Untersuchung sowohl für die Diagnostik als auch für die Kontrolle der Heilung betont, hat unter tuberkulostatischem Schutz keine nennenswerten Komplikationen gesehen, wenn streng auf die Einhaltung der **Vorbedingungen** für die Ausführung der Hysterosalpingographie geachtet wird (Verwendung **wässriger** Kontrastmittel, Fehlen jeglicher akuten Erscheinungen von seiten der Adnexe und des Uterus, normale BSG, normales Abstrichbild aus der Zervix). Ferner ist sehr zu beachten, daß der Zeitraum zwischen einer **Kürettage** und der Ausführung einer Hysterosalpingographie mindestens 6—8 Wochen betragen muß und daß **nach** einer Hysterosalpingographie erst im Abstand von mindestens 6 Wochen eine Kürettage vorgenommen werden darf.

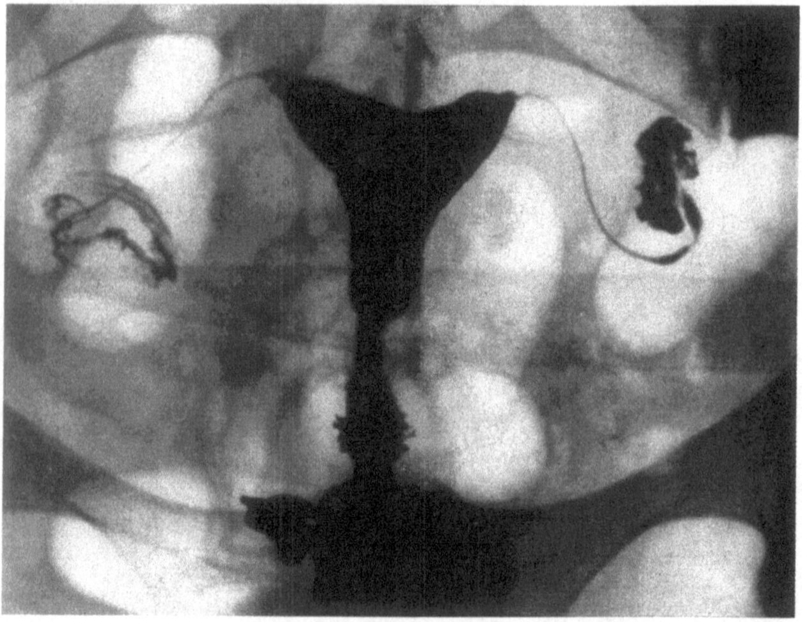

Abb. 10. Linke Tube drahtartig, ampullär verschlossen, mit inhomogener Kontrastmittelansammlung (Wollknäuel). Rechte Tube im isthmischen Abschnitt starr, im ampullären Teil rauhe Konturen erkennbar. Röntgenologische Diagnose: Verdacht auf Genital-Tbk. bei primärer Sterilität. Sicherung durch positiven Ausfall der bakteriologischen Untersuchung des M.-Blutes

Ich persönlich halte die Hysterosalpingographie für **gefährlicher** als die Probekürettage.

Daher sollte man z.B. bei der **Sterilitätsdiagnostik** vor jeder Hysterosalpingographie erst (ante menstruationem) eine **Kürettage** machen. Sie ist gleichermaßen wichtig für die Diagnostik der Genitaltuberkulose und für die Funk-

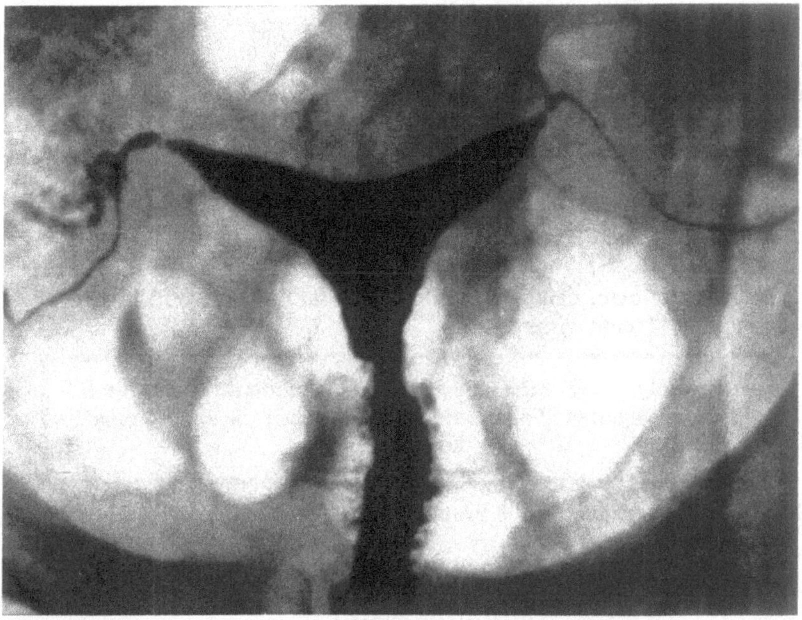

Abb. 11. Kavum dreizipflig. Beide Tuben drahtartig und ampullär verschlossen; rechte Tube zeigt perlschnurartige Füllung. Diagnose: Gesicherte Genital-Tbk. (histologisch)

tionsdiagnostik. Liegt eine Genitaltuberkulose vor, so sollte man erst mit tuberkulostatischen Substanzen behandeln. Erst danach sollte die Frage der Hysterosalpingographie erörtert werden.

Zum Schluß noch eine Mahnung:

Jeder, der eine Genitaltuberkulose behandelt, muß auch an die

Nieren

denken. Bei jeder Genitaltuberkulose sollte man gleichzeitig eine

Urinkultur

ansetzen. Sehr oft ist eine Genitaltuberkulose mit einer Uro-Tuberkulose verbunden und umgekehrt. ***Kräubig*** fand bei 7,4% aller Frauen mit Genitaltuberkulose eine Nierentuberkulose.

Bei jeder Genitaltuberkulose müssen auch die

Lungen

untersucht werden! Die Feststellung einer Genitaltuberkulose ist oft der Anlaß zur Aufdeckung einer lange Zeit bestehenden und nicht bemerkten Lungentuberkulose.

Genitaltuberkulose und Schwangerschaft

Früher meinte man, daß eine Frau mit Genitaltuberkulose nicht schwanger werden könnte. Heute wissen wir:

Nach erfolgreicher Behandlung mit Tuberkulostatika kann es in günstig gelagerten Fällen durchaus zu einer Schwangerschaft kommen.

Nach *Kräubig* wurden von 78 Frauen in einer Beobachtungszeit von 8 Jahren 13 Frauen = 17% **gravide.**

Von insgesamt 17 Graviditäten endeten:

8 als glatte Geburten,
5 als Abort (1 × Interruptio),
4 als Tubargravidität.

Meldepflicht, Infektiosität, Belehrung der Patientin

Meldepflicht: Ist die Diagnose der Genitaltuberkulose gesichert, so ist die Genitaltuberkulose als „aktive" Tuberkulose **meldepflichtig!**

„Gesicherte" Diagnose: Die Diagnose darf nur dann als gesichert angesehen werden, wenn entweder ein **bakteriologisch** (Menstrualblut!) oder ein **histologisch** positiver Befund vorliegt.

Infektiosität: Erst in neuerer Zeit ist durch die Untersuchungen *Kirchhoffs* und seiner Mitarbeiter (bes. *Kräubig)* klargeworden, wie infektiös die Genitaltuberkulose vor allem zur Zeit der Menstruation ist:

Eine an **Genitaltuberkulose** erkrankte Frau ist zumindest **zur Zeit der Menstruation als infektiös anzusehen** *(Kirchhoff)*. Gefahr besteht in allererster Linie für **Säuglinge!** *Kräubig* hat sonst keine Infektion der Umgebung gesehen. Niemals entstand durch die Genitaltuberkulose der Frau eine **Penistuberkulose** des Mannes.

Wohnungsdesinfektion ist nicht unbedingt erforderlich. (Ihre Durchführung ist in das Ermessen des Tuberkulose-Fürsorgearztes gestellt.)

Belehrung: Der behandelnde Arzt ist zur Belehrung der an Genitaltuberkulose erkrankten Frau über ihr hygienisches Verhalten verpflichtet. Vor allem:

> **Vorsichtiges Verbrennen der Menstruationsbinden!**
> **Hände sauber halten!**
> **Nicht mit Kleinkindern in einem Bett schlafen!**

Nachkontrolle: Die Patientin ist ferner nachdrücklichst darüber zu belehren, daß sie über die Dauer von **drei** Jahren in regelmäßigen Abständen **mindestens halbjährig,** später alle Jahre einmal, zur Nachkontrolle (Frauenarzt) gehen muß.

Therapie der Genitaltuberkulose

Die Chemotherapie hat einen erheblichen Wandel in der Behandlung der Genitaltuberkulose mit sich gebracht. Sie hat vor allem die Aussicht auf konservative Heilung frischer, beginnender Fälle erheblich vergrößert.

Gerade aus diesem Grunde ist die **Frühdiagnose** besonders wichtig! Bei geringstem Verdacht muß die **Menstruationsblutuntersuchung** ausgeführt werden!

I. Konservative Therapie

Allgemein ist heute anerkannt:

> **Am Anfang** der Behandlung der **frischen, beginnenden Fälle** von Genitaltuberkulose steht eine **3—4 Monate** dauernde **stationäre Behandlung** (= Heilverfahren) in einer **Frauenklinik mit Spezialabteilung** oder in einer Heilstätte für **extrapulmonale** Tuberkulose mit ständiger **frauenärztlicher** Betreuung.

Dabei ist sehr zu beachten, daß konservative Behandlung nicht gleich Behandlung mit Tuberkulostatika bedeutet. Sondern die Tuberkulostatika sind nur ein Teil, allerdings ein sehr wichtiger Teil, der konservativen Behandlung. Optimale Erfolge werden nur dann erzielt, wenn gleichzeitig alle anderen altbewährten physikalisch-diätetischen Mittel zur Unterstützung und Verbesserung der körpereigenen Abwehrmaßnahmen eingesetzt werden: Körperliche und seelische Ruhigstellung, Freiluftkuren, Liegekuren, später natürliche Sonne und Höhensonne, vitamin- und eiweißreiche Kost, Kalzium usw.

Gleichzeitig wird durchgeführt die

Spezifische tuberkulostatische Therapie

Vier Mittel haben sich bei der Behandlung der Tuberkulose, sowohl der pulmonalen als auch der extrapulmonalen, besonders bewährt:

1. **Streptomycin** in Form des **Didrothenats** (Dihydrostreptomycin-Pantothenat + Dihydrostreptomycinsulfat),
2. **Isonikotinsäurehydrazid** = **INH**, z. B. Neoteben, Rimifon u. a.,
3. **Thiosemikarbazon** = **TB I**, z. B. Conteben,
4. **Paraaminosalizylsäure** = **PAS**, z. B. Pasalon, Aminacyl, Aminox.

Diese Mittel werden in Kombination angewandt. Die Art der Kombination ist ersichtlich aus folgendem

Übersichtsschema

Streptomycin z. B. Didrothenat	+	**INH** z. B. Neoteben	+	**TB I** z. B. Conteben

gleichzeitig!

Danach ↓

PAS z. B. Pasalon	+	**INH** z. B. Neoteben	+	**TB I** z. B. Conteben

gleichzeitig!

Einzelheiten der Dosierung:

1. Didrothenat:	Tgl. 1 g i.m. bis insgesamt 50—70 g.	
2. Neoteben:	Tgl. 8 mg/kg Körpergewicht (= ca. 2mal tgl. 0,2 g)	Kann über lange Zeit gegeben werden.
3. Conteben:	Tgl. 1,5—2 mg/kg Körpergewicht (= ca. 2—3mal tgl. 0,05 g)	

4. PAS: Am besten in Form von i.v.-Dauertropfinfusionen, beginnend mit tgl. 12 g, jeden 2. Tag um 2 g steigern, bis zu 20 g pro Tag, dann jeden 2. Tag 1 Infusion bis zu insgesamt 30 Infusionen (= etwa 8 Wochen). (Umrechnung auf die pharmazeutischen Präparate: Siehe die Angaben der Hersteller.)

Bei Conteben sind regelmäßige Leberfunktionsproben und bei PAS regelmäßige Harnuntersuchungen erforderlich.

Die spezifische Behandlung dauert mindestens 3—4 Monate. Sie wird vielfach ergänzt durch eine gleichzeitig durchgeführte

Lokalbehandlung der Genitaltuberkulose

(Hirsch-Hoffmann, Albers, Kirchhoff, Kräubig). Um auf die erkrankten **Tuben** (= Streuherde!) **direkt** einzuwirken, instillierte als erster *Kirchhoff* Tuberkulostatika in flüssiger Form mit Hilfe des Erbslöhschen Salpingographiegerätes, das man nach unten hin verschlossen mehrere Stunden liegen lassen kann (6—8 ccm 5%iger Neotebenlösung, zweimal wöchentlich, insgesamt 8—10mal). Voraussetzung für diese Behandlung ist, daß beide **Tuben** zum Bauch hin **verschlossen** sind (Gefahr der intraabdominalen Verschleppung)! Die Tubenbehandlung darf also erst durchgeführt werden, wenn durch Hysterosalpingographie der Tubenverschluß zum Bauch hin festgestellt ist.

II. Operative Therapie der Genitaltuberkulose

Die operative Therapie steht heute niemals am Anfang der Therapie bei Genitaltuberkulose, sondern wird erst dann erwogen, wenn eine genügend lange und unter sachkundiger Leitung durchgeführte konservative Therapie nicht zum Erfolg führte. Heute gelten folgende **Indikationen** (nach *Kirchhoff*):

1. **Mehrmonatige vergebliche konservative Therapie** ohne Rückgang des Palpationsbefundes,
2. **Erhebliche Beschwerden und Schmerzen** (Druck auf Blase oder Darm), bei denen **trotz konservativer Behandlung** keine Besserung zu erzielen ist,
3. **Völlige Unverträglichkeit der physikalischen oder medikamentösen Maßnahmen,**
4. **Akute Pyosalpingen** mit peritonealen Reizerscheinungen,
5. **Chronische Pyosalpingen** oder chronisches Pyovar mit Verfall der Kranken,

   } **Pyosalpingen heilen niemals spontan ab!**

6. **Fisteleiterungen,** die nach längerem konservativem Versuch nicht versiegen.

10. KAPITEL

Lageveränderungen der Genitalorgane

Vorbemerkungen

Um die Lage der Gebärmutter, des größten Genitalorgans der Frau, zu beschreiben, benutzen wir

3 Grundbegriffe:

Positio = Stellung,
Versio = Kippung,
Flexio = Knickung.

1. Positio = Stellung *(Abb. 1)*: Die Stellung gibt an, wo der Uterus **im ganzen** innerhalb des Beckens steht.

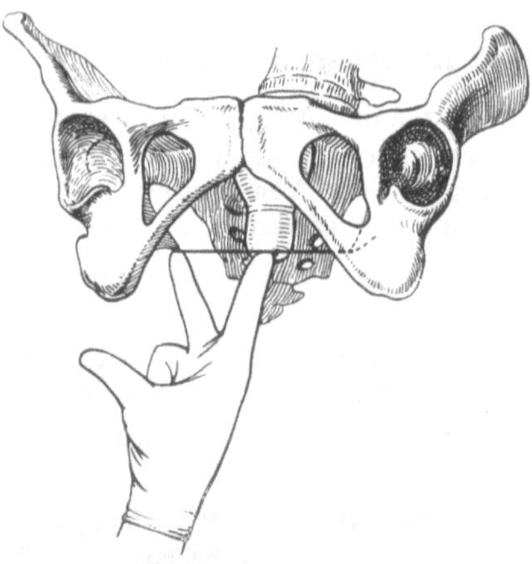

Abb. 1. Positio = Stellung des Uterus. In der **typischen** Stellung oder **Grund**stellung des Uterus steht die Portio etwa in der Interspinallinie (ausgezogene Linie), der Fundus erreicht die Terminalebene oder überschreitet sie etwas (nach *Sellheim*)

Am häufigsten finden wir den Uterus in der **Führungslinie** des Beckens. Die Portio steht etwa in der Interspinallinie *(Abb. 1)*. Der Fundus erreicht die Terminalebene oder überschreitet sie etwas (= typische oder Grundstellung).

2. Versio = „Kippung" *(H. Martius)* des Uterus **im ganzen** nach irgendeiner Seite *(Abb. 2)*.

Bei der häufigen Kippung des **ganzen** Uterus nach vorn (= **Anteversio**) wird die Kippung bei **gestrecktem** Uterus *(Abb. 2a)* durch den Winkel zwischen Uterusachse und Scheidenachse, bei **geknicktem** Uterus *(Abb. 2b)* durch den Winkel zwischen Zervixachse und Scheidenachse ausgedrückt. Diese Achsen

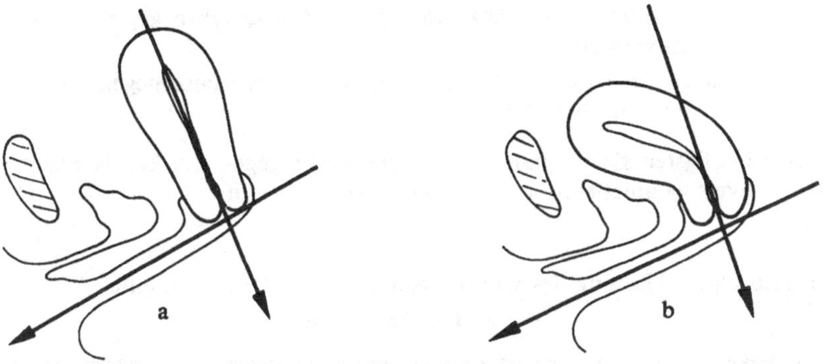

Abb. 2. Beispiel für Versio: Die Anteversio. Sie ist **die** Kippung des **ganzen** Uterus nach vorn zur Symphyse hin. Die Anteversio findet ihren Ausdruck bei gestrecktem Uterus (a) durch den Winkel zwischen Uterusachse und Scheidenachse, bei geknicktem Uterus (b) durch den Winkel zwischen Zervixachse und Scheidenachse

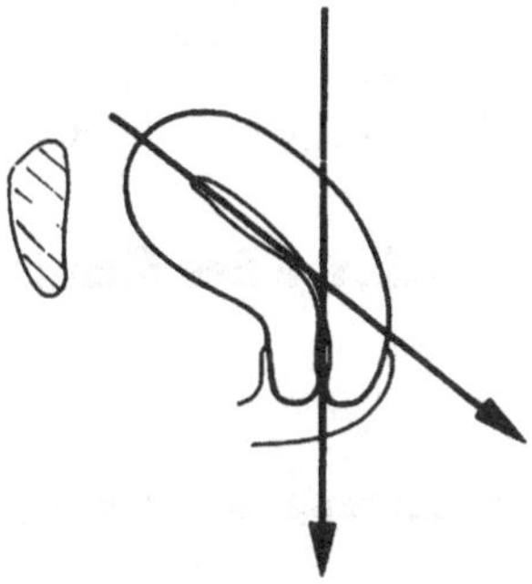

Abb. 3. Flexio = Knickung des Uteruskörpers gegen die Zervix. In Abb. *3* ist das Korpus nach vorn gegen die Zervix abgeknickt = Anteflexio

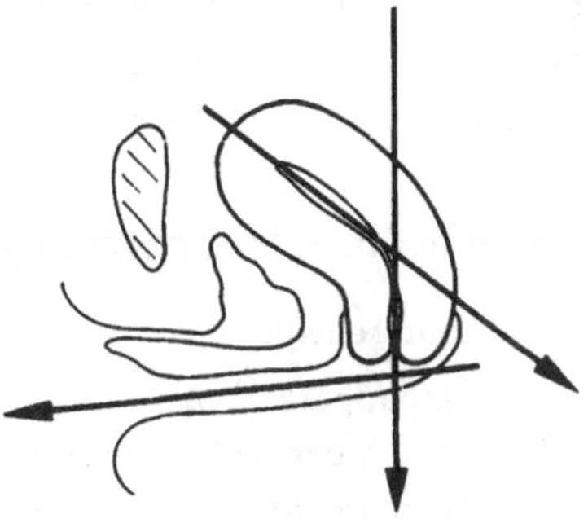

Abb. 4. Der Uterus findet sich am häufigsten in leichter Anteversio - Anteflexio

bilden mit der Scheidenachse einen **nach vorn offenen Winkel** *(Abb 2a* und *2b)*, d.h. der Uterus ist im ganzen nach vorn abgekippt, er ist **antevertiert.**

3. **Flexio = Knickung** des Uteruskörpers gegen die Zervix *(Abb. 3)*. Die Flexio wird ausgedrückt durch den **Winkel, den die Korpusachse mit der Zervixachse bildet.** Die Flexio ist derjenige der drei Grundbegriffe, der keine Aussage über den Uterus im ganzen, sondern darüber macht, wie sich seine Teile **Korpus** und **Zervix zueinander** halten (Haltung).

Anteflexio ist die Abknickung der Korpusachse gegen die Zervixachse nach **vorn,**

Retroflexio ist die Abknickung der Korpusachse gegen die Zervixachse nach **hinten.**

Am häufigsten findet man das Korpus leicht gegen die Zervix nach vorn abgewinkelt = anteflektiert. Wir bezeichnen daher die

leichte Anteflexio

als „normale" Haltung des Uterus. Außerdem besteht meist eine

leichte Anteversio.

Der Uterus findet sich gewöhnlich in
Anteversio und Anteflexio *(Abb. 4)*.

Es ist eine der wichtigsten Eigenschaften des Uterus,
in weiten Grenzen beweglich zu sein
und nach Abdrängen in seine typische Lage zurückzukehren.

Welche Gewebseinrichtungen sichern die Lage des Genitale?

Man unterscheidet den

I. Bandapparat *(Abb. 5)*,
II. Halte- oder Haftapparat = parametraner Halteapparat *(Abb. 5)*,
III. Stützapparat = Beckenboden *(Abb. 6)*.

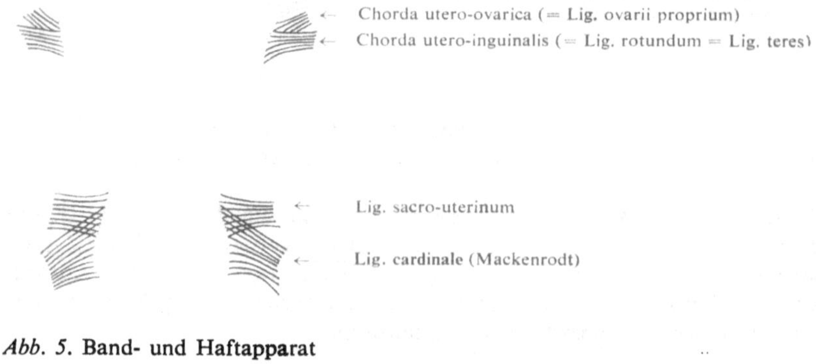

Abb. 5. Band- und Haftapparat

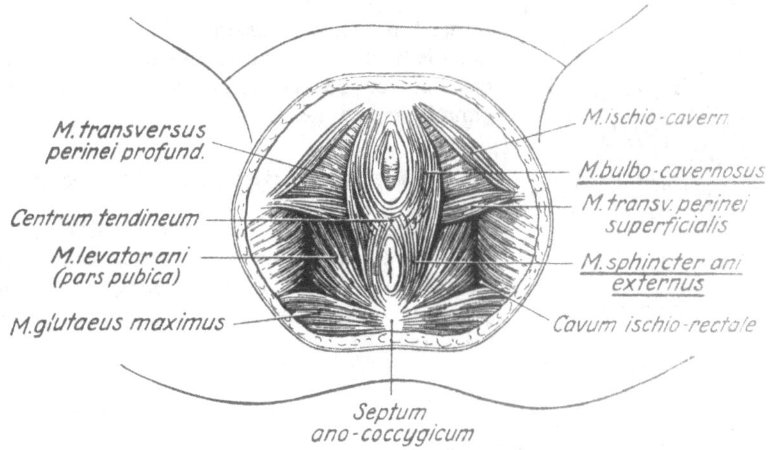

Abb. 6. Beckenboden = Untere Verschlußspalte des Beckens

I. **Bandapparat** *(Abb. 5)*
Chordae utero-inguinales (= Ligg. rotunda),
Chordae utero-ovaricae (= Ligg. ovarii propria),
Ligg. suspensoria-ovarii (= Ligg. infund. pelvica).

II. **Haft- oder Halteapparat** = parametraner Halteapparat *(Abb. 5)* besteht in der Hauptsache aus den **Ligg. cardinalia,** die kollagene und elastisch-muskulöse Fasern enthalten. Die dünnen Ligg. sacrouterina spielen hier praktisch keine Rolle.

III. **Stützapparat** = **„Beckenboden“** *(Abb. 6)* besteht aus den Muskelplatten und Faszien des

1. **Diaphragma pelvis** = **M. levator ani**
   Pars pubica und
   Pars ischiadica

\+ 2. **Diaphragma urogenitale**
   in der Hauptsache =
   M. transversus perinei profundus

\+ 3. **Außenschicht** = **M. bulbo-cavernosus**

\+ **M. sphincter ani**

= **Beckenboden**
= Untere Verschlußplatte des Beckens

Der **Beckenboden,** d.h. die Gesamtheit der unter III. beschriebenen Beckenbodenmuskeln ist die elastisch-feste Plattform, auf der die Beckenorgane, Blase, Uterus, Scheide und Mastdarm sich abstützen. Von ganz besonderer Bedeu-

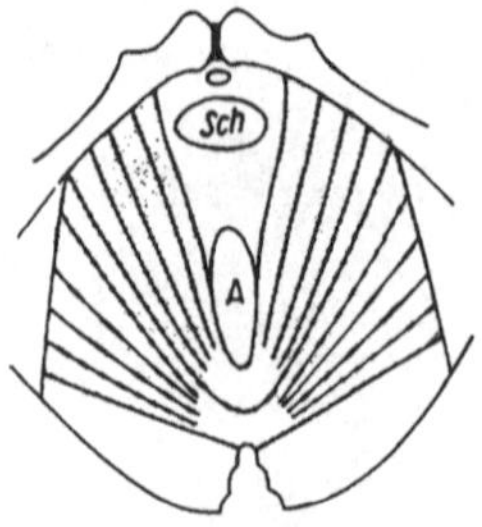

Abb. 7. Levatorspalt

tung ist in unserem Zusammenhang die Tatsache, daß die beiden Schenkel des wichtigsten Muskels, des Levator beckenausgangswärts einen Durchgang freigeben, den

Levatorspalt = Hiatus genitalis *(Abb. 7)*,

einen längsgestellten Muskelspalt, dessen vorderer Teil abgedeckt wird durch die zweite Muskelplatte des Beckenbodens, das Diaphragma urogenitale = M. transversus perinei profundus.

Die verschiedenen Lagen des Uterus

In der Hauptsache unterscheiden wir die 3 Grundbegriffe: Positio, Versio und Flexio des Uterus nur deswegen, um einen gynäkologischen Befund klar, eindeutig und für jeden verständlich ausdrücken zu können. Es sei mit Nachdruck betont, daß die Lage des größten Organs des weiblichen Genitales, der Gebärmutter, im allgemeinen ziemlich belanglos ist, abgesehen von drei Sonderfällen, mit denen wir uns noch auseinandersetzen müssen.

Ein durch einen Tumor irgendwie im Beckenraum verschobener oder durch einen entzündlichen Prozeß aus seiner Normallage herausgezogener Uterus nimmt zwar eine im Vergleich zu seiner normalen Stellung, Kippung und Knickung anormale Lage ein. Das bedeutet aber an sich — was die Lage des Uterus angeht — noch nichts Pathologisches.

Lernschema

Positio = Stellung des Uterus im Beckenraum

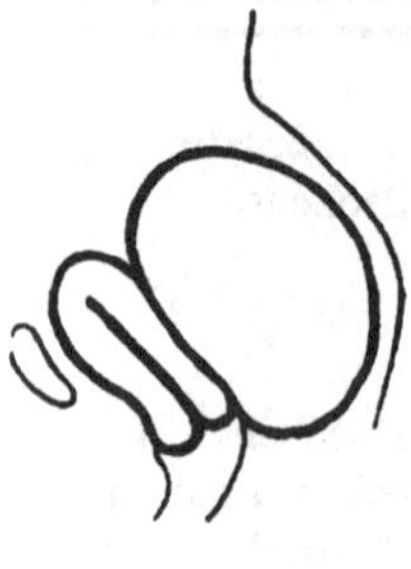

Abb. 8. **Antepositio** = Uterus steht **vorn** hinter der Symphyse. Ein retrouteriner Tumor drängt ihn in diese Stellung

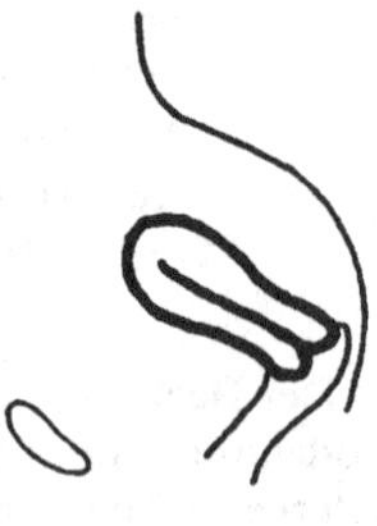

Abb. 9. **Retropositio** = Uterus **hinten** in der Kreuzbeinhöhle

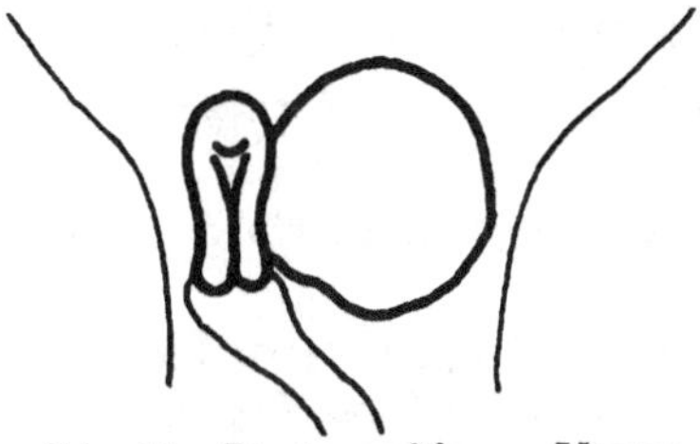

Abb. 10. **Dextropositio** = Uterus nach **rechts** verlagert.

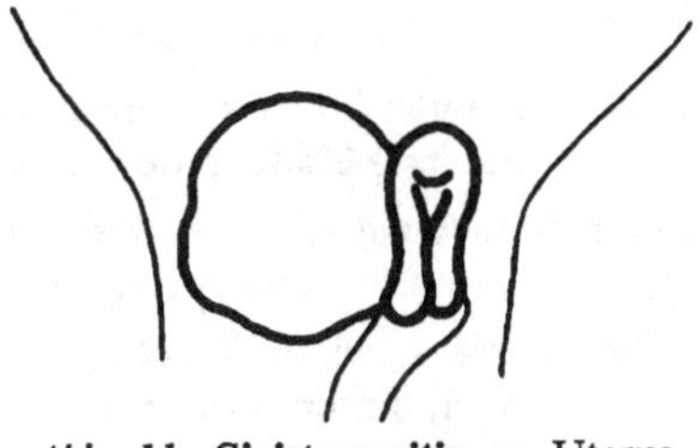

Abb. 11. **Sinistropositio** = Uterus nach **links** verlagert.

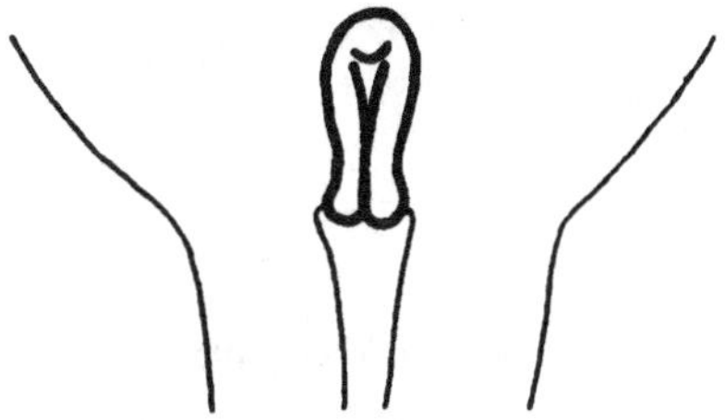

Abb. 12. **Elevatio** uteri = Uterus **kopfwärts** verlagert.

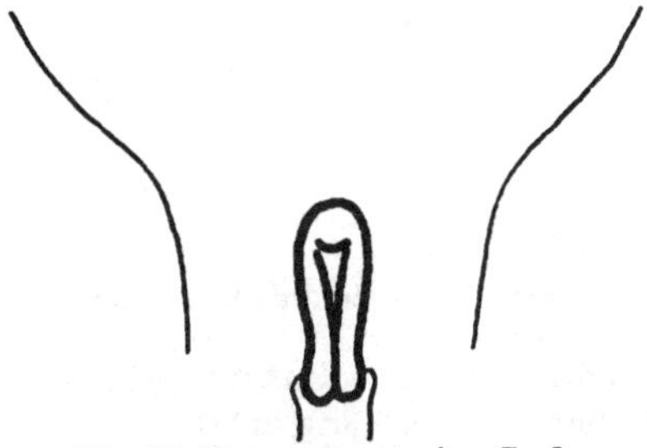

Abb. 13. **Descensus** uteri = **Senkung** des Uterus.

Versio = **Kippung** des ganzen Uterus gegen die Scheide

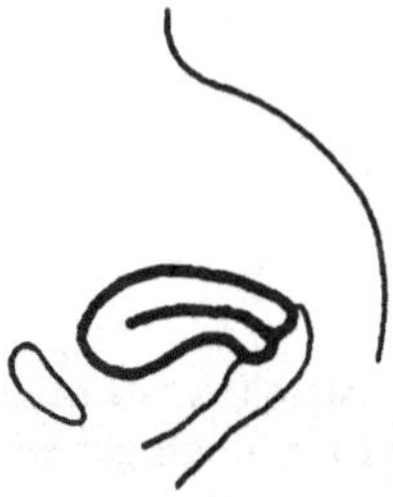

Abb. 14. **Anteversio** uteri = Abkippung nach **vorn.**

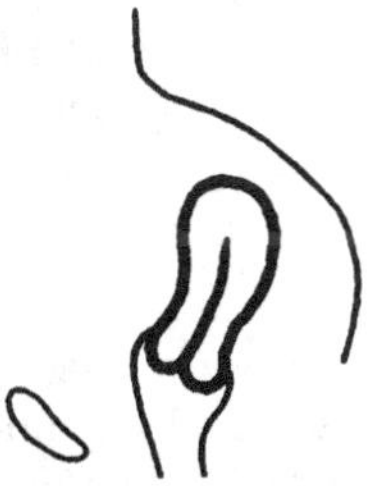

Abb. 15. **Retroversio** uteri = Abkippung nach **hinten,**

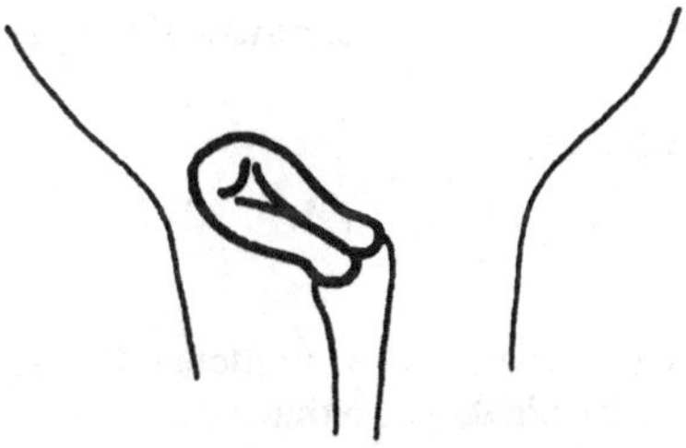

Abb. 16. **Dextroversio** uteri = Abkippung nach **rechts,**

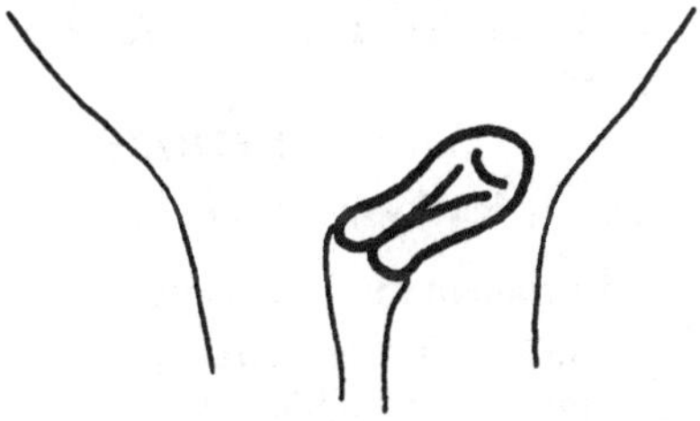

Abb. 17. **Sinistroversio** uteri = Abkippung nach **links,**

Flexio = **Knickung** des Uteruskörpers gegen die Zervix (= Haltung)

1. **Anteflexio** uteri = das Korpus ist gegen die Zervix nach vorn geknickt = **normale Haltung** der Gebärmutter *(Abb. 4)*.
2. **Hyperanteflexio** uteri = übermäßige, spitzwinklige Anteflexio des Gebärmutterkörpers gegen die Zervix *(Abb. 18)*.
3. **Retroflexio** uteri = Knickung des Gebärmutterkörpers gegen die Zervix nach hinten, also in Richtung Kreuzbeinhöhle *(Abb. 19)*.

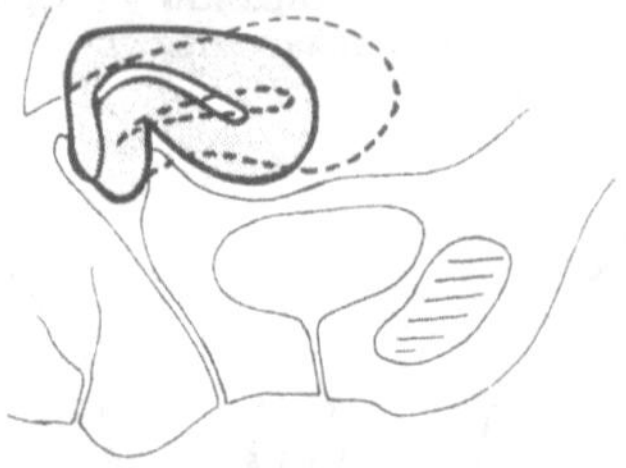

Abb. 18. Hyperanteflexio uteri.

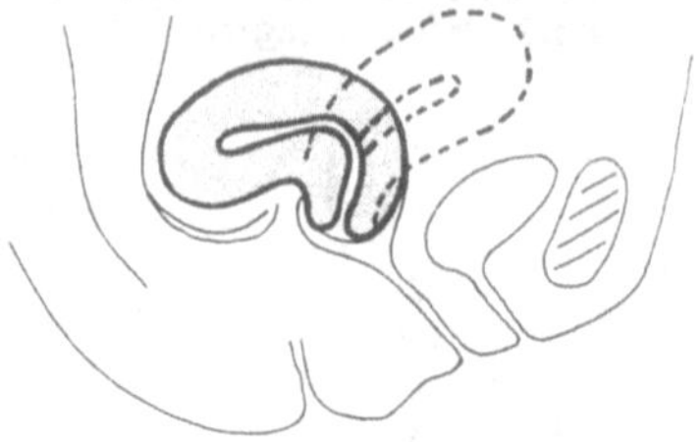

Abb. 19. Retroflexio uteri.

Selten ist eine „**Torsio**" uteri = „Achsendrehung" = Drehung der Gebärmutter um ihre Längsachse.

In der Praxis kommen Lageveränderungen fast immer kombiniert vor.

Drei der Lageveränderungen bedürfen einer besonderen Betrachtung. Es sind dies

1. Die Retroflexio uteri,
2. Die Hyperanteflexio uteri und
3. Der Descensus uteri und der Prolapsus uteri.

1. Retroflexio uteri

Wenn wir bei einer Untersuchung eine Retroflexio uteri feststellen, so muß die erste Frage die sein, ob der Uterus bei dieser Retroflexio uteri noch **gut beweglich** ist *(Abb. 20)*, also aufrichtbar ist, oder ob er **fixiert** ist, d. h. in seiner Lage durch Verwachsungen festgehalten wird *(Abb. 32)*. Sprechen wir zuerst von der

Retroflexio uteri mobilis

= Rückwärtsknickung bei gut beweglichem Uterus *(Abb. 20a)*

Vor allem muß man sich einprägen:

Die Rückwärtsknickung des Gebärmutterkörpers bei beweglicher Gebärmutter ist eine **häufige Lageanomalie**, sie ist **nichts Krankhaftes** im eigentlichen Sinne und macht nur selten Beschwerden. Eine Behandlung ist daher nur in besonderen Ausnahmefällen notwendig.

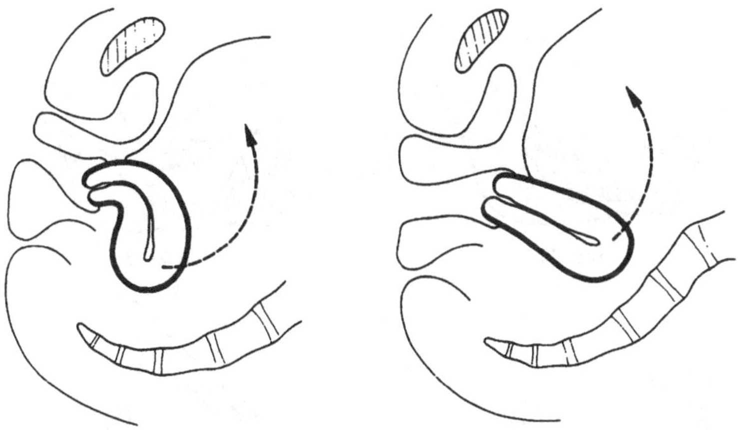

Abb. 20a. Retroflexio mobilis. *Abb. 20b.* Retroversio mobilis.
Die Pfeile sollen anzeigen, daß die Uteri frei beweglich und somit aufrichtbar sind.

Dasselbe gilt für die **Retroversio** uteri **mobilis** *(Abb. 20b)* und die Retroversioflexio uteri mobilis, also für jede Art von mobiler Rückwärtsverlagerung.

> In den weitaus meisten Fällen von **Retroflexio mobilis** sind die geklagten **Beschwerden nicht durch die Retroflexio,** sondern durch **andere Ursachen** bedingt!

Die geklagten Kreuzschmerzen sind meist „wirbelsäulenbedingt", Sterilität und spontane Aborte haben nur selten etwas mit der Retroflexio eines beweglichen Uterus zu tun, sondern sind meist die Folge einer Ovarialinsuffizienz bzw. Hypoplasie des Genitales. Behandelt werden müssen die statischen Beschwerden, die Zyklusstörungen, die Ovarialinsuffizienz, **nicht aber die Retroflexio uteri mobilis.** Von dieser Regel gibt es nur wenige Ausnahmen. So gibt es ganz sicher (seltene) Fälle, in denen die Retroflexio uteri zu einer Erschwerung der Konzeption führen.

Hat man bei einer Patientin eine Retroflexio mobilis festgestellt, so empfehle ich, **der Patientin diesen Befund klipp und klar mitzuteilen,** da sie ihn früher oder später doch erfährt.

Der Patientin gegenüber gebrauche man aber niemals das Wort „Knickung", sondern spreche nur von **Rückwärtslagerung** der Gebärmutter und von der wichtigen Eigenschaft der gesunden Gebärmutter, in weiten Grenzen beweglich zu sein (S. 290).

Diagnostik: Ein beweglicher retroflektierter Uterus muß sich aufrichten lassen.

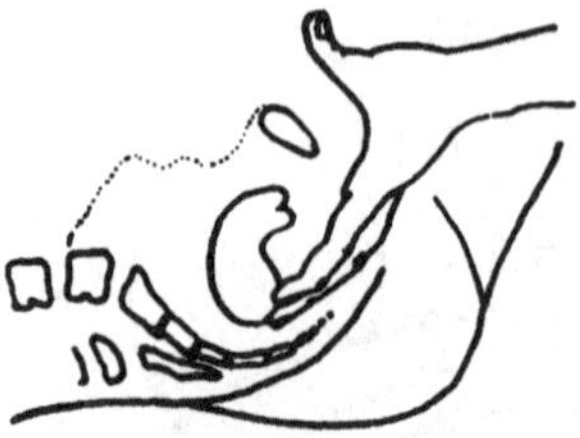

Abb. 21.

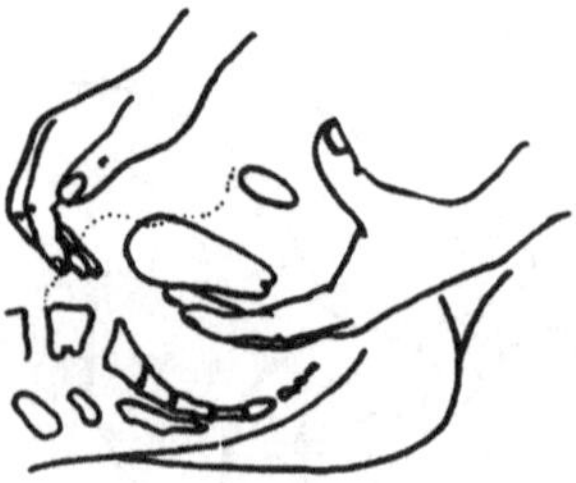

Abb. 23.

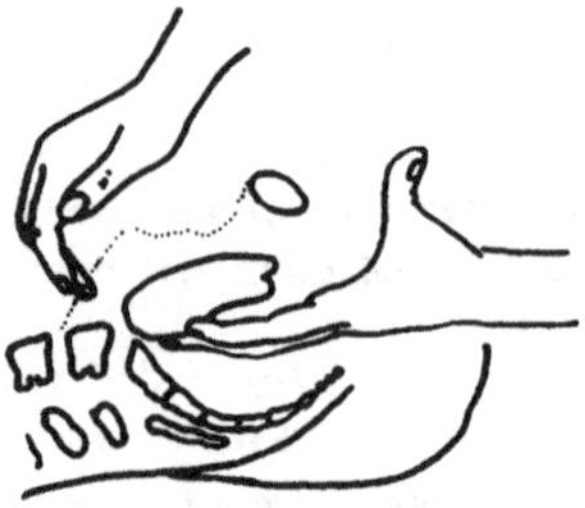

Abb. 22.

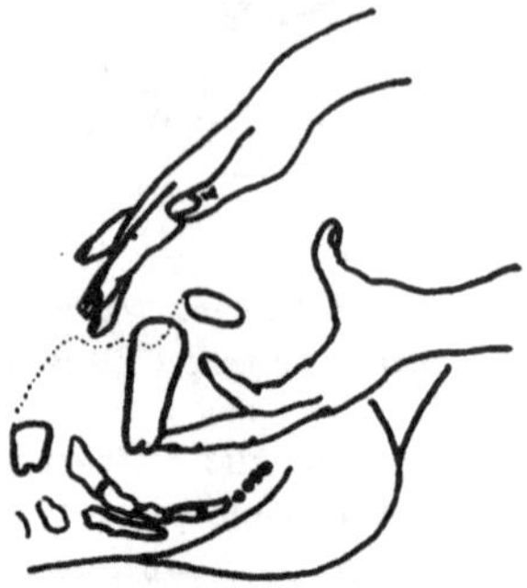

Abb. 24.

Abb. 21.—24. Aufrichtung des rückwärts gelagerten mobilen Uterus nach *B. S. Schultze* - Jena (Originalzeichnungen nach *B. S. Schultze*)

Methoden der Aufrichtung:

1. Nach *B. S. Schultze*, Jena *(Abb. 21—24)*.
   Kommt man damit nicht zum Ziel, dann
2. nach *O. Küstner* mit Hilfe einer Kugelzange an der Portio *(Abb. 25* und *26):* Der Uterus wird zunächst in Richtung der Kugelzange gezogen, dann mit 2 Fingern der freien Hand vom hinteren Scheidengewölbe her das Korpus promuntoriumwärts gehoben *(Abb. 25)* und gleichzeitig die Portio mit der Zange steißwärts geschoben *(Abb. 26)*.

Gelingt die Aufrichtung nicht ohne Narkose, so wird die

Aufrichtung in Narkose

versucht. Gelingt sie auch jetzt nicht, so müssen fixierende Adhäsionen angenommen werden, auch wenn man sie nicht fühlt.

Niemals eine Sonde beim Aufrichten benutzen! Zwei große Gefahren:

1. Perforation,

2. Infektion!

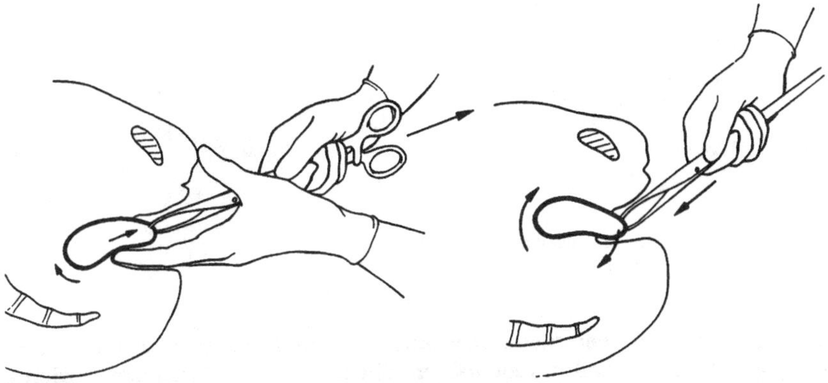

Abb. 25. und *26.* Aufrichtung des Uterus nach *O. Küstner* mit der Kugelzange

Ursachen der Retroflexio uteri mobilis

a) Am häufigsten entsteht sie **im Anschluß an Geburten.** Bei den obligaten Nachuntersuchungen der Wöchnerinnen erlebt man häufig, daß ein Uterus, der vor der Schwangerschaft mit Sicherheit eine normale Lage hatte, jetzt retroflektiert liegt. Dabei ist der Uterus groß und noch ziemlich aufgelockert. Seine Schwere hat ihn während des Wochenbettes nach hinten abknicken lassen. Begünstigend ist dabei die im Wochenbett noch vorhandene schwangerschaftsbedingte Auflockerung des Stütz-, Halte- und Bandapparates.

b) Die bewegliche Rückwärtsverlagerung der Gebärmutter kann ein Symptom einer allgemeinen **Asthenie** oder **Hypotonie,** also **angeboren** sein.

Man muß aber zugeben, daß in seltenen Fällen Kreuzschmerzen oder schmerzhafte Regelblutungen und anderes auch einmal ursächlich durch die Retroflexio eines **beweglichen** Uterus bedingt sein **können,** besonders wenn er gestaut ist. Die Bestätigung ergibt sich aus dem

Pessartest

Man bringt die Gebärmutter mit einer der oben angegebenen Methoden in die normale Lage und legt dann für 4—6 Wochen ein **Hodge-Pessar** *(Abb. 27* und *28)* ein. Wenn dann z. B. die geklagten Kreuzschmerzen aufhören, ist die **Retroflexio uteri als Ursache der Beschwerden anzuerkennen.** Das ist aber nur selten der Fall. Jedenfalls sollte man vor dem Entschluß zur Operation immer

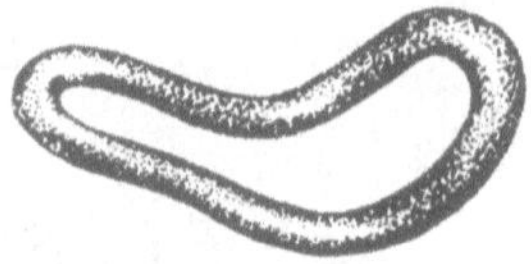

Abb. 27. Hodge-Pessar

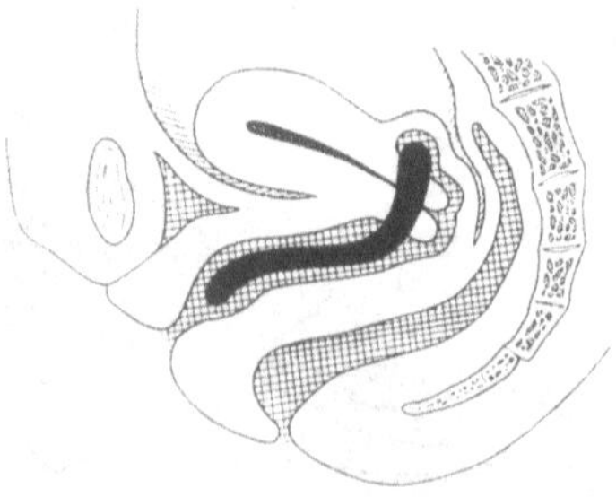

Abb. 28. Hodge-Pessar in situ

noch den Versuch einer energischen und regelmäßig durchgeführten **Hydrotherapie, Massage-** und **Gymnastikbehandlung** unter sachkundiger Leitung machen. Erst wenn das nicht zum Ziele führt, wird man sich einmal ausnahmsweise entschließen müssen, die bewegliche Rückverlagerung operativ zu beseitigen.

Retroflexio-Operationsmethoden

1. **Ohne Eröffnung des Bauches: Alexander-Adamssche Operation** *(Abb. 29)*: Sie besteht in einer Verkürzung der Chordae utero-inguinales (= Ligg. rotunda) vom Leistenkanal aus und ihrer Fixation an die Faszie des M. obliquus externus. Nachteile: Es ist eine „blinde" Operation, der Bauchraum kann dabei nicht revidiert werden. Heute deswegen nur noch selten angewendet.
2. **Mit Eröffnung der Bauchhöhle:** Die Lagekorrektur vom Bauchschnitt aus ist immer dann notwendig,
   a) wenn die Adnexe revidiert werden sollen,
   b) wenn es auf Grund der durchgeführten Untersuchung nicht ganz sicher ist, ob der Uterus frei beweglich ist.

Die meisten dieser Methoden haben eine Verkürzung der Chordae utero-inguinales zum Ziel, z. B. die

Doléris-Gilliamsche Operation *(Abb. 30)*: Durchziehen der Bänder durch ein Loch in der Rektusmuskulatur zum Zweck der Verkürzung. Fixierung der Bänder vorn auf den Rektusmuskeln.

Webster-Baldy-Frankesche Operation *(Abb. 31)*: Aufnähen der geschlauften Chordae utero-inguinales auf die Hinterwand der Gebärmutter.

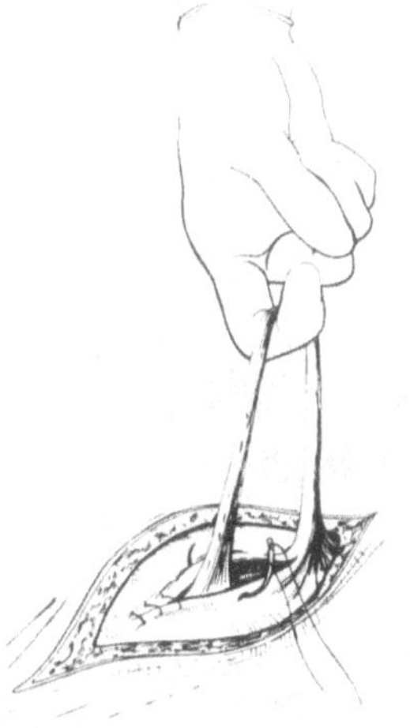

Abb. 29. Alexander Adams-sche Operation

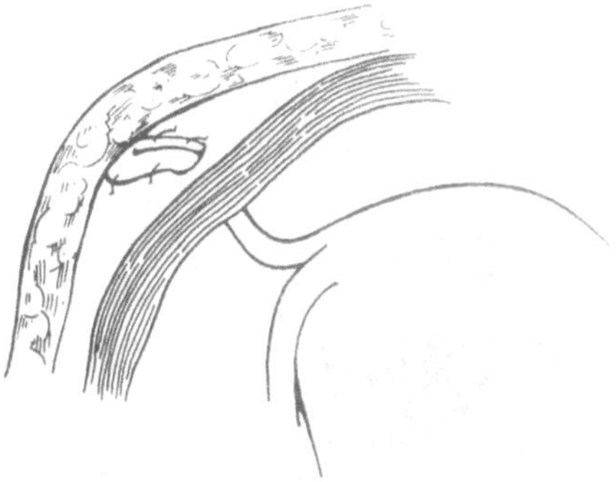

Abb. 30. Doléris-Gilliamsche Operation

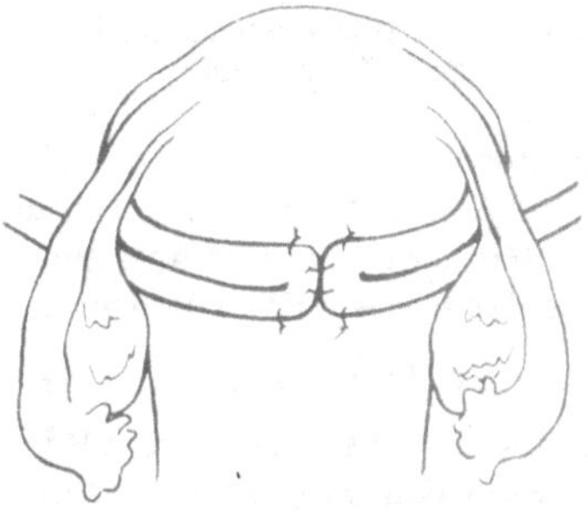

Abb. 31. Webster-Baldy-Frankesche Operation

Retroflexio und Retroversio uteri fixata

(Abb. 32)

Die Fixation einer rückwärts verlagerten Gebärmutter kann auf **zwei Arten** zustande kommen:

1. Durch **Entzündung** = narbiges Endstadium einer früheren Entzündung. Die häufigsten Ursachen sind (meist beidseitige) entzündliche Tuben- und Ovarialprozesse (Adnextumoren, Pyosalpingen, Ovarialabszesse). Die in die Tiefe des Douglasschen Raumes sinkenden dicken und schweren Adnextumoren ziehen den Uterus mit nach hinten und bringen ihn dadurch in eine Retroflexio-versio-Lage; ferner kann es nach Douglasabszessen, Extrauteringravidität, Pelveoperitonitiden und anderem zur fixierten Retroflexio kommen.
2. Durch **Endometriose.** In typischer Weise sind es vor allem die auf der **Hinterwand der Zervix** und im Douglas sitzenden endometriotischen Herde (S. 162), die den Uterus nach hinten in die Rückwärtsverlagerung ziehen.

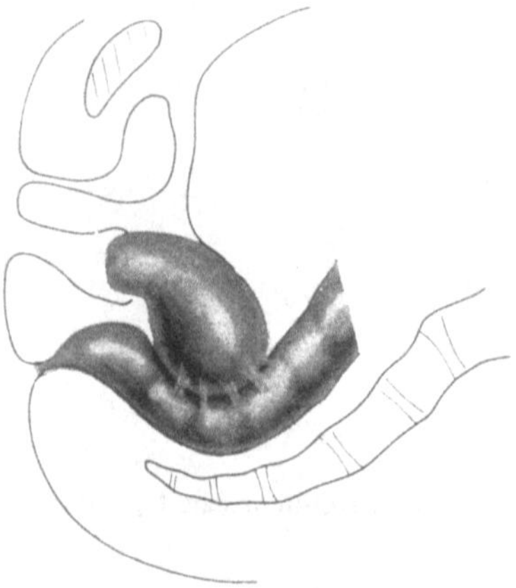

Abb. 32a. Retroflexioversio uteri fixata nach **Entzündung**

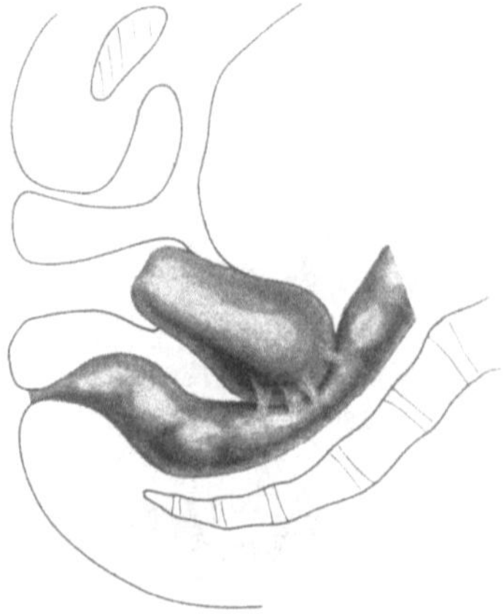

Abb. 32b. Retroversio uteri fixata nach **Entzündung**

Symptome: Kreuzschmerzen, Dysmenorrhoe, Kohabitationsbeschwerden, Menstruationsstörungen u. a. Bei der durch retrozervikale Endometriose bedingten Rückwärtsverlagerung stehen meist sehr heftige **Schmerzen vor** und **während der Regel** im Vordergrund.

Diagnostik: Drei kennzeichnende Punkte bei der bimanuellen Untersuchung:

1. Der Uterus findet sich in Retroflexio-(versio-)Lagerung. Meist kann man die Fixation (Narbenplatten), narbige Stränge, tiefgeschlagene Adnexe, retrozervikale Knoten) tasten.
2. Der Aufrichtungsversuch (S. 296) mißlingt.
3. **Entscheidende Feststellung = Positiver Aufrichtungsschmerz:** Hebt man den Gebärmutterkörper mit zwei Fingern vom hinteren Scheidengewölbe her an, so entsteht durch **Anspannung der fixierenden Adhäsionen** ein erheblicher Schmerz.

Therapie: Ergibt die Untersuchung **entzündlich** bedingte Fixationen, so ist das bei **entsprechenden Beschwerden** eine Indikation zur Operation: Da der Uterus aus seinen Verwachsungen ausgelöst und die Adnexe hierbei stets revidiert werden müssen, kommen nur solche Operationsmethoden in Frage, bei denen die Bauchhöhle eröffnet wird (s. unter 2. auf S. 298).

Es sei nachdrücklichst darauf hingewiesen, daß eine Retroflexio uteri fixata an sich durchaus noch keine Indikation zu einer operativen Korrektur ist. **Ob operiert wird oder nicht, hängt lediglich von den Beschwerden** ab! Viele Frauen mit Retroflexio uteri fixata haben gar keine Beschwerden!

Spricht der Befund beim fixierten retroflektierten Uterus für einen retrozervikalen **endometriotischen** Prozeß, so muß man heute empfehlen, **nicht** sogleich **zu operieren,** sondern erst einmal einen Versuch mit der **Gestagenbehandlung** (S. 176) zu machen.

Bezüglich der Retroflexio uteri in der **Schwangerschaft** verweise ich auf die „Praktische Geburtshilfe".

2. Hyperanteflexio uteri

(Abb. 33)

= spitzwinklige Anteflexion des Uterus

Gar nicht so selten erlebt man bei der bimanuellen Untersuchung folgendes: An der Stelle, an der man mit dem üblichen Tastfühlgriff den Uterus vermutet, findet man ein mehr oder weniger kleines, auffallend derbes Gebilde, das sich dann als der gesuchte Uterus erweist. Seine Feststellung ist deswegen nicht so leicht wie sonst, weil er in den folgenden Punkten von einem normalen Uterus abweicht:

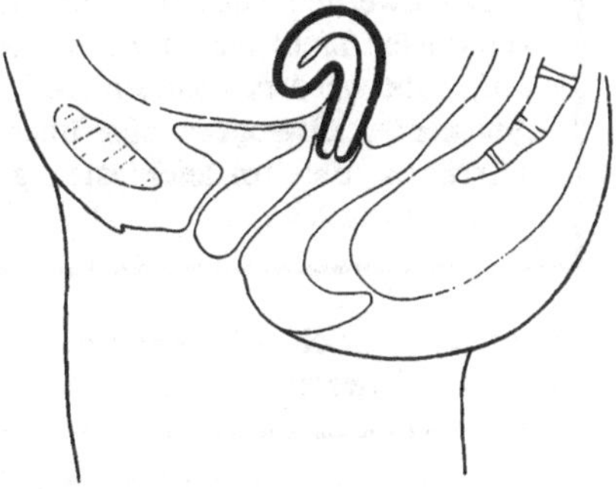

Abb. 33. Hyperanteflexio

Er ist (sehr) viel **kleiner,**
seine **Konsistenz** ist auffallend **derb,**
seine **Haltung** ist **starr,**
er ist **übermäßig nach vorn flektiert**

= **spitzwinklige Anteflexion** = **Hyperanteflexio uteri.**

Bei weiterem Betasten ergibt sich, daß sein **Halsteil** im Vergleich zu dem kurzen Korpus, das oft nur die Länge eines Daumenendgliedes hat, auffallend **lang** ist.

Dieser eben beschriebene Uterus hat alle Zeichen eines unfertigen, in seiner Entwicklung zurückgebliebenen, kurz eines **hypoplastischen Uterus.** Nach den Lehrbüchern soll der hypoplastische Uterus meist sinistroponiert im Becken stehen. Das scheint mir aber nicht allzu häufig der Fall zu sein.

Der hyperanteflektierte, kleine, derbe Uterus ist ein kennzeichnendes **Teilsymptom der genitalen Hypoplasie.** Fast immer findet sich gleichzeitig eine Hypoplasie der Ovarien mit **hormonaler Unterfunktion.** Der aufmerksame Beobachter kann die genitale Hypoplasie schon bei Betrachtung des äußeren Genitales ahnen:

> Der **muldenförmige Damm** weist schon bei **äußerer Betrachtung** auf die **genitale Hypoplasie** hin!

Aber auch schon bei Aufnahme der **Anamnese** ist die fast nie fehlende Angabe einer **späten Menarche** ein deutlicher Hinweis auf die Hypoplasie.

Das, was wir hier in Form des unterentwickelten Uterus vor uns sehen, ist die Folge eines „Zuwenig" an östrogenen Hormonen, d. h. eines **zu geringen östrogenen Hormonflusses während der Entwicklungszeit.** *R. Schröder* spricht von der **ungenügenden vegetativen Stimulationsarbeit** der Östrogene.

> Beschwerden beim hyperanteflektierten, unterentwickelten Uterus dürfen nicht als ein vom Uterus ausgehendes Krankheitsbild aufgefaßt werden, sondern sind nichts anderes als eine Folge **ungenügender Östrogenzufuhr** über lange Zeit: Der hypoplastische Uterus ist das am leichtesten greifbare Zeichen der **vegetativen Ovarialinsuffizienz.**

Daraus ergibt sich der beschriebene Untersuchungsbefund, und daraus ergeben sich gleichermaßen die

> **drei Hauptsymptome der Hypoplasia uteri:**
>
> 1. **Dysmenorrhoe,**
> 2. **Sterilität,**
> 3. **verstärkte Regelblutungen oder das Gegenteil: schwache Regelblutungen.**

Ad 1) Dysmenorrhoe. Die bei der Hypoplasie geklagten Regelschmerzen gehören zu den stärksten, die wir kennen. Sie stehen denen bei Endometriose (S. 173) nicht nach. Typisch sind zwei Kennzeichen:

1. Die **Dysmenorrhoe** bei Hypoplasia uteri ist im Gegensatz zu der bei Endometriose eine **primäre** Dysmenorrhoe, d. h. sie besteht **von Anfang an.**
2. Die **Regelbeschwerden hören auf,** wenn das Blut **fließt.**

Ursachen dieser Regelschmerzen:

a) Die **Muskulatur** des unterentwickelten Uterus ist ungewöhnlich **derb und starr.** Dadurch kommt es in der prämenstruellen Phase zu schmerzhaften Muskelanspannungen.

b) Der **Halskanal** des unterentwickelten Uterus ist im Bereich des Isthmus **übermäßig eng.** Das bedeutet für den Blutfluß einen **Stop,** der nur durch krampfartige (= schmerzhafte) Kontraktionen der Korpusmuskulatur überwunden werden kann.

Ad 2) Sterilität. Die ovarielle Insuffizienz mit ihrem greifbarsten Zeichen, der Hypoplasie eines muskelstarren Uterus *(R. Schröder),* ist eine der Hauptursachen der Sterilität.

Ad 3) Verstärkte Regelblutung, weil die unnachgiebige, derbe Muskulatur kaum in der Lage ist, die blutenden Schleimhautgefäße zu komprimieren. In anderen Fällen beobachtet man das Gegenteil, eine schwache Regelblutung. Die Erklärung geht dahin, daß der Uterus infolge seiner Härte und Neigung zu Spasmen nur wenig Blut durchtreten läßt.

Therapie: Das Ziel muß die Verbesserung der vegetativen Ovarialtätigkeit sein.

I. Allgemeinbehandlung: Hydrotherapie, Massage, Gymnastik, Bewegung, Sport, vernünftige, geregelte Lebensweise.

II. Hormonbehandlung, und zwar am besten in Form der **Pseudogravidität** (S. 441).

3. Deszensus und Prolaps

Zunächst die Begriffsbestimmungen. Man unterscheidet:

Descensus uteri = Senkung = (et vaginae)	Tiefertreten des Uterus (und der Scheide), ohne daß Teile davon aus der Vulva heraustreten. Höchster Grad: Die Portio hat die Vulvagrenze erreicht und wird in ihr sichtbar *(Abb. 34)*.
Prolapsus uteri = Vorfall = (et vaginae)	Stärkerer Grad der Senkung des Uterus (und der Scheide). Die Genitalorgane oder ein Teil von ihnen **fallen vor die Vulva,** daher **„Vorfall!"** *(Abb. 35* und *36)*.

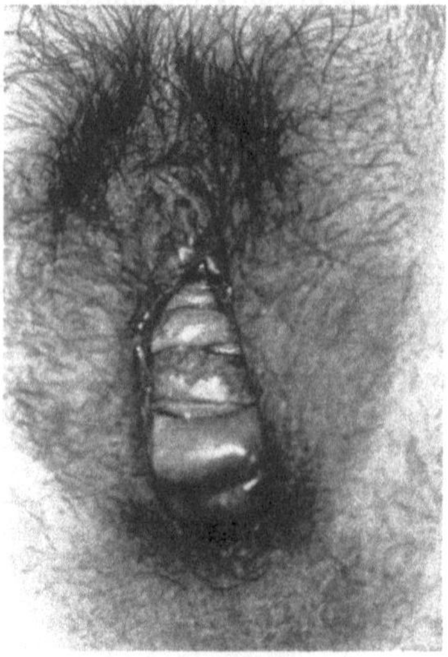

Abb. 34. Descensus uteri. Die Abb. zeigt den höchsten Grad eines Deszensus der Gebärmutter: Die Portio hat die Vulvagrenze erreicht

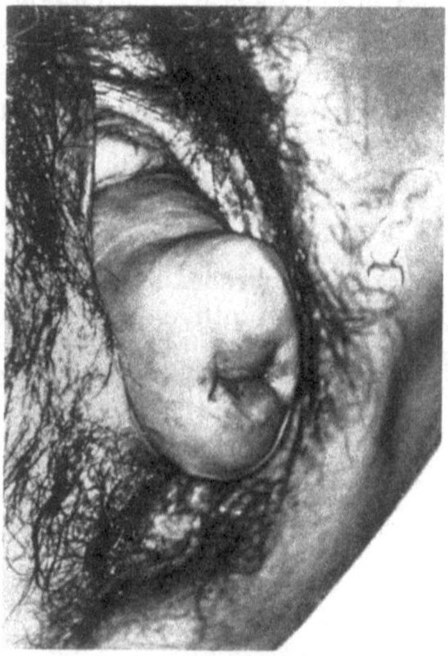

Abb. 35. Partialprolaps: Nicht der ganze Uterus, sondern nur ein Teil von ihm, hier die Portio, ist vorgefallen = liegt vor der Vulva

a) **Partialprolaps:** Nur ein Teil des Uterus (z.B. nur die Portio) bzw. des Uterus und der Scheide liegt außerhalb der Vulva *(Abb. 35)*.

b) **Totalprolaps:** Das ganze Scheidenrohr ist nach außen herausgestülpt und liegt vor der Vulva. In ihm fühlt man die Gebärmutter, entweder ganz oder einen Teil von ihr, wie in einem Sack *(Abb. 36)*.

Der gynäkologische Anfänger macht sich im allgemeinen nicht allzu viele Gedanken über die Entstehung der Senkung und des Prolapses der Genitalorgane. Er ist froh, wenn er nach einer Zeit des Assistierens und Wartens nun einmal selbst eine der einfacheren Operationen ausführen darf. Wie groß ist aber seine Enttäuschung, wenn die Patientin bei der Nachuntersuchung noch dieselben Beschwerden hat wie vor der Operation, wenn er ein Rezidiv feststellen muß! Die Therapie, in diesem Falle die Operation, war ohne Erfolg. Das liegt bei dem hier zu besprechenden Krankheitszustand, dem Deszensus und Prolaps, entweder an der nicht genügenden operativen Erfahrung oder — und damit kommen wir zu dem wichtigsten Punkt — der **nicht genügenden Einsicht in die anatomisch-funktionellen Verhältnisse**, die dem Senkungsvorgang des Genitales zugrunde liegen. Die Beherrschung dieser Kenntnisse ist die Voraussetzung für eine richtige Diagnostik und eine erfolgreiche Therapie.

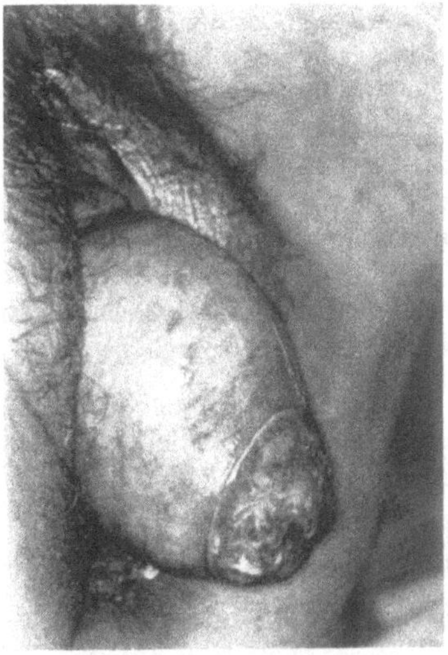

Abb. 36. Totalprolaps der Scheide. Das ganze Scheidenrohr ist nach außen herausgestülpt und liegt vor der Vulva. In ihm fühlt man die Gebärmutter entweder — wie hier — ganz (Totalprolaps) oder nur zu einem Teil (Partialprolaps) wie in einem Sack

Es ist allerdings nicht möglich, auf beschränktem Raum das darzustellen, was in den letzten Jahrzehnten über die normale und pathologische Lage der Genitalien gesagt und geschrieben worden ist. Man kann nur versuchen, die wichtigsten Ergebnisse, die sich an die Namen *Halban* und *Tandler*, *E. Martin*, *Sellheim*, *v. Jaschke*, *R. Schröder*, *Stoeckel*, *G. Döderlein*, *Kraatz* und *H. Martius* knüpfen, in kurzen Worten zusammenfassen.

Über die

Ursachen der Scheiden-Uterus-Senkung

Wir haben es ursächlich mit drei Möglichkeiten zu tun, die man auseinanderhalten muß:

1. Möglichkeit: Beckenbodeninsuffizienz.
2. Möglichkeit: Erschlaffung des Band- und Haftapparates.
3. Möglichkeit: Hängeleib, Senkleib.

1. Möglichkeit: Beckenbodeninsuffizienz

Die häufigste und wichtigste Möglichkeit der Entstehung von Senkung und Vorfall ist die Beckenbodeninsuffizienz. Ihre weitaus häufigste Ursache ist die

Zerreißung oder die **Überdehnung des Beckenbodens unter der Geburt**, vor allem bei forciert ausgeführten Zangenentbindungen und übertrieben ausgeführtem Dammschutz. Dabei ist zu beachten, daß ein schlecht geheilter Dammriß für das Zustandekommen von Senkung und Vorfall weniger bedeutungsvoll ist als ein Defekt des Hauptstützmuskels des Beckenbodens, des **Levator ani**. Ist der Levator ani bei geburtshilflichen Operationen eingerissen oder sogar abgerissen worden, ist er durch häufige Geburten überdehnt worden, dann hat er aufgehört, den inneren Genitalorganen ein Stützpfeiler zu sein. **Er erfüllt seine Funktion nicht mehr, er ist insuffizient, und damit ist der Beckenboden insuffizient**, wir sprechen daher von Beckenbodeninsuffizienz.

Die heutige Vorstellung der Entstehung von Senkung und Vorfall infolge eines Beckenbodendefektes kann man schematisch folgendermaßen veranschaulichen:

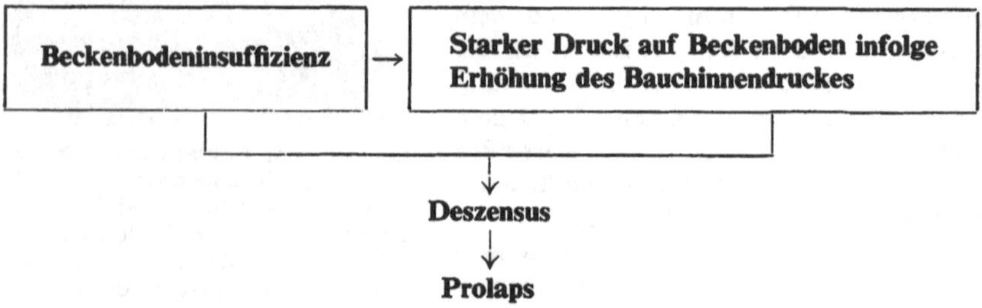

Die erste Frage ist die: Wie kann die Beckenbodeninsuffizienz, also die Zerreißung oder die Überdehnung des Beckenbodens, zu einem **starken Druck auf den Beckenboden** führen, jenem Druck nämlich, der die Genitalorgane nach unten herauspreßt?

Antwort: Normalerweise lastet der „Eingeweideblock", d. h. die Gesamtheit der Eingeweide im Bauchraum, also Leber, Magen, Därme usw. und innere Genitalien als unterster Pol, nicht auf dem Beckenboden. Seine Organe befinden sich sonderbarerweise in einer Art **„Schwebehaltung"**.

Diese **Schwebehaltung** wird durch zwei Kräfte aufrechterhalten.

1. Durch **Adhäsionskräfte** der Eingeweide untereinander = Gewichtsminderung der Eingeweide durch gegenseitig abstützend wirkende Haftkräfte.
2. Durch einen **Unterdruck** unter dem **Zwerchfell**. Dieser Unterdruck, der auf den Eingeweideblock eine **„Sogwirkung" nach oben** ausübt, ist die Folge eines fein abgestimmten Zusammenwirkens der 3 großen Muskelplatten Zwerchfell, Bauchmuskulatur, Beckenbodenmuskulatur (M. levator ani), des sog. **„Muskelspiels"** der **„Bauchkapsel"**. (Dieser Unterdruck ist keine Theorie, sondern eine meßbare Größe!)

Jetzt erkennen wir die Zusammenhänge: Liegt ein Beckenbodendefekt oder allgemeiner gesagt, eine Beckenbodeninsuffizienz vor, so bedeutet das den Ausfall jenes fein abgestimmten Muskelspiels, das den Schwebezustand der Eingeweidesäule aufrechterhielt. Die Eingeweidesäule fällt auseinander *(R. Schrö-*

der), die **Därme rutschen nach unten** und **lasten mit hohem Druck auf dem defekten Beckenboden!** Das ist der Druck, mit dem der unterste Pol des Eingeweideblocks, die Genitalorgane, durch den defekt gewordenen, zerrissenen oder überdehnten Beckenboden nach unten herausgepreßt werden *(Abb. 38)*, d.h. deszendieren oder prolabieren.

Von diesen Überlegungen ausgehend waren es zuerst *Halban* und *Tandler*, die die Senkung der Genitalorgane als

Hernie des Hiatus genitalis
= Eingeweidebruch durch eine Muskellücke

bezeichnet haben. Früher glaubte man, daß sich die einzelnen Teile des Genitaltraktus gegenseitig vorzögen. Auf Grund der Untersuchungen von *Halban* und *Tandler* wurde bewiesen, daß es auf **zwei** Dinge ankommt:

1. auf die Schlußunfähigkeit des Beckenbodens = **Bruchpforte,**
2. auf den abdominalen **Druck.**

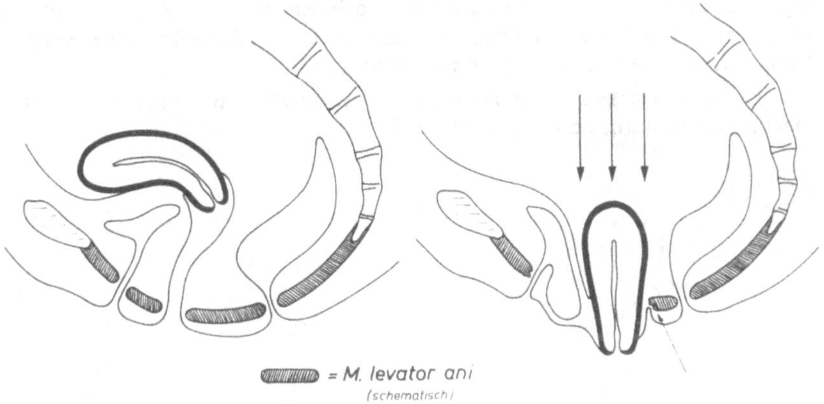

Abb. 37. Lage des Uterus bei intaktem Beckenboden. Der Druck des Eingeweideblocks mit den Genitalien als unterstem Pol lastet nicht auf dem Beckenboden, da sich die Organe in „Schwebehaltung" befinden

Abb. 38. Liegt eine Beckenbodeninsuffizienz vor (hier handelt es sich um einen unter der Geburt abgerissenen Levatorschenkel, s. den Pfeil), so wird der Schwebezustand der Eingeweide aufgehoben: Die Därme lasten jetzt mit hohem Druck auf den Genitalorganen und pressen sie nach unten heraus

Die heutige Auffassung ist also die, um mit *Stoeckel* zu sprechen, daß die einzelnen Abschnitte des Genitaltraktus in dem Umfang, in dem sie innerhalb der **ungestützten Bruchpforte** zu liegen kommen, miteinander oder nacheinander durch den abdominalen Druck **herausgedrückt** werden.

2. Möglichkeit = Erschlaffung des Band- und Haftapparates

(vorher noch einmal nachlesen: Band-, Haftapparat auf S. 290)

Die Fälle, bei denen die Erschlaffung des Band- und Haftapparates die **einzige** Ursache der Genitalsenkung ist, spielen zahlenmäßig nur eine geringe Rolle im Vergleich zur Hauptursache, der geburtstraumatisch bedingten Beckenbodeninsuffizienz. Man sieht sie typischerweise bei Frauen, die **nie geboren** haben. Die Schlaffheit des Aufhängeapparates der Gebärmutter ist immer ein **Teilsymptom einer angeborenen allgemeinen Bindegewebs- und Muskelschwäche,** eine Konstitutionsanomalie, die als **Asthenie** bezeichnet wird.

> **Genitalsenkungen** bei Frauen, die **nicht geboren haben,** sind so gut wie immer die **Folge einer angeborenen Gewebsschwäche = Asthenie.**

Für das Zustandekommen der Genitalsenkung bei diesen Frauen mit der sog. „schlaffen Faser", also den Asthenikerinnen, merke man sich folgendes: Das Erschlaffen des Aufhängeapparates führt zur **Rückwärtsverlagerung** der Gebärmutter (Retroflexio oder Retroversio uteri).

Daß **jede Rückwärtsverlagerung eine deszensusbereite Ausgangsstellung** ist, mache man sich am besten aus den *Abb. 39* und *40* klar.

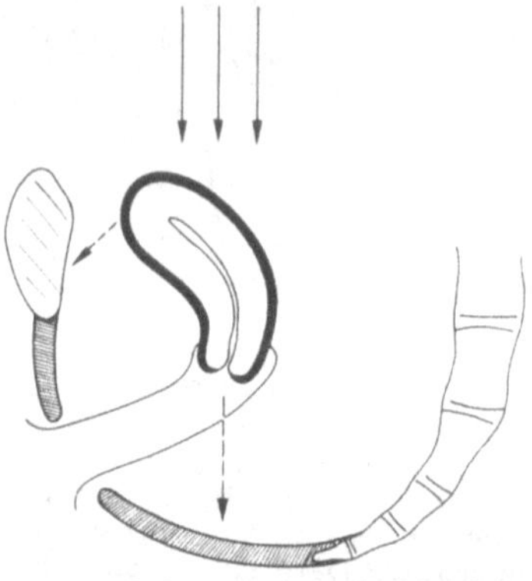

Abb. 39. Bei einem Uterus in **Anteflexions**haltung kann es **nicht** zum Deszensus kommen, solange der Beckenboden intakt ist. Kommt es zu einem erhöhten abdominalen Druck, so wird der Fundusteil des Uterus gegen die Symphysenhinterwand gedrückt, sein Halsteil setzt sich auf den muskulären Damm ab, die **Last der Därme wird also immer abgefangen**

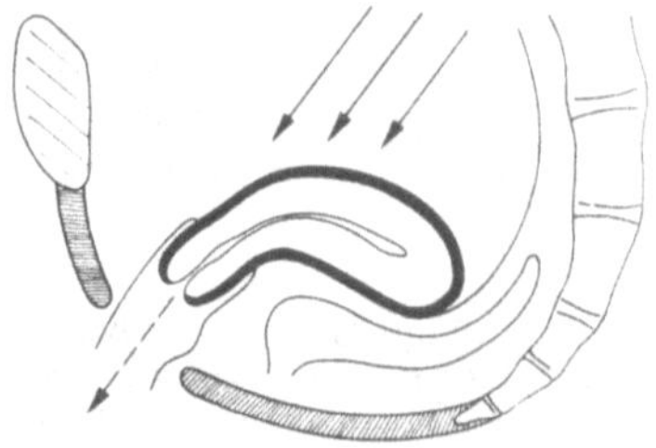

Abb. 40. Liegt der Uterus **retroflektiert**, so wird bei **erhöhtem abdominalen Druck** das Korpus zunächst gegen die Levatorplatte gedrückt, der **Halsteil** liegt jetzt aber **innerhalb der Bruchpforte** des Levatorspaltes und wird als erster Teil der Gebärmutter nach unten herausgepreßt

Die Frage, woher bei der Asthenie der **notwendige Druck** zum Herauspressen von Uterus und Scheide kommt, ist leicht zu beantworten: Die abdominale Drucksteigerung auf den Beckenboden ist hier **von vornherein vorhanden!** Sie ist die Folge der allgemeinen **Enteroptose**, der Eingeweidesenkung, die auch ein charakteristisches Konstitutionsmerkmal der bindegewebs- und muskelschwachen Asthenikerin ist.

Merke: Auch **Nervenlähmungen** nach **Rückenmarkskrankheiten,** Spina bifida occulta u.a. können einmal (selten) die Ursache von Genitalsenkungen sein! Daran ist bei **Nulliparan** und ganz besonders bei **Virgines** zu denken! Untersuchung durch Facharzt für Neurologie!

3. Möglichkeit = Hängeleib (Senkleib)

Das Thema Hängeleib mag dem Anfänger in unserem Fach uninteressant erscheinen. Wir wollen uns aber hier um das Verständnis funktioneller Zusammenhänge bemühen. Und da können wir nicht umhin, den Hängeleib mit in die Reihe wichtiger, ursächlicher Faktoren für Senkung und Vorfall mit einzubeziehen.

Das Wesentliche kann man in einem Satz sagen:

Jeder Hängeleib bedeutet eine Erschlaffung der Bauchdecken und daher eine erhebliche Störung des Wechselspiels der Muskeln, das den Schwebezustand des Eingeweideblocks aufrechterhält.

Jeder Hängeleib hebt den Schwebezustand des Eingeweideblocks auf!

Die Folge ist uns jetzt schon zur Genüge bekannt: Die Eingeweide rutschen nach abwärts, und ihr Gewicht lastet jetzt als **Druck** auf der Beckenbodenmuskulatur. Da in diesem Falle, wie wir annehmen wollen, die Beckenbodenmuskulatur intakt ist, fängt sie den Druck auf und leistet ihm Widerstand. Zu einem Herauspressen des inneren Genitales, der Scheide und des Uterus mit seinen Adnexen, kann es nicht kommen, solange der Uterus sich in normaler Anteflexio-versio-Stellung befindet (s. S. 308).

Liegt aber eine **Retroflexio** uteri vor,
so muß der durch den **Hängebauch** hervorgerufene
intraabdominale **Druck**
zu einem **Deszensus und Prolaps** des inneren Genitales führen!

Das haben wir uns unter 2. auf S. 308 klar gemacht *(Abb. 40)*. Dabei ist es gleichgültig, um was für eine Art von Hängebauch es sich handelt, ob er durch eine zentimeterdicke Fettschicht „schwer" ist und deswegen nach unten hängt und den Eingeweideblock nicht mehr zusammenhalten kann, oder ob er ein Teilsymptom einer „schlaffen Faser", also einer Bindegewebs- und Muskelschwäche ist und somit eigentlich unter der 2. Möglichkeit (S. 308) mit abgehandelt werden müßte.

Der

Vorgang der Senkung und des Vorfalles

spielt sich im einzelnen folgendermaßen ab: Durch den erhöhten intraabdominalen Druck werden die Scheide und der Uterus mit seinen Adnexen nach abwärts, also vulvawärts gepreßt. Der tiefertretende Uterus verkürzt die Scheide, wodurch es zu Ausstülpung oder Aussackung der Scheide = Senkung oder Deszensus der vorderen oder der hinteren Scheidenwand kommt

= Descensus vaginae anterior et posterior.

Da die Scheidenwand durch das perivesikuläre Gewebe mit der Blasenwand fest verbunden ist, hat jede Senkung der vorderen Scheidenwand eine

Zystozele = Senkung des Blasenbodens

(Abb. 41 und *42)* zur Folge. Die bindegewebige Verbindung zwischen Mastdarm und Scheide ist nicht so fest. Daher ist die bei der Senkung der hinteren Scheidenwand auftretende

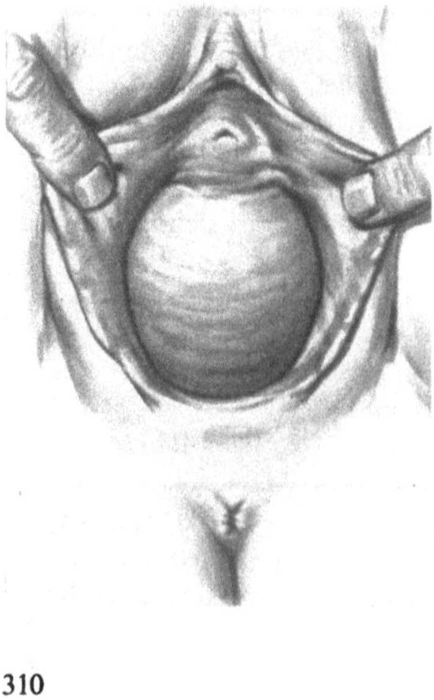

Abb. 41. Deszensus der vorderen Scheidenwand mit Zystozele

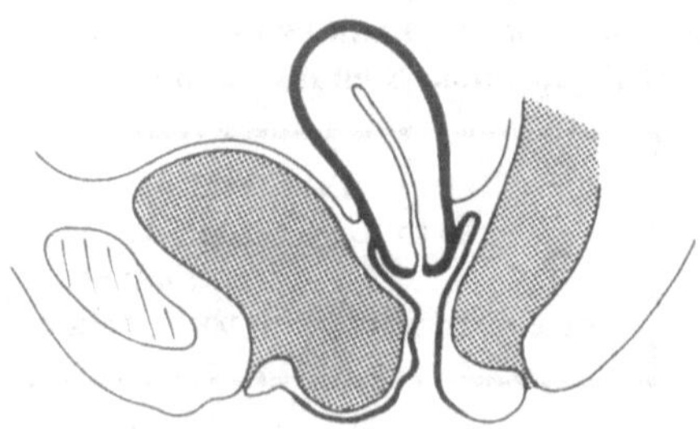

Abb. 42. Leichter Deszensus des Uterus mit Prolaps der vorderen Scheidenwand = Zystozele

Rektozele = Senkung der Mastdarmvorderwand

(Abb. 43) oft weniger stark ausgebildet. Außer der Rektozele findet sich gelegentlich auch eine

Douglasozele = Enterozele *(Abb. 44).*

Eine häufige Begleiterscheinung von Dezensus und Prolaps ist die

Elongatio colli

= Ausziehung des Halsteiles der Gebärmutter *(Abb. 35, 40, 44)*. Sie kommt dadurch zustande, daß der Fundus des Uterus durch seinen Bandapparat noch oberhalb des Beckenbodens festgehalten wird, während die Zervix

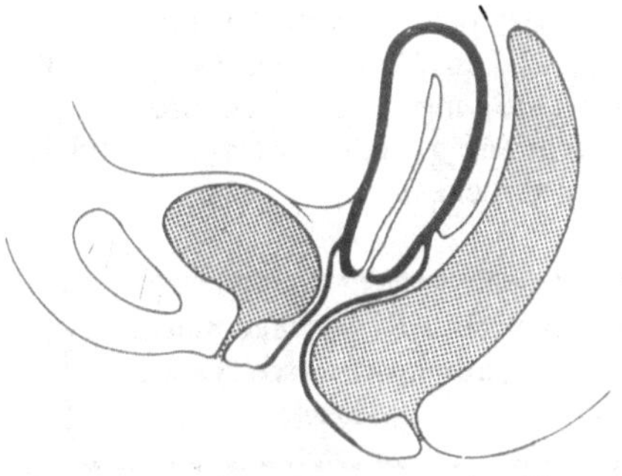

Abb. 43. Leichter Deszensus des Uterus mit Prolaps der hinteren Scheidenwand = Rektozele

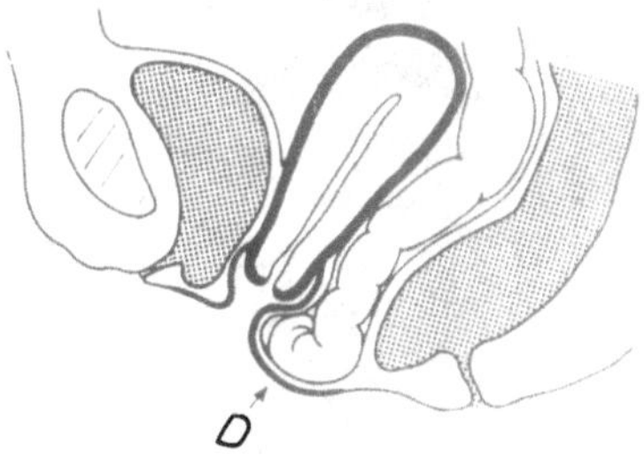

Abb. 44. Deszensus des Uterus mit Prolaps der vorderen und hinteren Scheidenwand. Es besteht eine Enterozele (= Douglasozele) sowie eine leichte Zysto- und Rektozele

mitsamt dem Mastdarm und der Blase schon herausgepreßt werden. Dieses Herauspressen wirkt sich auf den Gebärmutterhals als Ausziehung aus. Der Gebärmutterhals kann dabei auf das Vielfache seiner Länge bis zu einem dünnen Strang ausgezogen werden.

Symptome des Deszensus und Prolapses

Alle Frauen, die geboren haben, weisen einen gewissen Grad an Senkung der Genitalien auf. Die weitaus meisten haben dabei überhaupt keine Beschwerden, wenigstens nicht, solange sie jung sind. In den 40er und 50er Jahren hört man dagegen bei Frauen mit mittlerer und stärkerer Senkung des Genitales öfter charakteristische Klagen:

1. **Drängen und Druck nach abwärts,** „als ob etwas da unten herausfiele".
2. **Schmerzen.** Sie entstehen z. B. durch Zug der nach unten absackenden Genitalorgane am Peritoneum.

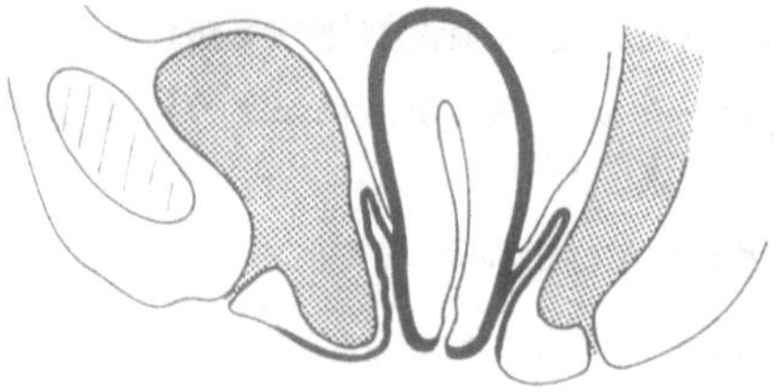

Abb. 45. Höchster Grad des Descensus uteri: Die Portio hat die Vulvagrenze erreicht. Vgl. Abb. *34*. Auf Abb. *45* besteht auch noch ein Prolaps der vorderen Scheidenwand mit Zystozele.

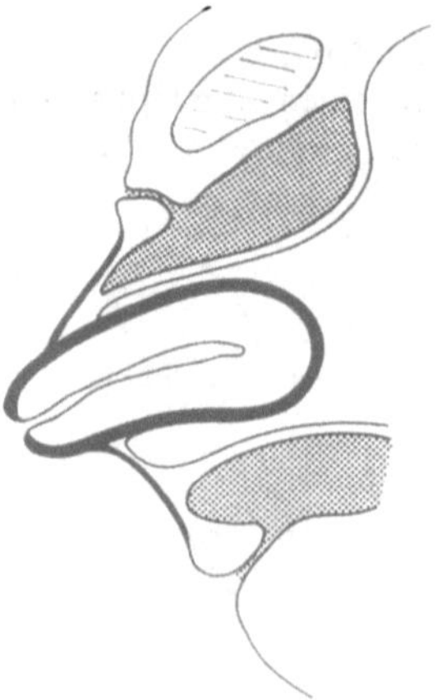

Abb. 46. Partialprolaps des Uterus mit Totalprolaps beider Scheidenwände und Zysto-, Douglaso- und Rektozele. Vgl. Abb. *35*

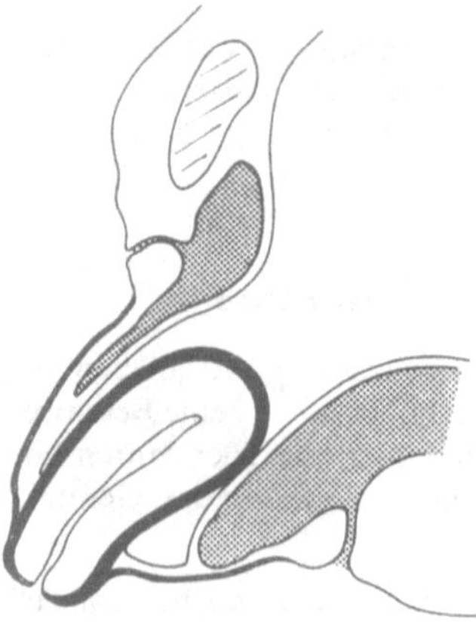

Abb. 47. Totalprolaps. Totaler Prolaps beider Scheidenwände und des Uterus. Vgl. Abb. *36* und *48*

3. **Blasenbeschwerden:**

a) **Relative Inkontinenz** = unwillkürlicher Harnabgang, aber nicht immer, sondern nur (daher **relativ**) beim Niesen, Husten, Lachen, Heben, überhaupt bei jeder Betätigung der Bauchpresse (Erhöhung des intra-abdominalen Druckes).

Die relative Harninkontinenz ist pathognomonisch für die Zystozele.

Die durch die Zystozele in die Scheidensenkung mit einbezogene Blase wird bei Erhöhung des intraabdominalen Druckes plötzlich weiter herabgedrückt, wodurch ein Zug nach unten am Blasenschließapparat ausgeübt wird, so daß der Blasenhals sich ein wenig öffnet. Prüfung auf Inkontinenz s. S. 314.

b) **Pollakisurie** = steter Drang zur Harnentleerung, häufiges Wasserlassenmüssen in kleinen Portionen.

c) **Häufige Zystitiden** durch Restharnbildung und Infektion in dem Teil der Blase, der als Zystozele in die Scheidensenkung mit einbezogen ist.

4. **Obstipation** und Erschwerung der Defäkation bei hochgradiger Rektozelenbildung.

5. **Fluor** und

6. **Blutungen,** besonders bei Prolaps. Ursache ist das
   Dekubitusgeschwür (*Abb. 36*), auf **Karzinom** achten, s. unten.

Alle deszendierenden Teile, die die Vulva überschritten haben und aus ihr heraushängen, sind infolge der Venen- und Lymphbahnstauung verdickt. Gar nicht selten kommt es dadurch zu einer erheblichen Hypertrophie der Portio, die dann wie ein dicker Tumor aussieht. Auch die umgestülpte Scheidenhaut ist verdickt und auffällig trocken. Durch Reibung beim Gehen, Setzen usw. dieses zwischen den Oberschenkeln hängenden „Tumors" kommt es meist schnell zu charakteristischen Geschwüren, den **Dekubitus-** oder **Prolapsgeschwüren** *(Abb. 36)*, die sehr ausgedehnt sein können. Sie bluten und sondern ein blutigeitriges, oft übelriechendes Sekret ab. Man kann die Diagnose schon aus den blutig-schmierigen Flecken im Hemd der Patientin stellen.

> Achtung! Mann muß wissen, daß sich aus dem gutartigen **Dekubitusgeschwür** gern das **bösartige Geschwür,** das **Karzinom,** entwickelt! Bei geringstem Verdacht Probeexzision!

Diagnostik des Deszensus und Prolapses

Eine hochgradige Senkung und einen Prolaps erkennt man auf den ersten Blick.

Praktischer Hinweis: **Im Stehen pressen lassen!** *(Abb. 48)*.

Mäßige bis mittelstarke Grade einer Senkung, wie sie alle Frauen, die geboren haben, aufweisen, werden bei der üblichen gynäkologischen Untersuchung festgestellt.

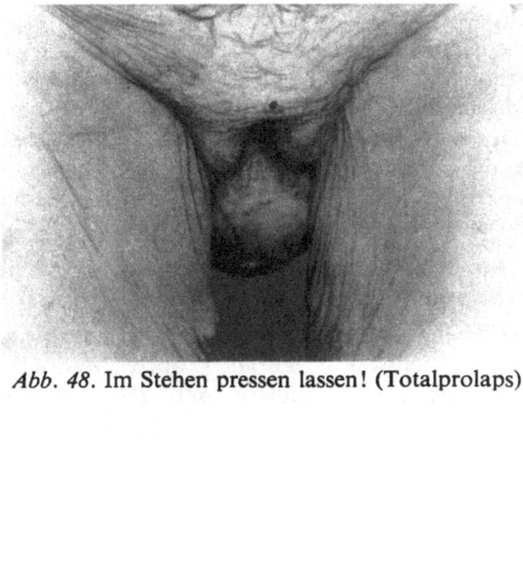

Abb. 48. Im Stehen pressen lassen! (Totalprolaps)

Worauf kommt es bei der Untersuchung auf Deszensus an?

1. Betrachtung der
Vulva (klafft? geschlossen?) und des
Dammes (niedrig? narbig?).

2. Prüfung der Scheidensenkung auf dem Untersuchungsstuhl.
Zur Prüfung der Senkung der **vorderen** Scheidenwand läßt man bei eingelegtem **hinterem** Spekulum **pressen.** Dadurch kann man den Umfang der vorderen Scheidensenkung isoliert betrachten. Umgekehrtes Vorgehen zur Prüfung der Senkung der hinteren Scheidenwand. — Untersuchung der Rektozele s. *Abb. 49.*

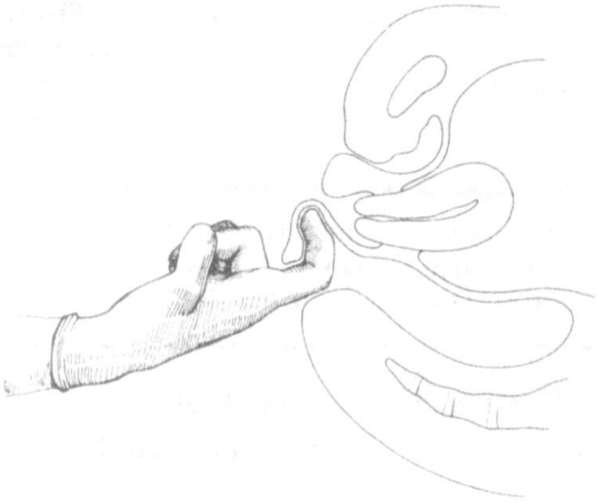

Abb. 49. Untersuchung der Rektozele

Ob und in welchem Grade ein Deszensus des **Uterus** vorliegt, prüft man mit Hilfe des in die Scheide eingelegten Fingers, indem man den Stand der Portio vor und beim stärksten Pressen feststellt.

3. Prüfung des Beckenbodens und des Hiatus genitalis. Bei der vaginalen Untersuchung wird die Patientin angehalten, den After kräftig zusammenzukneifen und wieder loszulassen. Dadurch wird der M. levator angespannt und wieder entspannt, und man kann auf der Grenze vom mittleren zum unteren Drittel der Scheide den medialen Schenkel mit zwei Fingern der rechten bzw. linken Hand gut abtasten. Dadurch bekommt man einen deutlichen Eindruck der Muskeldicke, der Kraft, und was für eine evtl. beabsichtigte Operation besonders wichtig ist, des Grades, in dem die beiden Schenkel auseinanderweichen *(Abb. 50—52).*

4. Prüfung der Harninkontinenz. Sehr zu empfehlen sind die beiden folgenden einfachen Verfahren, die hier nach *Hartl* (Arch. Gynäk. 193 (1959), 459) wiedergegeben werden:

a) **Blasenhals-Elevationstest** *(DeBruin)*, auch **Marshallprobe** genannt. Nach Auffüllung der Harnblase mit 250 ccm Flüssigkeit fließt diese beim Husten, Niesen oder Pressen der Patientin unwillkürlich ab, falls Harninkontinenz besteht. Wenn man nun mit zwei in die Scheide eingeführten Fingern, mit einem Stieltupfer oder, wie *Marshall* angibt, mit einer in der Trigonumgegend angesetzten Klemme den Blasenhals kranialwärts anhebt, ohne dabei die Harnröhre gegen die Symphyse hin zusammenzupressen, so hört der Flüssigkeitsabgang bei denjenigen Inkontinenzformen sofort auf, die durch eine Lockerung des Stützapparates bedingt sind. Bei positivem Elevationstest ist eine vesikourethrale Suspension nach *Marshall-Marchetti* erfolgversprechend.

b) Die **Blauprobe.** Nach Auffüllung der Harnblase mit Methylenblaulösung wird eine Vorlage vorgelegt und die Patientin zum Umhergehen, Hüpfen, Husten und Pressen aufgefordert. **Blaufärbung der Vorlage spricht für Harninkontinenz.** Auf diese Weise kann man auch Fälle von **Simulation** entlarven, indem man nach der Auffüllung der Blase wenig Flüssigkeit hörbar abfließen läßt und der Patientin dabei suggeriert, die Harnblase sei nun leer.

5. Prüfung der vorderen Bauchwand. **Senkleib?**
6. Selbstverständlich ist eine **Urinuntersuchung** auszuführen, um die Frage der Zystitis zu klären.

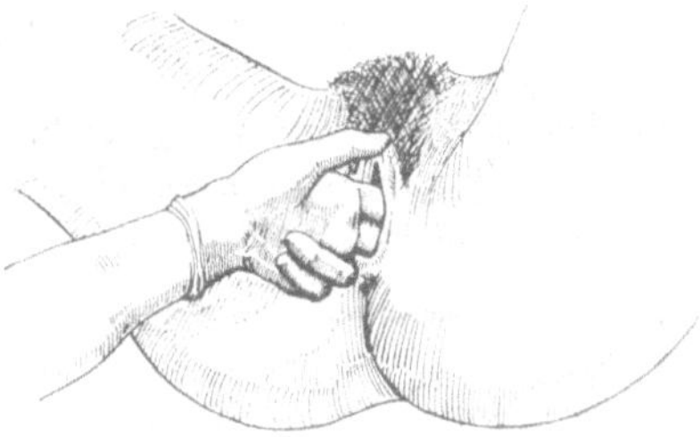

Abb. 50.

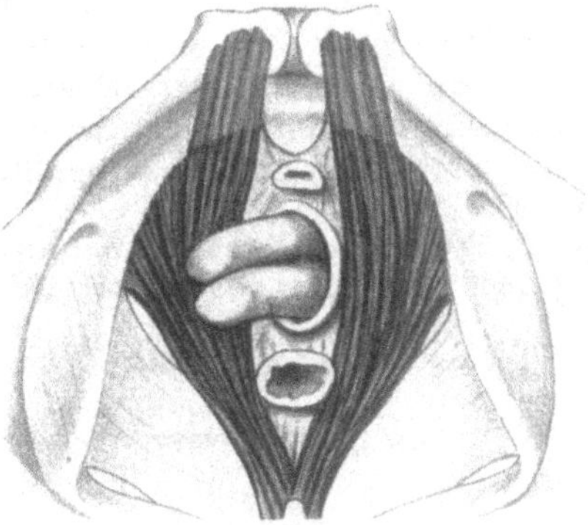

Abb. 51.

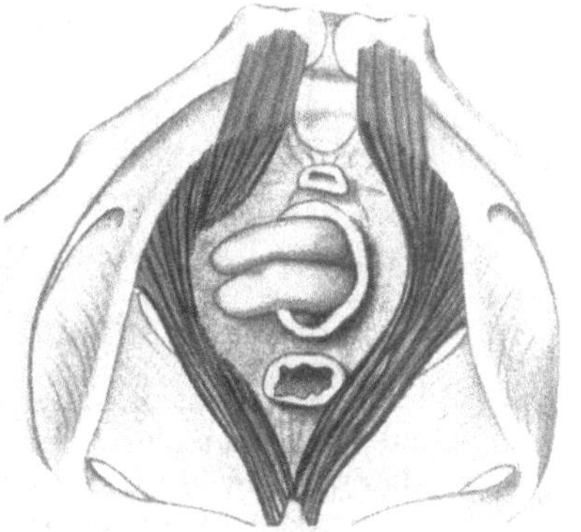

Abb. 52.

Abb. 50—52.
Prüfung des Beckenbodens

Therapie bei Senkung und Vorfall

Indikation: Wie schon gesagt, ist bei weitem nicht jede Senkung behandlungsbedürftig. Die Indikation zu einer Behandlung hängt von den Beschwerden und vom Grad der Senkung ab.

> Bei einem Deszensus geringen Grades **ohne Beschwerden** ist eine **Operation nicht indiziert.**

Sind aber Beschwerden vorhanden, so ist eine Behandlung notwendig. Diejenigen Frauen, die wegen Senkungsbeschwerden einen Arzt aufsuchen, klagen am häufigsten über **relative Harninkontinenz** (S. 312), danach über Pollakisurie (S. 312). Mechanische Senkungsbeschwerden (S. 311) und Schmerzen (S. 311) stehen meist an dritter Stelle.

Wenn möglich, sollen Operationen zur Behandlung einer Senkung nicht ausgeführt werden, solange noch ein **Kinderwunsch** besteht.

Ein ausgesprochener **Prolaps** ist **immer** behandlungsbedürftig.

> Übersicht über die
> **Therapie der Genitalsenkung**
>
> **I. Operative Therapie**
>
> **II. Konservative Therapie**
> a) Pessarbehandlung
> b) Dondrenbehandlung
> c) Gymnastik

I. Operative Therapie

Die Zahl der Operationsmethoden ist groß. Ihre Auswahl richtet sich nach Art und Grad der Senkung, nach der Art der Beschwerden und vor allem auch nach dem Alter und dem Allgemeinzustand der Patientin. Im folgenden werden zwei Standardmethoden kurz beschrieben.

1. Kolporrhaphie mit Plastik

= a) Kolporrhaphia anterior + Blasenbodenplastik und
b) Kolporrhaphia posterior + Dammplastik.

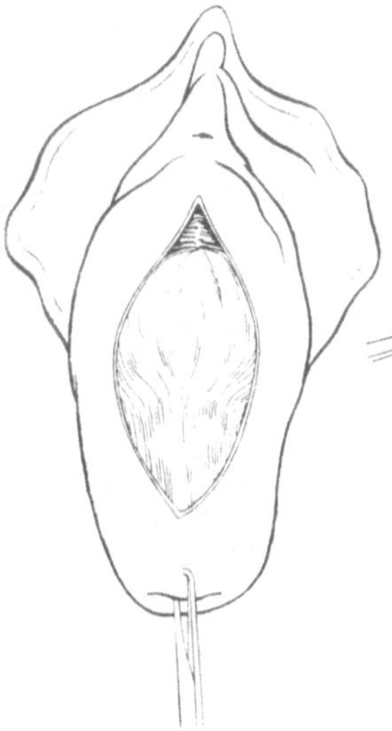

Abb. 53.

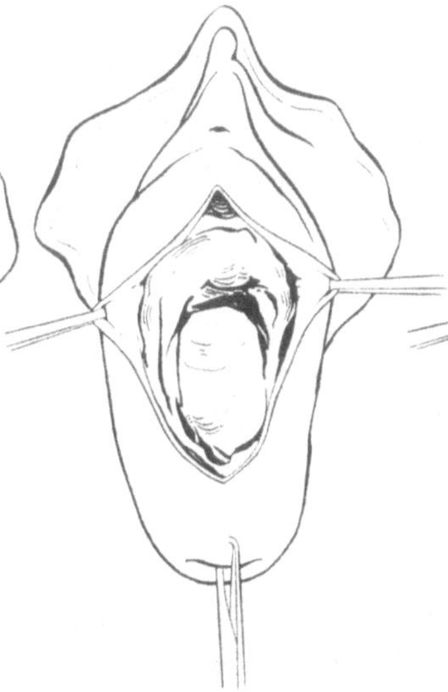

Abb. 54.

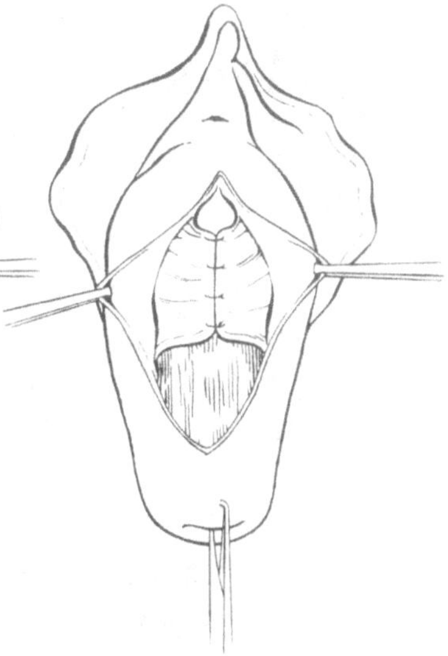

Abb. 55.

Abb. 53—55.
Ausschneiden eines schmalen ovalären Scheidenlappens, weites Abpräparieren der noch aufsitzenden Scheidenhaut nach seitlich und oben. Nach scharfem Ablösen und Abschieben der Blase liegt diese frei *(Abb. 54)*. Nun wird das **perivesikale Stützgewebe** (Fascia pubovesico-cervicalis) beiderseits **möglichst weit seitlich von der Zervix aufgesucht,** hervorgeholt und durch Einzelnähte **in der Mittellinie unterhalb der hochgeschobenen Blase vereinigt** *(Abb. 55)*. Dadurch entsteht ein **neues Septum supravaginale.** Je nach dem Grade der **Harninkontinenz** muß das Gewebe unterhalb des Blasenhalses (Orificium urethrae internum) **mehr oder weniger straff** gerafft werden, um den Blasenhals anzuheben. Vernähung der Scheide mit Einzelknopfnähten

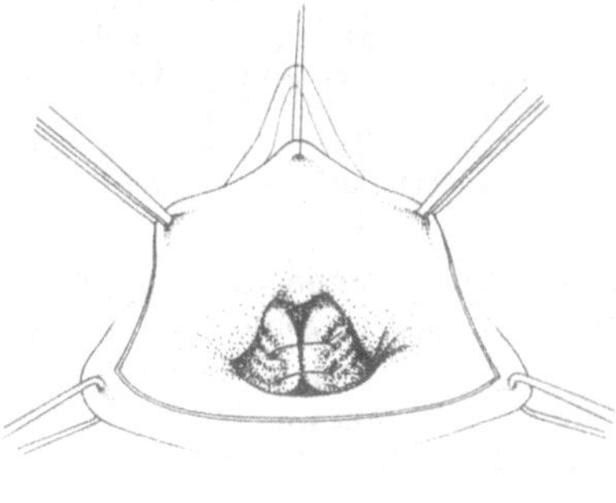

Abb. 56. Levatornaht: Nach Ausschneiden eines dreieckigen Scheidenlappens aus der Hinterwand der Scheide und weitem Ablösen der stehengebliebenen Scheidenhaut von der Umgebung, werden rechts und links seitlich in der Tiefe die **Levatorenschenkel** aufgesucht und **in der Mittellinie** durch zwei bis drei Nähte **vereinigt.** Den Effekt dieses Teiles der Operation zeigen die *Abb. 57* bis *59*

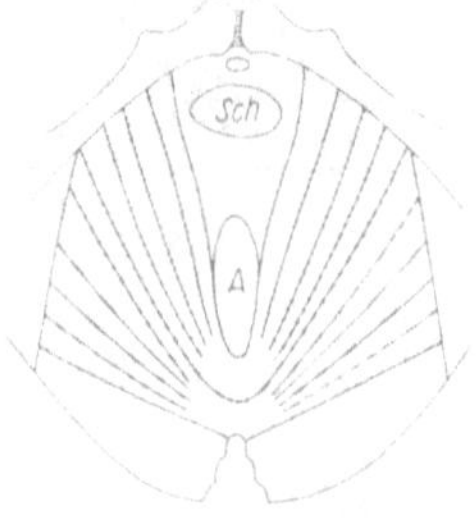

Abb. 57. Normale Weite des Hiatus genitalis. Sch = Scheide, A = After

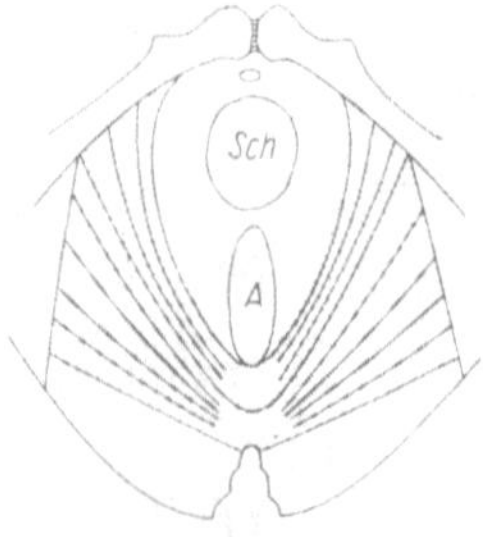

Abb. 58. Die auseinandergewichenen Schenkel des Hiatus genitalis beim Genitalprolaps

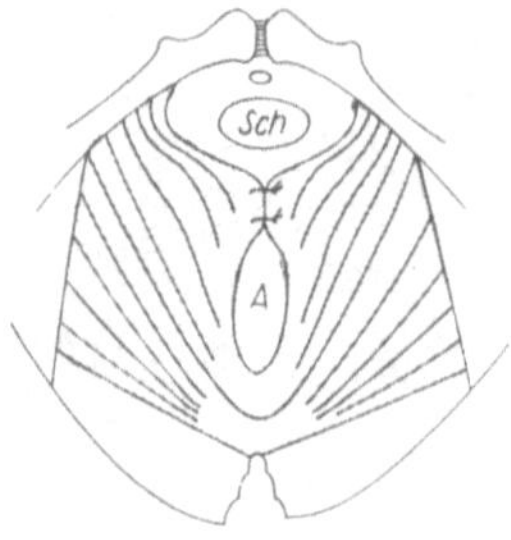

Abb. 59. Der Effekt der Levatornaht bei der Dammplastik: Ein kräftiger tragfähiger Beckenboden ist wiederhergestellt (nach *Martius)*

2. Manchester-Fothergillsche Operation *(Abb. 60)*
meist einfach als Fothergillsche Operation bezeichnet.

In den letzten Jahren hat diese Methode in Deutschland immer mehr Anhänger gefunden. Sie erfüllt den Wunsch, ein einziges, für die verschiedenen Formen des Vorfalles ausreichendes Verfahren an der Hand zu haben *(W. Schultz).*

Das Prinzip der Fothergillschen Operation besteht in einer **Kürzung der vom Uterus abgesetzten Ligg. cardinalia,** ihrer Fixation auf der Vorderwand der

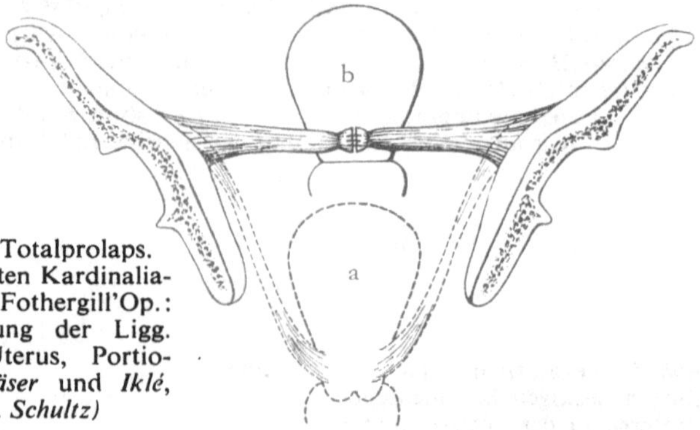

Abb. 60. Manchester-Fothergill-Operation. a) Totalprolaps. Man sieht die überdehnten Kardinaliabänder. b) Effekt der Fothergill'Op.: Kürzung und Vernähung der Ligg. cardinalia vor dem Uterus, Portioamputation. (Nach *Käser* und *Iklé*, verändert nach *W. Schultz)*

Zervix, und zwar in der Gegend des Isthmus *(Abb. 60)*, wodurch der **Uterus stark nach oben gehoben** wird. Die Zervix wird zum größten Teil amputiert, um das retroflektierende Drehmoment zu verkleinern *(Käser* und *Iklé).* Im Endergebnis liegt der Uterus in normaler Höhe in einer Anteversionsstellung *(Abb. 60b).*

II. Konservative Therapie

1. Pessarbehandlung

Allgemeines: Eine Senkung oder ein Vorfall, der behandlungsbedürftig ist, soll operiert werden. Bei dem heute verminderten Operationsrisiko gilt das auch für ältere und alte Frauen. Eine Pessarbehandlung kommt nur dann in Frage,

a) wenn — wie das bei **alten Frauen** vorkommt — die Patientin nicht (mehr) operabel ist, wenn also aus irgendeinem Grunde (Herzleiden, Hochdruck, Thrombosegefährdung, Altersschwäche u.a.) das **Risiko einer Operation zu groß** erscheint,

b) wenn die Operation abgelehnt wird.

Die Pessarbehandlung ist ein schlechter Ersatz für eine Operation und keine „Behandlung" einer Genitalsenkung. Allerdings kann ein Pessar ausnahmsweise auch einmal eine Behandlung bedeuten, nämlich dann, wenn es vorübergehend nach einer Geburt wegen Senkung infolge mangelhafter Rückbildung eingelegt wird.

Formen der Prolapspessare: Sie sind alle ring- oder schalenartig konstruiert.

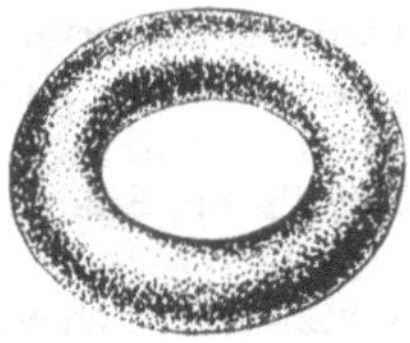

Abb. 61. Einfaches Ringpessar

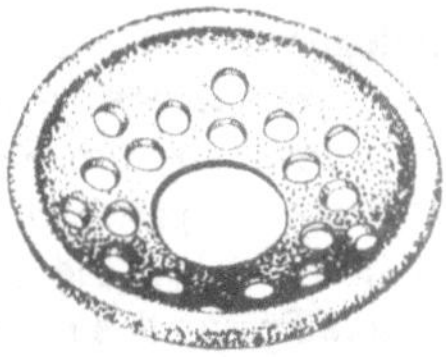

Abb. 62. Schalenpessar = Siebpessar nach *Schatz*

Die verschiedenen Größen der Pessare werden in Zahlen (= Zentimeterlänge des Durchmessers) angegeben.

Vorbedingungen für die Pessartherapie

1. Die Levatorenschenkel dürfen nicht so weit auseinander stehen, daß das eingeführte Pessar auf ihnen keine Stütze findet. Die Prolapspessare werden nach Einführung dadurch in ihrer Lage gehalten, daß sie auf den noch erhaltenen Rändern der Levatorenschenkel seitlich aufliegen und sich dort abstützen *(Abb. 63)*. Je weiter die Levatorenschenkel auseinanderstehen, je größer also die Hiatusöffnung ist, um so größer muß der einzuführende Ring sein.

2. Der Uterus muß in Anteflektionshaltung zu bringen sein. Ein retroflektierter Uterus deszendiert trotz des Pessars (S. 308).

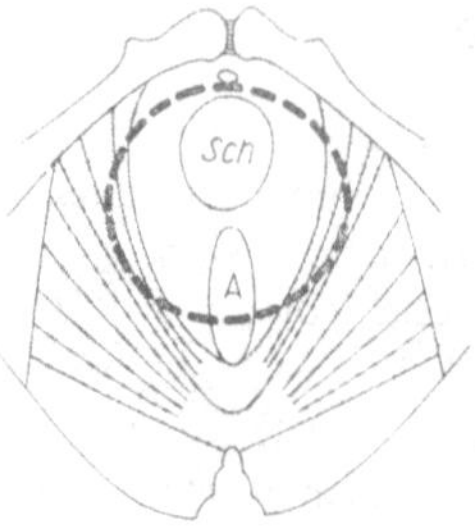

Abb. 63. Pessartherapie: Das Pessar muß so groß sein, daß es sich auf den Rändern der auseinandergewichenen Levatorenschenkel abstützen kann

3. Jede hochgradige Elongatio colli verhindert den Pessareffekt.

Anpassen des Pessars: Der wichtigste Punkt ist die Wahl der richtigen Größe des Pessars.

Faustregel:
Je **kleiner** das Pessar, **um so besser** für die Trägerin!
Dasjenige **kleinste** Pessar ist das beste,
das den in seine normale Lage gebrachten Uterus in dieser Lage hält.

Nach Einlegen des Pessars darf die Frau auch nicht das geringste von ihrem Pessar verspüren. Glaubt man, ein passendes Pessar eingeführt zu haben, so läßt man die Patientin im Behandlungszimmer herumlaufen, sich breit hinsetzen, in die Hocke gehen, usw. Tritt dann kein Gefühl der Spannung in der Scheide, kein Druck auf die Blase auf, fällt das Pessar auch nicht heraus, so ist das eingeführte Pessar das richtige. Ich bestelle jede Patientin nach erstmaligem Einlegen 8 Tage später zur Kontrolle. Fällt der Ring bei diesen Probebewegungen oder später zu Hause bei der Defäkation heraus, so muß er durch einen etwas größeren ersetzt werden.

Einführen des Pessars: Man setzt das Pessar bei der auf dem Untersuchungsstuhl liegenden Frau zunächst in die Vulva ein, und zwar so, daß sein hinterer Teil der hinteren Kommissur aufsitzt, sein vorderer Teil aber links oder rechts **neben** der Harnröhre liegt. Anderenfalls drückt der harte Pessarrand beim Einführen auf den hochempfindlichen Harnröhrenwulst. Daher

Ein Pessar muß im **schrägen** Durchmesser der Vulva eingeführt werden!
Tut man das nicht, so kommt die Frau ein zweites Mal nicht wieder.

Um das Pessar weiter einzuführen, drückt man den Damm mit dem Pessar **kräftig fußbodenwärts** (wodurch der Hiatus in Längsrichtung verlängert wird) und läßt das Pessar in die Scheide hineingleiten.

Herausnehmen des Pessars: Auf zwei Dinge kommt es an: Die Patientin muß auf Kommando kräftig pressen, und das Pessar darf niemals mit einem einzigen kontinuierlichen Zug ohne Pause herausgezogen werden. Sondern:

Beim ersten Pressen wird das Pessar mit einem oder mit zwei Fingern in der Scheide schräg gestellt. Pause. Beim zweiten Pressenlassen den Ring in dieser Stellung dammwärts ziehen. Mit zwei oder drei weiteren Zügen und eingelegten **Pausen** wird dann das Pessar in der Führungslinie geboren. Wenn man einige Erfahrung hat, braucht man überhaupt nicht zu ziehen, sondern den Ring nur zu führen, die Frau drückt dann den Ring allein heraus.

Nachteile des Pessars: Pessare sind **Fremdkörper** und machen **Reizerscheinungen:** Fluor und Dekubitusgeschwüre. Krebsentstehung auf dem Boden eines Dekubitalgeschwürs wird gelegentlich beobachtet. Die Nachteile können nur vermieden werden, wenn eine **Pessarhygiene** beachtet wird. Insbesondere ist die Patientin anzuweisen, zu Hause zwei- bis dreimal wöchentlich Spülungen mit Kamillentee **(nicht mit Wasser,** auch nicht mit einem Desinfektionsmittel!) zu machen.

Pessarträgerinnen müssen alle 4—6 Wochen untersucht werden!

Dabei **Pessarwechsel** mit Reinigung des herausgenommenen Pessars. Genaue **Kontrolle der Scheide** (besonders der Druckflächen) und der Portio. Bei Feststellung eines Druckgeschwürs darf das Pessar für einige Wochen nicht getragen werden.

Behandlung des Dekubitusgeschwürs: Am schnellsten und sichersten kommt man mit der kombinierten **Östrogenbehandlung** zum Ziel (S. 42). Zwischendurch kann man auch Scheidenbäder mit **Albothyl** (1:4 oder 1:3) machen und gelegentlich auch einmal **Bepanthensalben**-Tampons einführen.

Lange Zeit nicht gewechselte Pessare können einwachsen und müssen operativ durch Zerstückelung entfernt werden.

2. Dondrenbehandlung
(sog. Sklerotherapie)

Bei Patientinnen, bei denen eine Pessarbehandlung indiziert ist, kann man auch eine Dondrenbehandlung durchführen. Dondren ist ein Mineralöl, das bei Injektion eine blande Entzündung mit anschließender Bindegewebs- und Narbenbildung hervorruft. Injektionen von Dondren sind zu gynäkologischen Zwecken zuerst von *Manstein* und *Hajek* ausgeführt worden.

Spritzt man Dondren seitlich in die Ligg. cardinalia, so kommt es im Verlauf von etwa zwei Wochen zu einer deutlich tastbaren **narbig-knotigen Verschwielung des seitlichen Bindegewebsapparates des Uterus,** wodurch auf den Uterus ein erheblicher und meßbarer raffender Zug nach oben ausgeübt wird. Im Verlauf von Wochen nehmen die Senkungsbeschwerden in der Regel erheblich ab oder verschwinden vollständig.

Technik der Dondreninjektion: Die Injektionen können ambulant in der Sprechstunde ausgeführt werden. Aufziehen von 1,0 ccm Dondren. Lagerung der Patientin auf dem Untersuchungsstuhl. Desinfektion von Vulva und Scheide. Armierung der Spritze mit einer dünnen, etwa 12 cm langen Kanüle. Man kann mit Hilfe von Spiegeln unter Sicht, man kann aber auch ohnedem, „blind" injizieren. Ich ziehe das blinde Eingehen vor, schiebe zwei Finger der linken Hand zwischen Portio und Beckenwand und taste mir die linken Ligg. cardinalia an der Zervix ab. Die geeignete Injektionsstelle liegt etwa $^1/_2$—1 Finger breit neben dem Kollum bei der 9 des Uhrzeigers. Injektion von 0,5 ccm Dondren etwa 5—6 mm tief in diese Stelle. Gleiches Vorgehen auf der anderen Seite. Es empfiehlt sich, der Frau nach der Injektion ein vorher angepaßtes Pessar einzuführen und während der ganzen Dauer der Dondrenbehandlung, d.h. also 3—4 Wochen lang liegen zu lassen. Am Injektionstage soll die Patientin Bettruhe halten. Die Injektion wird drei bis vier Wochen lang wöchentlich einmal wiederholt.

Neuerdings ist von *Mink* (Zbl. Gynäk. 83 [1961], 683) empfohlen worden, Dondren mit Hyaluronidase zu mischen. Man braucht dann weniger Dondren zu nehmen und erhält eine gleichmäßigere und raschere Verteilung.

3. Gymnastik

Die Gymnastik als Behandlungsverfahren bei Genitalsenkungen hat nur bei **leichten** Fällen Aussicht auf Erfolg und stellt in den meisten Fällen nur einen Versuch dar. Die regelmäßige morgendliche Gymnastik ist aber ein ganz ausgezeichnetes Mittel, dem Erschlaffungszustand der Beckenbodenmuskulatur vorzubeugen = Gymnastik als **Prophylaxe** der Genitalsenkungen. Besonders zu empfehlen ist die sog. Hockergymnastik (s. die Lehrbücher von *Noack-Sommer* und *Kohlrausch-Leube*.

Prophylaxe der Genitalsenkungen

Schwangerschaftsgymnastik, Geburten nicht zu schnell aufeinander folgen lassen! **Vernünftige Geburtsleitung!** Lieber eine Episiotomie machen, als den Kopf so lange in der Scheide stehen zu lassen, bis der Beckenboden ausgewalzt ist!

Schonung im Wochenbett! Keine zu frühe körperliche Belastung der Frau. Nicht zu früh aufstehen lassen! Nicht vor Ablauf von 6—8 Wochen schwere körperliche Arbeit verrichten lassen!

Gezielte Wochenbettgymnastik zur Kräftigung der Beckenbodenmuskulatur und der Bauchdecken! Behandlung der Retroflexio eines schlecht zurückentwickelten, großen Uterus durch Hodge- oder Fritsch-Pessar.

„Bindegewebsschwächlinge", also Frauen mit einer Insuffizienz des gesamten Stützgewebes (Senk- und Plattfüße, Hernien, Varizen, Hämorrhoiden usw.) vor schwerer körperlicher Arbeit bewahren! Bei Fett-, Hängeleib oder schlaffen Bauchdecken gut sitzende **Leibbinde!** Sie tut oft Wunder! Es werden nicht nur die intraabdominalen Druckverhältnisse verbessert, sondern sie gibt der Patientin ein befriedigendes Gefühl der Festigkeit.

11. KAPITEL

Ovarialtumoren

Ovarialzysten

Man präge sich nachdrücklichst ein, daß zwischen **Ovarialzysten und echten Ovarialtumoren streng zu unterscheiden ist.** Das ist nicht nur pathologisch-anatomisch, sondern auch praktisch-klinisch sehr wichtig.

Das ihnen Gemeinsame ist die äußere Form und in vielen Fällen auch die Konsistenz. Daher kann man bei der gynäkologischen Untersuchung die Zyste meist nicht vom echten Ovarialtumor unterscheiden.

Das, was beide grundsätzlich unterscheidet, ist folgendes: Die Ovarialzysten entstehen und vergrößern sich in der Hauptsache durch **Sekretion** in präformierte Hohlräume (z.B. in Eierstocksfollikel). Das Sekret wird zurückgehalten, **retiniert**, es entstehen **Retentionszysten.** Solange die Sekretion anhält, nimmt die Größe der Zyste zu (Auftreibung durch den Innendruck der Flüssigkeit). Hört die Sekretion auf, so hört auch die Vergrößerung der Zyste auf.

Das Kennzeichen der **echten** Geschwülste (= **Blastome**), hier also der **echten** Ovarialtumoren, ist die **Zellwucherung. Echte** Geschwülste entstehen und vergrößern sich durch dauernde Vermehrung ihrer **Zellen.** Die Art dieser Zellwucherung (langsam, schnell, nicht invasiv, invasiv) ist selbständigen (= „autonomen") Wachstumsgesetzen unterworfen. Daß bei den echten Geschwülsten sekundär oft auch die Sekretion eine Rolle spielt, hat mit dieser grundsätzlichen Unterscheidung nichts zu tun.

Einteilung der Ovarialzysten = Retentionszysten

1. Polyzystische Ovarien = Kleinzystische Degeneration des Ovars,
2. Follikelzysten,
3. Corpus-luteum-Zysten und Luteinzysten,
4. Teer- oder Schokoladenzysten.

Anhang: Zysten des Parovariums (= Epoophoron) = Parovarialzysten.

1. Polyzystische Ovarien = Kleinzystische Degeneration des Ovars

(Abb. 1)

Doppelseitige Vergrößerung der Ovarien auf das Zwei- bis Dreifache (bis etwa Hühnereigröße). Die Oberfläche sieht weißlich-grau aus. Die Kapsel (Tunica albuginea), durch die einige kleine Zysten bläulich hindurchschimmern, ist verdickt. Auf dem Querschnitt des Ovars *(Abb. 1)* sieht man zahlreiche kleine (stecknadelkopf- bis kirschkern- und kirschgroße) Zysten. Corpora lutea fehlen.

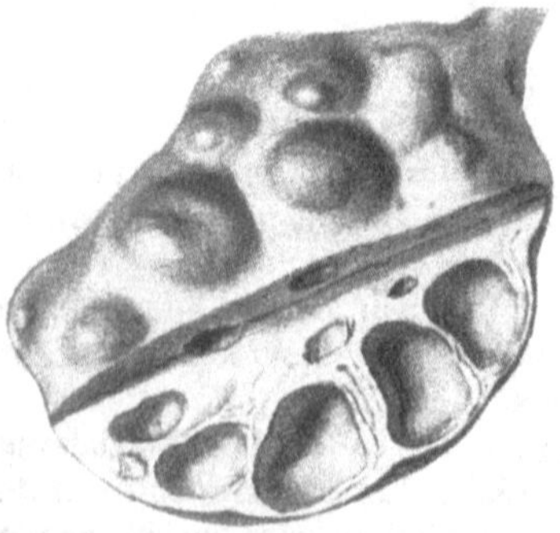

Abb. 1. Polyzystisches Ovar

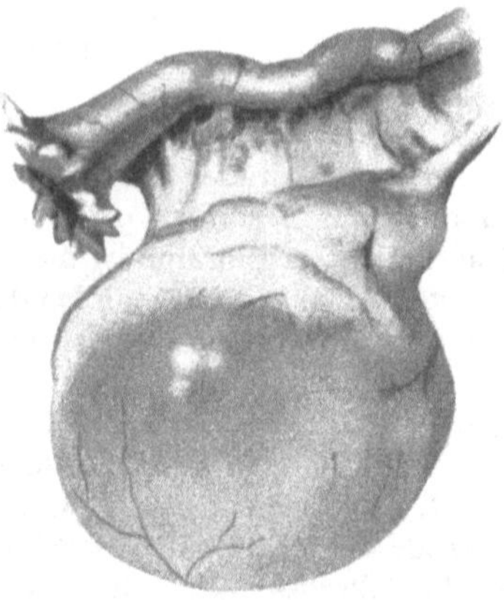

Abb. 2. Follikelzyste

Polyzystische Ovarien beobachtet man unter den **verschiedensten** Umständen.

Das Zusammentreffen von **polyzystischen Ovarien** mit **Amenorrhoe, Sterilität** und **maskulinem Typus,** z. T. mit Hirsutismus (männliche Körper- und Gesichtsbehaarung) bezeichnet man als **Stein-Leventhal-Syndrom** (1935).

Therapie: Keilexzision aus beiden Ovarien mit Entfernung der verdickten Tunica albuginea. Weiteres siehe unter *Stein-Leventhal*-Syndrom (S. 450).

2. Follikelzysten

(Abb. 2)

Wenn ein herangereifter Graafscher Follikel im Ovar anstatt zu springen und sein Ei abzugeben, **nicht springt** und andererseits weiter **Flüssigkeit produziert,** dann hat das zwei Folgen:

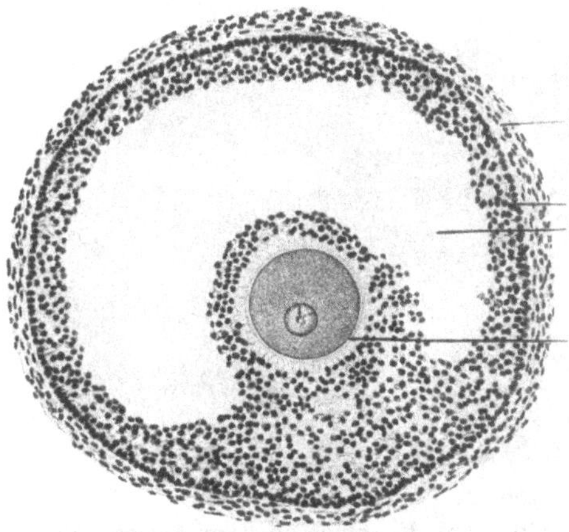

Abb. 3. Zur Repetition: Reifer Graafscher Follikel (nach *Stieve*)

1. Der zystische Hohlraum wird durch Sekretion aufgetrieben = es entsteht eine **Follikelzyste** *(Abb. 2)*. Follikelzysten haben meist einen Durchmesser von 2—4 cm, manchmal erreichen sie aber auch Apfel- bis Faustgröße.

2. Durch den zunehmenden Innendruck werden das Granulosagewebe und die Theka interna atrophisch. Die **Östrogenproduktion** wird nach und nach **eingestellt** (S. 416). Zur Repetition: Aufbau des reifen Follikels kurz vor dem Sprung, *Abb. 3.*

3. Corpus luteum-Zysten

= Gelbkörperzysten *(Abb. 4)*

Die Corpus luteum-Zysten nehmen ihren Ausgang meist von Corpus luteum-**Hämatomen,** die beim „Überschießen" in der normalen Vaskularisationsphase der Gelbkörper gelegentlich zu beobachten sind *(Novak)*. Wenn das Blut **resorbiert** worden ist, bleibt eine mit wasserklarer oder leicht blutiger Flüssigkeit gefüllte Zyste zurück = **Corpus luteum-Zyste** *(Abb. 4)*. Wird dagegen das Blut teerartig eingedickt, so spricht man von Corpus luteum-Teerzyste.

Kaum zu unterscheiden von diesen sind die sog. **Luteinzysten** *(Abb. 5)*. Sie entstehen nicht wie die Corpus luteum-Zysten aus einem echten Corpus luteum, sondern aus einem Corpus luteum atreticum, d. h. aus einem **nicht**

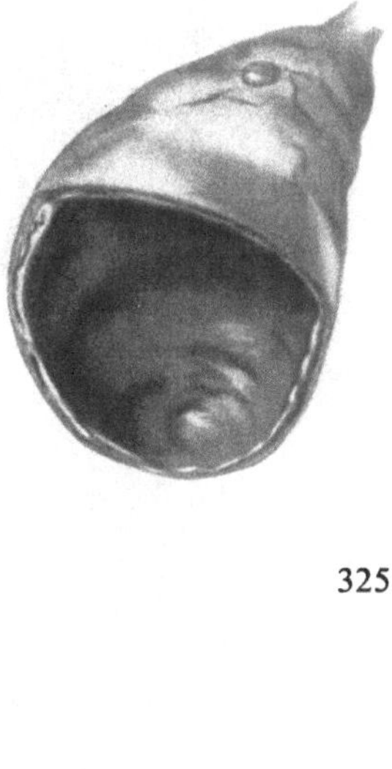

Abb. 4. Corpus luteum-Zyste

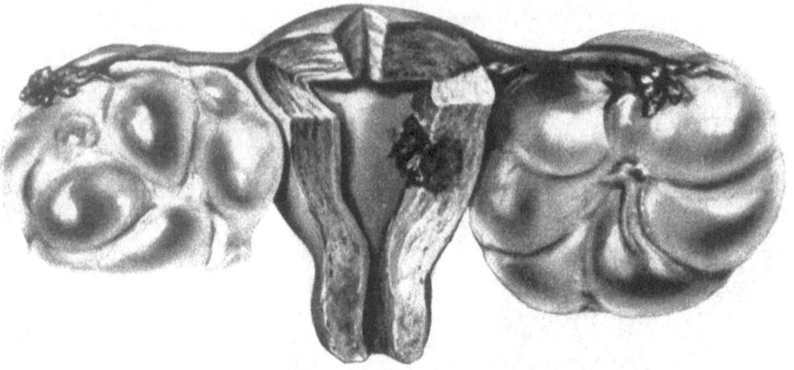

Abb. 5.
Beidseitige Luteinzysten bei Chorionepitheliom. Kommen auch bei Blasenmole vor

gesprungenen Follikel, der sich während der Schwangerschaft entwickelt hat und dessen Granulosazellen (nach *Gögl* und *Lang* sind es die Zellen der Theca interna) **luteinisiert** worden sind. Luteinzysten finden sich (fast immer doppelseitig) vor allem bei **Blasenmole** *(W. Stoeckel)*. Nach Entfernung der Blasenmole bilden sie sich spontan zurück.

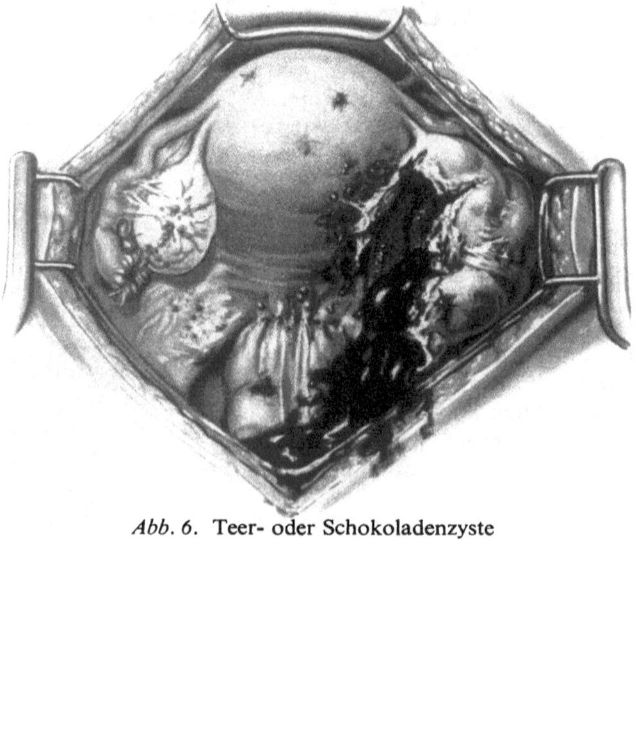

Abb. 6. Teer- oder Schokoladenzyste

4. Teer- oder Schokoladenzysten

(Abb. 6)

Zystische Hohlräume in den Ovarien (meist beidseitig), die mit teer- oder schokoladeartig zersetztem Blut angefüllt sind. Sie können Kleinfaustgröße erreichen. Es handelt sich entweder um **endometrioide Zysten** (S. 171) oder um alte **Follikel-** oder **Corpus luteum-Zysten**, in die es hinein blutete.

ANHANG

Parovarialzysten = Epoophoronzysten

(Abb. 7)

Parovarialzysten imponieren bei der Untersuchung als Ovarialzysten, haben aber mit dem Ovar nichts zu tun. Sie gehen nicht vom Eierstock, sondern vom **Nebeneierstock = Parovarium = Epoophoron** *(Abb. 8* und *9)* aus.

Das Parovarium = Epoophoron ist der Rest der Urniere. Es liegt unterhalb der Tube zwischen den beiden Blättern der Mesosalpinx (= Teile des Lig.

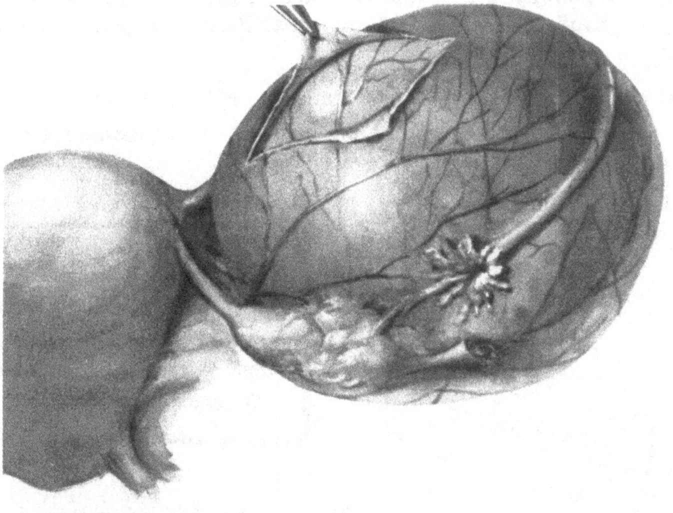

Abb. 7. Parovarialzyste = Epoophoronzyste. Man beachte die sich überkreuzenden Gefäße und das Ovar am hinteren Pol der Zyste

latum = Plica lata, s. *Abb. 8* und *9)*, also zwischen Tube und Ovar. Das Epoophoron besteht aus mehreren kammzinkenähnlich angeordneten Kanälchen, die mit Epithel ausgekleidet sind. Sezerniert dieses Epithel, so kommt es zur Auftreibung eines solchen Kanälchens, also zu einer Zyste = **Parovarialzyste** *(Abb. 7)*.

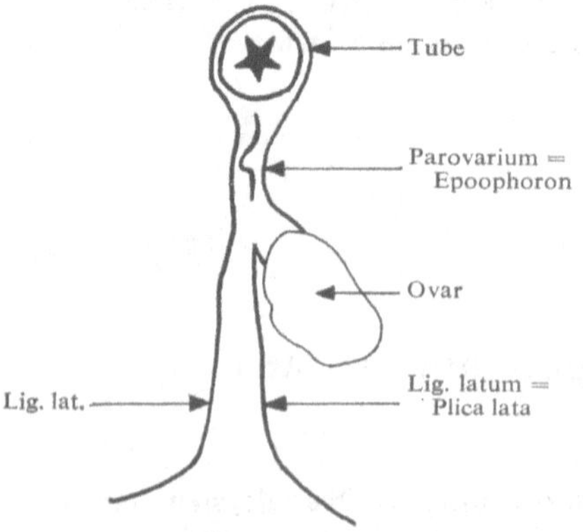

Abb. 8.

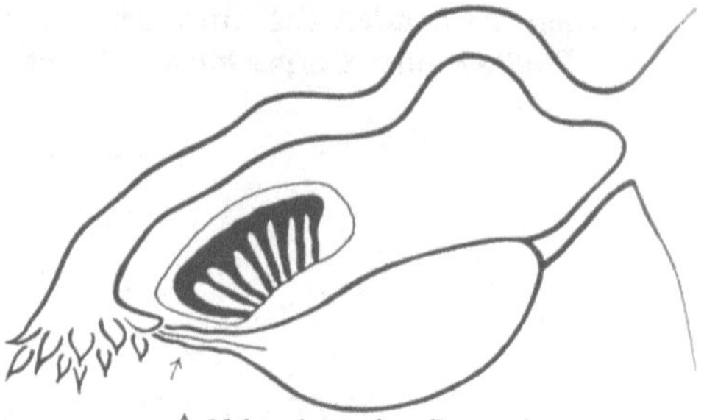

Abb. 9.

Abb. 8 und *9*. Anatomie des Nebeneierstockes = Parovarium (Epoophoron): Er liegt unterhalb der Tube zwischen den beiden Blättern der Mesosalpinx

Die meist einkammerigen Zysten können sehr groß werden. Sie sind gutartig und ziemlich häufig. Die kleinste Form einer Parovarialzyste ist die gestielte Hydatide.

Drei Kennzeichen der Parovarialzysten bei offenem Bauch:

1. Da eine Parovarialzyste nur **zwischen** den beiden Blättern der Mesosalpinx liegen kann, ist jede Parovarialzyste eine **intraligamentäre** Zyste (s. *Abb. 10*).

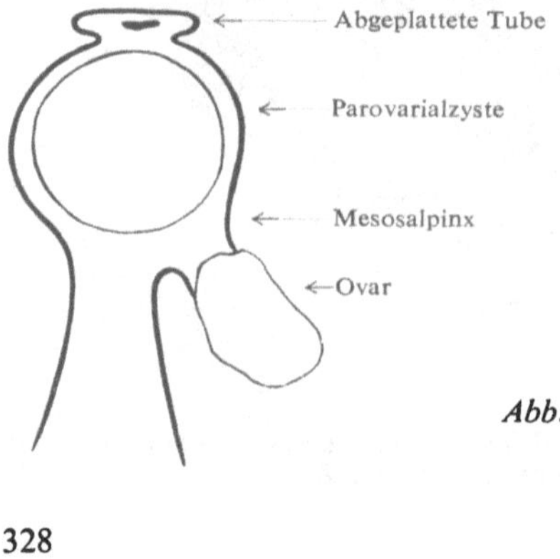

Parovarialzysten liegen **immer intraligamentär** und verschieben daher den Uterus nach der entgegengesetzten Seite.

Abb. 10. Lage der Parovarialzyste zwischen den beiden Blättern der Mesosalpinx

2. An jeder Parovarialzyste finden sich **zwei selbständige Gefäßnetze**, nämlich die Eigengefäße der Zyste und die Gefäße der deckenden Mesosalpinxblätter (= Peritoneum). Die beiden Gefäßnetze **überkreuzen** sich *(Abb. 7)*.

Überkreuzung der Gefäße ist typisch für die Parovarialzyste.

3. An der Zyste haftet der unveränderte **Eierstock** (gewöhnlich am **hinteren** Pol der Zyste) *(Abb. 7)*.

Parovarialzysten sind oft lang **gestielt. Stieldrehungen kommen daher häufig vor.**

Die Unterscheidung einer Parovarialzyste von einer Ovarialzyste ist durch die gynäkologische Untersuchung nur selten möglich. Man müßte den Eierstock neben der Zyste isoliert heraustasten, was aber natürlich nur in sehr seltenen Fällen gelingt. Erst bei der Operation erkennt man den wahren Sachverhalt.

Therapie der Ovarialzysten und Parovarialzysten

Alle diese Zysten werden grundsätzlich operiert, und zwar aus zwei Gründen:

1. kann man sie klinisch nicht von echten Ovarialtumoren unterscheiden.

Die Unterscheidung einer Ovarialzyste oder einer Parovarialzyste von einem echten Ovarialtumor (Blastom) ist klinisch nicht möglich.

Da aber jeder echte Ovarialtumor aus verschiedenen Gründen **operiert** werden **muß** (S. 364), muß auch jede Zyste operiert werden.

2. besteht auch bei allen größeren Zysten die Gefahr der **Stieldrehung** (S. 358), der **Einklemmung** (S. 360) und der **Ruptur** (S. 361) wie bei den echten Ovarialtumoren.

Echte Ovarialtumoren (Blastome)

Die Ovarialtumoren zeigen einen sehr unterschiedlichen Aufbau. Eine systematische Einteilung zu geben, die zugleich didaktisch befriedigt, ist nicht leicht.

Eine erste grobe Einteilung auf Grund des geweblichen Aufbaus ist die in drei große Gruppen:

Ovarialtumoren

I. Epitheliale Tumoren

II. Bindegewebige Tumoren

III. Embryonale Tumoren = Teratome
(= aus Keimanlagen entstandene Geschwülste).

Ein Teil der Geschwülste dieser Tabelle erzeugt Hormone, und zwar meist entweder Östrogene oder Androgene. Die hormonbildenden Tumoren sind von praktischer Wichtigkeit. Wir haben sie in einer besonderen Übersicht zusammengestellt (S. 352).

I. Einteilung und Besprechung der häufigsten epithelialen Ovarialtumoren

Die epithelialen Tumoren machen über

70% aller Ovarialtumoren

aus. Sie stellen somit die weitaus größte Gruppe der Ovarialtumoren dar. In neuester Zeit (1961) hat das Krebskomitee der Internationalen Föderation der Gynäkologen und Geburtshelfer einen Vorschlag zur Einteilung der wichtigsten epithelialen Ovarialtumoren gemacht, der im folgenden wiedergegeben wird.

I. Epitheliale Ovarialtumoren

1. Seröse Kystome
2. Muzinöse Kystome
3. Endometrioide Tumoren
4. Undifferenzierte Karzinome.

Die Einteilung im einzelnen:

1. Seröse Kystome

a) Benigne seröse papilläre Kystadenome

b) Proliferierende seröse papilläre Kystadenome ohne Stromainvasion (möglicherweise maligne)

c) Seröse Kystadeno-Karzinome (alle Malignitätsgrade).

2. Muzinöse Kystome

a) Benigne muzinöse Kystadenome

b) Proliferierende muzinöse Kystadenome ohne Stromainvasion (möglicherweise maligne)

c) Muzinöse Kystadenokarzinome (alle Malignitätsgrade)

3. Endometrioide Tumoren

a) ... (Diese Spalte wurde freigelassen, da es bisher nicht gelang, eine Einigung darüber zu erzielen, ob einige Fälle von ovarieller Endometriose als wirkliche Tumoren zu betrachten sind oder alle versprengtes bzw. ektopisches Endometrium darstellen.)

b) Proliferierende endometrioide Adenome und Kystadenome (möglicherweise maligne)

c) Endometrioide Adenokarzinome (alle Malignitätsgrade)

4. Undifferenzierte Karzinome

(Zuordnung zu normalen Zelltypen unmöglich)

1. Gruppe der epithelialen Tumoren: Seröse Kystome

1a) Benigne seröse papilläre Kystadenome

(Abb. 11 und *12)*

Frühere Bezeichnungen: Papilläres Kystom = Kystoma serosum papillare, sog. „Flimmerepithelkystom")

Charakteristik: Meist doppelseitig, oft intraligamentär, starke Neigung zur Verkrebsung und Aussaat in die Bauchhöhle („Potentielle Malignität", *Borst*).

Häufigkeit: 15—20%.

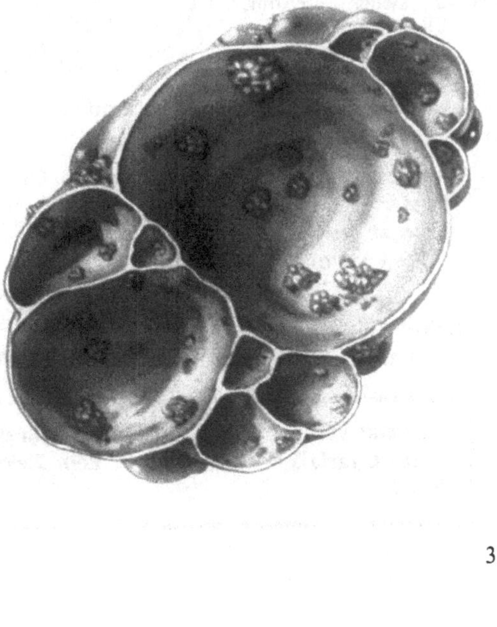

Abb. 11. Benignes seröses papilläres Kystadenom (Gruppe 1a), früher meist als papilläresFlimmerepithelkystom bezeichnet. Auf dem Schnitt sieht man die inneren und äußeren papillären Exkreszenzen

Größe: Faust-, kindskopf- bis mannskopfgroß, selten größer; werden meist nicht so groß wie die muzinösen Kystome.

Oberfläche: Teils glatt, teils unregelmäßig höckrig, grauweißlich, meist ist die Wand dünn.

Aufbau: Gewöhnlich findet man ein großes Hauptkystom und nicht sehr zahlreiche kleine Nebenkystome. Die Innenflächen der Kystome sind teils glatt, teils mit zottig-papillären Wucherungen bedeckt *(Abb. 11)*. Die papillären Wucherungen können den ganzen Hohlraum eines Kystoms ausfüllen und bei weiterem Wuchern die äußere Wand durchbrechen *(Abb. 11)*.

Inhalt: Wasserklare bis leicht gelbliche **seröse** Flüssigkeit (daher seröses Kystadenom).

Histologie: Die Papillen tragen zylindrisches Epithel teils mit, teils ohne Zilien („Flimmerepithelkystom"), *Abb. 12*.

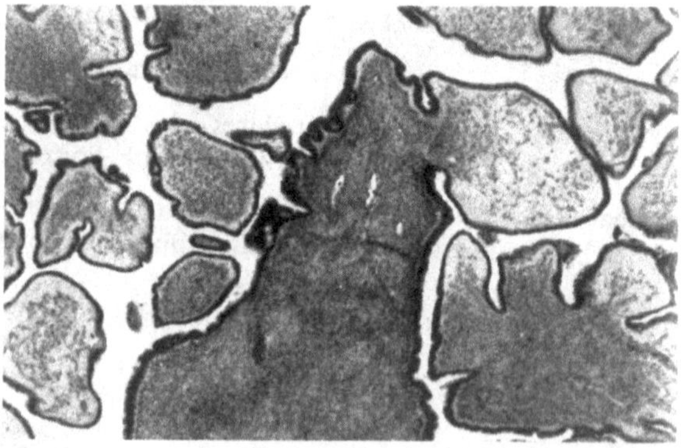

Abb. 12.
Histologie zu *Abb. 11:* Benignes seröses papilläres Kystadenom (kopfgroß, mehrkammerig). Der Epithelüberzug ist einfach kubisch, stellenweise mit Flimmerbesatz

Besonderheiten: Verwachsungen mit der Umgebung häufig, **daher Stieldrehungen relativ selten.**

Aszites nicht selten, findet sich bes. bei Oberflächenpapillomen (s. unter 1 b).
Ruptur (viel häufiger als bei allen anderen gutartigen Kystomen).
Aussaat von (gutartigen) papillären Wucherungen in die Bauchhöhle
kommt vor: 1. bei Ruptur
2. beim Oberflächenpapillom (s. unter 1 b)

Merke: Die Einpflanzung von papillären Wucherungen in die Bauchhöhle und ins Bauchfell kommt auch bei sicher **gutartigen** papillären Kystomen vor.

Aussaat von papillären Wucherungen in die Bauchhöhle bei papillären Ovarialkystomen braucht kein Zeichen von Bösartigkeit zu sein!

So gibt es zahlreiche Beispiele dafür, daß nach Entfernung von papillären Kystomen zurückgelassene Wucherungen in der Bauchhöhle bei später vorgenommenen Relaparotomien **nicht wiedergefunden** wurden.

Wir kennen in der Pathologie des weiblichen Genitales insgesamt drei **histologisch gutartige** Vorgänge, die mit einem expansiven und infiltrativen Wachstum einhergehen, wie man es sonst nur bei bösartigen Geschwülsten beobachtet, nämlich

1. die **Endometriose** (S. 161),
2. das **Pseudomyxoma peritonei** (S. 337),
3. das **papilläre Ovarialkystom** (S. 331).

Andererseits ist aber stets im Auge zu behalten:

Fast die Hälfte aller papillären Kystadenome entartet karzinomatös = Gruppe 1c (S. 334).

Man muß also immer bedenken, daß eine solche Aussaat in die freie Bauchhöhle zwar gutartig sein **kann**, aber nicht sein muß! Bei der Neigung dieser Geschwülste zur Verkrebsung ist die Wahrscheinlichkeit, daß es sich um ein Malignom handelt, groß. Man muß ferner wissen, daß die makroskopische Unterscheidung zwischen einem gut- und einem bösartigen Kystom gar nicht leicht ist, ja oft gar nicht möglich ist. Wenn man bei einer **Operation,** also beim offenen Bauch, eine Geschwulst wie die in *Abb. 11* findet, so kann die Entscheidung nicht schwer fallen:

Aus Gründen der Sicherheit muß man bei allen papillären Kystomen ausnahmslos radikal operieren!

1b) Proliferierende seröse papilläre Kystadenome ohne Stromainvasion (möglicherweise maligne)

(Abb. 13 und *14)*

Der oben genannten Kommission erschien es ratsam, diese „intermediäre Gruppe zwischen den offenkundig gutartigen und offenkundig bösartigen Tumoren" einzuführen. In diese Gruppe sollen alle die Fälle eingeordnet werden, die man als „Grenzfälle" oder „möglicherweise maligne" Neoplasmen bezeichnen kann. Das Epithel der Ovarialtumoren dieser Gruppe darf zwei und mehr Lagen aufweisen. Die Epithelzellen dürfen auch mehr oder weniger deutliche Kernanomalien zeigen, **jedoch dürfen keinerlei Anzeichen eines infiltrativen und destruierenden Wachstums in das Stroma hinein bestehen.**

Seröse papilläre Kystadenome neigen besonders zu **proliferativem** Wachstum. Sie können so **üppig wuchern,** daß große Hohlräume mit **blumenkohlartigen** Massen ganz ausgefüllt sind. Diejenigen papillären Geschwulstteile, die die Wand des Kystoms durchbrochen haben, wuchern gern oberflächlich weiter =

Oberflächenpapillom

(Abb. 13)

Oberflächenpapillome können aber auch primär auf der Oberfläche des Ovars entstehen. Sie sind der morphologische Ausdruck einer ausgesprochenen

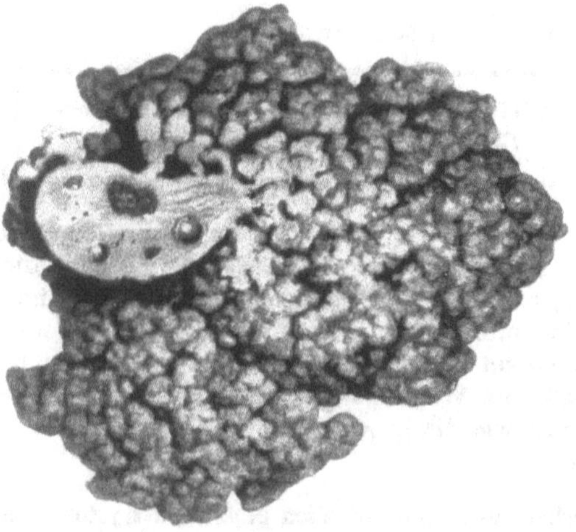

Abb. 13. Proliferierendes seröses papilläres Kystadenom (ohne Stromainvasion). Möglicherweise maligne (Gruppe 1 b)

proliferativen Tendenz. Die Eierstöcke bzw. das Kystadenom sind rundherum dicht und massig mit pelzigen Zotten besetzt *(Abb. 13)*, wodurch kindskopfgroße, rötliche, weiche Geschwülste entstehen.

Oberflächenpapillome machen meist starken **Aszites.**

1c) Seröse Kystadeno-Karzinome

(alle Malignitätsgrade) *(Abb. 14* und *15)*

Die große klinische Bedeutung dieser Gruppe ergibt sich aus folgender Tatsache:

Fast die Hälfte aller zunächst benignen serösen papillären Kystadenome entartet karzinomatös!

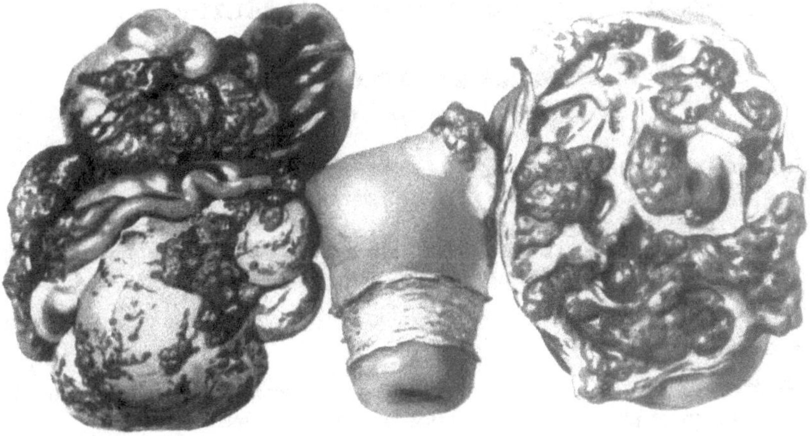

Abb. 14. Seröses Kystadeno-Karzinom (Gruppe 1c) = Verkrebstes seröses papilläres Kystadenom

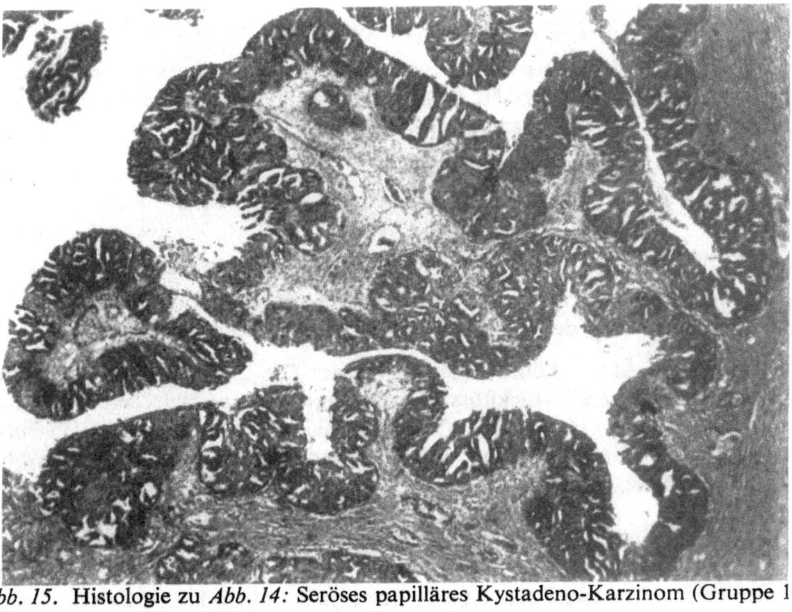

Abb. 15. Histologie zu *Abb. 14:* Seröses papilläres Kystadeno-Karzinom (Gruppe 1c)

2. Gruppe der epithelialen Tumoren: Muzinöse Kystome

2a) Benigne muzinöse Kystadenome

(Abb. 16—18)

(Frühere Bezeichnungen: Glanduläres Kystom = Pseudomuzinkystom = Kystadenoma pseudomucinosum glandulare)

Häufigkeit: Rund zwei Drittel aller echten Ovarialtumoren und damit häufigster aller gutartigen Ovarialtumoren.

Oberfläche: Glatt oder grobhöckrig *(Abb. 16)* mit oft sehr dünner Tumorwand.

Größe: Können enorm groß werden. Ausbildung von Riesenkystomen, die man bei keinem anderen Ovarialtumor zu sehen bekommt.

Aufbau: Vielkammerig *(Abb. 17)*, oft aus zahllosen kleineren und größeren Zysten zusammengesetzt. Die Zysten entstehen aus kleinen drüsigen Hohlräumen in der Wand des Kystoms. — Wachstum des Kystoms erfolgt durch immer neu sich bildende Tochterzysten. Beim Platzen der Zwischenwände entstehen größere Hohlräume. Auf dem Querschnitt hat der Tumor eine wabenartige Struktur *(Abb. 17)*.

Innenfläche: Meist glatt, selten mit feinen Warzen besetzt.

Histologisch: Alle Zysten tragen ein einfaches schleimerzeugendes Zylinderzellenepithel *(Abb. 18)*, das oft dem der Zervix oder des Dickdarms gleicht („Schleimzellen"). Basalständiger kleiner Kern.

Inhalt der Zysten: Sehr wechselnd; schleimige oder gallertige, geleeartige Masse.

Komplikationen:

1. Bei starkem Wachstum raumverdrängende Wirkung durch Ausfüllen der Bauchhöhle! Störung der Funktion des Darmes, des Ureters usw.

2. Größere Kystome können **platzen**. Folge: Die in großen Mengen in die Bauchhöhle austretenden dickflüssigen gallertigen Massen bedecken das Peritoneum parietale und viscerale breitflächig, so daß es wie von Froschlaich übersät aussieht. Mit den Gallertmassen gelangt auch losgerissenes Kystomgewebe, also lebensfähige, schleimerzeugende Epithelzellen, auf Därme, Netz und Bauchfell, wo es sich implantiert. Die Implantationsmetastasen haben die Fähigkeit, zu **Kystomen** von gleichem Bau wie das Muzinkystom auszuwachsen und tragen dann zur Vermehrung der in der Bauchhöhle gefundenen Schleimmassen bei. Die weitere Folge ist eine chronische Entzündung des Peritoneums

Abb. 16. ↓

Abb. 18.→ ←*Abb. 17.*

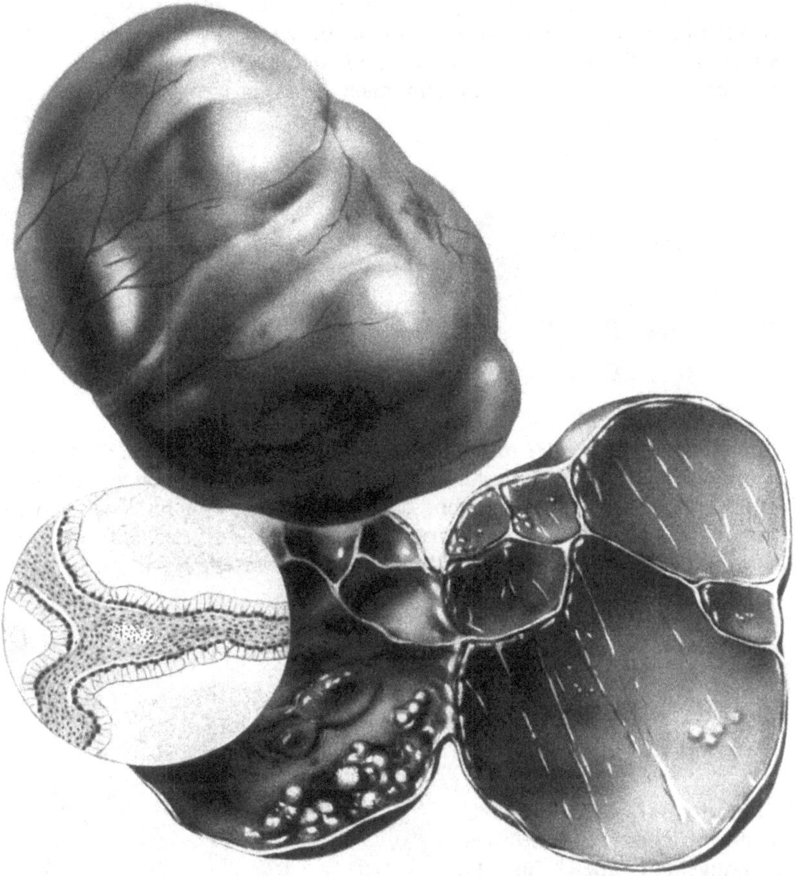

Abb. 16. Benignes muzinöses Kystadenom (Gruppe 2a); früher: Pseudomuzinkystom
Abb. 17. Dasselbe aufgeschnitten. Man sieht die wabenartige Struktur
Abb. 18. Histologie zu Abb. *16*

und Einwachsen von gefäßhaltigem Bindegewebe, wodurch die zentimeterdicken Gallert- und Tumormassen so fest mit dem Peritoneum verlötet werden, daß man sie überhaupt nicht mehr entfernen kann

= **Pseudomyxoma peritonei** = **Gallertbauch** *(Abb. 19)*,

der nach der neuen Nomenklatur als Myxoma peritonei zu bezeichnen ist. Beim Gallertbauch kommt es meist zur Ausbildung von „Riesenbäuchen".

Prognose: Das muzinöse Kystadenom ist histologisch eine **gutartige** Geschwulst. Karzinomatöse Entartung in 10% der Fälle, ganz im Gegensatz zu den serösen papillären Kystadenomen (1 a), die bis zu 50% verkrebsen. Kommt es jedoch zum Platzen des Kystoms und damit zur Ausbildung eines **Myxoma peritonei,** so treten Erscheinungen eines **bösartigen Leidens** auf:

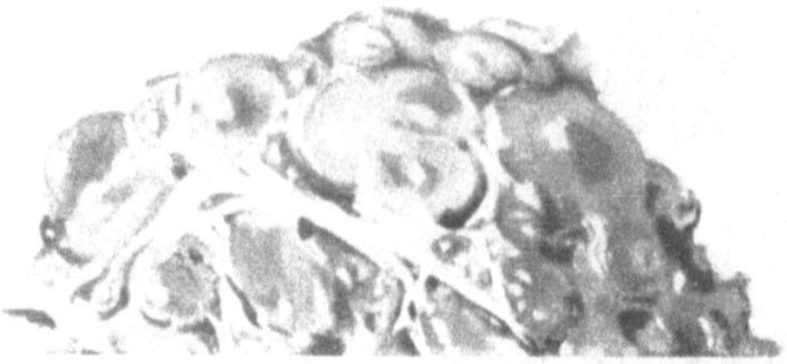

Abb. 19. Myxoma peritonei

Wachstum und Sekretion der implantierten Drüsenepithelien gehen auch nach Entfernung der Geschwulst langsam weiter. Es kommt schließlich zu so hochgradigen Verdrängungserscheinungen, daß die Patientinnen im Verlauf von (manchmal vielen) Jahren an Auszehrung (Nahrungsbedarf des Tumors) und Herz- und Kreislaufschwäche zugrunde gehen (= **„ovarielle Kachexie“**).

Therapie: S. 366.

2b) Proliferative muzinöse Kystadenome

Die unter 1 b (S. 333) gemachten grundsätzlichen Ausführungen gelten sinngemäß auch für die proliferativen muzinösen Kystadenome.

2c) Muzinöse Kystadeno-Karzinome

(alle Malignitätsgrade)

(*Abb. 20* und *21*)

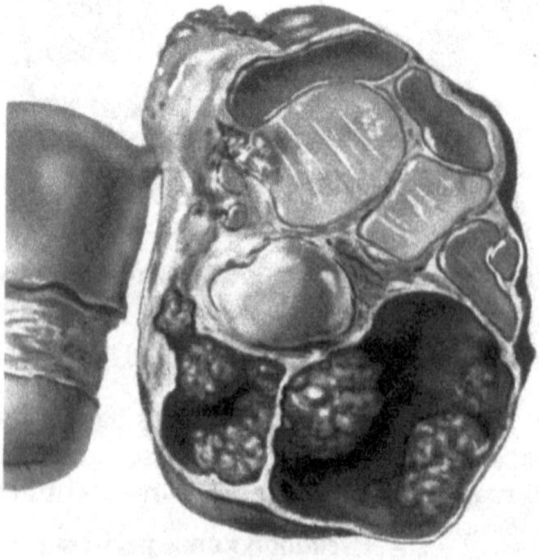

Abb. 20. Muzinöses Kystadeno-Karzinom (Gruppe 2c) = Verkrebstes Pseudomuzinkystom

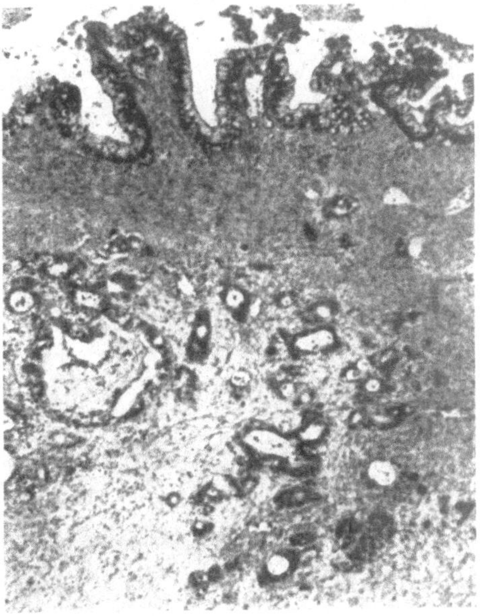

Abb. 21. Histologie zu *Abb. 20:* Muzinöses Kystadeno-Karzinom

3. Gruppe der epithelialen Tumoren: Endometrioide Tumoren

3a) und b) Endometrioide Kystadenome

= sog. Teer- oder Schokoladenzysten *(Abb. 22)*

Sowohl im Mark als auch in der Rinde des Eierstocks kommen Wucherungen vor, deren histologischer Bau dem von epithelialen Geschwülsten des **Endometriums** weitgehend **ähnelt.** Die Geschwülste werden daher auch als **„endometrioid"** bezeichnet. Die Ähnlichkeit ist nicht nur eine morphologische, sondern auch eine funktionelle. Die endometrioiden Wucherungen können sowohl an den zyklischen Veränderungen mit Funktionalisabstoßung und Blutung als auch an der dezidualen Umwandlung während der Schwangerschaft teilnehmen (S. 164). Es bilden sich mit Blut gefüllte Hohlräume, die sich zu Zysten mit schwarzbrauner oder schwärzlicher, teer- oder schokoladeartig eingedickter Flüssigkeit umwandeln *(Abb. 22* und *Abb. 6,* S. 326). Die zystischen Geschwülste (meist beidseitig) können kleinfaustgroß und größer werden. Für die Herkunft der endometrioiden Herde gibt es zwei Möglichkeiten: Entweder stammt das ortsfremde Endometrium aus der Gebärmutter oder es entsteht aus Zellbeständen im Ovar. Über diese Frage besteht keine einheitliche Auffassung (S. 331).

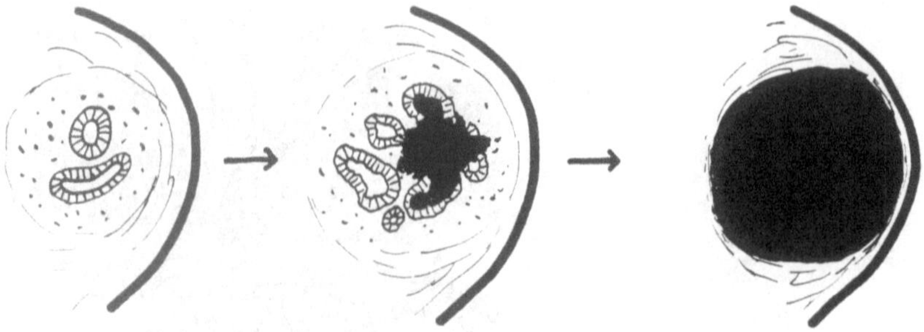

Abb. 22. Entwicklung einer Teer- oder Schokoladenzyste (3 a und b) aus endometrioidem Gewebe im Ovar. Vgl. auch *Abb. 6* auf S. 326

3c) Endometrioide Adenokarzinome

(alle Malignitätsgrade)

sind zwar beschrieben worden, sind aber sehr selten.

4. Gruppe der epithelialen Tumoren: Undifferenzierte Karzinome

(Abb. 23—25)

In diese Gruppe gehören diejenigen relativ häufigen Ovarialkarzinome, die „so undifferenziert sind, daß man sie nicht mit Sicherheit in eine der angeführten Gruppen einordnen kann".

Klinik der Ovarialkarzinome

(Bösartige epitheliale Geschwülste des Ovars)

Häufigkeit: Etwa 30—35% aller echten Ovarialtumoren, häufig (50%) doppelseitig.

Vorkommen: In jedem Alter, in 10% der Fälle bei jungen Mädchen und Kindern.

Wachstum: Oft auffallend rasch (Fall von *Glück*: Entwicklung eines kindskopfgroßen verkrebsten papillären Kystoms aus einem makroskopisch einwandfrei normalen Ovar innerhalb von 12 Wochen!).

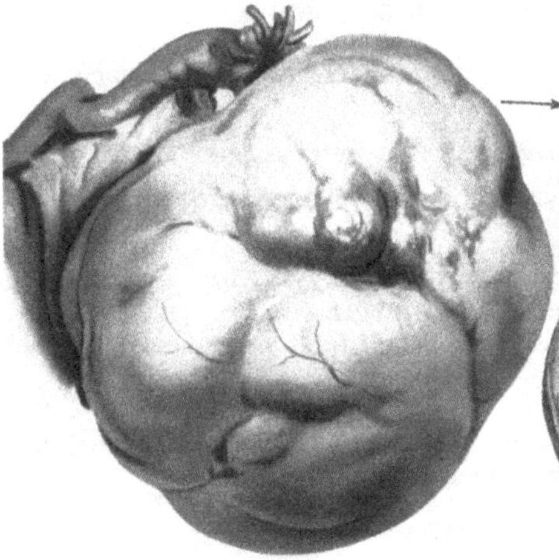
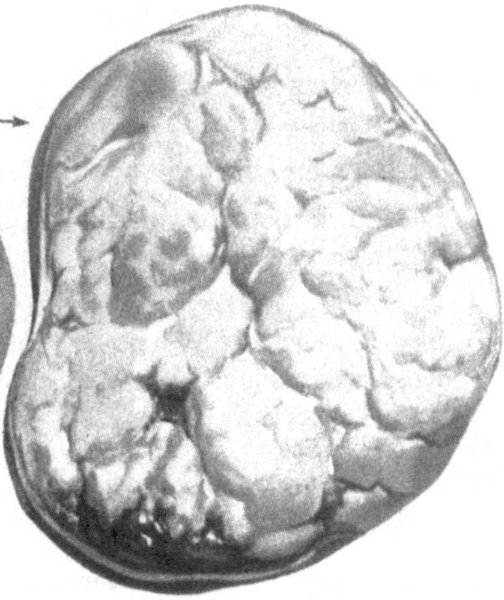

Abb. 23. *Abb. 24.*

Abb. 23 und *24.* Undifferenziertes Karzinom (Gruppe 4) des Ovars

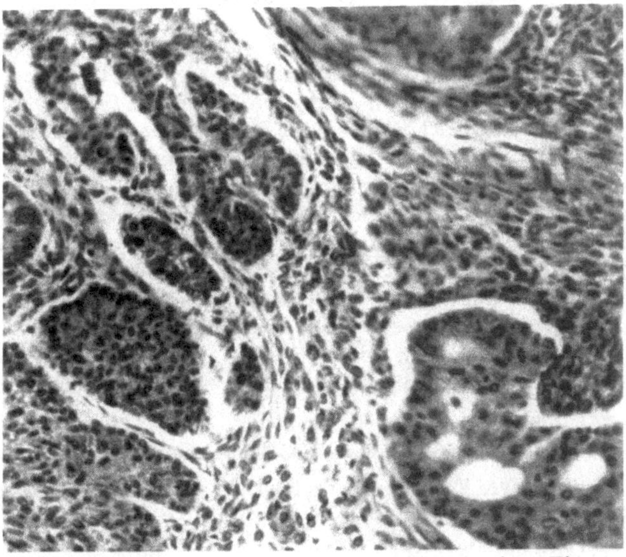

Abb. 25. Teils solides, teils drüsiges Karzinom des rechten Eierstocks

Tastbefund beim Ovarialkarzinom

1. Bei (fortgeschrittenen) Fällen ist fast stets **Aszites** vorhanden. Nach Ablassen des Aszites tastet man
2. **grobknollige, höckrige, derbe Tumoren,** oft auf beiden Seiten der Adnexe.
3. Die Tumormassen sind **unbeweglich** und sind **mit der Umgebung breit und fest verbacken.**
4. Das **kleine Becken** ist oft von teils derben, teils zystischen, unbeweglich fixierten, breitknolligen und höckrigen Tumormassen **ausgemauert.** Sowohl **vaginal** als auch (besonders gut) **rektal** fühlt man diese **knolligen Tumormassen im Douglas.**

Dieser Befund läßt zwar sehr an ein **Karzinom** denken, kommt aber auch bei glandulären und papillären gutartigen Tumoren ähnlich vor.

Symptome des Ovarialkarzinoms

sind erst im fortgeschrittenen Stadium zu erwarten:

> **Frühsymptome des Ovarialkarzinoms gibt es nicht.** Es gibt **nur ein Mittel,** um das Ovarialkarzinom **relativ früh zu erfassen:** Die **regelmäßige Untersuchung alle 9—12 Monate** durch einen erfahrenen Gynäkologen.

Dazu kommt, daß die beim Ovarialkarzinom zuerst auftretenden Beschwerden **uncharakteristisch** sind: Am häufigsten klagen die Frauen über **Druck- und Völlegefühl im Leib.** Oft bleiben diese Patientinnen monatelang in internistischer Behandlung, ehe eine gynäkologische Untersuchung durchgeführt wird. Bei fortgeschrittenen Fällen (größeren Tumoren, Aszites!) wird über **Stärkerwerden des Leibes** geklagt, ein Hinweis, der jeden Arzt alarmieren muß. (Der Aszites ist besonders bei **peritonealer Aussaat** des Ovarialkarzinoms stark ausgeprägt; die **Punktion** ergibt **blutig** gefärbte Flüssigkeit.) Allerdings ist bei diesen Symptomen die Prognose des Ovarialkarzinoms schon sehr ernst. Das gilt besonders, wenn noch **Gewichtsverlust, schlechter Allgemeinzustand** und **Anämie**(!) hinzukommen. Ein später, viel zu später Hinweis ist die **Facies ovarica,** der durch hochgradige Abmagerung entstandene charakteristische Gesichtsausdruck.

> **Bei allen unklaren Beschwerden im Bauch (Druck- und Völlegefühl!) muß man an ein Ovarialkarzinom denken!** Das gilt besonders für die **Zeit der Menopause.**

Leitsätze für das Ovarialkarzinom

1. Beim Ovarialkarzinom gibt es **keine Frühdiagnostik** wie beim Zervixkarzinom. Demgegenüber steht die Tatsache, daß **jeder dritte Ovarialtumor ein Karzinom ist oder wird!**

2. Es gibt nur ein einziges Mittel, um ein Ovarialkarzinom relativ früh zu erfassen, das ist die Forderung, daß sich jede Patientin **alle 9—12 Monate regelmäßig** durch einen erfahrenen Gynäkologen untersuchen lassen muß.

3. Jeder **zystische** Tumor, den man im **Unterbauch** tastet, ist mit großer Wahrscheinlichkeit ein Ovarialtumor. Andere zystische Tumoren im unteren Bauchraum sind selten.

4. **Wird bei einer gynäkologischen Untersuchung ein Ovarialtumor festgestellt, so muß dieser Tumor, gleichgültig, ob er klein oder groß ist, möglichst sofort durch Operation entfernt werden!** Denn: Ob ein getasteter Ovarialtumor gut- oder bösartig ist, läßt sich **vor** der Operation durch **kein** Mittel sicher feststellen. Daß bei diesem Vorgehen häufig nur harmlose Zysten entfernt werden, muß dabei in Kauf genommen werden.

5. Bei unklaren Unterbauchbeschwerden und überhaupt bei Bauchbeschwerden älterer Frauen ist immer an ein Ovarialkarzinom zu denken, insbesondere bei Klagen über Druck- und Völlegefühl im Leib, erst recht dann, wenn der Leib stärker wird. Diese Symptome sind natürlich schon sehr bedenklich und, wenn ein Ovarialkarzinom dahinter steckt, bedeuten sie eine sehr ernste Prognose. Daher bleibt als einziges Mittel zur frühen Erfassung der Satz bestehen:

Alle 9—12 Monate gynäkologisch untersuchen lassen und Sofortoperation auch der kleinen Ovarialtumoren.

6. In diesem Zusammenhang noch eine Bemerkung:

„Adnextumoren" älterer Frauen sind so gut wie niemals entzündliche Tumoren aus früherer Zeit, sondern leider fast immer Ovarialkarzinome!

Ich rate daher in solchen Fällen dringend — auch dann, wenn die Anamnese eine über viele Jahre gehende **entzündliche** Tubenerkrankung enthält — zur **sofortigen Ausführung** einer **Probelaparotomie.**
Ganz allgemein gilt der alte Erfahrungssatz *(Abb. 28)*:

Jeder fragliche, unklare Palpationsbefund an den Adnexen, der auch nur entfernt an einen **Ovarialtumor** denken läßt, muß schnellstens durch eine **Probelaparotomie** geklärt werden.

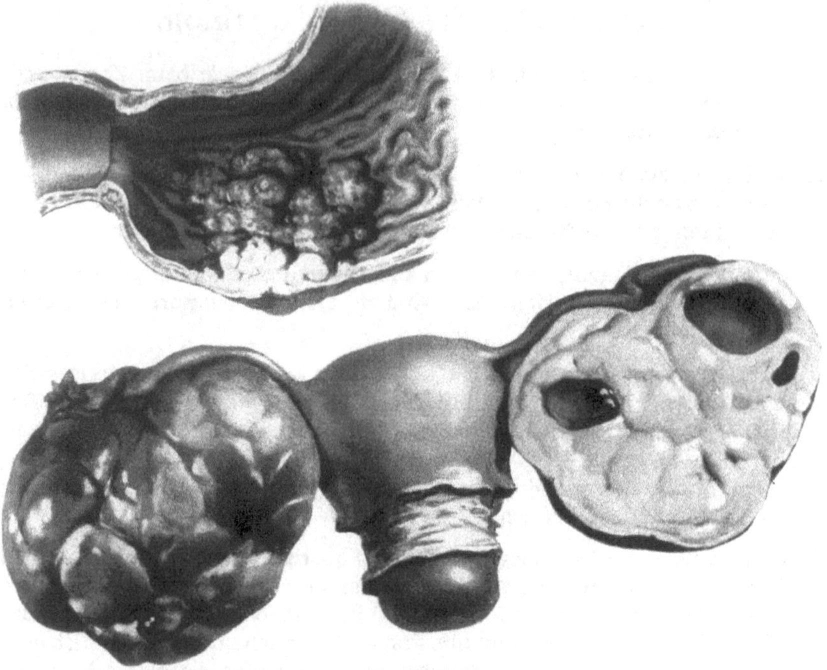

Abb. 26. „Krukenbergtumoren“ beiderseits

Noch einmal: Für das Ovarialkarzinom gibt es weder ein Frühsymptom, noch überhaupt ein sicheres charakteristisches Zeichen. Jeder Ovarialtumor kann ein Krebs sein oder werden!

Auf Grund der **Entstehung** werden

3 Formen von Ovarialkarzinomen

unterschieden:

1. **Primäre Ovarialkarzinome:** Die meist **soliden** primären Eierstockkrebse entstehen unmittelbar aus den gesunden Epithelzellen des Ovars. Beispiele: S. 341, *Abb. 23—25.*
2. **Sekundäre Ovarialkarzinome** = Verkrebste Ovarialtumoren, d. h. durch karzinomatöse Entartung gutartiger Ovarialtumoren entstandene Karzinome.
   Beispiele: S. 335 *Abb. 14* und *15*, S. 338 und 339, *Abb. 20* und *21.*
3. **Metastatische Ovarialkarzinome:** Durch Absiedlung von Krebszellen aus Krebsen anderer Organe (Magen-Darm-Traktus *(Abb. 26 und 27)*, Mamma, Uteruskorpus *(Abb. 28)* im Eierstock entstandene Karzinome.

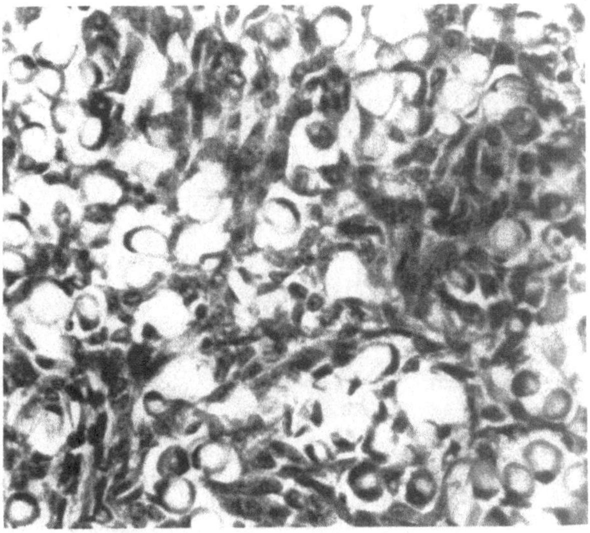

Abb. 27. Die großen gequollenen **siegelringähnlichen** Zellen (neben anderen Epithelzellen zwischen zellreichem Bindegewebe) beim Krukenbergtumor

Noch einige Worte zur dritten Form. Für die

metastatischen Ovarialkarzinome

sind folgende drei Erfahrungstatsachen wichtig:

1. Die metastatischen Ovarialkarzinome machen 25—30% aller Eierstockkrebse aus. Das Ovar wird also verhältnismäßig oft von **Metastasen der Krebse anderer Organe** befallen.
2. Bei **75%** aller metastatischen Ovarialkarzinome sitzt der **Primär**tumor im **Magen-Darm-Kanal** *(Abb. 26* und *27).* Die restlichen 25% stammen von Karzinomen der **Brustdrüse** (11%), des **Uteruskörpers** (7%, *Abb. 28),* der Leber, Gallenblase und des Pankreas. Die Metastasierung geht meist über den **Lymph**weg.
3. Die metastatischen Ovarialkarzinome wachsen schnell und werden faust- bis kindskopfgroß. Im Gegensatz dazu kann der Primärtumor z. B. im Magen-Darm-Kanal ganz **klein** sein und braucht nicht die geringsten Erscheinungen zu machen. Nicht selten wird er nicht einmal bei der Obduktion entdeckt.

Bei jedem diagnostizierten Magen-, Darm-, Brust- und Uteruskörperkrebs muß an das Vorhandensein eines metastatischen Ovarialkarzinoms gedacht werden und durch gynäkologische Untersuchung eine Tumorbildung im Ovarbereich ausgeschlossen werden!

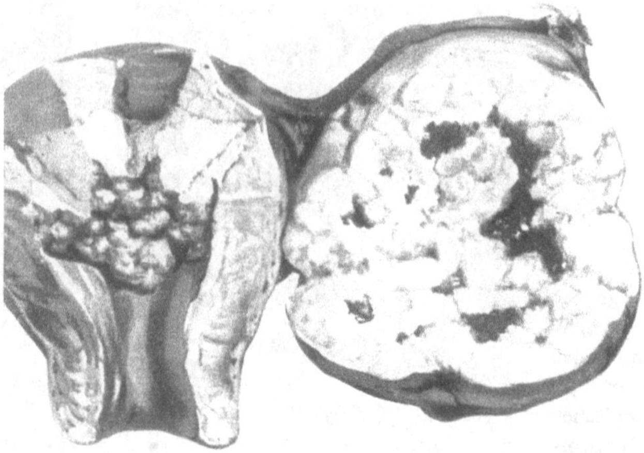

Abb. 28. Metastatisches Ovarialkarzinom, das von einem Korpuskarzinom ausgeht. Jeder verdächtige Palpationsbefund („unklare Resistenz") ist durch Probelaparotomie zu klären! Jeder 3. Ovarialtumor ist ein Karzinom! Die Ovarialtumoren machen 10—15% aller Genitalkarzinome aus

Es ist üblich, sämtliche metastatischen Ovarialkarzinome, deren Primärtumor im Magen-Darm-Kanal sitzt, **Krukenbergtumor** (1895) zu nennen. Mit diesem Namen sollten eigentlich nur solche metastatischen Ovarialkarzinome bezeichnet werden, bei denen sich die charakteristischen großen, gequollenen „**Siegelringzellen**" finden *(Abb. 26* und *27)*.

Seltene epitheliale Ovarialtumoren

(Häufigkeit unter 1—3% aller epithelialen Ovarialtumoren)

a) Brenner-Tumor

b) Disgerminom

c) Granulosazell-Tumor }
d) Arrhenoblastom } s. „Hormonbildende Ovarialtumoren", S. 352

a) Brennertumor *(Fritz Brenner,* 1907*)* *(Abb. 29* und *30)*

Charakter: Gutartig. Auf 100 gutartige kommen 1—2 bösartige Brennertumoren.

Größe: Bis Kindskopfgröße, meist einseitig.

Histologie: Rundliche oder längliche Epithelinseln in einem derbfibrösen Stroma *(Abb. 30)*.

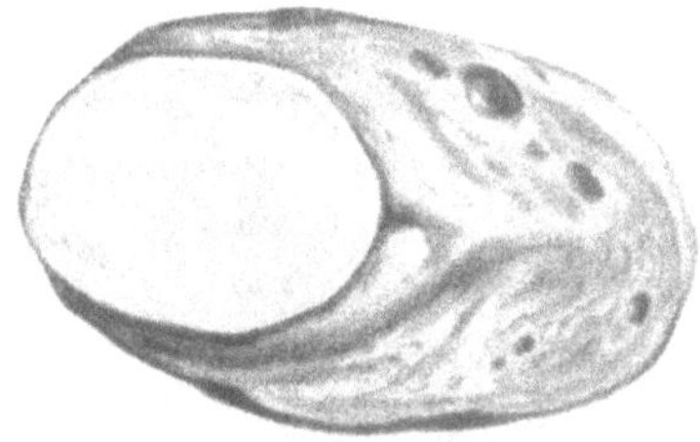

Abb. 29. Brenner-Tumor

Ursprung: Noch nicht endgültig geklärt. Nach *R. Meyer* gehen sie von den sog. *Walthard*schen Zellinseln (kongenitale Epithelnester, von *W.* in vielen Ovarien gefunden) oder vom Rete ovarii aus.

b) Disgerminom (Dysgerminom) = Seminom

(wegen der weitgehenden Ähnlichkeit mit der „spezifischen Hodengeschwulst") *(Abb. 31)*

Charakter: Auffallend rasch (in wenigen Monaten) wachsende, sehr bösartige Geschwulst, die zunächst gutartig angelegt ist. Keine hormonale Wirksamkeit.

Größe: Kann sehr groß werden (bis 6000 g und mehr).

Histologie: Verschieden große und geformte Epithelzellen liegen in einem meist lockeren Stroma *(Abb. 31)*.

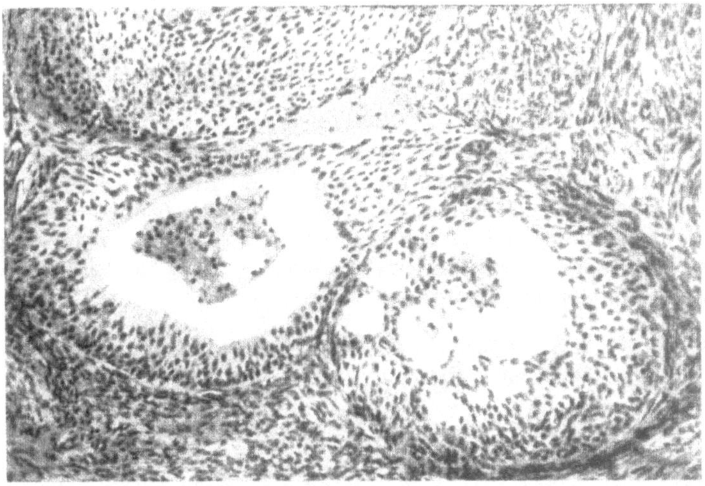

Abb. 30. Epithelinseln in einem Brenner-Tumor

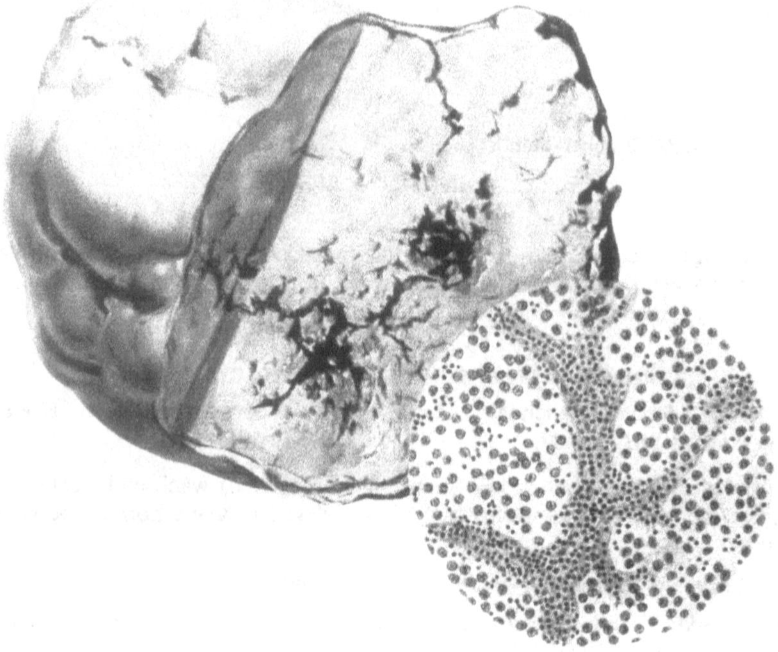

Abb. 31. Disgerminom.

Konsistenz: Gummiartig-teigig. (Dadurch evtl. Möglichkeit der Diagnose vor der Operation).

Vorkommen: Überwiegend bei Jugendlichen, auch bei Kindern (*Niedner*, 5jähriges Kind), aber auch bei erwachsenen Frauen. Ein Teil der Disgerminomträgerinnen zeigt eine regelwidrige Genitalentwicklung (genitale Hyperplasie, Scheinzwitter). Hierbei soll es sich nach *Wallis* aber nicht um eine Folge der Geschwulstbildung, sondern um eine Begleiterscheinung handeln. Beides sind Zeichen einer abnormen Keimdrüsenanlage *(Antoine)*.

Ursprung: Nach *R. Meyer* geht die Geschwulst von noch nicht ausdifferenzierten Anteilen des Keimepithels aus.

II. Bindegewebige Ovarialtumoren

sind ziemlich selten.

1. **Fibrome** *(Abb. 32)* sind meist solide (derbe) Tumoren, die vielfach klein bleiben (Kirschgröße) und das Ovar nur wenig vergrößern. Entfernt man sie gelegentlich einer Operation nicht, so können sie sich zu Kindskopfgröße entwickeln.

Myome, Osteome und Chondrome sind sehr selten.

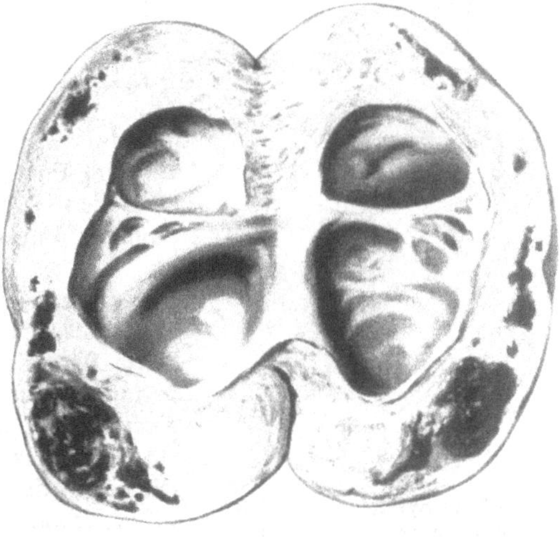

Abb. 32. Ovarialfibrom mit zystischer Entartung und Hämatombildung

2. Thekazellgeschwülste = Thekome (S. 355).

3. **Sarkome** machen etwa 2—3 % aller Ovarialtumoren aus. Sie sind besonders bösartig und kommen vorzugsweise in der Jugend vor. Es sind solide bis mannskopfgroße Geschwülste mit glatter oder buckliger Oberfläche. Histologisch: Spindel- oder Rundzellensarkome.

Meigs-Syndrom

(Abb. 33)

Die Bostoner (USA) Gynäkologen *Meigs* und *Cass* beschrieben i. J. 1937 Fälle von benignen Ovarialfibromen, die mit Aszites und **Hydrothorax** einhergingen. Inzwischen weiß man, daß Bauch- und Brusthöhlenergüsse häufig sowohl bei gutartigen Fibromen als auch bei anderen gutartigen Ovarialgeschwülsten (gelegentlich auch bei Myomen) vorkommen.

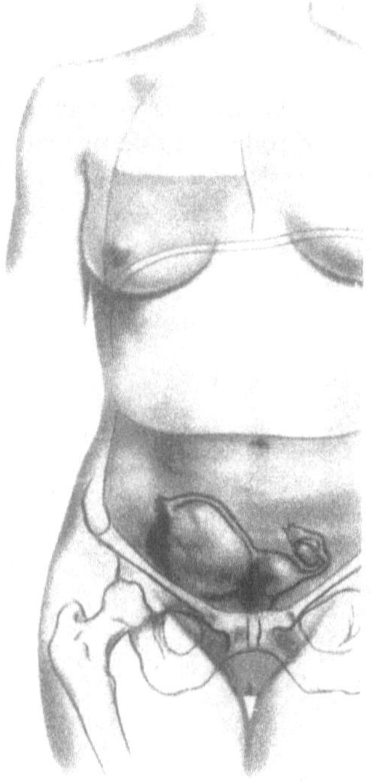

Abb. 33. Meigs-Syndrom = gleichzeitiges Vorkommen von Hydrothorax und Aszites bei Ovarialfibrom.

Meigs-Syndrom

= Gemeinsames Vorkommen eines Ovarialfibroms oder auch eines anderen gutartigen Ovarialtumors mit Aszites und **Hydrothorax** = Meigssche **Trias.**

Nach Entfernung des Ovarialtumors hört die Neubildung von Flüssigkeit im Bauch und in der Brusthöhle auf.

Die Zusammenhänge des Meigs-Syndroms sind noch nicht genügend geklärt. Besondere Bedeutung für die Entstehung wird den **Lymphgefäßen im Zwerchfell** beigemessen *(Niesert)*. Tusche, die dem Aszites beigemengt wird, erscheint in der Pleurahöhle *(Meigs, Armstrong, Hamilton)*.

III. Embryonale (= aus Keimanlagen entstandene) Ovarialtumoren = Teratome

(téras gr. Wunder)

Alle Teratome haben ein gemeinsames Kennzeichen: Sie enthalten Abkömmlinge aller drei Keimblätter. Man unterscheidet:

1 die **Dermoidzyste** = Teratoma embryonale benignum und
2. das **Teratoblastom** = Teratoblastoma embryonale malignum.

Bei den Dermoidzysten überwiegen aber meist die Abkömmlinge des Ektoderms, daher der Name. Dermoidzysten werden als geschwulstartige Mißbildungen aufgefaßt, die Teratome im engeren Sinne sind echte Geschwülste, sie werden daher auch als Teratoblastome bezeichnet.

1. „Dermoidzysten", Dermoidkystome

(Abb. 34 und 35)

Charakter: Fast immer gutartig, Verkrebsung wird sehr selten beobachtet.

Häufigkeit: rd. 15% aller Ovarialtumoren.

Größe: Faust- bis mannskopfgroß.

Form: Kuglig-länglich mit glatter oder flach-höckriger Oberfläche.

Inhalt: Dickflüssiger, fettig-öliger, talgähnlicher, reichlich mit verfilzten Haaren durchsetzter Brei (manchmal auch als kuglige Gebilde = „Butterkugeln"). Nach Entleerung des Breies sieht man an der Innenfläche einen leistenartigen Vorsprung, den sog. **„Dermoidzapfen"**, der mit behaarter Haut überzogen ist. In dem Zapfen finden sich Zähne (die aber auch frei gefunden werden können), wie auch verkleinerte rudimentäre Gewebe oder Organe bes. der oberen Körperhälfte (Knochenplatten, Gliedmaßenstummel, verkümmerter Fet, Drüsengewebe, Teile von Augen, Andeutung von Bronchien und Lungen u. a., kurz einen **„Gewebssalat"**).

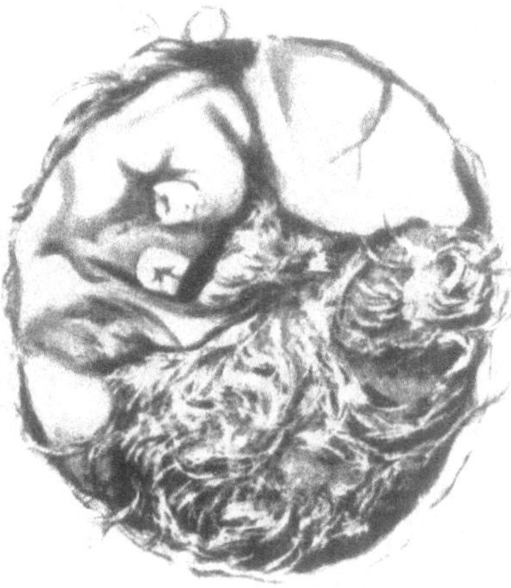

Abb. 34. Dermoidzyste.

Besonderheiten: Neigung zur **Vereiterung** und zum **Durchbruch in Nachbarorgane** (z. B. ins Rektum. Folge: Entleerung des Zysteninhaltes durch den Mastdarm!). Dermoidzysten, die überwiegend Schilddrüsengewebe enthalten (selten), werden als

Struma ovarii = Eierstockskropf

bezeichnet. Sie können kindskopfgroß werden. In manchen Fällen erzeugen Eierstockskröpfe Schilddrüsenhormon (Thyroxin), wodurch ein **Hyperthyreoidismus** auftritt *(Moench, Askanazy, Kovacs)*, der nach der Operation des Tumors verschwindet.

3 Leitzeichen zur Diagnostik der Dermoidzysten:

1. **Lage** meist **vor** dem Uterus (in der Excavatio vesico-uterina)
2. **Teigige** Konsistenz
3. Vorkommen bes. bei **jüngeren Frauen**

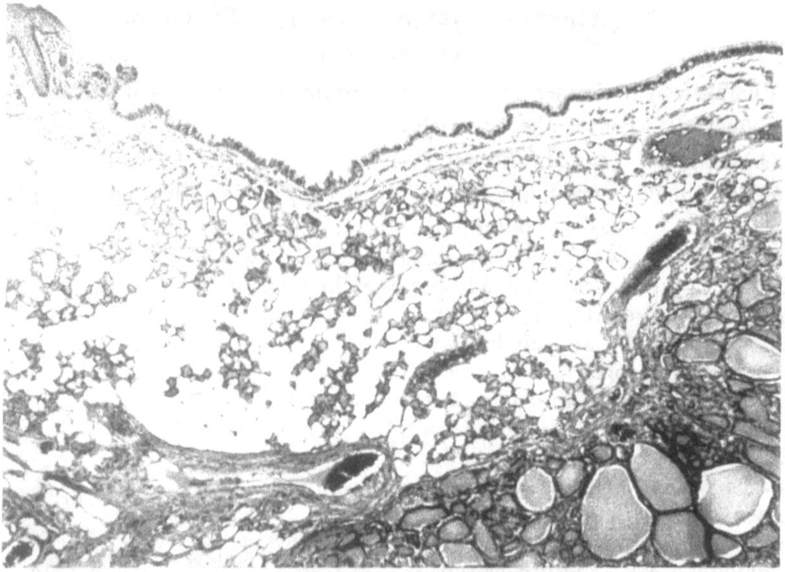

Abb. 35. Dermoidzyste. Ausschnitt aus dem sog. Dermoidzapfen mit Speicheldrüsen- und Schilddrüsenanteil. Oberfläche z. T. mit Pflasterepithel, z. T. mit Flimmerepithel überzogen

2. Teratoblastom = bösartiger embryonaler Tumor

Teratoblastome gehören zu den allerseltensten Geschwülsten. Sie wachsen sehr schnell und haben alle Zeichen höchstgradiger Bösartigkeit. Im Gegensatz zur Dermoidzyste mit ihrem Durcheinander **ausgereifter** Gewebe und Organteile findet sich beim Teratoblastom **unreifes, undifferenziertes** embryonales Gewebe aller drei Keimblätter.

Hormonbildende Ovarialtumoren

(„Funktionstumoren“)

Ein Teil der Eierstockstumoren bildet Hormone. Man muß unterscheiden:

I. Östrogenbildner	II. Androgenbildner	III. Thyroxinbildner
1. Granulosazelltumoren 2. Thekazelltumoren	1. Arrhenoblastome 2. Ovarial-Hypernephrome	Eierstockskropf (Struma ovarii) (s. S. 351)

I. Östrogenbildner

1. Granulosazelltumoren

(Abb. 36)

Häufigkeit: 2—3% aller Ovarialtumoren.

Vorkommen: Am häufigsten in der späten Menopause, besonders im höheren Greisenalter. Daß Granulosazelltumoren Östrogene bilden, ist vor allem von *R. Schröder*, *H. Siebke* und *Schuschania* festgestellt worden.

Als Folge der erzeugten Östrogene kommt es

bei **alten Frauen** zur Ausbildung einer **glandulären Hyperplasie** des Endometriums und damit stets zu **Blutungen** (= Durchbruchsblutungen, s. S. 414), gelegentlich auch zur Vergrößerung der Gebärmutter und Schwellung der Brüste;

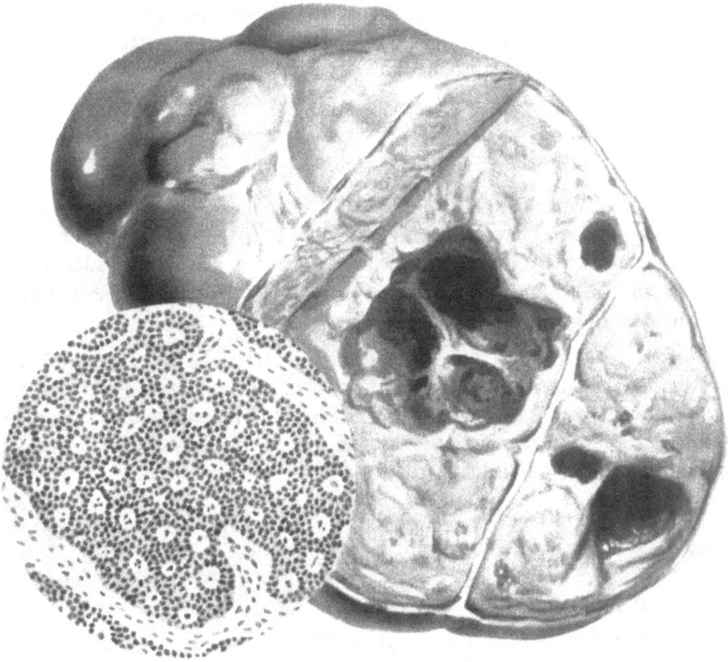

Abb. 37. *Abb. 36.*

Abb. 36 und *37.* Granulosazelltumor

bei **Kindern** (selten) zur **Frühreife:** Entwicklung der Brüste, Kolostrumabgang, vorzeitiges Auftreten der Regelblutung, Vergrößerung der Schamlippen und der Klitoris = **Pseudopubertas praecox** *(Seckel-Plotz)*.

Bei jeder **Blutung in der Menopause** kommt in erster Linie außer dem **Karzinom** ein **Granulosazelltumor** in Frage.

Die 4 **Leitsymptome der Granulosazelltumoren in der späten Menopause:**

1. **Gebärmutterblutungen.**
2. **Histologie des Geschabsels: Glanduläre Hyperplasie** (Östrogenwirkung).
3. **Tastbarer Ovarialtumor.** Die Tumoren können aber auch sehr klein (Walnußgröße und kleiner) sein, unter Umständen so klein (3—5 mm Durchm.), daß man sie überhaupt **nicht tasten** kann.
4. **Vaginalzytologie:** Zytologische Abstriche von der Scheidenwand ergeben einen deutlichen **Östrogeneffekt.** Da die Östrogenausscheidung der Granulosazelltumoren in Intervallen erfolgt, sind meist mehrere Abstriche zum Nachweis erforderlich.

In den meisten Fällen sind es die Blutungen, die die Frauen zum Arzt führen.

Histologie des Granulosazelltumors *(Abb. 37)*. Außerordentlich vielgestaltig. Wesentliches Merkmal des Geschwulstgewebes ist, daß es aus **follikelzellähnlichen Epithelien** (= Granulosaepithel) besteht, die in verschiedenster Weise angeordnet sein können. Ein besonderes Kennzeichen ist das Auftreten von kleinen Hohlräumen in diesem Geschwulstgewebe.

Prognose: In etwa 25% der Fälle *(Muth* und *Stoll, Lax)* entwickeln sich Granulosazell**karzinome** mit allen Eigenschaften eines **bösartigen** bis sehr bösartigen, rasch wachsenden Karzinoms mit rapider **Metastasierung** in den Bauchraum und (seltener) in das Knochensystem. Gut- und bösartige Granulosazelltumoren sind selbst histologisch nur schwer zu unterscheiden.

Charakteristisch sind **Spätrezidive** nach vielen Jahren.

Therapie: Abdominale Totalexstirpation beider Adnexe und der Gebärmutter. Bei den sehr bösartigen Formen kommt auch radikales Vorgehen so gut wie immer zu spät.

Bei Frauen in der späten Menopause (letzte Regel liegt länger als 5 Jahre zurück), die Blutungen auf Grund einer einwandfrei nachgewiesenen (s. u.) **glandulären Hyperplasie** haben und bei denen der **Scheidenabstrich** (S. 392) einen deutlichen **Östrogeneffekt** ergibt, ist ein hormonspendender Ovarialtumor

(Granulosa- oder Thekazelltumor) mit Sicherheit anzunehmen. In diesen Fällen ist auch dann eine Totalexstirpation beider Adnexe und der Gebärmutter zu empfehlen, wenn ein Ovarialtumor nicht zu tasten und auch beim offenen Bauch nicht zu sehen ist.

Sehr zu beachten ist folgendes:

Es ist bekannt, daß bei histologisch nicht genügend erfahrenen Untersuchern leicht **Irrtümer** vorkommen. Die Diagnose der glandulären Hyperplasie wird nicht selten zu Unrecht gestellt, indem das Adenom der Matrone (S. 161), das in mancher Beziehung ähnlich gebaut ist, für eine glanduläre Hyperplasie gehalten wird. Diese Verwechslung ist verhängnisvoll. Denn die Therapie des Adenoms ist die Kürettage, die glanduläre Hyperplasie der Matrone verlangt die Laparotomie. — Eine wichtige diagnostische Hilfe ist die **Vaginalzytologie** (S. 392).

2. Thekazelltumoren

Östrogene (= Follikelhormon) bildende, seltene, meist gutartige Tumoren, die fast nur bei (sehr) alten Frauen gefunden werden. Sie haben genau dieselbe Wirkung wie die Granulosazelltumoren. Im wesentlichen bestehen sie aus Bindegewebe (Fibrom) mit lipoidreichen Zellen (= Theca-interna-Anteile). Der Thekazelltumor soll durch Umwandlung eines Granulosazelltumors entstehen, von dem er sich durch das Fehlen von epithelialen Elementen unterscheidet. Statistik: In 8—10% der Fälle bösartig.

Merke: Ergibt die histologische Untersuchung des Geschabsels bei einer Frau, die schon 5 Jahre in der **Menopause** ist, eine **glanduläre Hyperplasie** des Endometriums, so ist die Diagnose **Granulosazelltumor** oder (viel seltener) **Thekazelltumor** so gut wie sicher, auch wenn noch kein Ovarialtumor zu tasten ist. Über die Bedeutung des **Vaginalabstrichs** s. S. 392.

II. Androgenbildner

1. Arrhenoblastom

(arrhen gr. männlich) = **androgenbildender** = vermännlichender Ovarialtumor *(Abb. 38—39)*

Seltener Tumor, findet sich in jedem Alter, bevorzugt aber bei Frauen zwischen dem 20. und 30. Lebensjahr.

Histologisch *(Abb. 39)* entsteht der Tumor aus unreif gebliebenem, männlich angelegtem oder männlich gewordenem Keimgewebe (Ähnlichkeit mit fetalem

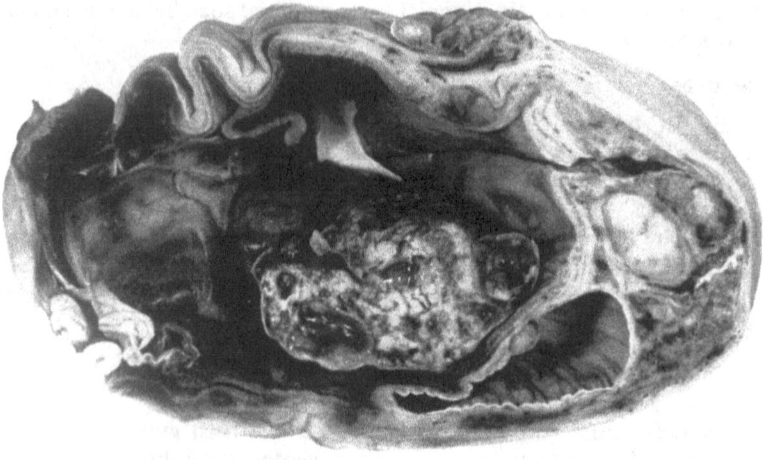

Abb. 38. Kopfgroßes Arrhenoblastom des rechten Eierstocks. Neben zystischen Anteilen auch kompakte Abschnitte. 18j. Frau mit Amenorrhoe. Einige Monate vor der Operation deutliches Tieferwerden der Stimme. Behaarung nach dem Intersextyp

Hodengewebe), das Drüsen- oder solide Epithelwucherungen bildet. Der Tumor ist histologisch bösartig, der klinische Verlauf aber gutartig.

Zwei hormonale Wirkungen:

1. **Entweiblichung** (= Defeminisierung): Ausbleiben der Regel, Uterusatrophie, Schlaffwerden der Brüste, Schwinden des weiblichen Fettpolsters, Verlust der Libido u.a. Sodann
2. **Vermännlichung** (= Virilisierung): Bartwuchs, Hypertrichosis (Behaarung am Oberkörper und im Gesicht, Vergrößerung der Klitoris, männliche Gesichtszüge, tiefe Stimme, Amenorrhoe u. a.

Nach Entfernung des Arrhenoblastoms tritt wieder Verweiblichung ein (= Refeminisierung). Die Vergrößerung der Klitoris soll sich nicht zurückbilden. Spätere Schwangerschaften sind beschrieben.

Ausgeschiedene Hormone: Beim Arrhenoblastom werden Androgene (= 17-Ketosteroide) vermehrt ausgeschieden. Die fraktionierte Bestimmung ergibt, daß es sich dabei um sog. α-Ketosteroide (Testosteron, Androsteron, Ätiocholanolon) handelt[1]. Das ist zur Unterscheidung gegenüber Nebennierenhyperplasie (adrenogenitales Syndrom) und hormonal aktiven NNR-Tumoren wichtig, bei denen es ebenfalls zur Vermännlichung kommt, wobei aber im Gegensatz zum Arrhenoblastom β-Keto-

[1]) *Winzler, H.*, et al.: Schweiz. med. Wschr. 87, 1562 (1957).

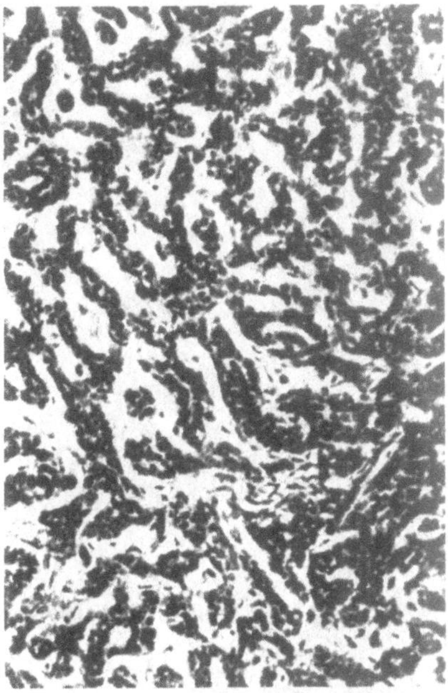

Abb. 39. Histologie zu *Abb. 38.* Arrhenoblastom: Der histologische Bau ist außerordentlich wechselvoll und meistens nicht so kennzeichnend, daß auf Grund der histologischen Untersuchung allein eine sichere Abgrenzung gegen andere Eierstocktumoren möglich ist. Auswertung der Anamnese und des somatischen Bildes sind kaum erläßlich *(Gögl* und *Lang)*

steroide (Dehydroandrosteron) ausgeschieden werden. **Differentialdiagnostische** Klärung wird erreicht durch Verabreichung von Kortison und choriongonadotropem Hormon. Abnahme der 17-Ketosteroidausscheidung nach **Kortison**injektion spricht für **NNR-Hypertrophie**[2] [3]), Zunahme nach Injektion von **choriongonadotropem** Hormon für androgenbildenden Ovarialtumor.

2. Ovarial-Hypernephrome

Sehr seltene, wahrscheinlich von versprengten Nebennierenkeimen ausgehende, häufig bösartige Tumoren, bewirken eine ganz ähnliche Vermännlichung wie die Arrhenoblastome.

Komplikationen der Ovarialtumoren

1. Karzinomatöse Entartung,
2. Stieldrehung,
3. Vereiterung und Verjauchung,
4. Einklemmung des Tumors,
5. Ruptur (= Platzen) des Tumors.

1. Karzinomatöse Entartung: S. 340 und vorhergehende Seiten.

2. Stieldrehung *(Abb. 40).*

---

[2]) *Wilkins, L.* et al.: J. Clin. Endocr. 12, 277 (1952).
[3]) *Gilbert-Dreyfus, Z.* et al.: Sem. hôp., Paris 32, 3921 (1956).

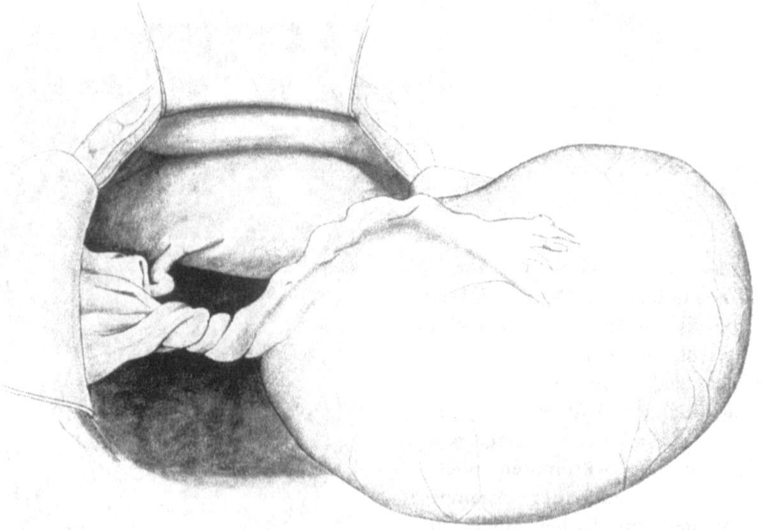

Abb. 40. Stieldrehung eines Ovarialtumors

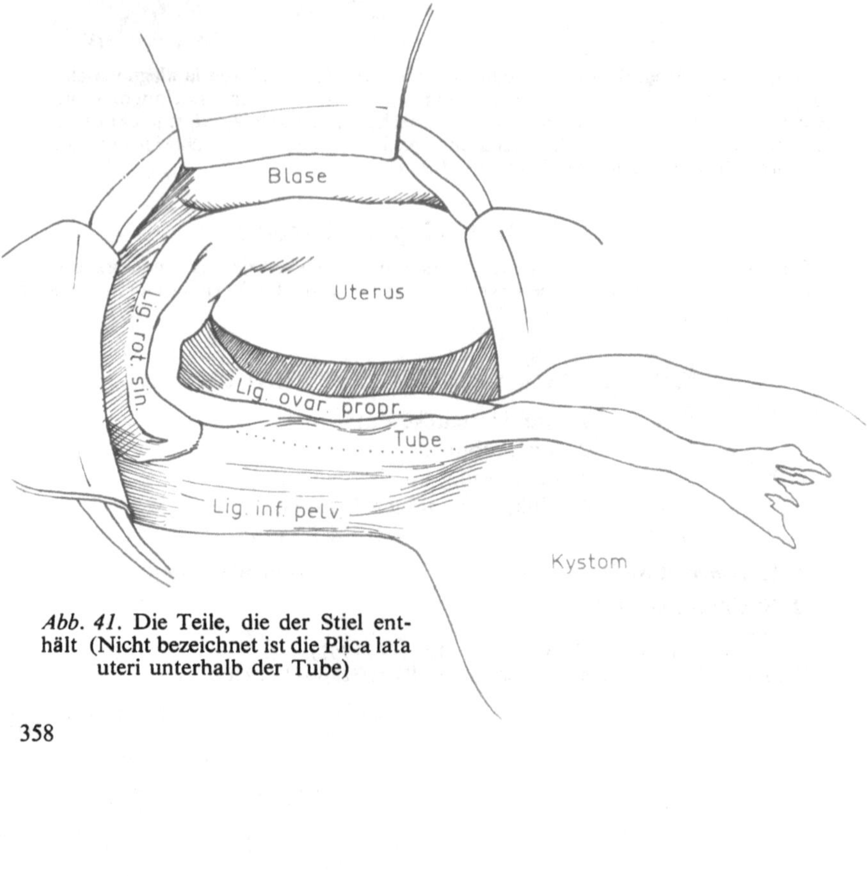

Abb. 41. Die Teile, die der Stiel enthält (Nicht bezeichnet ist die Plica lata uteri unterhalb der Tube)

Merke: Jede Ovarialgeschwulst, die **beweglich** ist, hat einen **Stiel.** Jede gestielte Ovarialgeschwulst bedeutet für die Trägerin **akute Lebensgefahr** durch **Stieldrehung!**

Welche Teile enthält der Stiel *(Abb. 41)*?

1. Chorda utero-ovarica (= Lig. ovarii proprium) mit dem Ramus ovaricus (A. und V. uterina),
2. Tube (fast immer mit einbezogen),
3. Plica lata uteri (Lig. latum),
4. Plica suspensoria ovarii (= Lig. infundibulo-pelvicum) mit A. und V. ovarica.

Wie kommt es zur Stieldrehung?

Ist die Geschwulst aus dem Becken herausgewachsen und beweglich, so können Drehbewegungen des Körpers auf die Geschwulst übertragen werden (Mähen, Tanzen, Umdrehen im Bett, gymnastische Übungen, plötzliches Anhalten eines Fahrzeuges usw.). Der Stiel kann 1—6mal und öfter um die eigene Achse gedreht werden.

Stieldrehungen kommen bei 15—20% aller Ovarialtumoren vor.

Wie wirkt sich die Stieldrehung am Tumor aus?

Zunächst werden die dünnwandigen Venen zugequetscht. Dadurch wird der venöse Rückfluß aus dem Tumor abgedrosselt. Die dickwandigen Arterien sind weniger leicht zu drosseln. Sie pumpen noch laufend Blut in den Tumor hinein, wodurch er eine starke Blutüberfüllung durch Stauung zeigt, sehr schnell größer wird und sich dunkelblaurot bis blauschwarz verfärbt. Werden die zuführenden Arterien auch noch abgedrosselt, so kommt es schnell zu schwersten Ernährungsstörungen und damit zur Nekrose des ganzen Tumors. Das Oberflächenepithel des Tumors stößt sich ab, Verwachsungen mit der Umgebung (Netz, Därme *[Abb. 42]*, Bauchwand) sind die Folge. Der nekrotische Tumor ruft am Bauchfell in kurzer Zeit eine schwere, toxische **Peritonitis** (= aseptische Fremdkörperperitonitis) hervor. Die nekrotische, mit dem Darm verwachsene Geschwulst kann durch einwandernde Darmbakterien vereitern und verjauchen. Folge: Diffuse Peritonitis. Höchste Lebensgefahr!

Welche klinischen Symptome macht eine Stieldrehung?

1.) **Meist akuter Beginn mit Schmerzen:**
   a) einmal infolge Zerrung des Peritoneums am Stiel,
   b) später infolge peritonealer Reizung im Bereich des nekrotischen Tumors.

2.) **Peritonealer Schock:** Verfallenes Aussehen, Schweißausbruch, Übelkeit, Brechreiz und reflektorisches Erbrechen.

3.) **Abwehrspannung der Bauchdecken** (bes. auf der Seite des Unterbauchs, auf der der Tumor liegt) = Zeichen des akuten Bauchs.

Die einzig richtige Behandlung der Stieldrehung ist die sofortige Operation.

3. Vereiterung und Verjauchung des Ovarialtumors *(Abb. 42)*.

Kommt meist bei stielgedrehten Tumoren vor, wenn sich Verwachsungsstränge zum Darm gebildet haben. In diesen Strängen wandern Keime vom

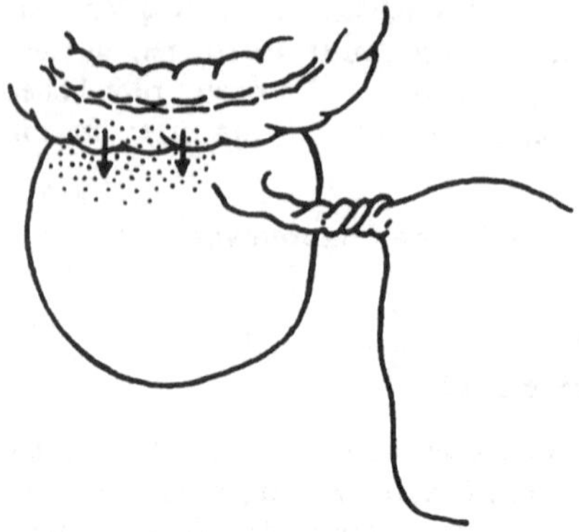

Abb. 42. Folgen der Stieldrehung: Stauung, Vergrößerung (und Violettfärbung) des Ovarialtumors; Verwachsungen mit dem Darm, Folge: Keimeinwanderung → Vereiterung und Verjauchung des Tumors → Peritonitis

Darm zum Tumor und führen zu seiner Vereiterung und Verjauchung. Die weitere Folge ist die **Peritonitis.** Natürlich können auch auf dem Blutwege Keime in den Tumor eindringen, einen Wandabszeß und schließlich die Vereiterung des ganzen Tumors hervorrufen.

4. Einklemmung des Ovarialtumors.

Ovarialtumoren, die tief im kleinen Becken liegen und sich bei ihrem weiteren Wachsen nicht aus dem Becken herausentwickeln, sondern sich in ihm einkeilen, führen zu Einklemmungserscheinungen, z. B. zur **Blasengangrän** oder zu Passagestörungen durch Druck auf das Rektum. Bei der Gangrän der Blasenwand kann es zu schweren Schädigungen der Blasengefäße und damit zur Ruptur der Gefäße mit starken Blutungen kommen.

5. Ruptur = Platzen des Ovarialtumors.

Diese Komplikation wurde schon auf S. 332 besprochen. Sie ist zweifellos eine sehr gefährliche Komplikation. Das Platzen eines Ovarialtumors führt

beim **malignen** Ovarialtumor	zu **Metastasen,**
beim **infizierten** Ovarialtumor	zur **Peritonitis,**
beim **muzinösen** Ovarialtumor	zum **Myxoma peritonei** (S. 337).

Differentialdiagnose der Ovarialtumoren

Tastet man einen zystischen Tumor im Unterbauch, so handelt es sich in den weitaus meisten Fällen um einen Ovarialtumor. Alle anderen zystischen Tumoren im Bauch sind selten.

A. Kleinere Ovarialtumoren

Die Frage, ob ein Tumor vom Uterus oder von den Adnexen ausgeht, wird durch den diagnostischen Handgriff nach *Weibel* beantwortet *(Abb. 43* und *44).*

Differentialdiagnostisch kommen in Betracht:

Chronisch entzündliche Adnextumoren: Unterscheidung nicht immer leicht. Anamnese! Druckempfindlichkeit, schwartige Verwachsungen sprechen gegen einen Ovarialtumor.

Intraligamentär entwickelte Myome: Diese Myome sind meist breit mit dem Uterus verbunden, gehen manchmal direkt und untrennbar in ihn über. Ein neben dem Uterus liegender Ovarialtumor läßt sich meist als ein **getrennt neben** dem Uterus liegender Tumor abtasten.

> **Kleine bis mittelgroße** Ovarialtumoren liegen gewöhnlich im **kleinen Becken** neben oder **hinter** dem Uterus. Der Uterus wird durch sie auf eine Seite gedrängt oder nach vorn geschoben, eleviert und gegen die Symphyse gepreßt.

B. Mittelgroße Ovarialtumoren = Tumoren bis in Nabelhöhe

Differentialdiagnostisch kommen in Betracht:

Schwangerschaft im 4. bis 6. Monat.

Bei jeder Frau im gebärfähigen Alter sollte man an die Möglichkeit einer Schwangerschaft denken.

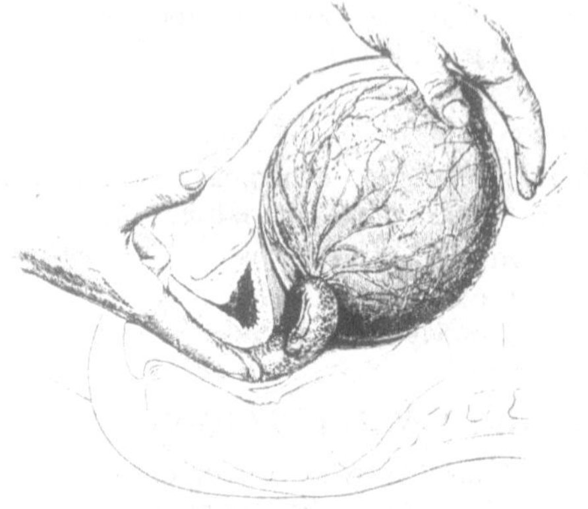

Abb. 43.

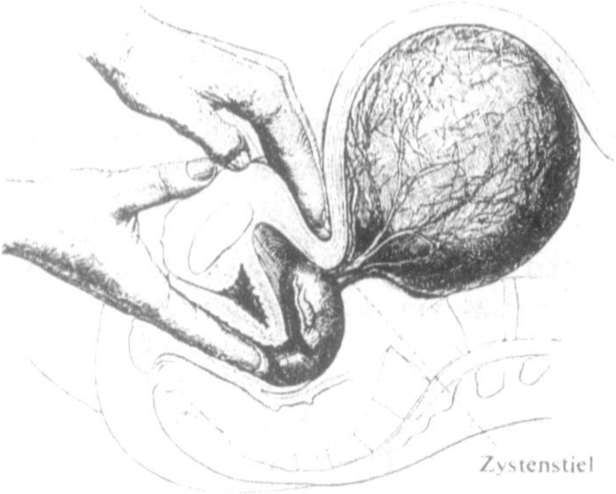

Abb. 44.

Abb. 43 und *44*. Diagnostischer Handgriff nach *Weibel* zur Feststellung, ob der fragliche Tumor dem Uterus oder den Adnexen angehört. *Abb. 43* Ausgangsstellung der Hände. *Abb. 44*. Die Aussenhand drängt den Tumor vom Becken weg nach oben. Behält dabei der Uterus seine Lage unverändert bei, so handelt es sich um einen beweglichen Tumor der Adnexe. Entfernt sich beim Hochdrängen des Tumors die Portio von den tastenden Fingern, so gehört die Geschwulst dem Uterus an

Aszites (Unterscheidung s. *Abb. 45* bis *Abb. 48)*.

Myome, Nierentumoren, Hydronephrose, Mesenterialzysten, retroperitoneale „Zysten“ (Lipome, Liposarkome).

Rektale Untersuchung! Urologische Untersuchung!

C. Sehr große Ovarialtumoren

Sie lassen sich am leichtesten feststellen. Zu differentialdiagnostischen Erwägungen geben sie eigentlich selten Anlaß. Die Perkussion ergibt über dem ganzen Bauch gedämpften Schall. Tympanitischer Schall findet sich nur über den tiefstgelegenen Flankenteilen.

Differentialdiagnose: Sehr große retroperitoneale Tumoren, die sehr selten sind.

Große Ovarialtumoren wachsen aus dem kleinen Becken in die Bauchhöhle hinein und steigen in ihr empor. Sie liegen **meist vor dem Uterus,** der oft so stark nach hinten gedrängt wird, daß man kaum noch an ihn herankommt.

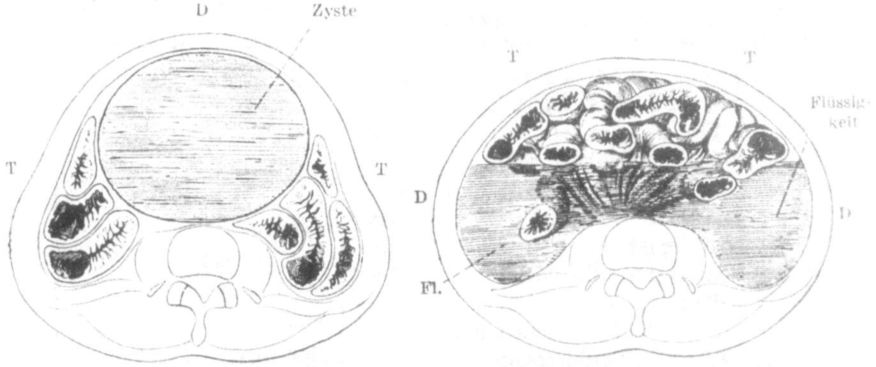

Abb. 45 und *46*. Patientin in Rückenlage. — Ovarialtumor *(Abb. 45)*: Die Perkussion über dem Tumor ergibt Dämpfung (D), die Perkussion über den Flanken (frei schwimmende Därme) tympanitischen Schall (T). — Freier Aszites (Abb. 46): Dämpfung (D) über den Flanken, tympanitischer Schall (T) über den Därmen

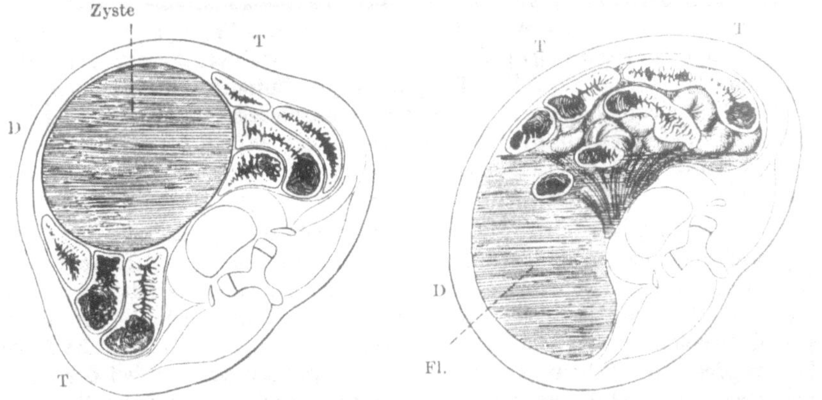

Abb. *47* und *48*: **Lagewechsel:** Patientin in Seitenlage. **Ovarialtumor** *(Abb. 47)*: **Kein Schallwechsel!** Die Perkussionsfigur bleibt fast unverändert. — **Freier Aszites** *(Abb. 48)*: **Schallwechsel!** Die oben liegende Flanke zeigt tympanitischen Schall (T), die unten liegende Flanke Dämpfung (D).

Somit: **Kein Schallwechsel** bei Seitenlagerung = **Tumor,**
Schallwechsel bei Seitenlagerung = **Freie Flüssigkeit.**

Abweichungen von dieser Regel: 1. wenn die Aszitesflüssigkeit nicht frei beweglich, sondern infolge Darmverwachsungen abgekapselt ist, 2. wenn Tumor und Aszites gleichzeitig vorhanden sind

Abb. 45—48. Unterscheidung zwischen Ovarialtumor und freiem Aszites nach *Weibel*

Therapie der Ovarialtumoren

Jeder Ovarialtumor muß operativ entfernt werden, gleichgültig, ob er groß oder klein ist, ob er Beschwerden macht oder nicht, ob die Frau alt oder jung ist, ob der Tumor gutartig ist oder nicht.

Von der unbedingten Notwendigkeit der Operation ist jeder überzeugt, der sich folgende Tatsachen vor Augen hält:

1. **Jeder 3.** (bis 4.) **Ovarialtumor ist** oder **wird bösartig** (S. 340).
   Für das Ovarialkarzinom gibt es weder ein Frühsymptom noch überhaupt ein sicheres Symptom. Ob ein getasteter Ovarialtumor gut- oder bösartig ist, läßt sich vor der Operation durch kein Mittel sicher feststellen! (S. 343).
   Zusätzliche Komplikationen:
2. Gefahr der **Stieldrehung,**
3. Gefahr der **Infektion (→Vereiterung)**
4. Gefahr der **Einklemmung,**
5. Gefahr des **Platzens.**

Daher:

JEDER OVARIALTUMOR MUSS OPERIERT WERDEN,

und zwar

SO SCHNELL WIE MÖGLICH!

Diese soeben ausgesprochenen Grundsätze sind das Ergebnis tausendfältiger Erfahrung. Ihre Beachtung macht es auch dem Unerfahrensten leicht, eine klare Stellung in der Frage der Behandlung der Ovarialtumoren einzunehmen.

Hier möge noch einmal an die **„großen Adnextumoren"** der älteren und alten Frauen erinnert werden, die fast nie entzündlich bedingt, sondern **fast immer karzinomatös** sind (Ovarialkarzinom, selten Tubenkarzinom). Sie müssen **operiert** werden, nur selten wird man sich täuschen.

Schwierig wird die Entscheidung, wenn die gynäkologische Untersuchung eine Vergrößerung des Ovars (etwa bis auf Kleinapfelgröße) ergibt und man annehmen kann, daß es sich um eine Ovarial**zyste**, also um eine **Retentionszyste** (S. 323) und nicht um einen echten Tumor, ein Ovarial**kystom** handelt. Man weiß aus Erfahrung, daß sich solche Zysten wieder zurückbilden können. Manchmal platzen sie auch bei der Untersuchung (S. 329). Der Altmeister *Martius* gibt folgenden guten Rat:

Bei Größerwerden der Zyste und Bestehenbleiben über die nächste Menstruation hinaus ist auch hier die Operation auszuführen!

Wie soll operiert werden?

Alle Ovarialtumoren sollten **abdominal** (stets Längsschnitt) operiert werden (bessere Übersicht, Vermeidung der Aussaat von Geschwulstzellen).

1. **Makroskopisch gutartiger Ovarialtumor:** Um Verwachsungen zu vermeiden, nehme man stets die Tube mit heraus: Salpingoophorektomie. (Voraussetzung bei gebärfähigen Frauen: gesunde andere Seite.) Aus demselben Grunde Ovarialsubstanz nur stehen lassen, wenn das andere Ovar fehlt. — Gutartige Tumoren lassen sich oft auch leicht ausschälen.
2. **Bösartiger Ovarialtumor:** Exstirpation beider Adnexe (auch wenn der Tumor einseitig ist) und Totalexstirpation des Uterus; nicht selten Netz- und Darmresektion erforderlich.

Ovarialkarzinome müssen so radikal wie möglich operiert werden![1])

Alle karzinomatösen Tumormassen, an die man herankommt und die man mobilisieren kann, müssen entfernt werden. Je mehr, um so besser! Stets sind **beide** Ovarien zu exstirpieren, auch wenn das eine Ovar gesund erscheint. Ob man den **Uterus** mit herausnehmen soll (einfache Totalexstirpation) oder nicht, darüber gehen die Meinungen auseinander. Einige Autoren belassen den Uterus, um ihn als Radiumträger zu benutzen. *H. H. Schmid* (Rostock) konnte zeigen, daß bei Belassung des Uterus die Heilungsergebnisse genau so gut sind wie bei Herausnahme. — Der Operateur muß sein Augenmerk besonders auch auf das **Netz** richten und es **entfernen,** wenn es metastatisch befallen ist. Nach *H. H. Schmid* (u. a.) ist die Netzentfernung auch deswegen günstig, weil dadurch unter Umständen die **Aszitesbildung vermindert** werden kann.

3. **Fraglich bösartiger Tumor:** Bei offenem Bauch kann man durch einen Schnellschnitt Klarheit schaffen.
4. **Bösartiger, auf Grund des Palpationsbefundes „inoperabler" Ovarialtumor:** Probelaparotomie (= Baucheröffnung aus diagnostischen Gründen), wenn der Fall nicht gerade völlig aussichtslos ist. Begründung:
   1. **kann man sich** gerade bei Ovarialtumoren **sehr täuschen.** Schon mancher als sicheres Karzinom getastete Ovarialtumor erwies sich als papilläres Kystom, und schon manches Karzinom, das bei der Palpation unbeweglich fixiert erschien, ließ sich zur Überraschung des Operateurs relativ leicht entfernen. Läßt es sich nicht ganz exstirpieren, so ist es immerhin schon ein Gewinn, einen Teil des Karzinomgewebes zu entfernen, wobei der Grundsatz „je mehr, um so besser" gilt.
   2. Zwecks Gewebeentnahme zur histologischen Untersuchung.

Im allgemeinen wird heute der Standpunkt vertreten, daß eine

Nachbestrahlung

nur dann durchgeführt werden soll,

a) **wenn unvollständig operiert** wurde, wenn also Reste des Karzinoms im Becken zurückgeblieben sind und

[1]) Siehe das von *Koller* (Basel) veranstaltete Symposion: Gynaecologia, Hefte 149 und 150 (1960) und 151 (1961).

b) wenn ein umschriebener Herd des Ovarialkarzinoms außerhalb des kleinen Beckens (intraabdominale Lymphknotengruppen, inguinale Lymphknoten u.a.) vorliegt.

Neuerdings behandelt man unvollständig operierte und inoperable Fälle von Ovarialkarzinom mit

Radiogold (Au^{198})

in kolloidaler Form *(J. H. Müller)*, einem Beta- und Gammastrahler. Einzeldosis 50—100—200 Millicurie. Das Radiogold wird meist intraperitoneal verabreicht. Durch Lageveränderung der Patientin erreicht man eine möglichst gleichmäßige Verteilung. Symptomatische Erfolge sind vielfach beschrieben worden. Jedoch fehlt es nicht an Gegenstimmen.

Vorteile der Radiogoldbehandlung (nach *Ries* und *Breitner*): Erfassung des sonst für Strahlen schwer zugänglichen **Oberbauches**. Nur bei **lentikulärer** Aussaat ist ein Erfolg zu erwarten (also nicht bei dicken, knotigen Infiltraten). Im günstigsten Falle läßt die Aszitesbildung temporär oder ganz nach.

In neuester Zeit empfiehlt *D. Hofmann* (Giessen) auf Grund eigner Erfahrungen die Behandlung des **Myxoma peritonei** (S. 338) mit flüssigem **Radiogold**.

Nach Laparotomie und Entfernung der Gallertmassen wird Radiogold in der Dosierung von 200 mC in die Bauchhöhle eingefüllt. *Hofmann* konnte mehrjährige Rezidivfreiheit erzielen. — Nach *Shnider* (1960) spricht das Myxoma peritonei auf **Zytostatika** (s. unten) an.

Weitere Behandlungsmaßnahmen,

die nur als Zusatzbehandlung neben der Operation und Bestrahlung in Frage kommen:

Hormonbehandlung: Sehr bewährt haben sich Injektionen von **Testosteron**-Präparaten (z.B. Testoviron-Depot) alle 10—14 Tage 250 mg (= 1 Ampulle zu 1ml) mit langer Kanüle i.m. Diese Therapie ist bei allen Frauen mit progredientem Ovarialkarzinom sehr zu empfehlen, sie wird **außerordentlich wohltuend** empfunden!

Merke für die Hormontherapie:

Bei Besserung des Zustandes nicht absetzen, da sonst Exazerbation!
Ferner: Virilisierungserscheinungen und gelegentliche Steigerung der Libido müssen in Kauf genommen werden!

In den letzten Jahren ist vielfach über die günstige Beeinflussung metastasierender Ovarialkarzinome durch

Zytostatika

berichtet worden. Vorwiegend wurden die Präparate Trenimon, Bayer E 39 und Endoxan verwandt.

Trenimon = 2,3,5-*Tris-äthylenimino-benzochinon-(1,4)*,
Bayer E 39 solubile = 2,5-Bis-methoxy-äthoxy-3,6-bis-äthylenimino-benzochinon-(1,4),
Endoxan = N,N-Bis-(-chloräthyl)-N'-O-prophylenphosphorsäureester-diamid.

Beim Ovarialkarzinom werden Zytostatika in erster Linie zur

Metastasenprophylaxe und Allgemeinbehandlung

im Anschluß an die Operation gegeben. In einer Reihe von Einzelfällen sind eindeutige **Kompensierungen des Tumorgeschehens** sowie **Remissionen** von ausgedehnten, fortgeschrittenen Ovarialkarzinomen nachgewiesen worden (*Franz* und *Heyn*[1]), *Krahe*[2]), *E. Reich*[3]), *Buttenberg* und *Trager*[4]). Bei ausreichender Dosierung der Zytostatika sind auch partielle Rückbildungen von Fernmetastasen und eine hemmende Wirkung auf die **Aszites**bildung beobachtet worden (*Lemke*, *Stange* und *Rumphorst*[5]) u. a.).

Die zytostatische Behandlung eines **karzinomatösen Pleuraergusses** wird vielfach empfohlen.

Inoperable fortgeschrittene Fälle von Ovarialkarzinomen werden **primär** mit Zytostatika behandelt, und zwar solange die Patientinnen leben und es vertragen. Gelegentlich werden dabei Tumorremissionen erreicht, die so weitgehend sind, daß eine operative Entfernung des primär inoperablen Tumors möglich wird[1,2]).

In einer Reihe von Fällen wurden bei Second-look-Operationen überraschende Ergebnisse erzielt. So berichten neuerdings *Bock* und *Stolzenberger*[6]), daß bei einer schon hoffnungslos aufgegebenen Patientin mit breit metastasiertem beidseitigen Ovarialkarzinom vom Typus des Adenokarzinoms nach ausschließlicher Trenimonbehandlung 8 Monate später eine durchgreifende Besserung auftrat, wobei ein breiter Abbau der peripheren Metastasen vor allem im Bereich des Peritoneums und des Verdauungsapparates stattfand.

Allgemeinwirkungen der Zytostatika: Das Befinden der Patientinnen wird subjektiv und objektiv gehoben, die Schmerzen werden deutlich gemildert, das Leben verlängert.

Allgemein besteht der Eindruck, daß drüsige Karzinome, also Adenokarzinome besser ansprechen als Plattenepithelkarzinome.

Auf Grund der gemachten Erfahrungen ist die Chemotherapie mit Zytostatika besonders beim fortgeschrittenen Ovarialkarzinom und auch beim Korpuskarzinom berechtigt. Heilungen von Dauer können aber heute noch nicht erzielt werden.

Dosierungsrichtlinien für Trenimon

1. **Rezidiv- und Metastasenverhütung**
   a) 3—5 Tage lang vor und nach der Operation täglich 0,2 mg Trenimon intravenös.
   b) 1 Tag vor und 1 Tag nach der Operation sowie am Operationstag selbst je 1 mg Trenimon intravenös.

---

[1]) Geburtsh. u. Frauenheilk. 22 (1962), 25—36; [2]) Med. Welt (1963), 1333—1338; [3]) Geburtsh. und Frauenheilk. 22 (1962), 271—278; [4]) Med. Welt (1962), 2093—2100; [5]) Der Landarzt 35 (1959), 724—728; [6]) Geburtsh. u. Frauenheilk. 23 (1963), 720—728.

Anschließend orale Dauerbehandlung mit 1—3 Kapseln Trenimon pro Woche, mindestens 4—6 Monate lang. Soll die Rezidiv- und Metastasenverhütung ausschließlich oral durchgeführt werden, so entspricht 1 Kapsel Trenimon mit 0,5 mg etwa einer Ampulle mit 0,2 mg Trenimon.

2. **Karzinomatöse Pleura- und Peritonealergüsse**
   a) Je nach Exsudatmenge zwischen 0,1 und 1 mg, im allgemeinen 0,2—0,4 mg **Trenimon**, gelöst in 20—40 ml physiologischer Kochsalzlösung, intrapleural bzw. intraperitoneal. Die jeweilige Dosis wird in Abständen von 3—7 Tagen wiederholt verabreicht, bis das Exsudat nicht mehr nachläuft.
   b) 10—50 mg **Bayer E 39 solubile** in Abständen von 3—5 Tagen, bis die Ergüsse nicht mehr nachlaufen. Lösungsverhältnis: 10 mg in 5—10 ml physiologischer Kochsalzlösung.
3. **Intratumorale Anwendung**
   a) Je nach Größe und Konsistenz des Tumors zwischen 0,2 und 1 mg (und mehr), im allgemeinen 0,2—0,3 mg **Trenimon**, gelöst in 2—3 ml physiologischer Kochsalzlösung. Die jeweilige Trenimon-Dosis wird je nach Ansprechen des Tumors wiederholt.
   b) Wiederholt 1—2 mg **Bayer E 39 solubile** und mehr (unter Umständen bis 50 mg), je nach Größe und Ansprechbarkeit des Tumors. Lösungsverhältnis: 10 mg in 5—10 ml physiologischer Kochsalzlösung.
4. **Inoperable und strahlenresistente maligne Tumoren,**
   besonders hormonempfindliche, wie Mamma- und Ovarialkarzinome: Vorwiegend orale Dauerbehandlung mit 1—3 Kapseln Trenimon **pro Woche.**

Die Dosierungsrichtlinien für **Endoxan** können von der Herstellerfirma Asta-Werke AG, Brackwede (Westf.) angefordert werden.

Jedes wirksame Zytostatikum beeinflußt nicht nur die Tumorzellen, sondern auch andere schnellwachsende Zellsysteme, also auch das **hämatopoetische System.** Frühestes klinisches Zeichen ist die **Leukopenie!** Auch eine **Thrombopenie** kann auftreten. Die Erythropoese ist meist weniger gestört.

Jede Behandlung mit Zytostatika muß unter ständiger Kontrolle des Blutbildes erfolgen!

Blutbildkontrolle:

Bei intravenöser Applikation: Täglich bis jeden 2. Tag Leukozytenzählung, 1—2mal wöchentlich Thrombozytenkontrolle, 1mal wöchentlich Überprüfung des gesamten Blutbildes.

Bei stationärer oraler Trenimon-Applikation: In den ersten 4 Behandlungswochen 1mal wöchentlich Leukozyten- und Thrombozytenkontrolle, anschließend alle 14 Tage Leukozytenzählung, alle 4 Wochen Kontrolle des gesamten Blutbildes.

Bei ambulanter oraler Dauerbehandlung: Mindestens alle 2—4 Wochen Bestimmung der Leukozyten.

Eine **Kontraindikation** der Behandlung mit Zytostatika ist die **Schwangerschaft** (absolute Kontraindikation: Erste Hälfte der Schwangerschaft).

12. KAPITEL

Zyklusstörungen

Vorbemerkungen

Die in der Zeit von der Menarche bis zur Menopause periodisch wiederkehrenden Veränderungen am **Ovar** und am **Endometrium** bezeichnen wir als Zyklen. Ein Zyklus dauert durchschnittlich 28 Tage. Das sinnfälligste Zeichen des Zyklus ist die **Menstruation,** die regelmäßig in etwa gleichlangen Abständen wiederkehrende Blutung = Regelblutung.

Uteriner Zyklus

Die am **Endometrium** ablaufenden zyklischen Veränderungen in Stichworten:

Proliferationsphase (Dauer = 5. bis 12.—13. (—14.) Zyklustag):

Kennzeichen *(Abb. 2)*:

1. Drüsenschläuche: Gestreckt, eng.
2. Spiralarterien *(Abb. 4)*: Anzahl gering, noch keine Schlängelung.

Sekretionsphase = **Transformationsphase** (Dauer: 15.—28. Zyklustag) = **Umbauphase:** Umbau des Endometriums zur Vorbereitung auf die Einnistung des Eies.

Kennzeichen *(Abb. 3)*:

1. Drüsenschläuche geschlängelt und weit, Einlagerung von Glykogen,
2. Spiralarterien *(Abb. 4)*: Anzahl nimmt zu, starke Schlängelung, Aufteilung in Kapillaren in den oberen Partien der Funktionalis,
3. Prädeziduale Umwandlung der Stromazellen des Endometriums. (Sägeblattförmige Schlängelung, Einlagerung von Glykogen auch ins Stroma).

Desquamationsphase }
Regenerationsphase } **Blutungsphase = Menstruation**

Desquamationsphase (Dauer: 28.—2. Zyklustag)

Kennzeichen:

Blutaustritt aus den Spiralarterien, Blutung ins Gewebe, Schleimhautschrumpfung und -zerfall, schließlich Abstoßung des Endo-

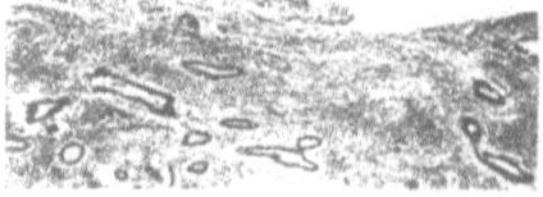
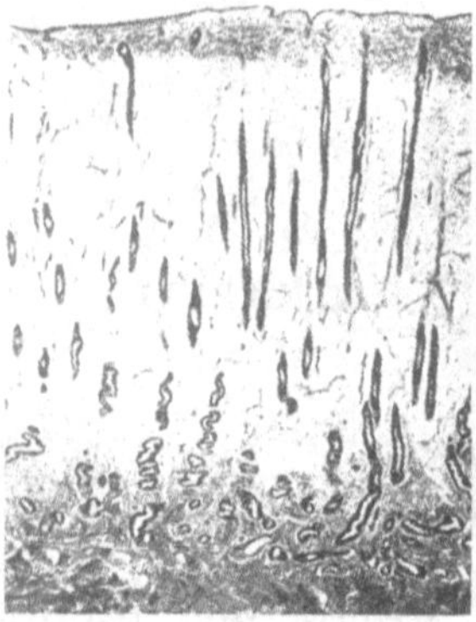
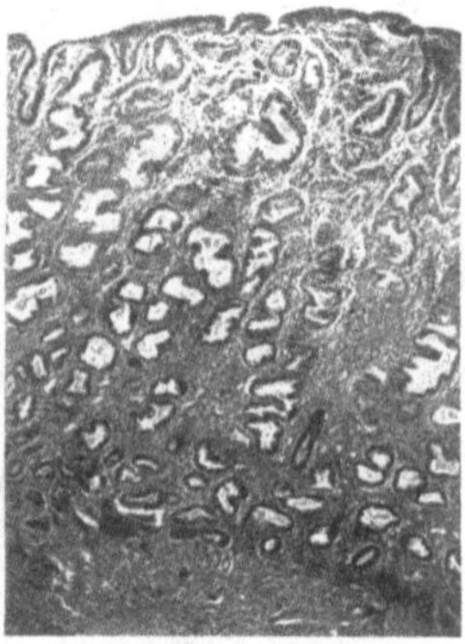

Abb. 1. Regenerationsphase *Abb. 2.* Proliferationsphase *Abb. 3.* Sekretionsphase

Abb. 1—3. Die Uterusschleimhaut in den verschiedenen Phasen des Zyklus

metriums bis auf die Basalis, die als eine 1 mm dicke Schicht mit epithelentblößter Oberfläche (= Wundfläche) übrigbleibt *(Abb. 4).*

Die Spiralarterien sprechen in hohem Maße auf hormonale Reize an. Nimmt die Progesteronmenge (S. 372) im Blutspiegel ab, so brechen die Spitzen der sehr fragilen Kapillaren der Spiralgefäße gewissermaßen ab, und es kommt dadurch zu intraendometrialen Blutungen.

Regenerationsphase = Phase der Re-Epithelialisierung: Setzt am 3.—4. Tag nach dem Beginn des Zerfalls der Schleimhaut ein *(Abb. 1).* Die Wundfläche wird durch neuentstehendes Epithel gedeckt, das aus jedem Drüsenrest heraussproßt.

Menstruelle Blutung = Wundblutung, *R. Schröder* (1914)

Es blutet so lange, bis die entstandene Wundfläche von der basalen Schleimhaut her epithelisiert ist, was normalerweise höchstens 6—7 Tage dauert.

Die zyklischen Veränderungen im Auf- und Abbau der Uterusschleimhaut, die man auch als

uterinen Zyklus

bezeichnet, werden vom **Ovar** mit Hilfe der **Ovarialhormone,** den Östrogenen und dem Progesteron, gesteuert. Diese Hormone werden vom Ovar im Verlaufe eines sich regelmäßig wiederholenden, also zyklischen Vorganges, den wir als bezeichnen, ausgeschieden. Beim Ovarialzyklus unterscheiden wir zwei Phasen.

1. **Phase** = **Follikelreifungsphase** (Dauer: 12—14 Tage): Reifung und Wachstum eines Follikels, der als **Drüse innerer Sekretion** östrogene Hormone an das Blut abgibt. Die **Östrogene** bewirken die **Proliferation** des Endometriums mit Bildung langgestreckter Drüsen. Etwa zwischen dem 12. und 14. Tag springt der reife (= Graafsche) Follikel und stößt das Ei aus = **Ovulation.**

Die Ovulation ist das zentrale Ereignis des Ovarialzyklus.

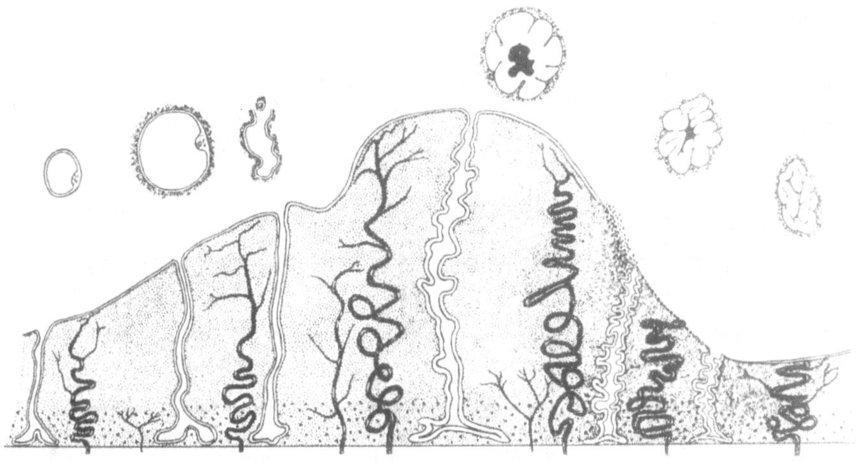

Abb. 4. Die Beziehung zwischen den zyklischen Veränderungen am Ovar (Follikelreifung, Corpus luteum-Funktion) und am Endometrium (Stroma, Drüsenschläuche und Spiralarterien). (Nach *Bartelmez*, Amer. J. Obstetr. Gynec. 74, 954)

Foll.	= Follikelreifungsphase	Isch.	= prämenstruelle Ischämie
Ov.	= Ovulation	Menstr.	= Menstruationsblutung
Lut.	= Lutealphase	Regenerat.	= Regeneration des Endometriums

2. **Phase** = **Corpus-luteum-Phase** (Dauer: 14 Tage): Aus dem gesprungenen Follikel bildet sich eine neue endokrine Drüse, das Corpus luteum, das neben den Östrogenen das **Progesteron** produziert. Die beiden Hormone zusammen steuern den Umbau (= Transformation) des Endometriums, also die 2. uterine Zyklusphase, die Sekretionsphase. Progesteron

wird in geringen Mengen auch vor der Ovulation erzeugt *(J. Zander)*. Es ist wichtig sich zu merken, daß während der 2.Phase des Zyklus insgesamt etwa **200 mg Progesteron** erzeugt werden *(Abb. 14)*. Bleibt die Befruchtung des Eies aus, so kommt es zu Rückbildungsvorgängen im Corpus luteum und damit zum steilen Abfall der Östrogen- und Progesteronkonzentrationen im Blut *(Abb. 5)*.

Dieser steile Abfall der Hormonkonzentration im Blut ist es, der die Blutung am Endometrium, hier also die Menstruation, auslöst und das Endometrium bis auf die Basalschicht abstößt. Vom Endometrium aus gesehen handelt es sich um einen „**Hormonentzug**" (S. 387).

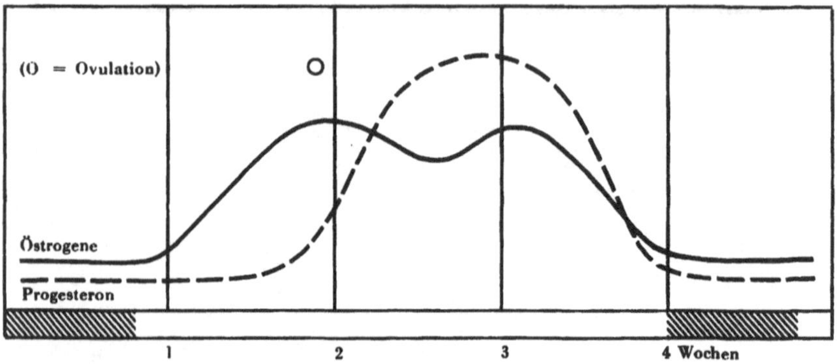

Abb. 5. Verlauf der Östrogen- und Progesteronkurve während eines normalen Zyklus

Die Menstruationsblutung ist eine Hormonentzugsblutung.

Es wird heute angenommen, daß die mit Schleimhautabstoßung einhergehende Blutung bei der Menstruation hauptsächlich durch den Abfall des **Progesterons** und weniger durch den Abfall der Östrogene hervorgerufen wird.

Das Aufhören der Menstruation wird durch das **Ansteigen der Östrogene** zu Beginn eines jeden neuen Zyklus bewirkt.

Neben den Östrogenen und Progesteron entstehen im Ovar auch **Androgene.** Stoffwechseluntersuchungen der Ovarialhormone in neuerer Zeit haben ergeben, daß die

Androgene als Vorstufe der Östrogene

anzusehen sind *(Hajano, Heard, Engel)*.

Die **drei Ovarialhormone**

Östrogene
Progesteron und } sind Steroidhormone
Androgene

d.h. ihr Grundgerüst ist das Steran *(Abb. 6)*.

a

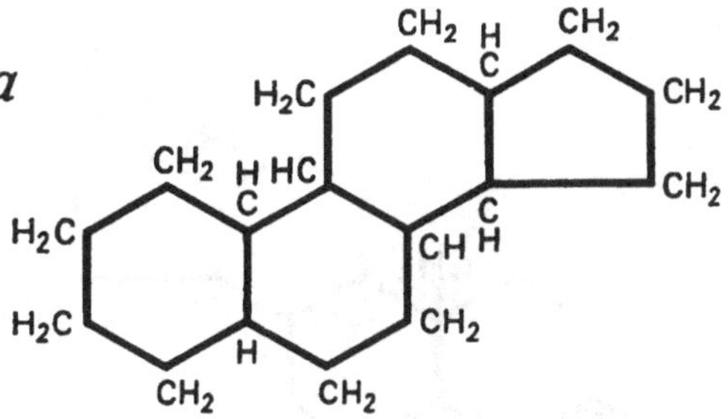

b

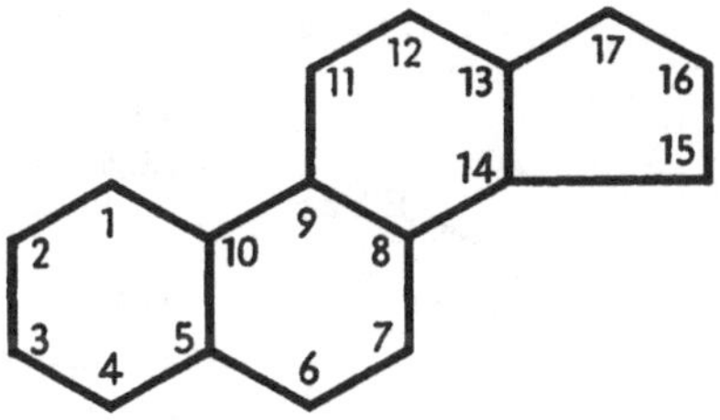

Abb. 6. Steran-Skelett = 3 Sechserringe und 1 Fünferring (= Zyklopentanoperhydro-phenantren-Ring)

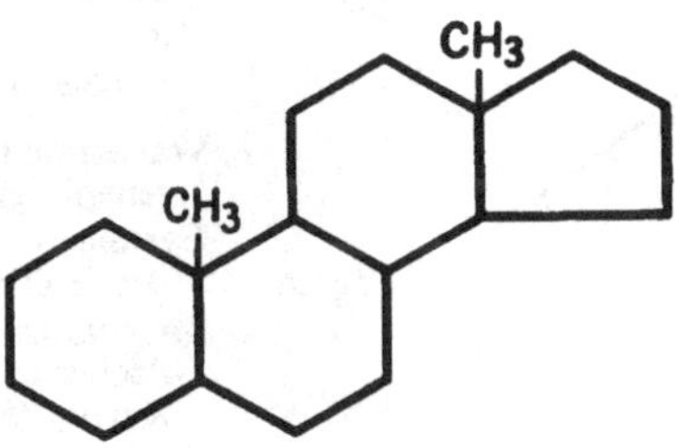

Abb. 7. Steroid-Skelett

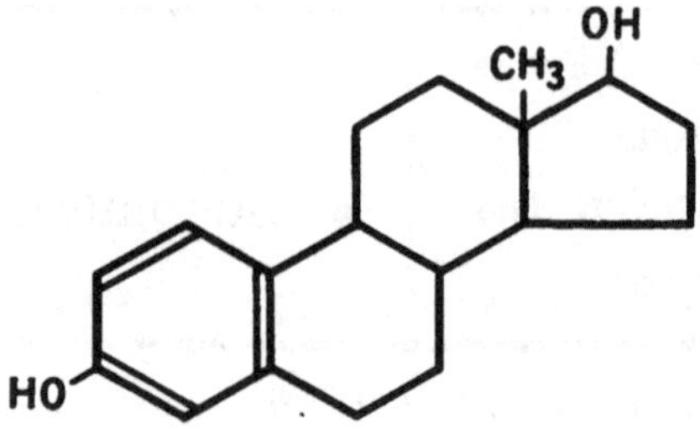

Abb. 8. Östradiol, die aktivste Verbindung der 3 Östrogene (Östradiol, Östron und Östriol)

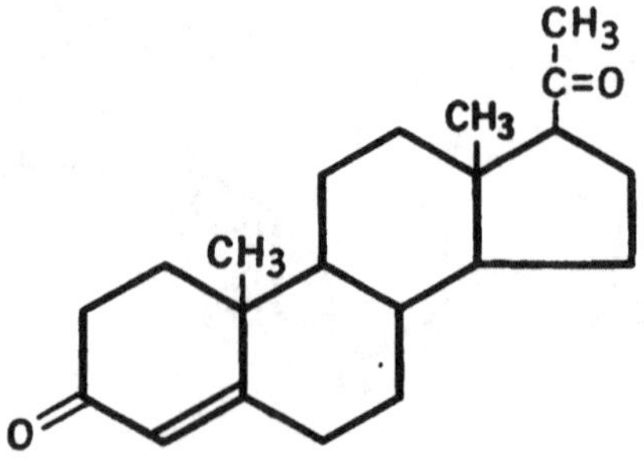

Abb. 9. Progesteron

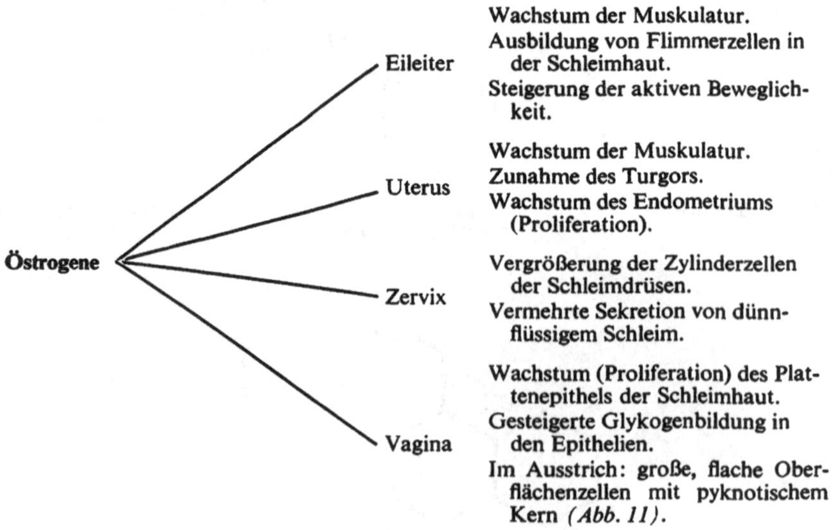

Abb. 10. Die Wirkung der Östrogene auf die Genitalorgane (nach *Lax*)

Abb. 11. Scheidenabstrich zur Zeit der stärksten Östrogenwirkung (12. Zyklustag): Vorwiegend großflächige, getrennt voneinander liegende Zellen von der Oberfläche des Scheidenepithels mit kleinem, pyknotischem Kern und ungefaltetem Zytoplasma, das sich mit Eosin rötlich färbt (nach *Boschann*)

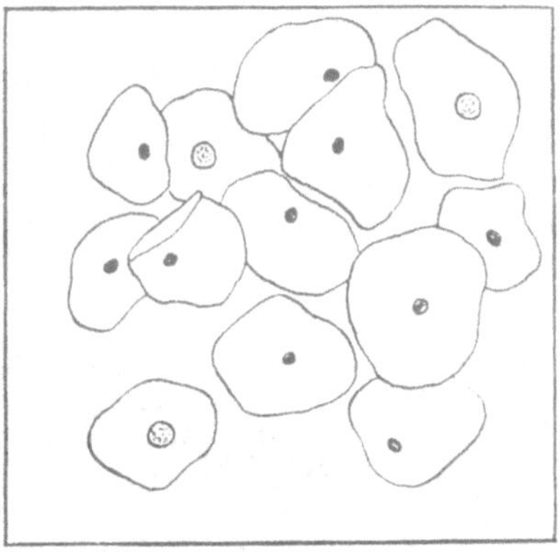

Gestagene (Progesteron)

- Eileiter
  - Rückgang der Flimmerzellen.
  - Auftreten von Sekretionszellen.
- Uterus
  - Auflockerung und Ruhigstellung der Muskulatur.
  - Schlängelung der Drüsenschläuche, Glykogenbildung in den Epithelien des Endometriums = Sekretion.
  - Vergrößerung der Stromazellen = deziduale Reaktion.
- Zervix
  - Abnahme des schleimigen Sekretes, Zunahme der Viskosität.
- Vagina
  - Verstärkte Abschilferung des Epithels.
  - Im Ausstrich: Zellen der tiefen Oberflächenschicht.
  - Haufenbildung und eingerollte Zellränder.

Abb. 12. Die Wirkung der Gestagene (Progesteron) auf die Genitalorgane (nach *Lax*)

Abb. 13. Scheidenabstrich zur Zeit der Progesteronwirkung (mittlere und späte Lutealphase). Die Zellen stammen aus den tieferen Schichten des Scheidenepithels. Unter dem Einfluß des Progesterons werden die Zellen charakteristisch gefaltet (eingerollte Ränder!) und in Haufen zusammengelagert abgestoßen. Das Plasma ist zyanophil (blaugefärbt) (nach *Boschann*)

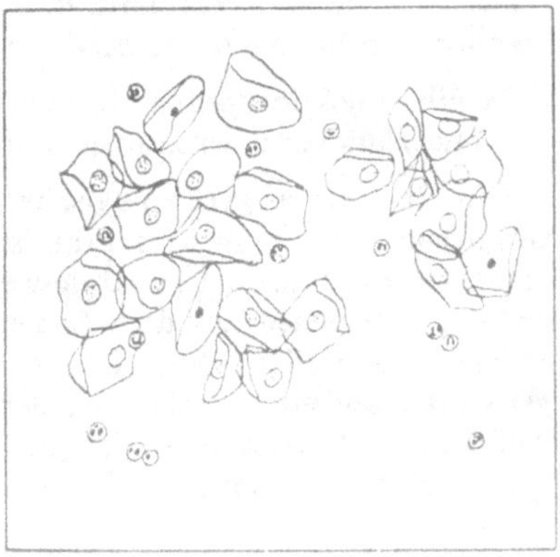

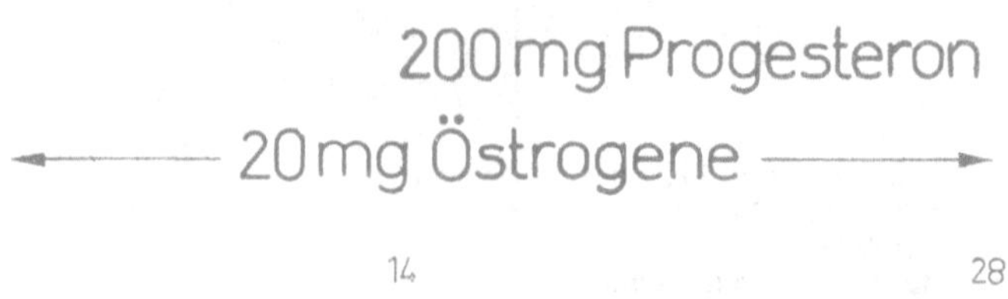

Abb. 14. Zum optimalen Aufbau des Endometriums ist eine Hormondosis von etwa **20 mg Östrogenen** und **200 mg Progesteron** erforderlich *(C. Kaufmann)*. Diese Mengen werden vom Ovar während eines Zyklus erzeugt. (Die angegebene Östrogenmenge beruht auf Schätzung, die Progesteronmenge ist experimentell gesichert.)

Die Wirkungen der Östrogene und des Progesterons auf die Genitalorgane sind in den Abb. 10—13 schematisch zusammengestellt.

Das Progesteron ist ein Glied der großen Familie der

Gestagene

Gestagene ist ein Sammelname für Stoffe verschiedener Struktur, die eine **Hauptwirkung** gemeinsam haben, nämlich die Vorbereitung und Erhaltung der Schwangerschaft. Das heißt, sie wandeln das Endometrium aus der Proliferationsphase in die Sekretionsphase um und stellen die Gebärmuttermuskulatur ruhig. Es gibt natürliche und synthetische Gestagene. Der Hauptvertreter der Gestagene im Organismus ist das von den Ovarien und der Plazenta gebildete **Progesteron** (= natürliches oder genuines Gestagen). In den letzten Jahren ist eine ganze Reihe **synthetischer** Steroide mit gestagener Wirkung entwickelt worden. — Die Gestagene unterscheiden sich in ihrer Wirksamkeit erheblich. Das gilt sowohl für ihre progestative Wirkung bei parenteraler und oraler Anwendung als auch für ihre hemmende Wirkung auf das Zwischenhirn-Hypophysen-System sowie bestimmte Nebenwirkungen.

Es gibt Injektionspräparate mit Depotwirkung (17α-Hydroxy-Progesteronkapronat) und oral wirksame Gestagene (Derivate des 19-Nor-testosterons).

Für die heutige gynäkologische Therapie sind die hochwirksamen **oralen Gestagene** von sehr großer praktischer Bedeutung, und zwar in der Hauptsache aus 2 Gründen: Einmal deswegen, weil sie imstande sind, dysfunktionell bedingte **Blutungen aus dem Endometrium sicher und schnell zu stillen** und andererseits, weil sie über das Zwischenhirn-HVL-System **starke hemmende Wirkungen auf die Ausschüttung der gonadotropen Hormone** ausüben können. Auf dieser letztgenannten Fähigkeit beruht die **Ovulationshemmung** bei der hormonalen Konzeptionsverhütung.

Das Ovar ist nicht autonom. Schon im Jahre 1926 bewiesen *Zondek* und *Aschheim*, daß die Funktionen des Ovars durch die

gonadotropen Hormone des Hypophysenvorderlappens (HVL)
= Gonadotropine

gesteuert werden (goné gr. Geschlecht, adén gr. Drüse, tréppo gr. ich richte, d.h. auf die Gonaden = Keimdrüsen (bei der Frau die Ovarien) gerichtete, d.h. einwirkende Hormone).

Nach heutiger Vorstellung werden angenommen

drei gonadotrope Hormone

1. **Follikelreifungshormon** = follicle stimulating **h**ormone = **FSH,**
2. **Luteinisierendes Hormon** = **LH,** wird auch bezeichnet als interstitial cell stimulating **h**ormone = **ICSH,**
3. **Luteotropes Hormon** = **LTH** (gleichbedeutend mit Prolaktin).

Abgekürzt kann man sagen und schreiben:

FSH LH (ICSH) LTH	die **drei gonadotropen Hormone**	= Proteohormone

Gonadotropine sind keine Steroidhormone wie die Ovarialhormone, sondern **Proteohormone;** sie haben eiweißartigen Charakter. Synthese und Reindarstellung ist bei ihnen noch nicht möglich, da eine genaue Kenntnis ihrer chemischen Struktur fehlt.

Die gonadotropen Hormone des HVL wirken auf dem Blutwege auf das **Ovar.** Die normale Funktion des Ovars hängt von dem richtigen Zusammenwirken der Gonadotropine ab.

Die das **Ovar** steuernden **gonadotropen Hormone** und die auf das **Endometrium** wirkenden **Ovarialhormone** werden zusammengefaßt als **Sexualhormone** bezeichnet.

Gonadotrope Hormone und **Ovarial**hormone	= Sexualhormone

Auch die **Steuerfunktion des HVL ist nicht autonom,** sondern abhängig von dem nervösen, im Zwischenhirn (= Dienzephalon), und zwar im

Hypothalamus

liegenden

Sexualzentrum.

Es wurde im Jahre 1932 von *Hohlweg* und *Junkmann* entdeckt. Das Sexualzentrum hat seinen Sitz im Tuber cinereum des Hypothalamus. Diese Erkenntnisse gehören zu den großen Forschungsergebnissen der gynäkologischen Endokrinologie.

Regulationsmechanismus im Funktionskreis Hypothalamus → HVL → Ovarien

Der Ablauf der zyklischen Veränderungen im Ovar und im Endometrium mit ihrem sinnfälligsten Ausdruck, der **Menstruation**, wird durch eine Reihe komplizierter Impulse des Regulationssystems

HVL ← Hypothalamus
↘ Ovarien ↗

dirigiert. Die drei Glieder dieses Funktionskreises sind nicht gleichwertig, sondern der Hypothalamus mit seinem Sexualzentrum ist den beiden anderen übergeordnet *(Abb. 15)*.

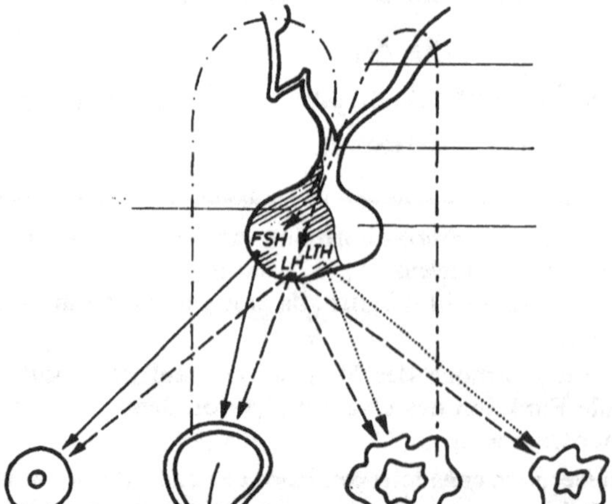

Abb. 15. Die drei gonadotropen Hypophysenvorderlappen-Hormone FSH, LH und LTH und ihre Wirkungen auf das Ovar: Follikelreifung, Follikelsprung (Ovulation) und Corpus luteum-Bildung

Der Hypothalamus (Sexualzentrum) ist das übergeordnete Steuerungsorgan des Regulationskreises Hypothalamus → HVL → Ovarien.

1. FSH. Unter Steuerung des Sexualzentrums leitet das FSH Wachstum und Reifung des Follikels im Ovar ein. Der Follikel bleibt aber in der Entwicklung stecken, wenn das

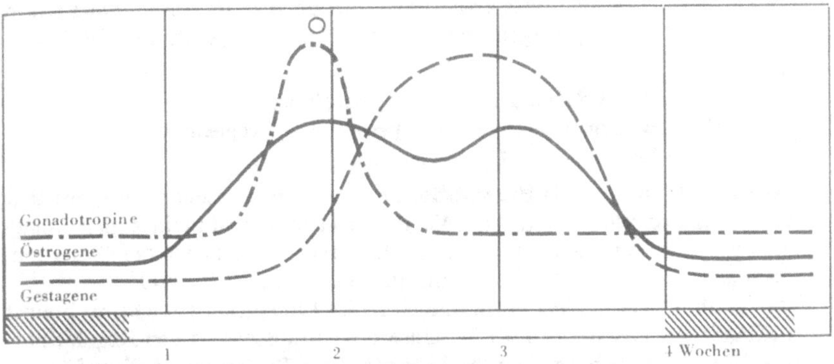

Abb. 16. Die durch Einwirkung der drei gonadotropen Hormone FSH, LH und LTH während eines Zyklus im Ovar erzeugten Östrogene und Gestagene (Progesteron). Strichpunktierte Linie = Gesamt-Gonadotropine

2. LH, das zweite gonadotrope Hormon, in der zweiten Zykluswoche nicht hinzukommt. FSH und LH zusammen gelten als verantwortlich für die volle Ausreifung zum Graafschen Follikel und für die zunehmende **Östrogenbildung.** Als Hauptbildungsstätte der Östrogene werden die Zellen der **Theca interna** angesehen *(Abb. 17)*, in der sich während der Follikelreifung ein dichtes Gefäßnetz ausbildet. Hat die Östrogenproduktion eine bestimmte Höhe im Blutspiegel erreicht, so **bremsen** die **Östrogene** (nach dem Prinzip von Regulation und Gegenregulation) jetzt über das Sexualzentrum die FSH-Ausschüttung im HVL rückläufig ab, während sie zugleich die LH-Ausschüttung anregen.

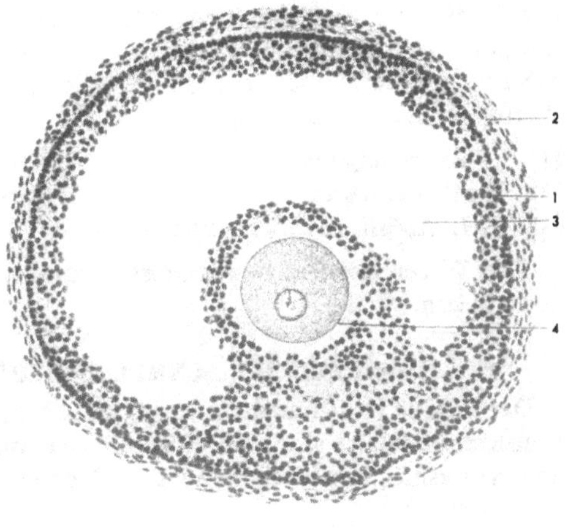

Abb. 17. Älterer Follikel aus dem Ovar einer 32jähr. Frau (nach *Stieve*)

1 = Granulosazellen
2 = Theca interna
3 = Liquor folliculi
4 = Ei

3. **LTH,** das dritte oder **luteotrope** gonadotrope HVL-Hormon, wird schon vor der Ovulation in geringen Mengen vom HVL ausgeschüttet *(Abb. 15)*.

Es bewirkt

a) den **Follikelsprung** und die Eiausstoßung
b) die Biosynthese des **Gelbkörperhormons Progesteron**
c) die **Erhaltung** des **Corpus luteum.**

Das **Progesteron,** das als **Pregnandiol** im Harn ausgeschieden wird, entsteht in den **Granulosazellen** *(Abb. 17)*, die in die Granulosa-Lutein-Zellen umgewandelt werden. Es wird nicht, wie man früher meinte, erst nach der Ovulation, sondern auch schon vor der Ovulation im Ovar erzeugt *(Zander)*.

Hat das Progesteron eine bestimmte Höhe im Blutspiegel erreicht, so bremst es rückläufig die LH-Bildung ab. — Unsere Kenntnisse über den Regulationsmechanismus sind nicht in allen Punkten gesichert. Sie beruhen z. T. auf Hypothesen.

Man nimmt heute an, daß das Sexualzentrum im Hypothalamus eine führende Rolle spielt und daß es auf **zentrale** (kortikale und subkortikale) und **periphere** Einflüsse (psychische, sensorische (Umwelt), endokrine (Ovar, Schilddrüse, Nebenniere), pharmakologische u. a.) reagiert. Es wird weiter angenommen, daß diese im Sexualzentrum zusammenlaufenden zentralen und peripheren Reize hier **umgesetzt,** d. h. zu Impulsen an den **HVL** verarbeitet und von diesem an das **Ovar** weitergegeben werden. In diesem Sinne gilt das Sexualzentrum als

zentrale Schaltstelle.

Es schaltet zentrale und periphere Reize zu Impulsen um, die den Ablauf des ovariellen und uterinen Zyklus und damit die Menstruation über das Regulationssystem beeinflussen.

Es ist klinisch praktisch sehr wichtig, sich über den Begriff des Regulations- oder Funktions**kreises** klar zu werden: Es bestehen zwischen den drei Gliedern der Kreiskette Zwischenhirn (ZH) → HVL → Ovarien nicht Beziehungen, die am Ovar enden, sondern das Ovar beeinflußt mit der Höhe der in ihm gebildeten Keimdrüsenhormone das Sexualzentrum im ZH und dadurch die Aktivität des HVL.

Ausschlaggebend ist dabei die **Höhe des Keimdrüsenhormonspiegels** im Blut! **Ansteigen** bewirkt ganz allgemein **Hemmung des HVL** über das ZH, **Abfall** bewirkt **Aktivierung des HVL** über das **ZH.**

Das Wesen des Funktionskreises kann man sinnfällig durch dieses Schema ausdrücken.

← ← ←

→ Zwischenhirn (Sexualzentrum) → HVL → Ovarien →

Der Zyklus läuft nur dann regelrecht ab, wenn alle drei Glieder dieses Funktionskreises **intakt** sind. Im einzelnen hat man über diesen Regulations- oder Steuerungsmechanismus heute die folgende Vorstellung:

Der Regulationsmechanismus HVL ←——ZH
↘ Ovarien ↗

Zwischenhirn (Sexualzentrum) ↓ ↑ **HVL** ↓ LTH, LH, FSH **Ovarien**	bewirkt an den Ovarien 1. die **Bildung** der **Ovarialhormone** (Östrogene, Progesteron, Androgene), 2. die **Regulation** ihrer **Menge**, 3. die **Regulation** ihrer **zeitlichen Ausschüttung** und damit die Steuerung der **generativen** Vorgänge, nämlich **Follikelreifung → Ovulation → Corpus luteum-Bildung**

Ausfall der HVL-Funktion führt zur **Atrophie** der Ovarien.

Zwischenhirn (Sexualzentrum) ↓ ↑ **HVL** ↓ **Ovarien**	Der „rückläufige" Regulationsmechanismus Ovarien → Zwischenhirn (*Abb. 15*) bewirkt über das Sexualzentrum im Zwischenhirn das rhythmische Abbremsen und Anregen der gonadotropen Hormone im HVL, d.h. 1. die **Bildung** der **gonadotropen** Hormone FSH, LH und LTH 2. die **Regulation** ihrer **Menge** 3. die **Regulation** ihrer **zeitlichen Ausschüttung.**

Ausfall oder Unterfunktion der Ovarien löst im HVL **erhöhte Ausscheidung** der **gonadotropen Hormone** aus, weil die Abbremsung wegfällt bzw. vermindert ist.

Die Steuerung der Ovarialfunktion und damit des uterinen Zyklus mit der Menstruation geschieht also durch

Hypothalamus		**HVL**
(**neurales** Organ)	und	(**Adenohypophyse**)
↓	——→	↓
Impulse eines **neuralen** Organs		**hormonale** Impulse

Die Steuerung der Ovarialfunktion ist also eine **neuro-hormonale.**

Daraus ergibt sich, daß die Ovarialfunktion sowohl mit dem **Gesamtorganismus verbunden,** als auch den verschiedensten Einflüssen der **Außenwelt** unterworfen ist.

Die Frage der

Reizübermittlung zwischen dem Hypothalamus und dem Hypophysenvorderlappen (= Adenohyophyse)

ist noch nicht geklärt. Nervöse Verbindungen existieren nicht. Der Hypophysenstiel verbindet den Hypothalamus nur mit dem Hypophysen**hinterlappen**

(Neurohypophyse). Seine Unterbrechung führt zum Funktionsausfall des HVL *(Westman)*. Eine direkte Verbindung zwischen Hypothalamus und HVL gibt es nur über besondere **Gefäße** und einen **Pfortaderkreislauf.** Man nimmt an, daß die Reizübermittlung über diese Gefäße geht. — Nach *Harris* läßt sich die Mehrzahl der experimentellen Tatsachen mit der Annahme einer **neurohumoralen = neurosekretorischen Substanz** erklären. Sie soll vom Hypothalamus produziert werden und über die oben erwähnten Gefäße in den HVL gelangen.

Die Menstruation

Menarche = Erstblutung

Die **Menarche** = Erstblutung, erstes Eintreten der monatlichen Regelblutung (men gr. Monat, arché gr. Anfang) tritt in unseren Breiten durchschnittlich im Alter von 12 bis 13 Jahren auf.

Menstruatio praecox: Verfrühtes Auftreten der Menarche = Menarche in der Zeit vom 9. bis 12. Lebensjahr oder früher.

Menstruatio tarda: Verspätetes Auftreten der Menarche = Menarche nach dem 14. Lebensjahr.

Die erste Regelblutung soll spätestens bis zum 17. Jahr eingetreten sein.

Als kritische Altersgrenze gilt das 18. Lebensjahr. In seltenen Fällen kommt es auch noch nach dem 18. Lebensjahr zur Menstruatio tarda.

Ist die **Menarche bis zum 18. Lebensjahr nicht eingetreten,** so spricht man von **primärer Amenorrhoe.**

Der Anfänger merke sich: **Nicht jede Blutung, die zur Regelzeit auftritt, ist eine echte Menstruationsblutung,** auch dann nicht, wenn sie äußerlich nach Stärke, Dauer und zeitlichem Abstand wie eine echte Regelblutung verläuft.

Man muß unterscheiden zwischen

1. echter Menstruation und
2. mensueller Abbruchblutung.

1. Kennzeichen der „echten" Menstruation

Die echte **Menstruationsblutung** ist dadurch gekennzeichnet, daß die Blutung aus einem **sekretorisch transformierten** Endometrium erfolgt, nachdem das **Corpus luteum** seine **Progesteron-** und **Östrogenproduktion eingestellt** hat.

Von einer **echten** Menstruationsblutung darf man nur dann sprechen, wenn die in der obigen Definition verlangten anatomischen und hormonalen Voraussetzungen vorliegen.

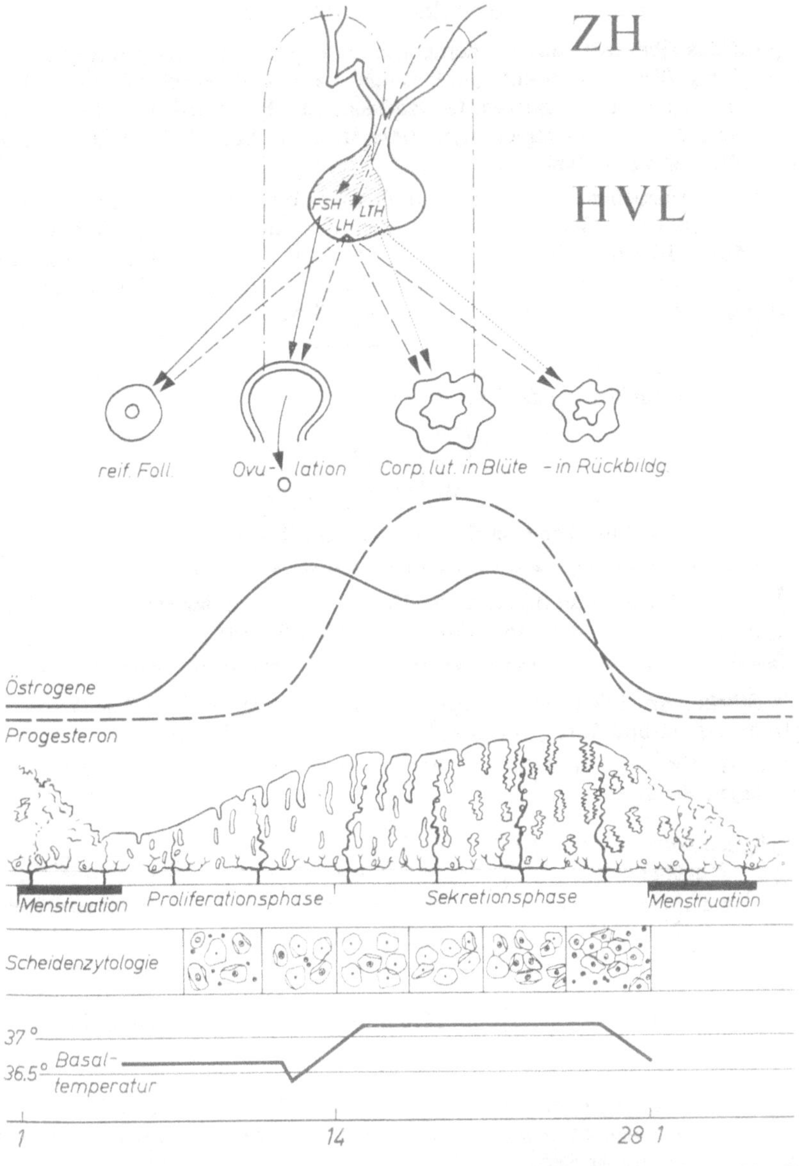

Abb. 18. Schema der Beziehungen zwischen dem Zwischenhirn, Hypophysen-Vorderlappen, Ovar und Endometrium. Darunter die Scheidenzytologie und der normale Verlauf der Basaltemperaturkurve. (Endometrium nach *Ober*, Scheidenzytologie nach *Wied*)

2. Mensuelle Abbruchblutung

Wird das Endometrium zu therapeutischen Zwecken durch (oral oder parenteral) **zugeführte** Östrogene und Gestagene auf- und sekretorisch umgebaut und wird dann nach **Absetzen der Hormone** am Endometrium eine Blutung hervorgerufen, so bezeichnet man diese menstruationsähnliche Blutung als **mensuelle Abbruchblutung.**

Bei der mensuellen Abbruchblutung findet sich am Endometrium auch eine Proliferations- und Sekretionsphase. Aber der Auf-, Um- und Abbau wird nicht durch Hormone bewirkt, die im Ovar, also im reifenden Follikel und Corpus luteum, erzeugt sind, sondern die hier auf das Endometrium einwirkenden Hormone wurden **von außen zugeführt.**

Man unterscheidet bei der Menstruation

Dauer,
Stärke und
Häufigkeit.

1. Dauer: Die Menstruation dauert durchschnittlich 3—5 Tage.

Eine Menstruationsblutung, die über den 7. Tag hinausgeht, ist nicht mehr als normal zu bezeichnen.

2. Stärke: Am 1. Tag ist die Blutung meist geringer, am 2. und 3. Tag ist sie stärker. Am 4. und 5. Tag läßt die Blutung nach und hört dann auf.

Ein annäherndes Maß für die Stärke der Blutung ist die Menge der verbrauchten Vorlagen.

Täglich verbrauchte Vorlagen	Blutungsstärke = „Regelstärke“
2	gering
3—4	normal
6	stark
über 6	Hypermenorrhoe = krankhafter Zustand (S. 402)

Gegen Verwendung von **Tampons** anstelle von Menstruationsbinden ist fachärztlich im allgemeinen nichts einzuwenden. Es gibt aber Frauen, die Tampons ablehnen. Wichtig ist folgendes:

Tampons dürfen **nicht** verwandt werden, wenn irgendwo im Bereich des Genitale eine **Entzündung** vorliegt!

3. Häufigkeit: Am häufigsten ist der **28**tägige Zyklus; d. h. vom 1. Tag der Menstruation bis zum letzten Tag vor der neuen Menstruation vergehen 28 Tage.

Schwankungen zwischen 24 und 31 Tagen gelten noch als physiologisch.

Zyklen mit 21 bis 23 Tagen werden als **Polymenorrhoe** (S. 404) bezeichnet. Die kürzeste Dauer eines biphasischen Zyklus ist die von 21 Tagen.

Zur Aufzeichnung der Regelanamnese benutzt man das Schema nach *Kaltenbach (Abb. 19 und 20).*

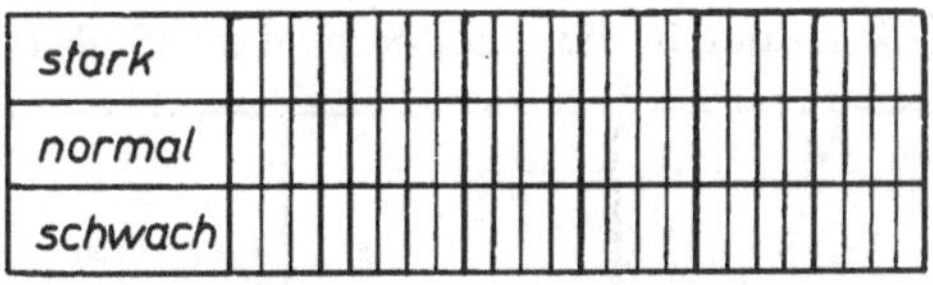

Abb. 19. Kaltenbach-Schema

Abb. 20. Eintragung eines normalen Menstruationsverlaufes (= Eumenorrhoe) in das Kaltenbach-Schema

Abkürzungen: M. = Menarche, L. M. = letzte Menstruationsblutung = 1. Tag der letzten Menstruationsblutung; 28—30/3—4, mittelstark, bedeutet, daß die Frau einen Zyklus von 28 bis 30 Tagen hat und daß die Regelblutung gewöhnlich 3 bis 4 Tage dauert.

Menstruationsverschiebung

Gelegentlich gibt es im Leben der Frau Anlässe, die die Verschiebung einer Menstruation um einige Tage zweckmäßig erscheinen lassen. Meist handelt es sich dabei um außergewöhnliche psychische und physische Belastungen (Sportlerinnen, Künstlerinnen, Examenkandidatinnen). Die Verschiebung einer Menstruation ist stets ein unnatürlicher Eingriff in die Funktionen der Sexualhormone. Derartige Eingriffe dürfen daher nur ausnahmsweise vorgenommen werden.

Es ist zu unterscheiden zwischen

1. Hinausschiebung und
2. Vorverlegung der Menstruation.

1. Hinausschiebung der Menstruation *(Abb. 21)*

Das Hinausschieben der Menstruation gelingt am einfachsten und sichersten mit der Gestagen-Östrogen-Kombination **Primosiston.**

Beispiel: 28/3—4, mittelstark, L.M. 10. 4. Die nächste Regel ist also etwa am 8. 5. zu erwarten. Diese am 8.5. zu erwartende Regel soll um 10 Tage, also bis zum 18.5. verschoben werden. **Vorgehen:** Man beginnt mit der Primosistonverabreichung 3 Tage vor dem zu erwartenden Menstruationsbeginn, also am 5. 5., und gibt laufend 3mal tgl. 1 Tbl. Primosiston. Die **Menstruationsblutung** erfolgt **2 bis 3 Tage nach dem Absetzen** der Primosistongaben. Wenn also in unserem Beispiel die Menstruation am 18. 5. eintreten soll, so ist der letzte Tag der Primosistonverabreichung der 14. oder 15. 5.

Wenn länger als 10 Tage verschoben werden soll, so empfiehlt sich die Überleitung in die Pseudogravidität (S. 441).

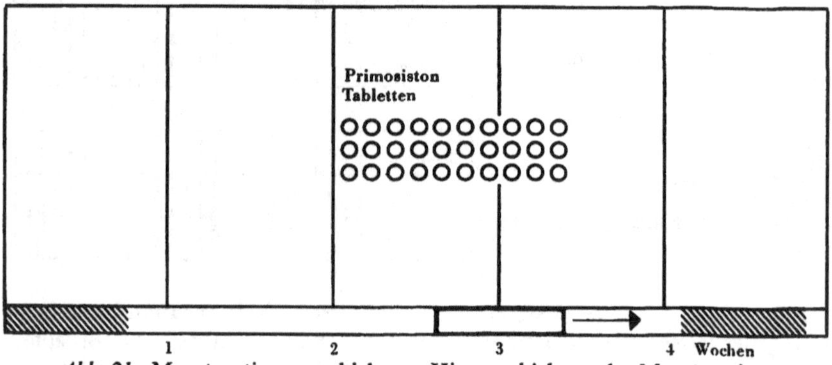

Abb. 21. Menstruationsverschiebung: Hinausschiebung der Menstruation

2. Vorverlegung der Menstruation *(Abb. 22)*

Die Menstruation läßt sich vorverlegen, indem man zwischen die ovulatorischen Zyklen durch geeignete Hormongaben einen **verkürzten abovulatorischen Zyklus** (S. 422) einschaltet *(R. Kaiser*[1]*)*.

Am besten eignen sich zu diesem Zweck oral wirksame Gestagen-Östrogen-Kombinationen. *Kaiser* empfiehlt in seinem Erfahrungsbericht als gut geeignet Anovlar, Enovid, Lyndiol, Primosiston u.a.

Dosierung bei Anovlar (1 Tabl. = 4 mg Äthinyl-Norzestosteronazetat + 0,05 mg Äthinyl-Östradiol): Man läßt **vom 4. Zyklustag** über 7—8 Tage einmal tgl. 1 Tabl. Anovlar einnehmen. Damit erzeugt man einen verkürzten Zyklus von 11—14 tägiger Dauer. Daran schließt sich die anovulatorische Blutung, die von mittlerer Stärke ist *(R. Kaiser)*.

---

[1]) *R. Kaiser*, Geburtsh. u. Frauenheilk. 22 (1962), 122.

Die Vorverlegung der Menstruation mit Primosiston (9 Tage lang 3mal tgl. 1 Tabl., Beginn am 5. Zyklustag) zeigt die *Abb. 22.*

Bei zyklusstabilen Frauen setzen die nächsten Menstruationen nach den Abbruchblutungen meist termingerecht ein.

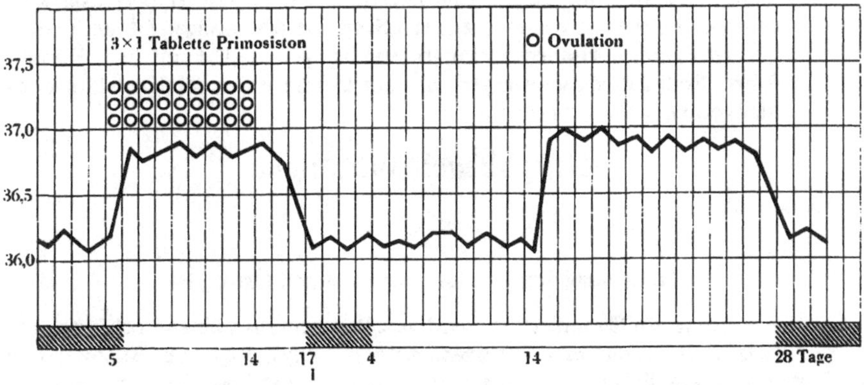

Abb. 22. Menstruationsverschiebung: Vorverlegung der Menstruation

Auslösung und Stillung von Blutungen durch Ovarialhormone

Sowohl durch **Östrogene** als auch durch **Progesteron** (Gestagene, S. 376) lassen sich Blutungen hervorrufen und stillen.

I. Östrogene

A. Auslösung von Uterusblutungen durch Östrogene

Für die Auslösung von Blutungen am Endometrium gibt es zwei Möglichkeiten (a und b).

Eine Blutung am Endometrium entsteht,

a) wenn eine am Endometrium wirksame **Östrogenmenge abnimmt** oder wenn die **Östrogenzufuhr aufhört,** dem Endometrium also Östrogene „entzogen" werden

= Östrogenentzugsblutung.

Erklärung: Östrogene führen zur Endometriumproliferation. Hört die Östrogenwirkung auf, so kann das bestehende Proliferationsstadium nicht weiter aufrechterhalten werden, es kommt zur Blutung.

b) Wenn die am Endometrium wirksame **Östrogenmenge** über **längere Zeit gleichbleibt** oder nur wenig schwankt. Das übermäßig proliferierte Endometrium verlangt für seine Erhaltung eine **zunehmende** Östrogenzufuhr. Da der zugeführte Östrogenstrom aber gleichbleibt oder nur wenig schwankt, reicht die Östrogenkonzentration im Blut schließlich nicht mehr aus, um die im Endometrium entstehende Hyperplasie aufrechtzuerhalten. Es entsteht ein **relativer Östrogenmangel** *(Allen, Ober)*, der zu vasomotorischen Zirkulationsstörungen und damit zur Blutung führt. Endometriumblutungen, die auf Grund eines **relativen** Hormonmangels entstehen, werden als

Durchbruchsblutungen

bezeichnet.

B. Stillung von Uterusblutungen durch Östrogene

Eine Blutung am Endometrium wird gestillt, wenn man einen Proliferationsreiz setzt, d. h. wenn man **Östrogene zuführt.** Physiologisches Beispiel: Die Blutstillung am Ende der Menstruation durch **Ansteigen der Östrogene** zu Beginn eines jeden neuen Zyklus.

II. Progesteron (Gestagene)[1]

A. Auslösung von Uterusblutungen durch Progesteron

Eine Blutung am Endometrium entsteht, wenn die am Endometrium wirksame **Progesteronmenge abnimmt** oder wenn die Progesteronzufuhr **aufhört,** d.h. wenn sie dem (inzwischen transformiertem) Endometrium entzogen wird,

= Progesteronentzugsblutung.

Physiologisches Beispiel: Das Einsetzen der Menstruationsblutung. Es wird heute angenommen, daß die mit Schleimhautabstoßung einhergehenden Blutung bei der Menstruation hauptsächlich durch den **prämenstruellen Abfall des Progesterons** (weniger durch den der Östrogene) im Blut bedingt ist.

Die **Menstruation** ist eine **physiologische Hormonentzugsblutung.** Sie ist das Musterbeispiel einer Blutung auf Grund eines Hormonentzuges.

---

[1]) s. S. 376.

B. Stillung von Uterusblutungen durch Progesteron (Gestagene)

Die Stillung von Uterusblutungen bei Verabreichung von Progesteron erfolgt sehr prompt. Der Mechanismus der Blutstillung ist im einzelnen noch nicht genau bekannt. Wahrscheinlich handelt es sich um einen **Kapillareffekt.**

Es besteht heute etwa folgende Vorstellung:

Wenn es blutet, so blutet es in erster Linie aus den „abgebrochenen" Spiralarterien (S. 369). Diese Spiralarterien sprechen in hohem Maße auf hormonale Reize an. Es ist wahrscheinlich so, daß durch Progesteron auf irgendeine Weise eine **neue Sprossung** der Kapillaren angeregt wird (proliferativer Effekt des Progesterons), was gleichbedeutend mit Gefäßabdichtung ist. Die Blutung kommt zum Stillstand.

Der Blutstilleffekt des Progesterons bzw. der Gestagene kommt in der Natur, also im physiologischen Geschehen, nicht vor. Es ist ein pharmakologischer Effekt. (Die Blutstillung bei der Menstruation ist ein Östrogeneffekt.)

Diagnostik der Zyklusstörungen

Zur Klärung der Ursache von Zyklusstörungen sind vor allem eine genaue Erhebung der Anamnese, besonders der Zyklusanamnese und eine sorgfältige gynäkologische Untersuchung notwendig.

Weitere Maßnahmen

A. in der Praxis

Messung der Basaltemperatur,
Hormonverabreichung
Kolpo-Zytologie
Zervixschleimuntersuchungen
Probebiopsie mit der Strichkürette zur histologischen Beurteilung des Endometriums

B. in der Klinik

Vollkürettage
Hormonanalysen, d. h. quantitative Bestimmung der Östrogene, des Pregnandiols, der 17-Ketosteroide und der gonadotropen Hormone (chemische Extraktion, biologische Testung) im Harn (Speziallaboratorien in größeren Frauenkliniken),
Zytogenetische Untersuchungen; besonders bei der primären Amenorrhoe finden sich Chromosomenstörungen,
Laparoskopie
Laparotomie

Messung der Basaltemperatur

Die Messung der „basalen" Körpertemperatur (= Basaltemperatur, Aufwachtemperatur) ist das einfachste Verfahren zur Prüfung der Ovarialfunktion. Für den praktischen Arzt, der Zyklusstörungen behandelt, ist sie die wichtigste aller diagnostischen Methoden.

Die Aufwachtemperaturkurve einer gesunden Frau im geschlechtsreifen Alter verläuft **biphasisch** *(Abb. 23)*.

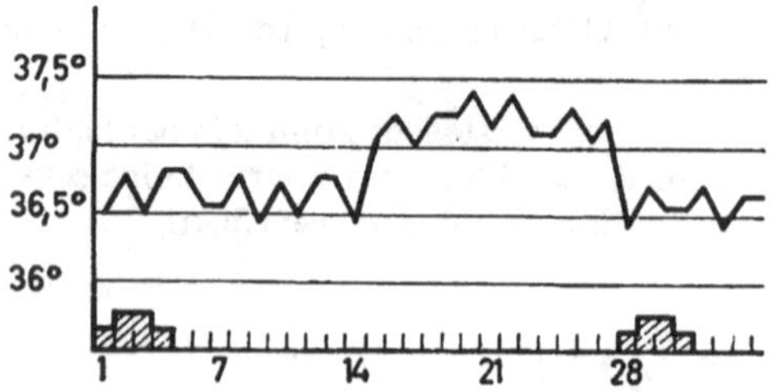

Abb. 23.
Normale Basaltemperaturkurve (biphasischer Zyklus), Temperaturanstieg am 14. Tag

a) Niedriges Niveau in der Follikelphase unter 36,9° (36,6 bis 36,8°);

b) erhöhtes Niveau in der Corpus-luteum-Phase über 36,9° (37,0 bis 37,2°) = **hypertherme Phase.**

Der **Temperaturanstieg** (= „Temperatursprung") um etwa 0,3 bis 0,6° zwischen dem 14. und 16. Zyklustag (bei 28tägigem Zyklus) beruht auf dem **„thermogenetischen Effekt" des Progesterons** = Temperaturerhöhung durch Einwirkung des Progesterons auf das im Zwischenhirn lokalisierte Temperaturzentrum. Mit der Abnahme des Progesterons vor der Menstruation fällt auch die Basaltemperaturkurve ab.

Nachweis der Ovulation

Auf Grund der heutigen Erfahrungen kann man sagen: Im allgemeinen erfolgt der Basaltemperatur**anstieg**

ein bis zwei Tage nach Eintritt der Ovulation,

in seltenen Fällen auch erst 3 bis 4 Tage später.

Nach neuerer Erkenntnis erfolgt die Ovulation bei einem 28tägigen Zyklus etwa am 12.—13. Tag, gelegentlich auch am 14. Tag.

Ausführung der Messung

Jeden Morgen wird **unmittelbar nach dem Aufwachen** vor dem Aufstehen und möglichst immer zur gleichen Zeit die Temperatur 5 Minuten lang **rektal** gemessen. (Man kann auch oral und vaginal messen; die axillare Messung ist unzuverlässig!) Zur Messung genügt ein gewöhnliches Thermometer. Es muß immer das gleiche Thermometer benutzt werden. Spezialthermometer sind nicht erforderlich. Die gemessenen Werte werden sofort in ein Kurvenblatt als Punkte eingetragen und die Punkte miteinander verbunden.

Besonders zu beachten: Die Nachtruhe muß mindestens 6 Stunden betragen. Vor dem Messen dürfen möglichst **keine Bewegungen** gemacht werden (Geschlechtsverkehr, zur Toilette gehen usw.). Die einzig erlaubte Bewegung: Nach dem auf dem Nachttisch liegenden Thermometer greifen und es in den Mastdarm einführen. (Das Thermometer muß am Abend vorher „heruntergeschlagen" werden.) — Beim Vorliegen eines krankhaften Zustandes, der **Temperaturerhöhung** machen könnte, ist die Methode nicht anwendbar. **Schlafmittel** dürfen nicht eingenommen werden. Der thermogenetische Effekt des Progesterons bleibt bei Benutzung von Zwischenhirnnarkotika, z. B. Phenyläthylbarbitursäure, evtl. aus.

> **Eine zuverlässige Diagnostik ist nur dann möglich, wenn mindestens über drei Zyklen gemessen wird.**

Die wichtigsten

diagnostischen Möglichkeiten der Basalttemperaturmessung

sind

Nachweis der Ovulation,

Bestimmung der Dauer der beiden Zyklusphasen,

Nachweis anovulatorischer Zyklen (S. 422) = Aufdeckung der Monophasie,

Nachweis einer Corpus-luteum-Insuffizienz: Biphasischer Kurvenverlauf, jedoch vorzeitiges Absinken der Temperatur nach Anstieg

Diagnose einer peripheren Form der Amenorrhoe (S. 443)

Früherkennung der Schwangerschaft (*Abb. 24*, S. 392): **Wenn die Temperatur länger als 16 Tage erhöht bleibt, ist mit einer Schwangerschaft zu rechnen.** Während der ersten drei Monate der Schwangerschaft bleibt die Basaltemperatur auf der Höhe der hyperthermen Phase und sinkt dann langsam ab.

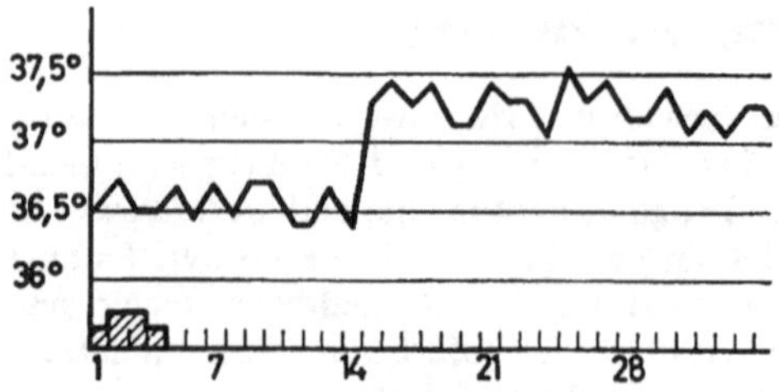

Abb. 24.
Wenn die Basaltemperaturkurve länger als 14 Tage erhöht bleibt, so ist mit einer Schwangerschaft zu rechnen

Hormonverabreichung zu diagnostischen Zwecken

Man unterscheidet zwei Teste:

Progesteron-Test, S. 432
Östrogen-Test, S. 433

Der Gonadotropontest wird heute in der alten Form mit PMS und HCG nicht mehr ausgeführt (S. 434).

Der FSH-Gehalt von PMS ist offensichtlich zu gering, um zuverlässige Wirkungen zu gewährleisten. Mit der in Kürze zu erwartenden Herstellung wirklich FSH-aktiver Präparate wird der Gonadotropintest erhöhte Bedeutung gewinnen.

Vaginal-Zytologie

Die Scheidenhaut macht einen charakteristischen **Phasenwechsel** durch. Wenn man in den verschiedenen Zyklusphasen einen **Abstrich** vom Scheidenepithel macht, so ergibt sich für jede Phase ein typisches Zellbild *(Abb. 11*, S. 375 und *Abb 13*, S. 375). **Ausführung des Abstrichs:** Zur Zyklus- bzw. Hormondiagnose wird mit einem Spatel ein Abstrich von der **seitlichen** Scheidenwand, bei Blutungen besser von der **vorderen** Scheidenwand, gemacht. Einzelheiten über die Behandlung des Abstrichs S. 92. — Der Abstrich wird an ein zytologisches Speziallaboratorium gesandt.

Meist ist zur Beurteilung der Zyklusphase, bzw. der vorliegenden hormonalen Verhältnisse eine Serie von Abstrichen notwendig. Für den Praktiker genügt fast immer die Basaltemperaturmessung.

Untersuchung des Zervixschleims

Der Zervixschleim und auch die Zervix selbst machen während des Zyklus charakteristische Veränderungen durch. Sämtliche Veränderungen sind **nur** in der

präovulatorischen Phase

d. h. in den **letzten 3 Tagen vor der Ovulation** zu beobachten. Die Veränderungen sind bedingt durch den **Anstieg der Östrogene** in der präovulatorischen Phase *(Abb. 25)* und beziehen sich auf

1. die **Menge des Schleims,**
2. seine **Durchsichtigkeit,**
3. seine **Viskosität,**
4. seine **Spinnbarkeit,**
5. den sog. **Farntest** und
6. die **Weite des Muttermundes.**

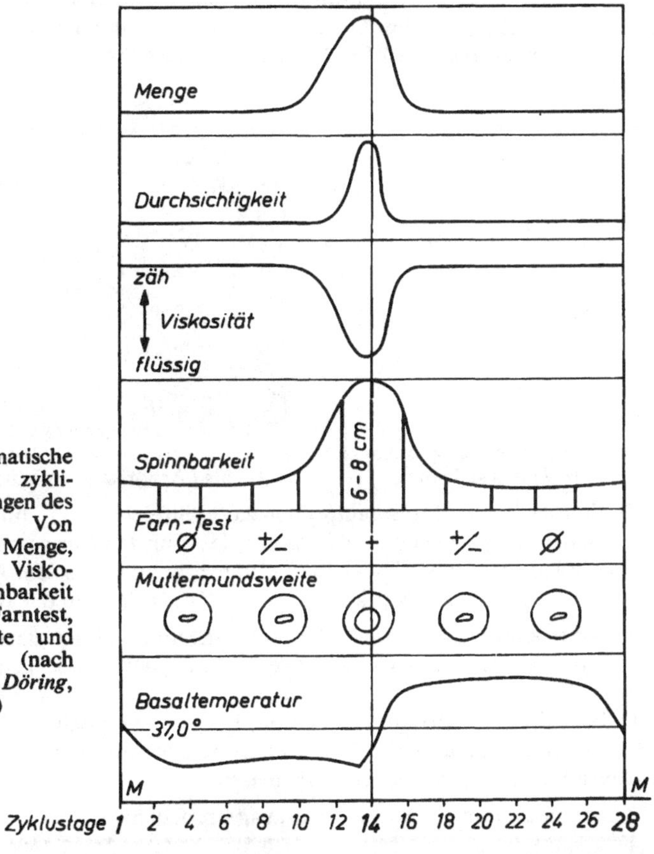

Abb. 25. Schematische Darstellung der zyklischen Veränderungen des Zervixschleimes. Von oben nach unten: Menge, Durchsichtigkeit, Viskosität und Spinnbarkeit des Schleimes; Farntest, Muttermundsweite und Basaltemperatur (nach *Bickenbach* und *Döring*, verändert)

1. Die Menge des Schleims nimmt erheblich zu (bis zum Zehnfachen des Volumens außerhalb der präovulatorischen Phase). Kurz vor der Ovulation läuft er **kaskadenförmig** aus dem Muttermund.

2. Die Durchsichtigkeit ist außerhalb der präovulatorischen Phase gleich Null. Kurz vor der Ovulation ist der Schleim klar wie Quellwasser und optimal durchsichtig.

3. Die Viskosität = Zähigkeit. Der Zervixschleim ist gewöhnlich sehr zäh und unelastisch. Lediglich in der präovulatorischen Phase ist die Viskosität infolge Zunahme des Wassergehalts vermindert, seine Elastizität also erhöht *(Abb. 25)*. Ein Ausdruck der Elastizität ist die

4. Spinnbarkeit *(Abb. 26)*. Darunter versteht man die Ausziehbarkeit des Schleims. Sie wird geprüft, indem man etwas Zervixschleim mit einer Platinöse aus dem Zervikalkanal entnimmt und zu einem Faden auszieht. Die Spinnbarkeit ist am größten vor der Ovulation. Man kann dann einen Faden von 6—8 8 cm und länger ausziehen (= Maximale Östrogenwirkung).

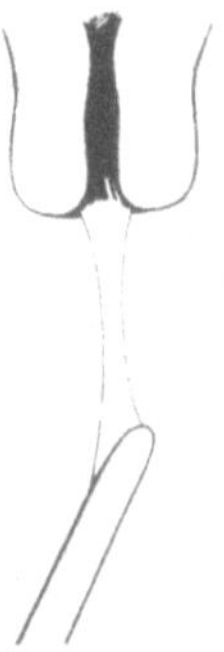

Abb. 26. Prüfung der Spinnbarkeit des Zervixschleimes

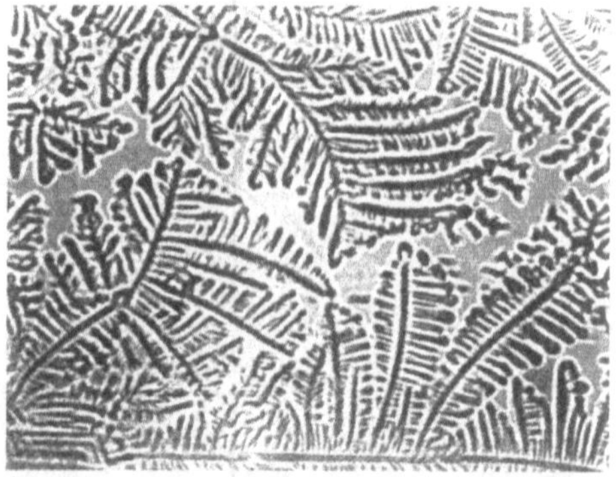

Abb. 27. Farntest oder Farnkrautphänomen, auch als Arborisationsphänomen bezeichnet

5. „Farntest" = „Farnkrautphänomen": Streicht man auf einen Objektträger einen Tropfen Zervixschleim aus, läßt ihn trocknen und untersucht ihn mit dem Mikroskop, so findet man in der präovulatorischen Phase sehr deutliche farnkrautähnliche Strukturen *(Abb. 27)* als Zeichen der Kristallisation.

6. Muttermundsweite: Der äußere Muttermund und der ganze Zervikalkanal sind zur Zeit der präovulatorischen Phase viel weiter geöffnet als sonst *(Abb. 25)*.

Es bedarf keiner allzugroßen Übung im gynäkologischen Untersuchen, um aus der Quantität und Qualität des Zervixschleims und aus der Weite des Muttermundes den **Zyklusstand** abzulesen.

Zusammengefaßt sei nocheinmal ausgesprochen:

> Die beschriebenen charakteristischen Veränderungen des Zervixschleims sind
> 1. nur in der **präovulatorischen Phase** zu beobachten = **3 Tage vor** dem Eintritt der **Ovulation.**
> 2. Sie werden durch die **Höhe** des **Östrogenspiegels** im Blut zu dieser Zeit hervorgerufen.

Probebiopsie mit der Strichkürette

Die Notwendigkeit, bei Zyklusstörungen den Aufbau des Endometriums histologisch zu untersuchen, ergibt sich vor allem bei funktioneller Sterilität, Verdacht auf uterine Amenorrhoe, bei fraglichem anovulatorischen Zyklus u.a. Das Endometrium wird durch „Strichkürettage" mit einer Spezialkürette (Modell *Novak* oder *Reifferscheid*) gewonnen. Da eine Dilatation meist nicht notwendig ist, kann man den Eingriff auch ohne Narkose ambulant ausführen.

Entscheidend wichtig ist der **Zeitpunkt**: Die Probebiopsie (= Probekürettage) muß im **Prämenstruum**, also zwischen dem 24. und 28. Zyklustag, spätestens bei Blutungsbeginn ausgeführt werden.

Die Probekürettage dient allein der Zyklusdiagnostik! Bei Verdacht auf Karzinom (Zervix, Kavum) muß ausnahmslos eine Vollkürettage durchgeführt werden!

Einteilung der Zyklusstörungen = Menstruationsstörungen

(Anomalien der Regelblutung)

I. Blutungsanomalien bei erhaltenem regelmäßigen Zyklus,
II. Tempoanomalien = Rhythmusstörungen,
III. Dysfunktionelle Blutungen bei Follikelpersistenz,
IV. Amenorrhoe,
V. Prämenstruelles Syndrom,
VI. Dysmenorrhoe.

1. Blutungsanomalien bei erhaltenem regelmäßigen Zyklus

Einteilung:

1. Zwischenblutungen,
2. Prämenstruelle Vorblutung,
3. Postmenstruelle Nachblutung,
4. Hypermenorrhoe,
5. Hypomenorrhoe.

Begriffsbestimmungen und Allgemeines

1. Zwischenblutungen (S. 397) sind Blutungen im Intermenstruum, also etwa zwischen dem 12. und 16. Zyklustag. Sie sind dadurch gekennzeichnet, daß sie weder in Regelblutungen übergehen, noch als Verlängerung der Regelblutungen aufgefaßt werden können.

2. Prämenstruelle Vorblutung (S. 399): Blutungen, die einige Tage (bis zu 10 Tagen) vor Beginn der eigentlichen Menstruationsblutung einsetzen und bis zum Beginn der Regel anhalten.

3. Postmenstruelle Nachblutung (S. 401): Eine normale Regel dauert höchstens 7 Tage. Jede über den 7. Tag hinausgehende Blutung wird als postmenstruelle Nachblutung bezeichnet. Die Nachblutung kann die Regelblutung direkt fortsetzen, sie kann auch nach einem blutungsfreien Intervall von 1—2 Tagen nach der Regel beginnen.

Regelblutung + Nachblutung = Verlängerte Regelblutung

Verlängerte Regelblutungen werden als

Menorrhagien

bezeichnet, wenn die zu lange Dauer der Regelblutung die einzige Abweichung vom Normalen ist.

4. Hypermenorrhoe = zu starke Regelblutung = Regelblutung, bei der die einzige Anomalie der zu hohe Blutverlust ist (s. S. 402).

5. Hypomenorrhoe = zu schwache Regelblutung = Regelblutung mit abnorm geringem Blutverlust (s. S. 404).

Die hier zu besprechenden pathologischen Menstruationsblutungen haben entweder eine funktionelle Ursache oder eine organische Ursache = hormonale.

Den Gedanken an ein Karzinom darf man zwar bei keiner Blutung außer acht lassen. Bei allen **zyklisch** auftretenden Zwischenblutungen, prä- und postmenstruellen Blutungen denkt man aber erfahrungsgemäß an erster Stelle an hormonale Störungen und erst an zweiter an eine organische Ursache (und dabei natürlich besonders an ein Karzinom).

Anders ist es bei der Hyper- und Hypomenorrhoe, die in einem hohen Prozentsatz der Fälle organisch bedingt sind. Aber auch diese Zustände lassen in erster Linie nicht an ein Karzinom denken (s. S. 402).

Über die

Grundsätze zum Auffinden organischer Blutungsquellen

s. S. 47.

Merke:

1. Zwischenblutungen zur Zeit der Ovulation 2. Prämenstruelle Blutungen 3. Postmenstruelle Blutungen	sind meist **hormonal** bedingte Störungen
4. Hypermenorrhoe 5. Hypomenorrhoe	sind meist **organisch** bedingte Störungen.

I. Diagnostik und Therapie von Blutungsanomalien bei erhaltenem regelmäßigen Zyklus

1. Die hormonal bedingte Zwischenblutung = Ovulationsblutung (= Follikelsprungblutung)

Manche Frauen bemerken kurz nach der Ovulationszeit, also um den 13.—14. Zyklustag, eine geringe Blutung. Es ist eine Blutung, die an einem Tag nur einige Stunden dauert, die aber auch 1—2 Tage lang anhalten kann.

Nach der heutigen Lehrmeinung wird die Ovulationsblutung folgendermaßen erklärt: Schon die normale Östrogenkurve[1]) *(Abb. 28)* zeigt kurz nach der Ovulation einen Abfall. Es wird angenommen, daß bei Frauen mit „Ovulationsblutung" die Östrogenkurve noch tiefer absinkt *(Abb. 29)*. Diese überphysiologische Verminderung der Östrogenausscheidung wirkt sich am Endometrium als Östrogenentzug (S. 387) aus. Der Östrogenentzug wird als Ursache der Ovulationsblutung angesehen.

Ovulationsblutung = Östrogenentzugsblutung nach der Ovulation.

Die sog. „Ovulationsblutung" ist also nicht die Folge der Ovulation, sondern sie wird durch das zu tiefe Absinken der Östrogene nach der Ovulation verursacht *(Abb. 29)*.

Daß es sich um eine harmlose Ovulationsblutung handelt, darf dann angenommen werden, wenn

1. wenn die Frau regelrecht (s. o.) gynäkologisch untersucht wurde (Spekulum, zytologischer Abstrich, Kolposkopie, Palpation) und

[1]) Sämtliche Hormonkurven dieses Kapitels sind erheblich schematisiert.

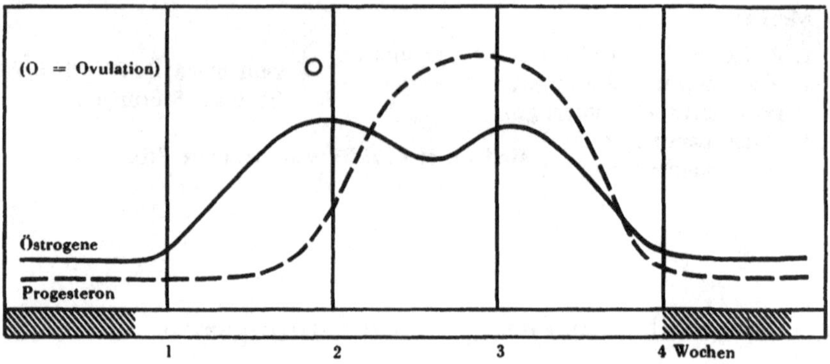

Abb. 28. Östrogen- und Progesteronkurve beim normalen Zyklus

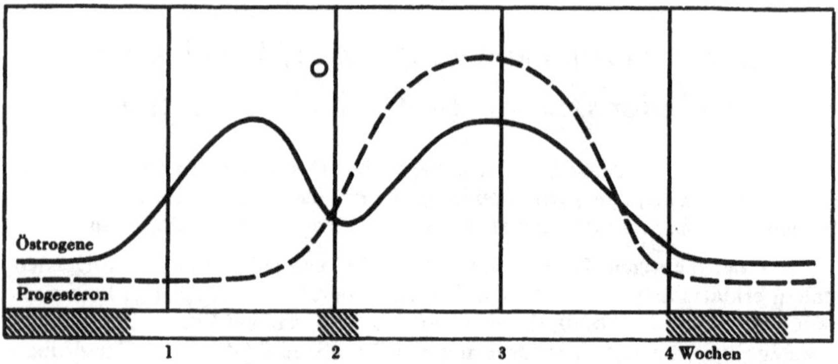

Abb 29. Absinken der Östrogene als Ursache der Zwischenblutung („Ovulationsblutung")

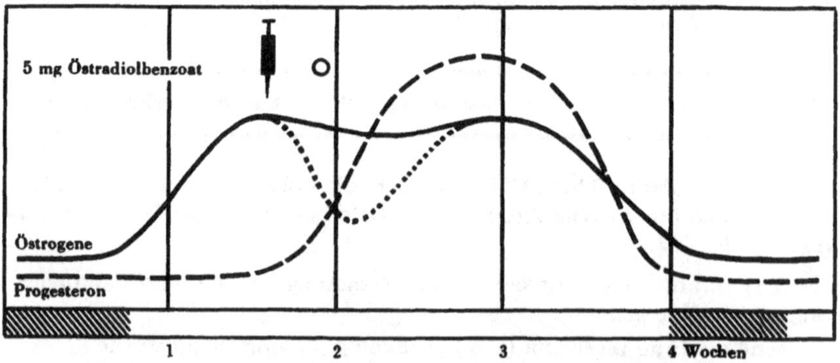

Abb. 30. Gibt man zwei Tage vor dem zu erwartenden Termin der Zwischenblutung 5 mg Östradiolbenzoat i. m. (1 Amp. Progynon B ol. forte), so bleibt die **hormonal** bedingte Zwischenblutung aus (beachte die Anhebung der Östrogenkurve). **Kommt es trotz der Injektion zur Zwischenblutung**, so ist die Ursache keine hormonale sondern eine **organische**

2. wenn man sich durch Berechnung oder an Hand des (leider noch viel zu selten geführten) **Regelkalenders** davon überzeugt hat, daß die geklagten Blutungen wirklich immer ungefähr in der Mitte zwischen zwei Regeln, also zyklisch auftreten.

3. wenn die Blutungen nach einer Injektion von 5 mg Östradiolbenzoat i.m. (eine Ampulle Progynon B ol. forte), die zwei Tage vor dem zu erwartenden Zwischenblutungstermin gegeben wird, **nicht** auftreten *(Abb. 30)*.

Ist das der Fall, dann muß der Frau klar gemacht werden, daß es sich bei dieser Blutung um eine **harmlose Anomalie** handelt, bei der eine Behandlung nicht notwendig ist. Die eine Injektion hatte nur den Zweck, die hormonale Ursache der Blutung zu sichern.

Tritt die Blutung jedoch trotz der Injektion von 5 mg Östradiolbenzoat ein, so muß die Ursache eine organische sein. Die Ausführung einer fraktionierten Abrasio ist dann unumgänglich notwendig.

2. Prämenstruelle Blutungen = Vorblutung vor der eigentlichen Regelblutung

Einige Tage (bis zu 10 Tagen) vor Beginn der eigentlichen Menstruationsblutung einsetzende, meist leichte Blutung (= Schmierblutung, *Abb. 31*) aus den Spiralarterien des Endometriums.

Ursache: In den meisten Fällen handelt es sich um eine Corpus luteum-Insuffizienz im Prämenstruum, also um ein zu frühes Nachlassen der Progesteronproduktion, was durch zu frühes Abfallen der Progesteronkurve zum Ausdruck kommt *(Abb. 31)*. Dabei wird angenommen, daß gleichzeitig auch eine Verminderung der Östrogenproduktion vorliegt *(Abb. 31)*. Die Progesteronkurve verläuft zu niedrig, zu flach und fällt zu früh ab. Weil sie **zu früh abfällt, blutet** es **zu früh,** weil sie **zu flach** verläuft, **blutet** es **zu lange,** weil sie **zu niedrig** verläuft, ist die sekretorische Umwandlung des Endometriums ungenügend. Die Nidationsverhältnisse sind daher unzureichend. Frauen mit prämenstrueller Vorblutung auf Grund einer Corpus-luteum-Insuffizienz sind daher oft **steril.**

Differentialdiagnose: Um die Verwechslung mit einer Polymenorrhoe (S. 404) auszuschließen, ist das Anlegen einer Basaltemperaturkurve zu empfehlen.

Therapie: Ausgleich des Hormondefizits durch Gaben von Äthinylöstradiol + Äthinyl-Nortestosteronazetat (Primosiston) nach folgendem Schema *(Abb. 32)*:

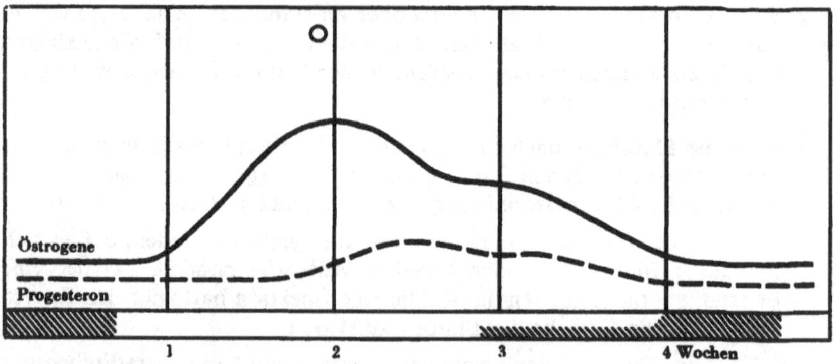

Abb. 31. Prämenstruelle Vorblutung. Beachte die niedrige Progesteronkurve und ihren zu frühen Abfall als Ausdruck der Corpus luteum-Insuffizienz. Diese Insuffizienz des Corpus luteum, das ja auch Östrogene produziert, hat meist auch eine verminderte Östrogenausscheidung und einen zu frühen Abfall der Östrogene zur Folge

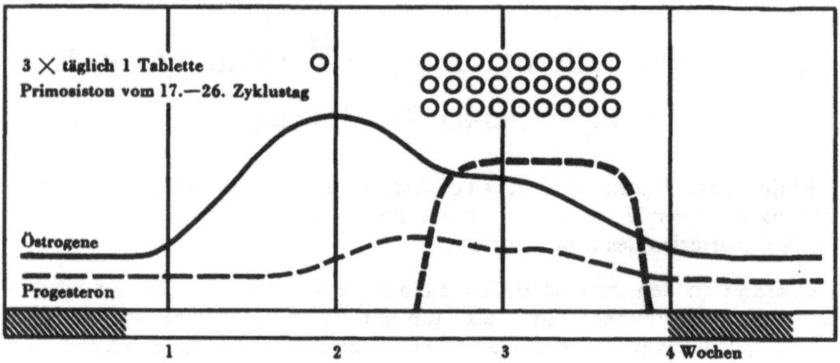

Abb. 32. Behandlung der prämenstruellen Vorblutung

Behandlung der prämenstruellen Blutung

3 × tgl. 1 Tbl. Primosiston

Beginn: 2 Tage vor dem erwarteten Blutungsbeginn (meist = 17. Zyklustag)

Ende: Am 26. Zyklustag (einschließlich).

3. Postmenstruelle Blutung = Nachblutung nach der eigentlichen Regelblutung

Darunter versteht man leichte oder auch stärkere Blutungen im Anschluß an die Regel. Ursache kann sein:

a) Endometritis corporis (S. 151),

b) mangelhafte Regeneration des Endometriums *(v. Massenbach)*,

c) verzögerte Abstoßung des Endometriums.

Zu b). Therapie: Ab 2. Regeltag tgl. 2 × 1 Tbl. 0,02 Äthinyl-Östradiol (Progynon C), 4 Tage lang, dann 4 Tage lang 1 × tgl. 1 Tabl.

Zu c). **Verzögerte Abstoßung des Endometriums** = Verzögerte und unregelmäßige menstruelle Schleimhautabstoßung.

Verzögert sich aus irgendeinem Grunde die Rückbildung des Corpus luteum, so kommt es dadurch zu einem entsprechend verzögerten Abfall des Progesterons, wahrscheinlich auch der Östrogene, und infolgedessen zum Krankheitsbild einer **verzögerten menstruellen Abstoßung** der im Sekretionsstadium befindlichen Funktionalis *(R. Meyer)*. Während die Schleimhaut normalerweise innerhalb von 36—48 Stunden abgestoßen ist, dauert die verzögerte menstruelle Abstoßung 8—14 Tage und länger (bis zu 4 und 6 Wochen), wobei es dauernd blutet (= verlängerte Regelblutung = Menorrhagie).

Vorkommen: Hauptsächlich zwischen dem 25. und 30. Lebensjahr sowie im Klimakterium *(Stadtmüller)*. Sie kann aber während der ganzen Zeit der Geschlechtsreife vorkommen.

Die verzögerte Abstoßung des Endometriums ist eine der wichtigsten und häufigsten Ursachen der länger als normal andauernden Regelblutung.

Diagnostik und Therapie:

1. Kleine prämenstruelle Östrogen-Gestagengaben ab 5. Tag vor Beginn der Regelblutung verstärken durch ihren Abfall den physiologischen Abbruchseffekt und verkürzen die Blutungsdauer:

Therapie der verzögerten Abstoßung des Endometriums

5 Tage vor Beginn der Regelblutung

3 × tgl. 1 Tbl. Äthinyl-Östradiol 0,01 mg + Äthinyl-Nortestosteronazetat 2 mg (= Primosiston) bis zum Aufhören der Blutung.

Hat die hormonale Therapie keinen Erfolg, so folgt obligatorisch

2. eine **diagnostische Abrasio** während der Blutung (etwa ab 7.—8. Blutungstag). Die Abrasio klärt das Vorhandensein von organischen Ursachen und ist zugleich eine ausgezeichnete therapeutische Maßnahme.

4. Hypermenorrhoe = zu starke Regelblutung

Die **Hypermenorrhoe** *(Abb. 33)* ist eine Regelblutung, bei der die **einzige** Anomalie der **zu hohe Blutverlust** ist, bei der aber die Dauer und Abstände völlig normal sind (normale Dauer = bis zu höchstens 7 Tagen).

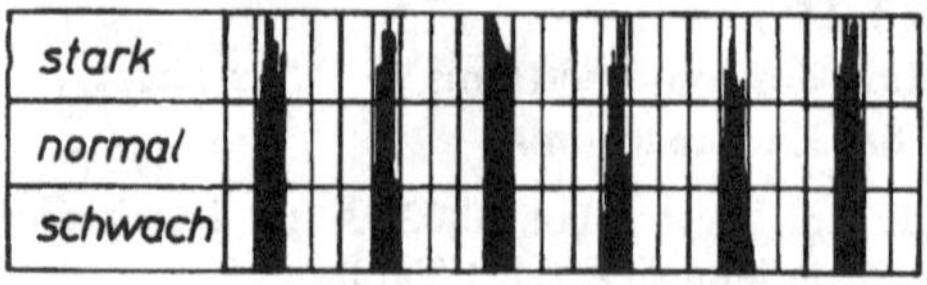

Abb. 33. Hypermenorrhoe = die zu starke Regelblutung. Die normale Blutungs**dauer** wird dabei nicht überschritten

Zur **Nomenklatur:** Vielfach wird Hypermenorrhoe mit Menorrhagie gleichgesetzt. Das geht nicht an, denn nach der alten Nomenklatur verstand man unter Menorrhagie verstärkte, verlängerte und zu häufig auftretende Regelblutungen, wonach also Menorrhagie ein Sammelbegriff für krankhafte Zyklusabläufe verschiedener Ätiologie war. Wir wollen den Begriff Menorrhagie im Sinne von *Lax* lediglich für die **verlängerte Regelblutung** vorbehalten.

Eine Hypermenorrhoe, die länger als 7 Tage dauert, ist demnach als Hyper- und Menorrhagie zu bezeichnen.

Ein gewisser Gradmesser für die Stärke der Hypermenorrhoe ist die Anzahl der verbrauchten Binden: Man spricht von Hypermenorrhoe, wenn an einem Regeltag **6—8 und mehr Binden** sich vollsaugen. Frauen mit Hypermenorrhoe klagen oft auch über Abgang von Blutklumpen.

Ursachen:

I. Organische Ursachen

(= über **90%**!)

1. Genital-organische Ursachen:

Häufigste Ursache: die **Endometriose** (S. 168) und **Myome** (S. 183), und zwar **intramurale** oder **submuköse,** (submuköse Myome bewirken gleichzeitig verlängerte Blutungen, s. S. 184).

Ferner: Korpuspolypen (S. 159), Stauungszustände im kleinen Becken (z. B. bei Retroflexio uteri), Adnexitiden, chronisch entzündlich verändertes Endometrium.

2. Extragenitale Ursachen:

Herzkrankheiten, Bluthochdruck, Nierenkrankheiten, Stauuungen durch Lungenprozesse, Störungen des hämatopoetischen Systems (Thrombopenie und Thrombasthenie) u.a.

II. Funktionelle Ursachen = hormonal bedingte Hypermenorrhoe,

sehr viel seltener als die organisch bedingte Hypermenorrhoe.

Ursachen: Ungenügende Kontraktion des Uterusmuskels bei Hypoplasie. Man denke aber auch an Thrombopenie (Morbus Werlhof. Nach übermäßigen Blutungen bei Zahnextraktion fragen, Thrombozytenzählung!) und Hypertonie.

Diagnostik

Es kommt zunächst einmal darauf an, durch genaue gynäkologische Untersuchung eine **organische Ursache** auszuschließen bzw. zu erkennen und zu behandeln. Ist ein organisches Leiden anzunehmen, z. B. ein submuköses Myom, so muß eine Vollkürettage ausgeführt werden. Dabei muß die Kavuminnenfläche mit der Kürette ausgetastet werden.

Die Austastung mit der Kürette ergibt	Diagnose
Buckel, „Treppenstufen", Verziehungen, Buchten	submuköses Myom
Allgemeine Rauhigkeit oder abwechselnd rauhe und glatte Stellen	Endometriosis uteri interna

Therapie

Organische Ursachen sind nach den dafür gültigen Regeln zu behandeln.

Leider erlebt man es nicht selten, daß bei Hypermenorrhoe nicht genügend nach organischen Ursachen geforscht und einfach eine hormonale Behandlung durchgeführt wird. Dies ist die Ursache vieler therapeutischer Fehlschläge!

Eine **hormonale Behandlung** der Hypermenorrhoe kommt nur in Frage, wenn organische Ursachen ausgeschlossen werden können und bes. dann, wenn Hinweise auf eine endokrine Ursache vorhanden sind.

Hormonale Therapie:

1. Bei Vorliegen einer **Uterushypoplasie:** Behandlung siehe auf S. 303 und 441. Liegt eine Hypoplasie nicht vor, so kann man versuchen:
2. **Während des starken Blutabganges:** 3× 1 Ampulle Testoluton forte i.m.
3. **3—6 Tage vor der zu erwartenden Menstruationsblutung:** 1× 100 mg Testoviron-Depot i.m.
4. **Anovlar**-Dragees: Vom 5.—24. Zyklustag 1× tgl. 1 Dragee.

Symptomatische Therapie: Präparate zur **Dauerkontraktion** des Uterus, z.B. Methergintropfen 3× tgl. 8—10 Tropfen, beginnend am Abend des 1. Menstruationstages.

5. Hypomenorrhoe = zu schwache Regelblutung

Abnorm schwache, regelmäßige Menstruationsblutung *(Abb. 34)*, die oft nur Stunden dauert und innerhalb eines Tages zum Stehen kommt oder nur als **Sickerblutung** in Form eines leichten blutigen Ausflusses auftritt. Ursache nicht

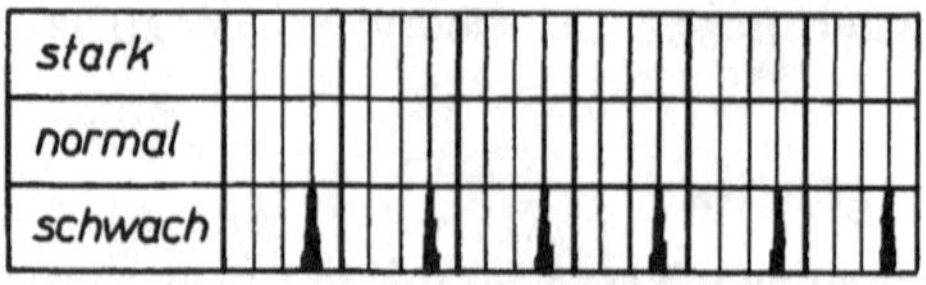

Abb. 34. Hypomenorrhoe = die zu schwache Regelblutung

genügend geklärt. Meist **organische Ursachen:** Als erstes ist an **Endometrium-Tbc** zu denken (Spar- und Ruhigstellungsmaßnahme), ferner an eine zu energisch durchgeführte **Kürettage,** Zerstörung des Endometriums durch **Atmokausis** u.a. Die Hypomenorrhoe kommt ferner vor nach Geburten und im Beginn des Klimakteriums, bei psychischen Insulten und bei Klima- und Milieuwechsel. Hinweise auf eine **Ovarialinsuffizienz** bestehen nur selten. An endokrine Faktoren muß aber auch bei Vorliegen einer **Adipositas** (Mastfettsucht, *Siebke*) oder von **prämenstruellen Beschwerden** (S. 463) gedacht werden. Die Funktionsstörung ist harmlos, wenn das Vorliegen eines anovulatorischen Zyklus (S. 422) ausgeschlossen wurde (am einfachsten durch Messung der Basaltemperatur). Die Hypomenorrhoe braucht nicht behandelt zu werden und kann praktisch auch nicht erfolgreich behandelt werden.

II. Tempoanomalien

1. Polymenorrhoe = zu häufige Regelblutung

Eine Frau mit Polymenorrhoe *(Abb. 35)* hat innerhalb eines Jahres nicht die normale Zahl von 13 Regelblutungen (bei einem Zyklus von 28 Tagen), sondern z.B. 15 bis 17 Regelblutungen. Die Regeln treten also im gleichen Zeitraum häufiger auf = die Zyklen sind verkürzt (eine Frau mit einem Zyklus von 28 Tagen hat jährlich 13 Regeln, eine mit einem Zyklus von z.B. 23 Tagen hat in einem Jahr 16 Regelblutungen).

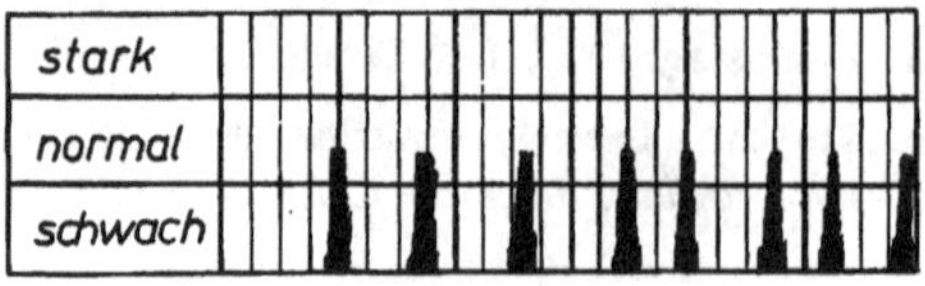

Abb. 35. Polymenorrhoe = die zu häufige Regelblutung

Polymenorrhoe = zu häufige Regelblutung = verkürzter Zyklus.

Der Zyklus kann auf 25 bis 23, in ausgeprägten Fällen aber auch bis auf 21 Tage verkürzt sein (= kürzeste Dauer eines biphasischen Zyklus).

Drei mögliche Ursachen der Polymenorrhoe:

1. Die Follikelreifungsphase ist verkürzt = **Typ I**
2. die Corpus luteum-Phase ist verkürzt = **Typ II**
3. es handelt sich um anovulatorische Zyklen = **Typ III**

Welche von den 3 Ursachen im Einzelfall vorliegt, wird am einfachsten mit Hilfe der **Basaltemperaturkurve** festgestellt.

Typ I = Die Follikelreifungsphase ist verkürzt *(Abb. 36)*. Kennzeichen der **Basaltemperaturkurve** *(Abb. 36)*: Biphasisch, Zyklusdauer z. B. 21 Tage, verkürzte Follikelreifungsphase, normal lange Corpus luteum-Phase. Die Temperatur steigt in unserem Fall am 10. Zyklustag an. Da die Ovulation etwa 1 bis 2 Tage vor dem Temperaturanstieg stattfindet (S. 390), so haben wir die Ovulation in unserem Beispiel etwa am 8. Tag anzunehmen. Die Ovulation bedeutet das Ende der Follikelreifungsphase. Somit dauert diese Phase in unserem Fall nur etwa 8 Tage anstatt normalerweise 12—14 Tage. Die entsprechende (schematisch gezeichnete) **Hormonkurve** zeigt die *Abb.* **37**.

Therapie: Nur notwendig, wenn die zu häufigen Blutungen auch zugleich zu stark sind, so daß eine Anämie entsteht.

Normalisierung des Zyklus durch Ausnutzung des sogenannten „**Verschiebungseffektes**" *(Tietze, R. Kaiser, Kogener, Buschbeck* u. a.) der Östrogene: Man

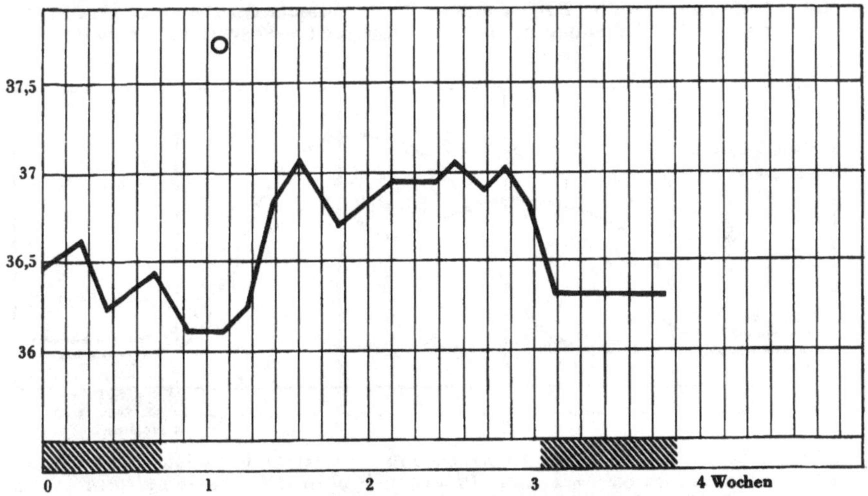

Abb. 36. Basaltemperaturkurve bei Polymenorrhoe **Typ I**: Ursache der Polymenorrhoe ist die verkürzte Follikelreifungsphase

gibt zwischen dem 4. und 6. Zyklustag einmal 10 mg Östradiolbenzoat *(Abb. 38)*, z. B. 2 Ampullen Progynon B ol. forte, wodurch die Ovulation auf den normalen Zeitpunkt verschoben wird, die Follikelreifungsphase also ihre normale Länge erhält *(Abb. 38)*. Diese Therapie muß über mehrere Zyklen wiederholt werden.

Den gleichen Effekt erreicht man mit einer Injektion von 10 mg Östradiolvalerianat (= 1 Amp. Progynon Depot 10 mg) i. m. *(Staemmler* und *Lauritzen)*.

Typ II = **Die Corpus luteum-Phase ist verkürzt** (häufigste Ursache der Polymenorrhoe). Kennzeichen der **Basaltemperaturkurve** *(Abb. 39)*: Biphasisch, normal lange Follikelreifungsphase, verkürzte Corpus luteum-Phase.

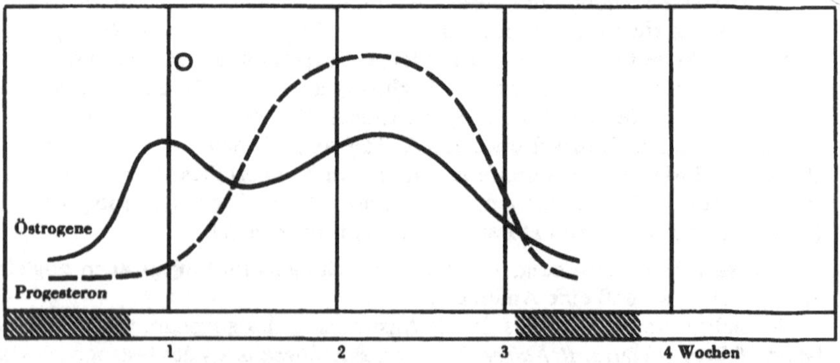

Abb. 37. Hormonkurve bei Polymenorrhoe **Typ I**: Ursache der Polymenorrhoe ist die verkürzte Follikelreifungsphase. Die Corpus luteum-Phase ist normal lang

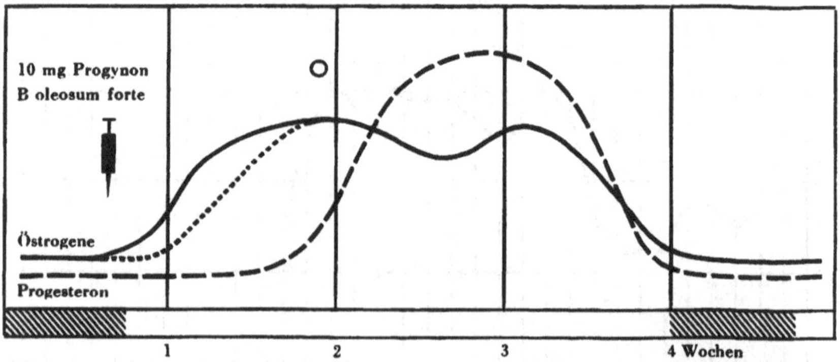

Abb. 38. Behandlung der Polymenorrhoe **Typ I** = verkürzte Follikelreifungsphase: 10 mg Östradiolbenzoat = 2 Amp. Progynon B ol. forte i. m. zwischen dem 4. und 6. Zyklustag. Effekt: Verschiebung der Ovulation auf den normalen Zeitpunkt (12.—14. Zyklustag), wodurch die Follikelreifungsphase ihre normale Länge erhält

Hormonkurve *(Abb. 40)*: Ovulation zum normalen Termin, Follikelreifungsphase also normal lang, Corpus luteum-Phase verkürzt. Zu niedrige, zu kurze und zu früh abfallende Corpus luteum-Kurve. Weil die Konzentration des Progesterons im Blut zu früh abfällt, blutet es zu früh, weil die Corpus luteum-Phase verkürzt ist, ist die sekretorische Umwandlung des Endometriums mangelhaft. Das Eibett ist ungenügend. Diese Frauen sind so gut wie immer **steril.**

Therapie: Ist nur notwendig, wenn die zu häufigen Blutungen auch zugleich zu stark sind (Hypermenorrhoe) oder bei Kinderwunsch. — Prinzip: Es kommt darauf an, mengenmäßig das zu ersetzen, was fehlt, um das zu früh einsetzende Progesteronabsinken im Blut und damit den vorzeitigen Abbruch der Sekretionsphase zu verhindern. Dies wird erreicht durch einfache Tablettenbehandlung *(Abb. 41)*: 3 × tgl. 1 Tbl. Primosiston (2 mg Äthinyl-Nortestosteron-Azetat + 0,01 mg Äthinyl-Östradiol) vom 19. — 26. Zyklustag. Diese Therapie muß über mehrere Zyklen wiederholt werden.

Möglich ist nach meinen Erfahrungen auch die Behandlung mit Choriongonadotropin (Stimulationstherapie: Verlängerung der zu kurzen Blühdauer des Corpus luteum mit Choriongonadotropin): 3 × 1.000—5.000 IE HCG (Primogonyl) zwischen dem 20. und 24. Zyklustag.

Typ III = Anovulatorische Zyklen *(Abb. 42)* = Zyklen mit kurzdauernden regelmäßigen Follikelabbruchblutungen *(R. Schröder, 1926)*.

Es gibt Frauen, die ziemlich regelmäßig alle 3 bis 4 Wochen Blutungen haben, die keine echten Menstruationsblutungen sind, obwohl diese Blutungen nicht

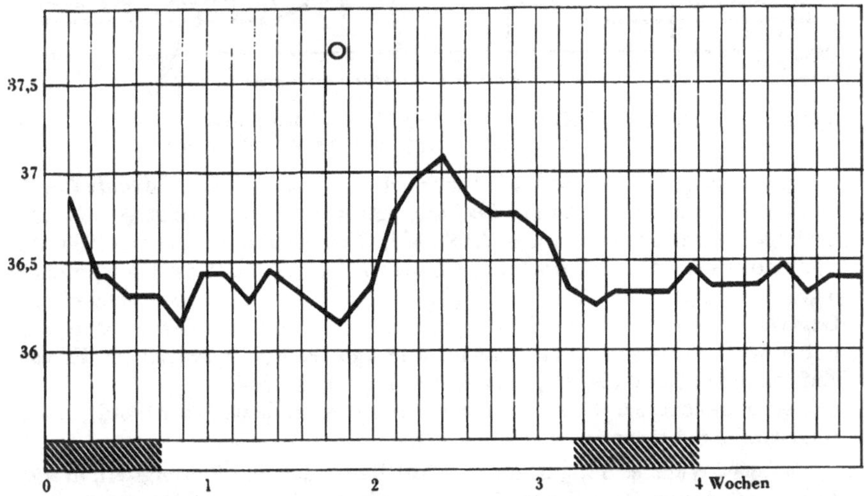

Abb. 39. Basaltemperaturkurve bei Polymenorrhoe **Typ II**: Ursache der Polymenorrhoe ist die verkürzte Corpus luteum-Phase (häufigste Ursache!). Die Follikelreifungsphase ist normal lang

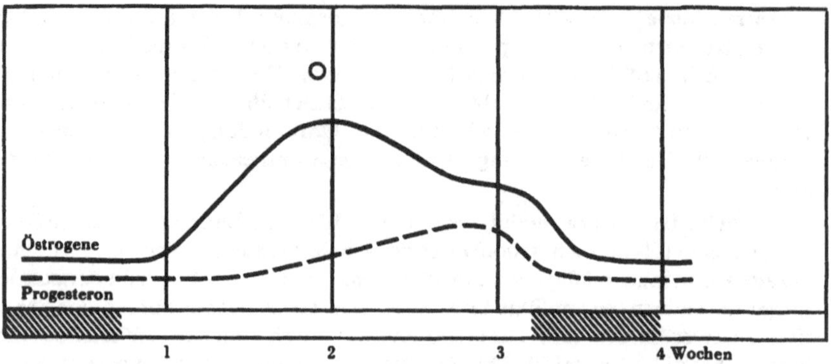

Abb. 40. Hormonkurve bei Polymenorrhoe **Typ II**: Verkürzte Corpus luteum-Phase, normal lange Follikelreifungsphase

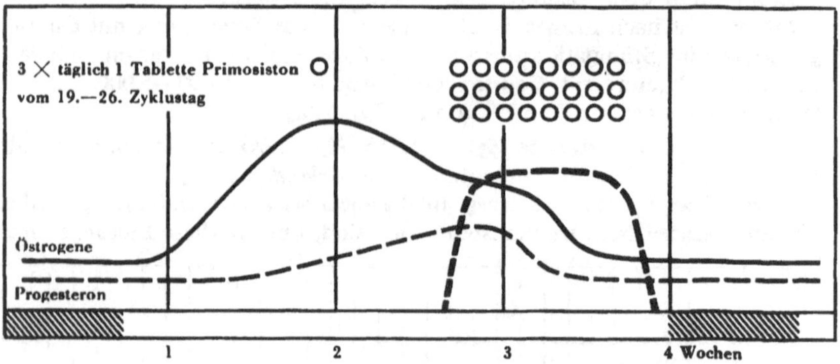

Abb. 41. Behandlung der Polymenorrhoe **Typ II** (verkürzte Corpus luteum-Phase) mit Primosistontabletten (Gestagen-Östrogenkombination)

nur regelmäßig auftreten, sondern auch nach Stärke und Dauer wie echte Regelblutungen verlaufen. Läßt man die **Basaltemperatur** messen, so zeigt sich, daß die hypertherme Phase ausbleibt *(Abb. 42)*, Ovulation und Gelbkörperbildung sind also ausgefallen. Es wird daher nur die eine der beiden Phasen, die Follikelphase angezeigt *(Abb. 43)*. Der Zyklus ist somit ein- oder **monophasisch** im Gegensatz zum normalen biphasischen Zyklus. Da keine Ovulationen auftreten, wird dieser Zyklus auch als **anovulatorischer Zyklus** bezeichnet. Er verläuft häufig **verkürzt** (3—$3^1/_2$ Wochen) = Polymenorrhoe.

Das pathologische Geschehen bei diesem Krankheitsbild ist auf S. 425 eingehend beschrieben.

Therapie: Wenn es nötig ist (Hb-Abfall), kann man den Blutungstermin normalisieren, indem man vom 5.—25. Zyklustag 1 × tgl. 1 Dragee Anovlar gibt *(Abb. 44)*. Über mehrere Zyklen wiederholen! Tut man das, so kann man über den Reboundeffekt (S. 442) Normalisierung für längere Zeit erzielen.

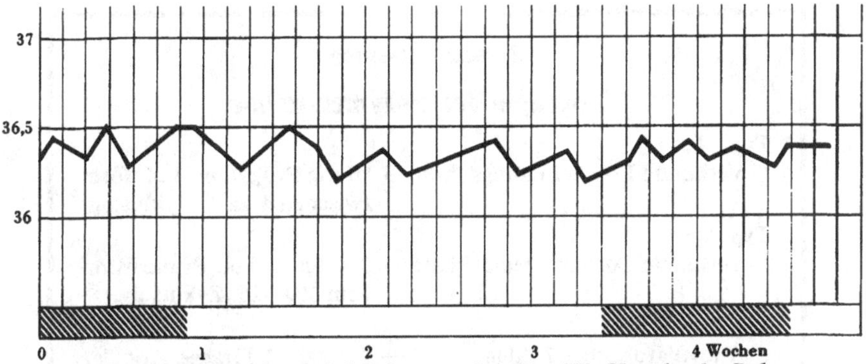

Abb. 42. **Basaltemperaturkurve bei Polymenorrhoe Typ III: Ursache der Polymenorrhoe sind anovulatorische (somit monophasische) Zyklen mit regelmäßig in Abständen von etwa 3—3½ Wochen auftretenden Follikelabbruchblutungen**

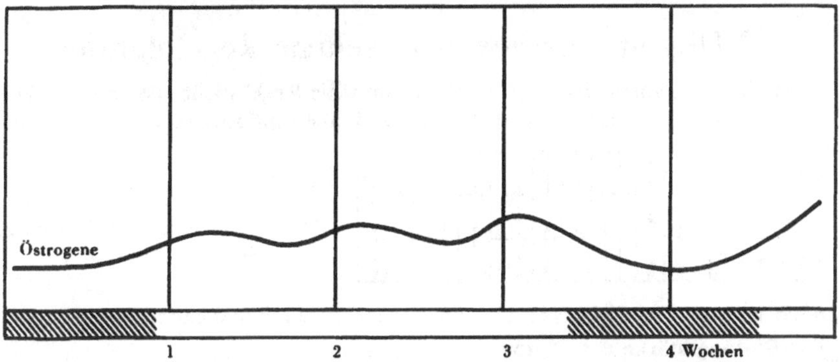

Abb. 43. Hormonkurve bei Polymenorrhoe **Typ III**: Anovulatorischer Zyklus mit einer Dauer von etwa 24 Tagen

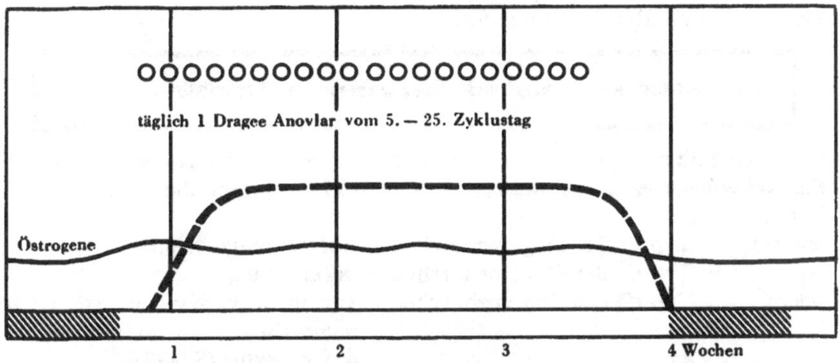

Abb. 44. **Behandlung der Polymenorrhoe Typ III: Normalisierung der Zyklusdauer mit Anovlardragees (Gestagen-Östrogenkombination)**

Zusammenfassung

Therapie der Polymenorrhoe

Typ I:
Verkürzte Follikelreifungsphase → 10 mg Progynon B ol. forte zwischen 4. u. 6. Zyklustag.

Typ II:
Verkürzte Corpus luteum-Phase → 3 × tgl. 1 Tbl. Primosiston vom 19.—26. Zyklustag.

Typ III:
Anovulatorischer Zyklus → 1 × tgl. 1 Dragee Anovlar vom 5.—25. Zyklustag.

2. Oligomenorrhoe = zu seltene Regelblutung

Bei der Oligomenorrhoe *(Abb. 45)* kommt die Regel nicht alle vier Wochen, sondern in weitaus größeren Abständen, z. B. alle fünf oder sechs Wochen oder

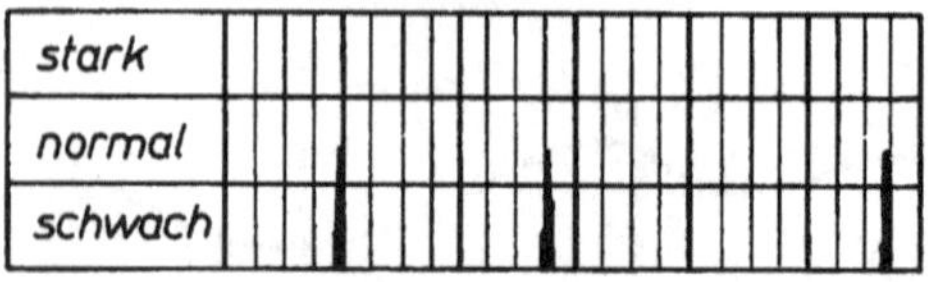

Abb. 45. Oligomenorrhoe = die zu seltene Regelblutung

noch seltener. Der Zyklus ist also im Gegensatz zur Polymenorrhoe verlängert. Die Blutungsstärke der Oligomenorrhoe kann
schwächer = Oligo-Hypomenorrhoe oder
stärker = Oligo-Hypermenorrhoe
als die normale Regelblutung sein.

Oligomenorrhoe = Ausdruck einer generativen Ovarialinsuffizienz.

Bei Oligomenorrhoe mit biphasischem Verlauf ist so gut wie immer die **Follikelreifungsphase verlängert** *(Abb. 46* und *47)*, während die Corpus luteum-Phase

entweder	= Typ I der Oligomenorrhoe	normal lange dauert,
oder	= Typ II der Oligomenorrhoe	verkürzt ist,
oder	= Typ III der Oligomenorrhoe	gar nicht vorhanden ist; Oligomenorrhoe dann = anovulatorischer Zyklus (S. 422).

Feststellung am einfachsten durch Messung der **Basaltemperatur** *(Abb. 46)*.

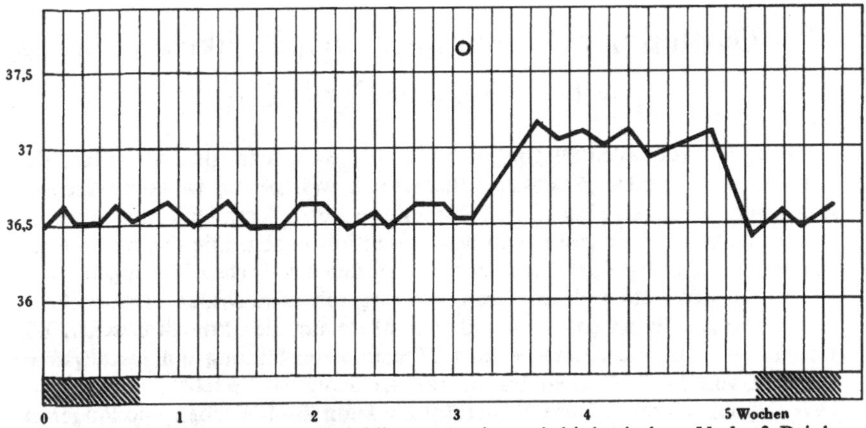

Abb. 46. Basaltemperaturkurve bei Oligomenorrhoe mit biphasischem Verlauf. Bei der Oligomenorrhoe ist so gut wie immer die Follikelreifungsphase verlängert. Die Corpus-luteum-Phase kann normal lang (Typ I) oder verkürzt (Typ II) sein. In unserem Fall ist die Corpus luteum-Phase normal lang (Typ I)

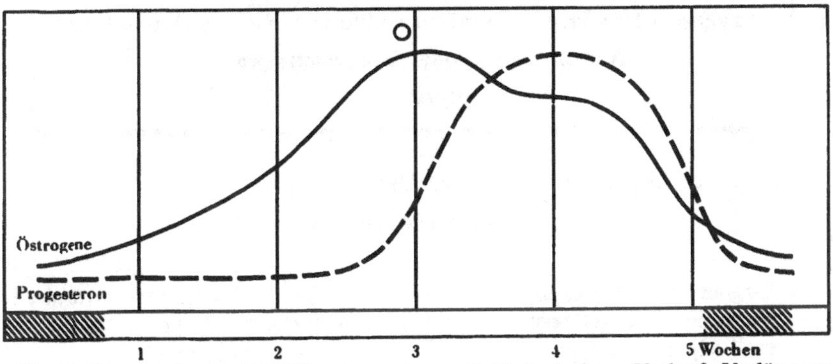

Abb. 47. Hormonkurve bei Oligomenorrhoe mit biphasischem Verlauf. Verlängerte Follikelreifungsphase, normal lange Corpus luteum-Phase (Typ I)

Man nimmt an, daß die Verlängerung der Follikelreifungsphase auf einer dem ovulatorischen Verlauf vorangehenden Follikelruhe oder einer vorgeschalteten anovulatorischen Phase beruht.

Therapie zu I: Im allgemeinen nicht notwendig. Man muß die Patientin davon überzeugen, daß es sich um eine bedeutungslose Anomalie handelt.

Therapie zu II: Bei bestehendem Kinderwunsch ist hier eine Behandlung indiziert. **Therapie:** 3 × tgl. 1 Tbl. Primosiston vom 4. Tag nach Temperaturanstieg, 8 Tage lang. Über mehrere Zyklen wiederholen!

Therapie zu III: a) über den Reboundeffekt (Anovlar, S. 409) oder Kaufmann-Schema, (S. 440)
b) Clomiphen (S. 428)
c) Gonadotropine (S. 428).

III. Dysfunktionelle Blutungen bei Follikelpersistenz = bei fehlender Ovulation

Die dysfunktionellen Blutungen bei Follikelpersistenz sind vor allem deswegen von so großer praktischer Bedeutung, weil sie die weitaus häufigsten Blutungen dieser Art sind, d. h. die häufigste Form derjenigen Blutungen, die ihre Ursache in einer gestörten Ovarialfunktion haben. Die dysfunktionellen Blutungen bei Follikelpersistenz gehören zu den **azyklischen** Blutungen, da sie in den meisten Fällen einen Zusammenhang mit dem Zyklus nicht mehr erkennen lassen. Es ist so — das gilt vor allem für die „klimakterischen Blutungen" — daß nach einer letzten Menstruationsblutung ein **blutungsfreies Intervall** von 5—7 Wochen bis zu einigen Monaten besteht und dann eine **Dauerblutung** einsetzt. Diese Dauerblutung kann 2—4 Wochen und länger ununterbrochen anhalten. Sie kann verschieden stark sein. Gar nicht so selten führt sie zu einer schweren Anämie.

Azyklische langdauernde und starke Blutungen werden klinisch als

Metrorrhagien oder **Dauerblutungen**

bezeichnet.

Die Metrorrhagien sind nach ihren Ursachen in

zwei große Gruppen

einzuteilen:

1. **Organische Blutungen** = Blutungen infolge pathologisch-anatomischer Veränderungen (Uterus- oder Scheidenkarzinom, Polyp, Endometritis, evtl. Myom u. a.).
2. **Dysfunktionelle Blutungen** = Blutungen infolge hormonaler Störung: Die weitaus häufigste Ursache ist die Follikelpersistenz.

Es kann nicht genügend betont werden, daß das **Blutungsbild** in **beiden** Fällen, also bei organisch und dysfunktionell bedingten Blutungen **völlig gleich** sein kann und **sehr häufig** völlig gleich ist. **Es ist also nicht möglich, aus dem Blutungsablauf zwischen einer organischen und dysfunktionellen Ursache zu unterscheiden.**

Zwar geben Alter, Anamnese und gynäkologische Untersuchung wichtige Hinweise. Zu einer **exakten** Unterscheidung reichen sie aber nicht aus: Eine **exakte** Diagnostik ist nur durch die **histologische Untersuchung** des Geschabsels möglich, das durch **fraktionierte** Vollkürettage (S. 204) gewonnen wurde.

Im Mittelpunkt der dysfunktionellen Blutungen steht das **Ausbleiben der Ovulation** und damit das **Ausbleiben der Corpus luteum-Bildung.** Das Ausbleiben der Ovulation ist eine **generative Funktionsstörung,** die vor allem in zwei Phasen im Leben der Frau zu beobachten ist, nämlich zu Beginn der Geschlechtsreife und im Klimakterium, also beim Ingangkommen und beim Abklingen des hormonalen Rhythmus.

Das

pathologische Geschehen

dieses Krankheitsbildes läuft im Prinzip folgendermaßen ab *(Abb. 48).*

I. Phase: Follikelwachstum. Der zur Ovulation bestimmte Follikel wächst heran und wird reif. Der Follikel springt aber nicht = die Ovulation bleibt aus. Es bildet sich somit auch kein Corpus luteum.

II. Phase: Follikelpersistenz. Der nicht gesprungene Follikel bleibt weiter bestehen, persistent = Follikelpersistenz. Persistente Follikel sehen aus wie prall gefüllte Zysten (Durchmesser bis zu 1—2 cm).

Die **Dauer** der Follikelpersistenz ist sehr verschieden. Meist handelt es sich um langdauernde Persistenzen mit einer durchschnittlichen Dauer von 5 bis 8 Wochen. Weniger häufig sind kurzfristige Follikelpersistenzen von wenigen

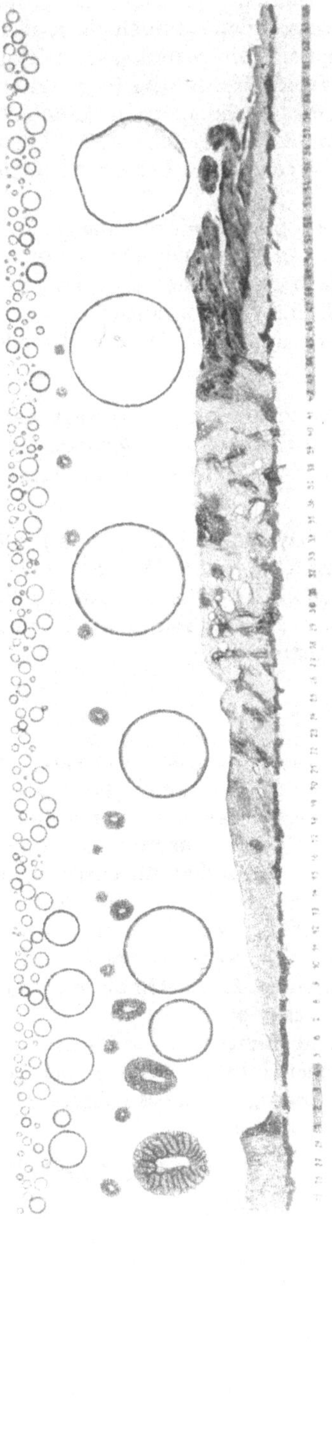

Abb. 48. Dysfunktionelle Blutung. Darstellung des Krankheitsverlaufs bei glandulär-zystischer Hyperplasie (nach *R. Schröder*): Ausbleiben der Ovulation → Follikelpersistenz → glandulär-zystische Hyperplasie des Endometriums. Relativer Östrogenmangel → Blutung (= relative Entzugsblutung = Druchbruchsblutung). Die dunkel abgedeckten Zahlen bedeuten die Blutungstage

Tagen. Während der Zeit der Follikelpersistenz werden ununterbrochen **Östrogene** gebildet. Dadurch bleibt die Menstruation aus und am Endometrium entwickelt sich ein pathologischer Proliferationszustand, eine Hyperproliferation = **glandulär-zystische Hyperplasie** *(R. Schröder, R. Meyer)*. Das polsterartig verdickte Endometrium kann dabei eine Höhe von 5—8 mm und mehr erreichen. Kleine Zystchen von Stecknadelkopfgröße lassen sich schon mit bloßem Auge und erst recht mit der Lupe erkennen.

Mikroskopisch sind bei langdauernder Persistenz die Drüsen zystisch aufgetrieben. Auf Schnitten sehen sie oval oder kreisrund aus *(Abb. 49)*. *E. Novak* bezeichnete diese Bilder als „**Schweizerkäsemuster**". Die Drüsen sind meist zahlreich und sind auffallend gewunden und geschlängelt. Ihre Zellen haben den Charakter eines nicht sezernierenden, proliferierten Epithels.

Basaltemperaturkurve: Sie zeigt während der Dauer der Follikelpersistenz **mono**phasischen Verlauf. Besondere Bedeutung hat die Messung der Basaltemperatur zur Feststellung von **Rezidiven** (S. 422).

Scheidenzytologie: Sehr typisch für die Follikelpersistenz ist der „**vermehrte Östrogeneffekt**„ *(Abb. 50* und *51)*. In der Klinik sollte auf die zytologische Untersuchung des Scheidenabstrichs nicht verzichtet werden (Abstrich von der seitlichen Scheidenwand). Sie gibt einen guten Anhalt für die Menge der erzeugten Östrogene.

III. Phase: Follikeldegeneration. Die Persistenz des Follikels dauert verschieden lange. Während dieser Zeit bleibt die vom Follikel produzierte Östrogenmenge ziemlich gleich hoch oder schwankt nur wenig. Das ist sehr zu beachten. Denn das übermäßig proliferierte Endometrium verlangt zu seiner Erhaltung eine **zunehmende** Östrogenzufuhr, d.h. einen immer **stärker** werdenden Östrogenstimulus *(Allen)*. Da der zugeführte Östrogenstrom aber gleichbleibt oder nur wenig schwankt, **reicht die Östrogenkonzentration im Blut schließlich nicht mehr aus, um die im Endometrium entstandene Hyperplasie aufrechtzuerhalten.** Es besteht ein **relativer Östrogenmangel** *(Allen, Ober)*, der zur Ursache vasomotorischer Zirkulationsstörungen im Endometrium wird. Die Folge sind **Blutungen,** zunächst aus **oberflächlichen** Schichten und ohne wesentlichen Substanzverlust *(Ober)*. Endometriumblutungen auf Grund eines **relativen** Östrogenmangels gehören zur Gruppe der

Durchbruchsblutungen

(S. 388).

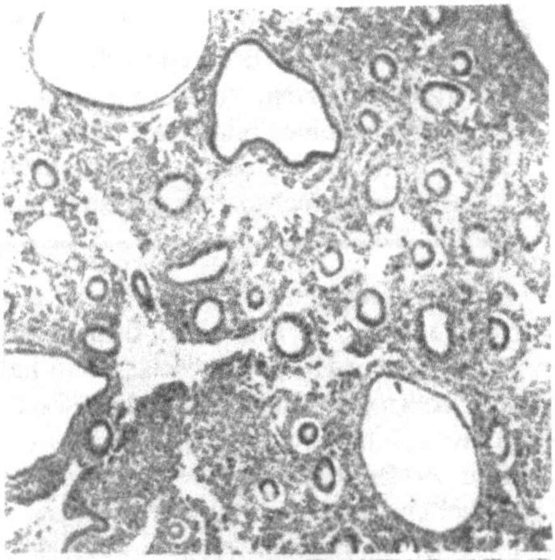

Abb. 49. Histologischer Befund des Geschabsels bei glandulär-zystischer Hyperplasie des Endometriums

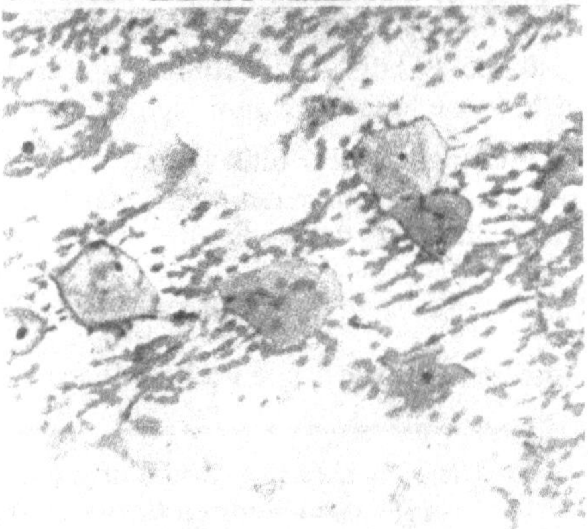

Abb. 59. Scheidenzytologie bei glandulär-zystischer Hyperplasie (vermehrter Östrogeneffekt mit Blutung)

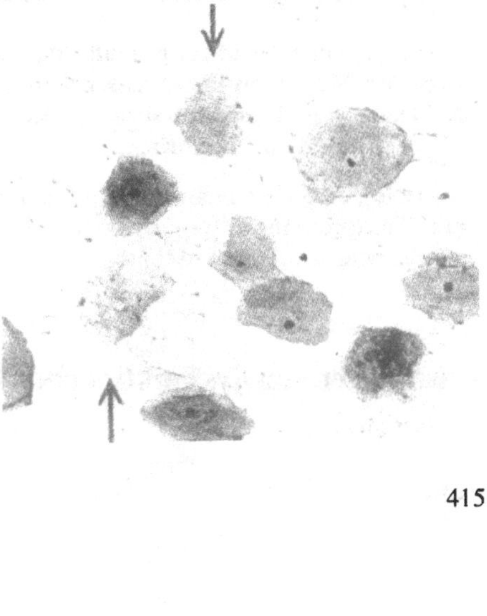

Abb. 51. Scheidenzytologie bei glandulär-zytischer Hyperplasie (vermehrter Östrogeneffekt → Hornschollen) (*Abb. 49—51* nach *Napp*)

Die **Blutung** bei **glandulär-zystischer Hyperplasie** aus der **nicht transformierten**, sondern **überproliferierten** Schleimhaut entsteht als Folge eines **relativen Östrogenmangels.**

Stärkere Blutungen infolge relativen Östrogenmangels werden als **Durchbruchsblutungen,** schwächere als **„spotting"** bezeichnet.

Mit fortschreitender Degeneration des Follikels und Abnahme des Östrogenstroms kommt es zur Ausbildung einzelner Nekroseherde. Nach und nach werden weitere Herde nekrotisch und halten die Blutung in Gang, nachdem die ersten Nekroseherde schon **„abgeblutet"** sind. Auf diese Weise kann sich das Abbluten der Schleimhaut wochenlang (etwa 2—4 Wochen und länger) hinziehen = **Dauerblutung** = **Metrorrhagie.** Schließlich haben sich alle hyperplastischen Schleimhautpartien abgestoßen, die Funktionalis des Endometriums ist dann ganz „abgeblutet". Mit einer Kürette gelingt es kaum noch Schleimhaut zu gewinnen. Für die Behandlung ist es noch wichtig zu wissen, daß die Basalis nach Abblutung der Funktionalis sich schlecht regeneriert, d.h. keine besonders gute Neigung zur Epithelisierung zeigt.

Blutungen bei Follikelpersistenz gehören zur Gruppe der funktionellen Blutungen, einem in der neuzeitlichen Gynäkologie viel gebrauchten Ausdruck, der neuerdings durch den begrifflich besseren der

dysfunktionellen Blutungen

ersetzt wird. Wir sagten schon oben:

Unter dysfunktionellen Blutungen versteht man alle Blutungen, die auf Grund einer gestörten Ovarialfunktion zustande kommen.

Die tägliche Erfahrung zeigt, daß fast bei allen **langdauernden** dysfunktionellen Blutungen im **Klimakterium** und der Mehrzahl der Blutungen **junger Mädchen** eine **Follikelpersistenz,** also eine **langdauernde Östrogeneinwirkung** auf das Endometrium vorliegt.

Ätiologie: Sie ist nicht endgültig geklärt. Als auslösende Ursachen kommen alle Faktoren in Frage, die den Regulationskreis ZH → HVL → Ovarien stören oder die Organe schädigen.

Man kann

zwei Arten von dysfunktionellen Blutungen bei Follikelpersistenz

unterscheiden:

A. Blutungen bei langdauernder Follikelpersistenz

= Blutungen bei **glandulär-zystischer Hyperplasie** (Dauerblutungen = Metrorrhagien, s. *Abb. 52*).

In Abständen von etwa 5 bis 7 und mehr Wochen auftretende unregelmäßige, oft sehr starke, manchmal aber auch schwache Dauerblutungen von etwa 2 bis 4 Wochen Dauer. Sie treten vornehmlich bei zwei Altersklassen auf:

1. Weitaus am häufigsten am Ende der Geschlechtsreife als sogenannte

„klimakterische Blutungen".

Besonders im Übergang zur Menopause auftretende unregelmäßige, langdauernde Blutungen, die von mehr oder weniger blutungsfreien Phasen unterbrochen werden. Sie haben eine ausgesprochene Rezidivneigung.

Klimakterische Blutungen sind ein Zeichen der erschöpften generativen Ovarialfunktion.

2. Viel seltener zu Beginn der Geschlechtsreife als

„Juvenile Blutungen":

Unregelmäßige, z.T. sehr starke Dauerblutungen junger Mädchen zwischen dem 12. bis 20. Lebensjahr, auch mit ausgesprochener Neigung zu Rezidiven. Trotz angeblichen „Wandels des Krankheitsbildes" erlebt man auch heute noch lebensgefährliche Blutungen in diesem Alter.

Die Behandlung der beiden Formen der Blutungen bei glandulär-zystischer Hyperplasie, also der klimakterischen und der juvenilen Blutungen, kann gemeinsam abgehandelt werden.

Die **Anamnese** wurde schon besprochen. Die gynäkologische **Untersuchung** ergibt keine Besonderheiten. Der Verlauf der **Basaltemperatur-Kurve** ist infolge der fehlenden Corpus-luteum-Bildung stets monophasisch.

Differentialdiagnose:

Kollum- und Korpus**karzinom**, Myom, Polypen, Endometritis, Abort, Extrauteringravidität	können die gleichen oder ähnliche Dauerblutungen wie die glandulär-zystische Hyperplasie machen.

Therapie bei Blutungen infolge glandulär-zystischer Hyperplasie

1. Fraktionierte Kürettage,
2. Hormonale Behandlung.

1. Fraktionierte Kürettage

Während man bei juvenilen Blutungen so gut wie immer auf die Kürettage verzichtet, wird sie von allen führenden Gynäkologen bei der klimakterischen Blutung für notwendig gehalten.

Zweck der Kürettage:

1. **Sicherung der Diagnose** (histologische Untersuchung des Geschabsels). Ausschluß einer organischen Ursache, insbesondere eines Kollum- und Korpuskarzinoms. Notwendig ist stets die fraktionierte Kürettage, d.h. Zervikalkanal und Korpushöhle müssen **getrennt** voneinander kürettiert werden (S. 204).
2. **Sie ist zugleich Behandlung.** Die Blutung kommt sofort zum Stehen.

In neuerer Zeit ist man vielfach dazu übergegangen, die Behandlung glandulär-hyperplastischer Blutungen auch des Klimakteriums mit der **Hormontherapie ohne vorherige Kürettage** zu beginnen, abgesehen von „Verdachtsfällen“ auf organische Erkrankungen, die immer eine fraktionierte Kürettage verlangen.

> Dieses Vorgehen darf sich eine
>
> **Klinik**
>
> **niemals** erlauben! Hier gibt es nur **einen** Weg: Die **Kürettage** und zwar **ausnahmslos bei jeder unklaren Blutung!**

Diejenigen, die für die sofortige Hormontherapie bei „zunächst unverdächtigen“ Fällen ohne Kürettage eintreten, vertrauen auf den differentialdiagnostischen Wert der Hormontherapie. Für zunächst unverdächtig auf organische Leiden werden diejenigen Fälle mit klimakterischen Blutungen angesehen, bei denen zwischen der letzten regelrechten Menstruation und dem Einsetzen der Dauerblutungen eine Amenorrhoe von nicht mehr als 3—6 Monaten liegt.

Die Bedeutung der Hormontherapie als Differentialdiagnostikum ergibt sich aus folgendem:

> In der Praxis ist es möglich, nach sehr gründlicher Erhebung der **Anamnese** und sorgfältiger **gynäkologischer Untersuchung** in Einzelfällen auf die Kürettage zu verzichten. Hierbei ist ausschlaggebend das **Alter** der Patientin und die in der Anamnese angegebene **Blutungsform.**

Bei erhaltenem Zyklus mit Schmierblutungen ist unabhängig vom Alter in jedem Fall eine Kürettage unumgänglich notwendig!!

Wenn die Blutung bei der Hormonbehandlung (s. u.) nicht innerhalb von **24 bis 48 Stunden** zum Stehen kommt, **muß** eine **organische** Ursache angenommen und sofort eine fraktionierte Vollkürettage durchgeführt werden.

2. Hormonale Therapie

Die hormonale Behandlung der Blutungen bei glandulär-zystischer Hyperplasie, die vor wenigen Jahren noch ein Problem war, kennt heute fast keine Versager mehr. Ein besonderer Fortschritt ist die Anwendung der synthetischen

oralen Gestagene

(S. 376) aus der Gruppe der Nor-Testosteronverbindungen. Sie stoppen schnell und mit hoher Sicherheit die Blutung und bringen die Schleimhaut zur Abstoßung.

a) Behandlung kürzer bestehender Blutungen

(bis zu 3 Wochen)

Am einfachsten und sichersten ist die Behandlung mit

0,01 mg Äthinyl-Östradiol + 2,0 mg Äthinyl-Nortestosteronazetat } 3× tgl. 10 Tage lang

d.h. 3× tgl. 1 Tbl. Primosiston 10 Tage lang *(Abb. 52)*.

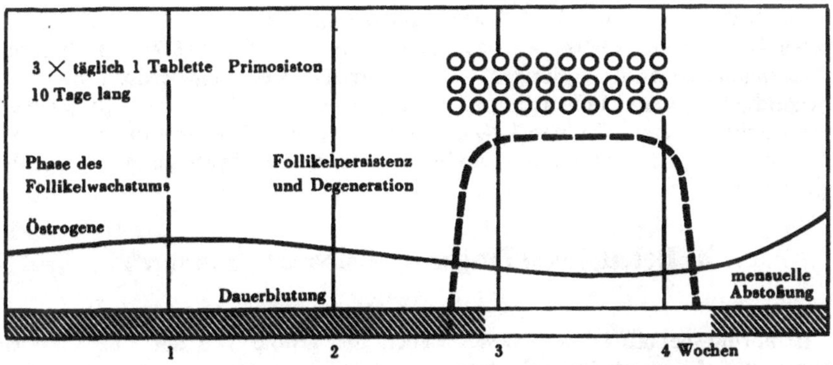

Abb. 52. Behandlung einer dysfunktionellen Blutung: 3mal tgl. 1 Tbl. Primosiston über 10 Tage. Die Blutung steht im allgemeinen 1—2 Tage nach Behandlungsbeginn. Die Nachblutung tritt etwa 2 Tage nach Absetzen der Tablettenmedikation ein

Diese Gestagen-Östrogen-Kombination bewirkt einen **Blutungsstop** innerhalb von 24 bis 36 Stunden (worauf dieser Blutstillungsmechanismus beruht, ist nicht genau bekannt) und innerhalb von 10 Tagen die sekretorische Umwandlung der Schleimhaut. Durch die gleichzeitige Gabe von Äthinyl-Östradiol wird die Epithelisierung der Basalis angeregt und die Transformation der Schleimhaut gefördert: **Gestagene können auf die Schleimhaut nur dann voll einwirken, wenn genügend Östrogene vorhanden sind.**

Am 2. bis 3. Tag **nach Absetzen** der Tabletten ist die Konzentration beider Hormone im Blut so abgesunken, daß es jetzt zur Abstoßung des Endometriums in Form einer menstruationsähnlichen Blutung kommt *(Abb. 52)* = **„Nachblutung“** = **„hormonale Kürettage“.**

Folgende drei Sätze sind der **Patientin** einzuprägen:

1. Die Blutung steht innerhalb von 24 bis 36 Stunden nach Beginn des Einnehmens. Steht die Blutung nicht, so ist der Arzt sofort zu benachrichtigen.

2. Mit dem Aufhören der Blutungen darf man auf gar keinen Fall auch die Tabletteneinnahme unterbrechen. Die Tabletten müssen 10 volle Tage lang (3 × tgl. 1 Tbl.) eingenommen werden.

3. Besonders wichtig: Am 2. bis 3. Tag nach Beendigung der Tablettenkur kommt es zu einer **Blutung!** Diese Blutung ist nicht etwa das Wiederauftreten einer krankhaften Blutung, sondern die zu erwartende **Regelblutung.** Der Arzt ist über den Ablauf zu informieren.

Die Behandlung kann auch mit bestimmten Gestagenen allein durchgeführt werden, z. B. mit

Primolut N-Tabl. Orgasteron-Tabl. Orgametril-Tbl.	} 3 × tgl. 1 Tbl. 10 Tage lang

Die früher bevorzugte **Injektionsbehandlung** mit Depot-Kombinationspräparaten ist **ganz aufgegeben** worden, da es dabei verhältnismäßig oft zu sehr starken und langen Abstoßungsblutungen kam. Das sieht man bei der Tablettenbehandlung in dem Maße nicht mehr *(Napp* und *Rothe, Ober* u. a.*)*. Bei stärkeren Nachblutungen gibt man 1—2mal 5 mg Progynon B oleos. i.m. in Abständen von 3 Tagen oder an zwei aufeinanderfolgenden Tagen je 50 mg Testoviron i.m.

b) Behandlung länger bestehender Blutungen

(über 3 Wochen)

Erfahrungsgemäß ist bei diesen Fällen der größte Teil der Funktionalis abgeblutet. Es empfiehlt sich daher, zunächst Östrogene zu geben, um die Epithelisierung in Gang zu bringen und die Blutung zu stillen. Anschließend wird die Schleimhaut mit Progesteron sekretorisch umgewandelt.

Praktisches Vorgehen: Man gibt

am **1. Behandlungstag:**

10 mg Progynon B ol. forte i.m.
+ 10 mg Progynon Depot i.m.

am **10. Behandlungstag:**

250 mg Proluton Depot i.m.
+ 10 mg Progynon Depot i.m.

Die Patientin ist darauf hinzuweisen, daß etwa 8 Tage nach der letzten Injektion eine menstruationsähnliche Blutung erfolgt!

Ausgesprochene

Versager der Hormonbehandlung

sind sehr selten. Liegt ein Versager vor, so ist in erster Linie an **organische Veränderungen**, vor allem an ein

Karzinom

zu denken (S. 412). Ergibt die Kürettage keinen Hinweis auf eine organische Veränderung, so soll man unter diesen Umständen trotzdem eine solche Veränderung annehmen:

> Es gibt eine ganze Anzahl von **organischen Veränderungen, die durch eine Kürettage nicht oder nicht sicher erfaßt werden können**, z. B. eine **Endometriosis interna**, eine **allgemeine Fibrosis** der Uterusmuskulatur, **Sklerose der Gefäße** u. ä.

In diesen Fällen sollte man in Anbetracht des kleinen Operationsrisikos die **vaginale Totalexstirpation** der Gebärmutter ausführen.

Versagt die Hormontherapie bei juvenilen Blutungen, so muß man daran denken, daß es sich um eine Blutung bei einem allgemein körperlichen Leiden handeln könnte:

> **Blutungen bei jungen Mädchen kommen in charakteristischer Weise bei hämorrhagischen Diathesen, z.B. Thrombasthenien vor.**

Bei allen juvenilen Blutungen ist daher ein genauer Blutstatus mit Gerinnungs-, Blutungszeit und Thrombozytenzahl zu machen.

Rezidivprophylaxe

Bei Blutungen infolge glandulär-zystischer Hyperplasie kommt es häufig Rezidiven (nach *Runge* in etwa 75% der Fälle). Ob sich nach der hormonal zeugten Abstoßungsblutung von neuem eine glandulär-zystische Hyperpl infolge Follikelpersistenz im Endometrium entwickelt, läßt sich auf einfa Weise feststellen: Die Patientin muß angehalten werden, die Basaltempera zu messen. Solange der Zyklus **biphasisch** verläuft und die Periodenblutu regelmäßig auftritt, besteht keine Rezidivgefahr *(Abb. 53)*. **Bleibt dagegen c Temperaturanstieg bis zum 21. Tage aus, so droht dem Endometrium eine ne glandulär-hyperplastische Umwandlung und eine entsprechende Blutung** *(Abb. 54*

Monophasischer Zyklusverlauf = Rezidivgefahr!

Ein Rezidiv kann man auf einfachste Weise dadurch verhindern, daß ma vom **23. Tag** nach Blutungsbeginn bzw. Kürettage bis zum **26. Tag** einschlieſ lich *(Abb. 54)*, also

4 Tage lang 2mal tgl. 1 Tabl. Primolut N

gibt. Am 2. bis 3. Tag nach Absetzen dieser Behandlung kommt es zur Abstoßung der Schleimhaut in Form einer regelartigen Entzugsblutung.

Oder: Vom 18. bis 25. Zyklustag Behandlung mit 2mal tgl. 1 Tabl. Orgametril.

B. Blutungen bei kurzdauernder Follikelpersistenz = anovulatorische Zyklen

(*R. Schröder*, 1926)

Es gibt Frauen, die ziemlich regelmäßig alle 3 bis 4 Wochen menstruationsähnliche Blutungen haben, obwohl **keine Ovulationen** und somit **keine Corpusluteum-Bildung** stattgefunden haben = **anovulatorische Zyklen.** Es handelt sich hier um das Bild der **kurzfristigen Follikelpersistenz** mit zyklischer Östrogenausscheidung.

Anovulatorische Zyklen werden meist rein **zufällig** gefunden, bezeichnenderweise bei Frauen, die sich wegen **Kinderlosigkeit** untersuchen lassen. Da die anovulatorischen Blutungen wie bei einem normalen ovulatorischen Zyklus in etwa 3- bis 4wöchigem Intervall und von annähernd normaler Stärke und Dauer auftreten, kann man sie rein äußerlich nicht von normalen, ovulatorischen Zyklen unterscheiden. Um sie aufzudecken, muß man sich einer diagnostischen Methode bedienen. Am einfachsten ist es, die **Basaltemperatur** messen zu lassen. Beim anovulatorischen Zyklus ist die Basaltemperatur dadurch gekennzeichnet, daß die **hypertherme Phase ausbleibt** *(Abb. 55)*. Es wird also nur die eine der beiden Phasen, die Follikelphase angezeigt. Der

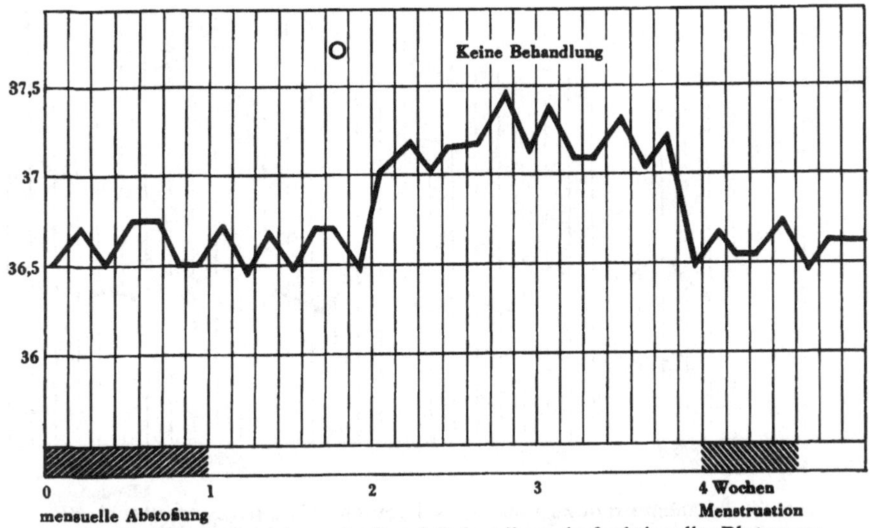

Abb. 53. Basaltemperaturverlauf nach Behandlung dysfunktioneller Blutungen 1. Möglichkeit: Temperaturanstieg in der 2. Zyklushälfte, d. h. eine Ovulation hat stattgefunden, ein Gelbkörper hat sich gebildet. Somit besteht keine Rezidivgefahr. Eine Behandlung ist für diesen Zyklus **nicht** erforderlich

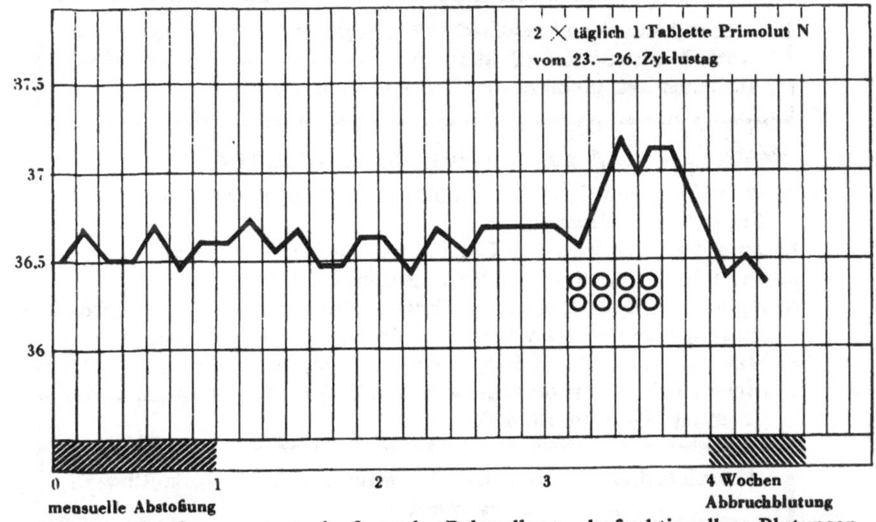

Abb. 54. Basaltemperaturverlauf nach Behandlung dysfunktioneller Blutungen 2. Möglichkeit: Die Temperatur steigt in der 2. Zyklushälfte nicht an, da keine Ovulation stattfand und somit kein Corpus luteum gebildet wurde. Rezidivgefahr! **Behandlung** prophylaktisch **erforderlich**! 2mal tgl. 1 Tbl. Primolut N vom 23.—26. Tag verursacht eine kurzfristige Temperaturerhöhung und führt nach Absetzen der Medikation 1—2 Tage später zu einer menstruationsähnlichen Entzugsblutung

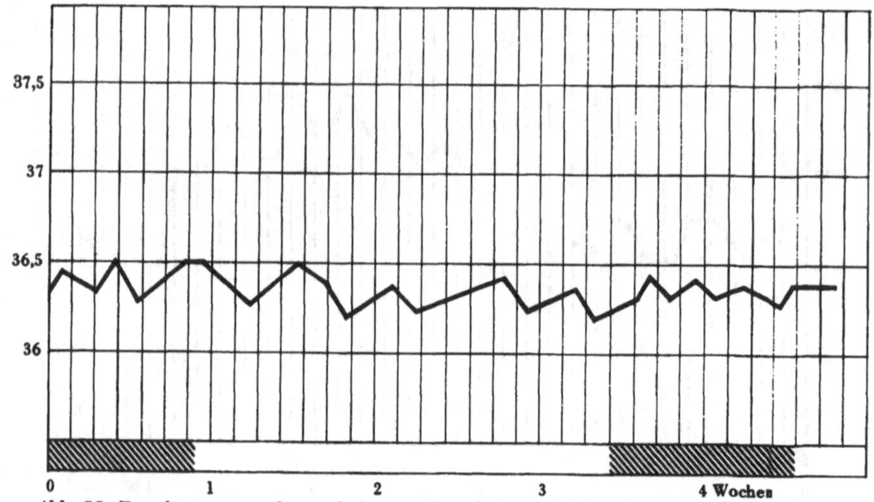

Abb. 55. Basaltemperaturkurve bei anovulatorischem Zyklus (Dauer etwa 3½ Wochen)

Zyklus ist somit ein- oder **monophasisch,** im Gegensatz zum normalen biphasischen Zyklus.

> Man kann es einer **zyklischen Blutung** nicht **ansehen,** ob sie eine **echte** Menstruation (S. 382) oder eine **Östrogenabbruchblutung** aus einem **nur proliferierten** Endometrium ist.

Wann kommen anovulatorische Zyklen vor?

a) wenn die generative Ovarialfunktion in Gang kommt, also in der ersten Zeit **nach der Menarche;**
b) dann, wenn sie **wieder** in Gang kommt = im **Wochenbett,**
c) wenn sie altersbedingt abklingt, also im **Klimakterium,**
d) wenn eine Frau schweren seelischen Einwirkungen, körperlichen Überanstrengungen oder anderen **Umweltschäden** ausgesetzt ist.
e) Man muß auch an die Möglichkeit denken, daß hinter einem anovulatorischen Zyklus eine **organische Erkrankung** stecken kann, z. B. das Stein-Leventhal-Syndrom (S. 450).

> **Anovulatorische Zyklen sind die wichtigste funktionelle Ursache der Sterilität!**

Manche Frauen neigen gelegentlich zu temporären anovulatorischen Zyklen. Wenn man eine Frau über 4 Wochen beobachtet und einen anovulatorischen Zyklus festgestellt hat, so ist damit also durchaus noch nicht gesagt, daß sie diesen Zustand beibehalten wird. Mit anderen Worten: **Die einmalige Feststellung eines anovulatorischen Zyklus berechtigt noch nicht zu der Annahme, daß die gefundene Anomalie die Ursache der Sterilität ist.** Da anovulatorische Zyklen oft zwischen normalen Zyklen eingeschaltet sind, muß die Basaltemperatur zur Sterilitätsdiagnostik über eine Reihe von **Monaten** gemessen werden.

Das

pathologische Geschehen *(Abb. 56)*

bei diesen Zyklen entspricht im Prinzip dem auf S. 413 für die klimakterischen und juvenilen Blutungen beschriebenen mit dem Unterschied, daß beim anovulatorischen Zyklus die blutungsfreien Intervalle = die Zeit der **Follikelpersistenz sehr kurz** ist, d.h. regelmäßig 3—4 Wochen beträgt, und die anschliessende **Entzugsblutung** ebenfalls von **kurzer** Dauer ist.

Kennzeichnend sind wieder drei Phasen

I. Phase: Die Ovulation, die normalerweise um den 12. Zyklustag herum auftritt, bleibt aus, es kommt nicht zur Corpus - luteum - Bildung.

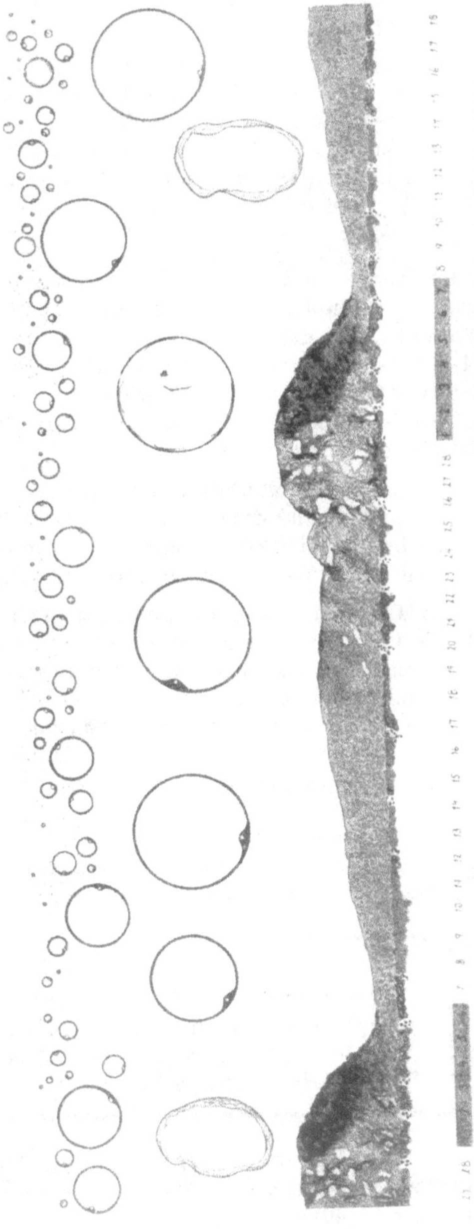

Abb. 56. Schema eines kurzfristigen monophasischen Zyklus = anovulatorische Blutung (nach *R. Schröder*)

II. Phase: Der gereifte Follikel bleibt noch für einige wenige (etwa 4 bis 7) Tage über den 12. Tag hinaus bestehen.

III. Phase: Nach diesen wenigen Tagen der Persistenz degeneriert der Follikel, der Östrogenstrom nimmt ab. — Das Endometrium zeigt **Proliferationsstadium.** Eine glandulär-zystische Hyperplasie kann sich bei der Kürze der Follikelpersistenz **nicht** ausbilden. Nimmt die Östrogenkonzentration im Blut ab (= Östrogenentzug), so wird die proliferierte Schleimhaut unter Blutungen abgestoßen = Ende des anovulatorischen Zyklus.

Ich möchte an dieser Stelle auf den sehr bemerkenswerten **Unterschied** zwischen den Blutungen bei langdauernder und kurzdauernder Follikelpersistenz hinweisen. Bei der **langdauernden** Follikelpersistenz mit **glandulär-zystischer Hyperplasie** im Endometrium blutet es gewissermaßen hemmungslos ohne großen Substanzverlust bei **gleichhohem** (oder etwas wechselndem) **Östrogenspiegel** (S. 414). Es besteht hier ein sog. **relativer Östrogenmangel,** kein ausgesprochener Östrogen**abfall.**

Bei der **kurzfristigen** Follikelpersistenz kommt es zu einem **Abfall** der Östrogenproduktion und dadurch zu einer zeitlich begrenzten **Östrogenentzugsblutung.** Eine andere Erklärung ist für dieses an sich schon sehr sonderbare Krankheitsbild des anovulatorischen Zyklus im Augenblick nicht möglich.

Die **Blutungen beim anovulatorischen Zyklus** hören nach wenigen Tagen auf, da die **Östrogenkonzentration** im Blut wieder **ansteigt.** Da es sich bei diesen Blutungen nicht um die Abstoßung einer sekretorisch umgewandelten, sondern einer nur proliferierten Schleimhaut handelt, liegt **keine Menstruationsblutung** vor, sondern eine **Östrogenentzugsblutung.** Die Blutung ist außerdem durch Abstoßung der oberflächlichen Schleimhautpartien, also nicht der ganzen Funktionalis, gekennzeichnet. Man spricht daher auch von **Pseudomenstruation.**

Beim anovulatorischen Zyklus arbeitet das Ovar **partiell:** Es kommt zu einer **zyklischen Östrogenausschüttung,** aber **nicht** zu einer **generativen Funktion,** d. h. es fehlen Follikelsprung und Corpus luteum-Bildung.

Anovulatorischer Zyklus = Monophasischer Zyklus
= Zyklus ohne Ovulation von 3 bis 4 Wochen Dauer mit regelmäßigen, kurzdauernden Blutungen aus einem **proliferierten,** nicht sekretorisch umgewandelten Endometrium.
Blutung beim anovulatorischen Zyklus = Östrogenentzugsblutung.

In diesem Zusammenhang ist wichtig, daß anovulatorische Zyklen häufig **verkürzt,** z. B. mit einer Dauer von 21 bis 24 Tagen, also als **Polymenorrhoe** auftreten (S. 407).

Therapie des anovulatorischen Zyklus

Nicht jeder Fall von anovulatorischem Zyklus bedarf der Behandlung. Wenn bei einer Frau z. B. von 40 Jahren ein anovulatorischer Zyklus festgestellt wird, so besteht kein Grund zu einer Therapie. Es handelt sich um eine Anomalie meist harmloser Natur, die sich vielleicht auch wieder „von selbst" gibt. Es genügt eine Beobachtung der Patientin.

Behandlung des anovulatorischen Zyklus
ist nur dann angezeigt,

a) wenn eine **Sterilität** besteht, die beseitigt werden soll, oder

b) wenn der Zyklus so stark verkürzt ist, daß ein nennenswerter **Blutverlust** für die Frau entsteht,

c) wenn eine **organische Krankheit des Ovars** die Ursache ist (s. o.).

1. Auslösung der Ovulation bei Sterilität

Berechtigtes Vorgehen, wenn man auf Grund einer längeren Beobachtung (s. o.) und Untersuchung überzeugt ist, daß der anovulatorische Zyklus die Sterilitäts**ursache** ist. Es gibt verschiedene Möglichkeiten:

Die Möglichkeiten zur Auslösung einer Ovulation

1. Durch **Anteron** und **Primogonyl** (PMS und HCG), S. 428.
2. Durch das (noch nicht zur Verfügung stehende) **echte hypophysäre** Gonado**tropin.**
   a) gewonnen aus tierischen Hypophysen,
   b) gewonnen aus menschlichen Hypophysen oder aus Menopausengonadotropin.
3. Durch präovulatorische **Stoßtherapie mit Östrogenen** (Östronsulfat) nach *Kupperman.*
4. Durch präovulatorische Anwendung von **Gestagenen** in **kleinen** Dosen, wie es *Napp* und *Rothe* beschrieben haben.
5. Durch die **rhythmische** Therapie nach *Kaufmann* **(Kaufmann-Schema,** S. 440) in der Hoffnung, dadurch das Wechselspiel des Hypophysen-Zwischenhirn-Systems mit den Ovarien anzuregen und in Gang zu bringen.

6. Durch eine **Dauertherapie** mit **Östrogenen und Gestagenen** (in größeren Dosen) und plötzliches Absetzen =

   Rebound-Phänomen

   wie es *Buschbeck* macht.
7. Durch **Clomiphen** (Merrel), einer antiöstrogenen Substanz. Es wird angenommen, daß Clomiphen auf das Zwischenhirn wirkt und auf diesem Wege den HVL zur Gonadotropinsekretion anregt, wodurch die Ovulation ausgelöst wird.

Voraussetzung ist in jedem Fall ein funktionstüchtiges Ovar, also eine

intakte generative Funktionsfähigkeit

des Ovars. Wenn keine reifungsfähigen Follikel vorhanden sind, ist jede Behandlung zwecklos.

> Das Vorhandensein von **reifungsfähigen Follikeln** ist die **wichtigste Voraussetzung** für den Erfolg einer **Ovulationsauslösung.**

Wir beschränken uns auf die Beschreibung der Ovulationsauslösung durch die

kombinierte Behandlung mit gonadotropen Hormonen *(Abb. 57)*
(Erfolge unsicher)

3mal 1.000 E **Anteron** zwischen dem 3. und 9. Zyklustag und
3mal 1.000—5.000 E **Primogonyl** zwischen dem 8. und 14. Zyklustag.

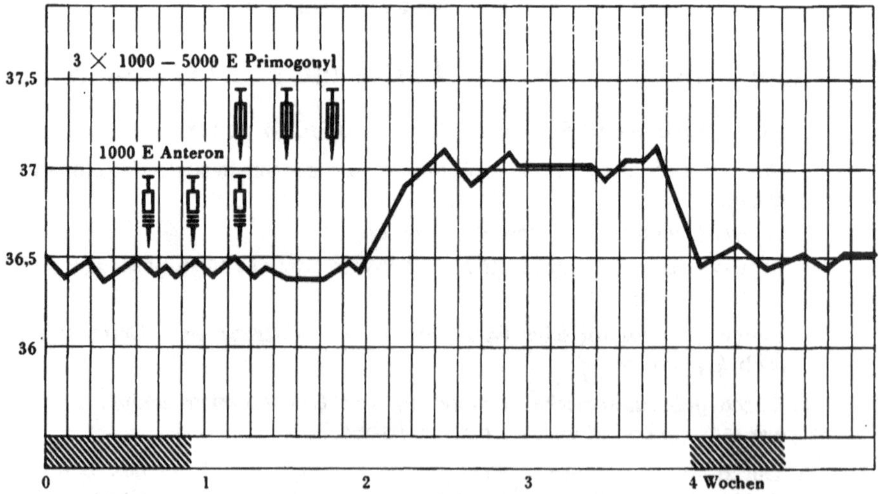

Abb. 57. Versuch der Ovulationsauslösung durch kombinierte Behandlung mit gonadotropen Hormonen

Vor der **Behandlung mit Gonadotropinen** muß die **Größe der Ovarien** durch sorgfältige Palpation bestimmt werden. **Bei vergrößerten Ovarien ist mit Gonadotropinen Vorsicht geboten!**
(S. 441)

Während der Behandlung ist eine fortlaufende Kontrolle der Basaltemperatur notwendig, um das Eintreten der Ovulation feststellen zu können. Ist die Ovulation erfolgt, so kommt es bald danach zum Temperaturanstieg: Die Ovulation ist also geglückt, ein Corpus luteum somit vorhanden. Die Corpus-luteum-Funktion läuft dann ohne weitere Behandlung ab, und es kommt etwa 14 Tage später zu einer echten Menstruation.

Auch die Beobachtung des Orificium externum cervicis und des Zervixschleims (S. 392) ist eine diagnostisch wichtige und dabei sehr einfache Methode zur Feststellung der Ovulation. Es läßt sich auf diese Weise sehr schön beobachten, wie das Ostium sich vor der Ovulation öffnet und die Sekretion des Zervixschleims stärker wird. Man kann auf diese Weise den Eintritt der Ovulation kurz vorher ziemlich sicher voraussagen.

Ist die Ovulation in diesem einen Zyklus gelungen, so wird man anschließend mit kleineren Dosen von gonadotropen Hormonen die Behandlung fortsetzen und durch fortlaufende Basaltemperaturkontrolle den weiteren Verlauf beobachten.

2. Normalisierung der Zyklusdauer bei Fällen von Polymenorrhoe mit anovulatorischem Zyklus.

Behandlung mit **Primosiston**-Tabletten: Beginn mindestens 3—4 Tage vor dem vermuteten Blutungstermin, Ende am 26. Zyklustag, und zwar gibt man

3mal tgl. 1 Tbl. Primosiston

(oder 2mal tgl. 1 Tbl. Primolut N, Orgasteron oder Orgametril).

IV. Amenorrhoe

= Ausbleiben der Regelblutung im geschlechtsreifen Alter

Die Amenorrhoe ist die schwerste Form der Zyklusstörung. Sie ist ein **Symptom**, das sehr verschiedene Ursachen haben kann.

Einteilung

I. Nach dem Zeitpunkt des Eintretens

Primäre Amenorrhoe:

Die Regelblutung ist bis zum 18. Lebensjahr noch nicht eingetreten; meist **organisch** bedingt. Heilungsaussichten gering.

Sekundäre Amenorrhoe:

Sie liegt vor, wenn die Regelblutungen **nach einer mehr oder weniger langen Zyklustätigkeit länger als 4 Monate ausgeblieben** sind, ohne daß die Frau schwanger ist. Die sekundären Amenorrhoen sind vorwiegend **funktionell** bedingt.

> **Bei jeder Amenorrhoe muß zunächst eine Schwangerschaft ausgeschlossen werden.**

II. Physiologische und pathologische Amenorrhoe

Physiologische Amenorrhoe = normale Amenorrhoe

Physiologisch ist die Amenorrhoe
- vor der Menarche
- während der Schwangerschaft
- während der Laktation
- in der Menopause

Pathologische Amenorrhoe = jede Amenorrhoe ohne physiologische Ursachen.

Drei Formen:

1. **Funktionelle Amenorrhoe:** S. 436
   (Die weitaus größte Gruppe)
2. **Organbedingte Amenorrhoe:** S. 443
   (Die kleinere Gruppe)
3. **Dysregulatorische Amenorrhoe:** S. 458

Zur Diagnostik der Amenorrhoe

Die für alle Zyklusstörungen notwendigen diagnostischen Maßnahmen sind auf S. 389 beschrieben.

Für die Diagnostik der Amenorrhoe kommen noch hinzu die

Hormonteste

= Hormonverabreichung zu diagnostischen Zwecken.

Sie dienen der Erkennung des **Schweregrades** der Amenorrhoe, nämlich ob es sich um eine

> **Amenorrhoe I.** oder **leichten Grades** (Versagen der **generativen** Ovarialfunktion)

oder um eine

> **Amenorrhoe II.** oder **schweren Grades** (Versagen der **generativen und vegetativen** Ovarialfunktion) handelt;

sie ermöglichen ferner die Diagnostik der **peripher** bedingten Amenorrhoe = Amenorrhoe infolge organischer Störungen an Uterus, Zervix und Scheide.

Kurze Repetition: **Die Störung des Ovars kann eine generative und eine vegetative sein.**

Störung der **generativen** Funktion des Ovars = Die Ovarien stellen die periodische Follikelreifung und Eiproduktion ein, Ovulation und Corpus-luteum-Bildung bleiben aus.

Störung der **vegetativen** Funktion des Ovars = Die Ovarien stellen die Produktion von östrogenen Hormonen völlig ein. Die vegetative Funktion des Ovars beruht auf der mengenmäßig geringen Produktion von Östrogenen in nicht ausreifenden Follikeln = **basale Östrogenproduktion** *(Staemmler)*.

Nach *R. Schröder* bezeichnet man das Aufhören der generativen Ovarialfunktion als

generative Ovarialinsuffizienz,

die daraus resultierende Amenorrhoe als

Amenorrhoe I. oder **leichten Grades,**

das Aufhören jeglicher Östrogenproduktion im Ovar als

vegetative Ovarialinsuffizienz

und die sich daraus ergebende Amenorrhoe als

Amenorrhoe II. oder **schweren Grades.**

Sowohl funktionelle als auch organische Störungen können in einer generativen oder vegetativen Ovarialinsuffizienz zum Ausdruck kommen.

Zur Unterscheidung der Amenorrhoe I. und II. Grades dienen die Hormonteste. Wir benutzen zwei Teste:

1. den Progesterontest und
2. den Östrogentest.

Zuerst empfiehlt sich stets, den

Progesterontest

auszuführen. Dieser Test beantwortet die Frage, ob außer der **generativen** Funktion des Ovars auch die **vegetative** Funktion des Ovars erloschen ist.

Ausführung: Man gibt an **zwei** aufeinanderfolgenden Tagen je **20 mg Progesteron** (je 2 Amp. Proluton á 10 mg) oder je 1 Amp. Duogynon.

Zur Tablettentherapie empfiehlt sich Primolut N (Aethinyl-Nortestosteron). Man gibt 4 Tage lang 2mal tgl. 1 Tbl. Primolut N.

Kommt es im Verlauf von 3 bis 6 bis 10 Tagen zu einer Blutung in normaler Menstruationsstärke (Test **positiv**), so ist damit bewiesen, daß eine schwerwiegende Störung **nicht** vorliegt. (Diese Blutung ist eine Entzugsblutung, d. h. sie tritt infolge des Absetzens der Progesteronmedikation auf.) Erklärung:

Tritt eine Blutung auf, so ist damit der Nachweis geliefert, daß die Ovarien Östrogene bilden. Denn Progesteron kann am Endometrium nur dann eine Blutung auslösen, wenn sich das Endometrium schon in einem Proliferationszustand befindet, wenn also Östrogene auf das Endometrium eingewirkt haben, das Ovar also Östrogene erzeugt. Das, was dem Endometrium in diesem Falle fehlt, ist das Progesteron. Das Progesteron fehlt, weil der zentrale Impuls für die Follikelreifung und Ovulation ausblieb und weil infolge der ausgebliebenen Ovulation (generative Ovarialinsuffizienz) kein Gelbkörper gebildet wurde. Die Störung muß demnach im HVL oder im Hypothalamus liegen.

Progesterontest positiv = generative Ovarialinsuffizienz.
Vegetative Ovarialfunktion nicht erloschen.

Die vorliegende Amenorrhoe ist also eine **Amenorrhoe I. Grades** = Amenorrhoe auf Grund einer **generativen** Ovarialinsuffizienz (fehlende Ovulation, fehlende Gelbkörperbildung, Östrogenproduktion vorhanden):

Amenorrhoe I. Grades = Amenorrhoe leichten Grades

Ist der Progesterontest **negativ** (keine Blutung), so gibt es folgende Möglichkeiten:

a) Handelt es sich um eine Amenorrhoe von nur wenigen Tagen, so ist eine **Schwangerschaft** anzunehmen.

b) Bei länger dauernder Amenorrhoe (1 Jahr und länger) kann es sich um folgendes handeln:

Schwangerschaft nach vorhergegangener mehrmonatiger **Amenorrhoe,**

Periphere Amenorrhoe, bedingt durch eine Störung an Scheide, Zervix oder Uterus, oder

Vegetative Ovarialinsuffizienz infolge einer Störung im Ovar, im HVL oder im Hypothalamus.

Liegt keine Schwangerschaft und auch keine organbedingte Störung (Scheide, Zervix, Uterus) vor, so bedeutet der negative Ausfall des Progesterontestes, daß nicht nur die generative Funktion des Ovars (Ovulation), sondern auch die **vegetative** Funktion (basale Östrogenerzeugung) und damit die gesamte Funktion des Ovars erloschen ist. Die Ursache der Amenorrhoe ist dann im Ovar, HVL oder Hypothalamus zu suchen. Es liegt jetzt eine

Amenorrhoe II. Grades = Amenorrhoe auf Grund einer **vegetativen** Ovarialinsuffizienz (fehlende Östrogenausscheidung) vor.

Amenorrhoe II. Grades = Amenorrhoe schweren Grades

Durch die ausbleibenden Östrogenimpulse wird das Endometrium häufig atrophisch. Zur Klärung der Funktionsfähigkeit des Endometriums wird jetzt ausgeführt der

Östrogentest.

Ausführung: Man gibt 1mal 20 mg Östrogendepot (z. B. 2 Ampullen Progynon Depot 10 mg) i.m.

Kommt es nach etwa 4 bis 5 Wochen zu einer Blutung = Östrogentest **positiv,** so ist damit der Nachweis erbracht, daß Endometrium vorhanden ist und daß es proliferiert wurde, daß es also auf Östrogene anspricht. Die Ursache der Amenorrhoe beruht also darauf, daß die Ovarien überhaupt keine Östrogene bilden. Jetzt ist die Frage zu beantworten, ob es sich dabei um eine ovarielle Störung oder eine Störung im HVL oder im Hypothalamus handelt. Wir kommen auf diese Frage gleich zurück.

Östrogentest positiv = generative und vegetative Ovarialinsuffizienz. Die vorliegende Amenorrhoe ist also eine **Amenorrhoe II. = schweren Grades.**

Bleibt beim Östrogentest die Blutung aus = Östrogentest **negativ,** so ist eine **organ**bedingte Störung (Scheide, Zervix, Uterus) die Ursache der Amenorrhoe (S. 443).

Zusammenfassung:

Progesterontest

Ausführung S. 432

Blutung = Progesterontest **positiv**

Bedeutung: Endometrium befindet sich im Stadium der Proliferation. Von den Ovarien werden Östrogene gebildet. Lediglich die generative Funktion der Ovarien ist erloschen.

Diagnose: Amenorrhoe I. Grades

Mögliche **Ursachen:**

1. HVL
2. Hypothalamus

Keine Blutung = Progesterontest **negativ**

Mögliche **Ursachen** der Amenorrhoe:

1. Schwangerschaft
2. peripher: Scheide, Zervix, Uterus
3. Ovar: Kein funktionstüchtiger Follikelapparat
4. HVL
5. Hypothalamus

(3.–5.:) Endometrium ist nicht proliferiert, da keine Östrogene vorhanden sind.

Progesterontest negativ

Östrogentest

Ausführung S. 433

Blutung = Östrogentest **positiv**

Bedeutung: Endometrium spricht auf Östrogene an. Ovarien bilden keine Östrogene.

Diagnose: Amenorrhoe II. Grades

Mögliche Ursachen:

1. Ovar
2. HVL
3. Hypothalamus

Keine Blutung = Östrogentest **negativ**

Mögliche **Ursachen** der Amenorrhoe:

1. Scheide
2. Zervix
3. Uterus

(1.–3.:) s. periphereAmenorrhoe S. 443

Zur Unterscheidung, ob es sich beim positiven Östrogentest um eine Störung der Ovarien oder eine solche des Zwischenhirn-HVL-Systems handelt, wurde früher der

Gonadotropintest

ausgeführt. Heute ist dieser Test nicht mehr aufrechtzuerhalten, jedenfalls hat er in der ursprünglichen Form, wie er von *Schrank* vorgeschlagen wurde, keine diagnostische Bedeutung mehr.

Der Gonadotropintest beruht auf der Annahme, daß man bei Versagen des HVL mit PMS- (= pregnant mare serum gonadotrophine, aus dem Serum trächtiger Stuten) und HCG- (= human chorionic gonadotrophine = Choriongonadotropin aus dem Harn schwangerer Frauen) -Präparaten (die beide nicht aus Hypophysen gewonnen werden) in jedem Fall eine Ovarialstimulation hervorrufen könnte. Auf Grund der *Staemmler*schen Arbeiten glauben wir, daß diese Annahme nicht mehr aufrechterhalten werden kann.

Um langdauernde (schwere) Amenorrhoen (Östrogentest positiv!) zu klassifizieren, bleibt nichts anderes übrig, als die **Gonadotropine** zu **bestimmen.**

> Bei allen **langdauernden Amenorrhoen II. Grades** müssen unter allen Umständen die **Gonadotropine bestimmt** werden.

Nur die quantitative Erfassung der Gonadotropine ermöglicht bei langdauernden Amenorrhoen die Unterscheidung zwischen **hoffnungslosen** und **aussichtsreichen** Fällen.

Die drei möglichen Ergebnisse der Gonadotropinbestimmung

1. **Hyper**gonadotrope Amenorrhoe: Im Harn findet sich vermehrt gonadotropes Hormon, da durch fehlende Östrogenbildung der funktionstüchtigc HVL enthemmt ist.
2. **Normo**gonadotrope Amenorrhoe: Im Harn findet sich die normale Menge an gonadotropem Hormon.
3. **Hypo**gonadotrope Amenorrhoe: Im Harn findet sich fast kein gonadotropes Hormon, d. h. das HVL-Zwischenhirn-System ist gestört.

Prognose der Amenorrhoe auf Grund der Gonadotropinbestimmung

Ist die **Amenorrhoe**	so ist die **Prognose**
hypergonadotrop:	**aussichtslos**
normogonadotrop:	**aussichtsreich**
hypogonadotrop:	

> Die ganze neuzeitliche Diagnostik der schweren Amenorrhoe geht von der **Klassifizierung der Amenorrhoe in hyper- und hypogonadotrope Formen** aus.

Nur auf diese Weise ist es möglich, die Frage zu beantworten, um die es geht: Besteht die Möglichkeit, die Ovarien zu stimulieren, d. h. zu einem **biphasischen Zyklus** zu zwingen, oder besteht sie nicht!

Bei den hypergonadotropen Amenorrhoen, also den aussichtslosen Formen, bei denen die Gonadotropinausscheidung im Harn erhöht ist, handelt es sich meist um eine

Hypogenesie,

d. h. um eine **Unterentwicklung** der Ovarien. Wird der von vornherein gering angelegte Vorrat an Primordialfollikeln vorzeitig aufgebraucht, so spricht man auch von

Klimakterium praecox.

Unter **Klimakterium praecox** versteht man die **vorzeitige Erschöpfung** des Vorrates an **Primordialfollikeln** des Ovars.

Bei den hypergonadotropen Amenorrhoen besteht keine Aussicht, die bestehende Ovarialinsuffizienz zu beheben. Das restliche Ovarialgewebe läßt sich nicht mehr vom Zentralen her stimulieren:

Die Therapie der hypergonadotropen Amenorrhoe ist aussichtslos, was die Sterilität angeht.

Über die symptomatische Behandlung des Klimakterium praecox und die Notwendigkeit, einer **vorzeitigen Knochenatrophie vorzubeugen,** s. S. 453.

Die **hypo**gonadotrope Amenorrhoe kann man sowohl mit Gonadotropinen als auch mit Ovarialhormonen behandeln (S. 439). Bei langdauernder Behandlung ist die Prognose nicht schlecht.

Funktionelle Amenorrhoe

Daß aus psychischen und allgemein körperlichen Gründen die Menstruationsblutung ausbleiben kann, ist seit Jahrhunderten bekannt. Die häufigsten ursächlichen Faktoren sind die folgenden:

Milieueinflüsse: Ungünstige Lebensbedingungen, Kriegs-, Lager-, Flüchtlingsamenorrhoe = „Notstandsamenorrhoe" *(Tietze)*. Sie traten in den Kriegs- und Nachkriegsjahren ganz besonders häufig auf.

Krankheiten: Alle schweren akuten (Infektionskrankheiten, Intoxikationen) und chronischen Krankheiten (Tbk, Stoffwechselkrankheiten, Kreislaufstörungen) können mit Amenorrhoe einhergehen, desgleichen

Psychische Krankheiten: Depressionen, Schizophrenie, Grossesse nerveuse.

Unfälle: Nach schweren Unfällen, insbesondere auch nach Autounfällen sieht man nicht selten eine Amenorrhoe.

Erschöpfungszustände: Seelische Spannungen, schwere körperliche Arbeit, übertriebener Sport.

Mangelernährung: Abmagerungskuren, Hungerzustände.

Als **Ursache** der funktionellen Amenorrhoe wie überhaupt der funktionellen Zyklusstörungen wird heute allgemein eine **Betriebsstörung im Hypothalamus** als Folge **psychischer und physischer Insulte** angenommen (S. 436).

Die Störungen der normalen Funktion des **Hypothalamus** durch äußere oder innere Einflüsse (S. 381) wirken sich über den **HVL** als mehr oder weniger schwere Funktionsstörungen des **Ovars** aus.

Vor jeder Therapie sind grundsätzlich

zwei Möglichkeiten

zu beachten:

1. Die **Schwangerschaft.** Sie ist leicht festzustellen.
2. Die **klimakterische Amenorrhoe.** Die Menstruation hört heute etwa zwischen dem 45. und 55. Lebensjahr auf. Man muß aber in Betracht ziehen, daß sie gar nicht selten auch schon früher aufhört.

Therapie der funktionellen Amenorrhoe

I. Therapie der kurzfristigen Amenorrhoe

(Dauer weniger als ein Jahr)

Bei den funktionellen Amenorrhoen steht die Hormontherapie nicht immer am Anfang der Behandlung. Liegen organische Erkrankungen wie Tuberkulose, Stoffwechselkrankheiten u. a. vor, so sind diese zunächst fachärztlich zu behandeln.

Handelt es sich — wie so oft — nicht um eine greifbare organische Erkrankung, so muß man sich bei der funktionellen Amenorrhoe bemühen, herauszubekommen, welche Ursache zugrunde liegt (seelischer Notstand, körperliche Überarbeitung und dergleichen). Man muß versuchen, diese Ursachen abzustellen (Maßnahmen zur Besserung der allgemeinen Situation, wie körperliche und seelische Entlastung, Klimawechsel, Bäderkuren u. a.). In vielen Fällen wird man jedoch die Ursache nicht eruieren können.

Praktisch ist es so, daß z. B. eine berufstätige Frau, deren Regel vier Monate lang ausgeblieben ist, nicht sogleich für mehrere Wochen in ein Bad geschickt werden will und kann. Sie hat außerdem vielfach schon davon gehört, daß man mit Hormonen die Regel wieder in Gang bringen kann. Aus diesen Gründen empfehle ich grundsätzlich, zunächst einmal **Duogynon** zu geben.

Man verabreicht 1 Injektion Duogynon simplex (Citole) i.m. oder je 1 Drag. Duogynon an 2 aufeinanderfolgenden Tagen (1 O.P. = 2 Dragees).

Innerhalb von 3 bis 6 (bis 10) Tagen kommt es zu einer **Blutung** in Menstruationsstärke. Dieser Erfolg spricht dafür, daß nur eine **leichte** Form einer ovariellen Unterfunktion vorliegt. (Tritt nach kurzfristiger Amenorrhoe keine Blutung ein, so ist mit einer Schwangerschaft zu rechnen.)

Die Duogynon-Schnellbehandlung ist im Grunde keine richtige Hormonbehandlung, sondern nichts anderes als der Progesterontest (S. 432) und mit den eigentlichen Hormonkuren, z. B. dem Kaufmann-Schema (S. 440) nicht zu vergleichen.

Bei Eintritt einer Blutung mehrmalige Wiederholung derselben Behandlung jeweils am 24. und 25. Zyklustag unter Kontrolle der Basaltemperatur.

Anstelle von Duogynon kann man die Behandlung auch mit **Primosiston** (1 Tbl. = 0,01 mg Äthinyl-Östradiol und 2 mg Äthinyl-Nortestosteronazetat) oder mit Sistocyclin durchführen.

Man gibt Primosiston 7 Tage lang

2mal tgl. 1 Tbl.

2—3 Tage nach Absetzen der Tabletten setzt infolge des Hormonentzuges eine Blutung ein. Diese Behandlung mit Beginn jeweils am 19. Zyklustag wird dreimal wiederholt. Danach laufende Kontrolle der Basaltemperatur.

Unter diesen rhythmischen Hormongaben tritt in den meisten Fällen, wenn keine tieferen Ursachen für die kurzfristige Amenorrhoe vorliegen, der biphasische Zyklus wieder auf. Ziel der Behandlung: Anregung der gonadotropen HVL-Funktion durch rhythmisches Zuführen und Entziehen von Gestagenen und Östrogenen.

> Sobald die **hypertherme Phase der Basaltemperatur** auftritt, **erübrigt sich jede weitere Therapie.**

Die Corpus-luteum-Phase tritt dann automatisch wieder auf und läuft dann spontan weiter und oft sind die weiteren Zyklen wieder biphasisch mit normalen Regelblutungen.

Ist dies nicht der Fall, Weiterbehandlung wie bei längerdauernder Amenorrhoe, Typ II (S. 439).

II. Therapie der länger dauernden Amenorrhoe

Eine länger dauernde Amenorrhoe muß nicht immer ein „schwerer Fall" sein. Der Schweregrad und damit die Behandlung ergeben sich aus dem Ausfall der Hormonteste und evtl. der Gonadotropinbestimmung.

Bei länger dauernder Amenorrhoe muß man grundsätzlich zwischen einem Typ I (Progesterontest positiv) und einem Typ II (Progesterontest negativ) unterscheiden.

Typ I. Kennzeichen: **Progesterontest positiv** (S. 434).

Obwohl eine langdauernde Amenorrhoe vorliegt, ist sie dem Grade nach eine Amenorrhoe I. oder leichten Grades.

Ist der **Progesterontest positiv**, so geht man bei **länger dauernder Amenorrhoe** genauso vor wie bei einer **kurzfristigen Amenorrhoe:** S. 437.

Den Versuch, mit Duogynon eine Blutung zu erzielen, sollte man bei jeder länger dauernden Amenorrhoe machen, wenn der Progesterontest positiv ausfällt. Der Progesterontest ist dann zugleich die Behandlung.

Typ II. Kennzeichen: **Progesterontest negativ,** es liegt also eine Amenorrhoe II. oder schweren Grades vor.

Erst dieser Typ berechtigt, von einer schweren Amenorrhoe im eigentlichen Sinne zu sprechen.

Grundsätzlich gehören **alle schweren Formen der Amenorrhoe** in **klinische Untersuchung** und **Behandlung!**

Der Typ II gliedert sich in zwei Formen:

1. Form: Progesterontest negativ, Östrogentest negativ (S. 434)

Die Ursache der Amenorrhoe muß also im Bereich von Scheide, Zervix oder Uterus liegen. Die Annahme einer funktionellen Amenorrhoe war falsch. Sind Scheide und Zervix o. B., so muß das Uteruskavum zur Klärung der Ursache genau untersucht werden (S. 445).

2. Form: Progesterontest negativ, Östrogentest positiv (S. 434)

Die Ursache der Amenorrhoe kann eine ovarielle, hypophysäre oder hypothalamische sein. In Frage kommt eine Behandlung

a) mit **Ovarialhormonen** oder
b) mit **Gonadotropinen.**

Auf beiden Wegen kann man sowohl Entzugsblutungen auslösen als auch den Rhythmus des Funktionskreises Hypothalamus—HVL—Ovarien wieder in Gang bringen.

Es kommt bei der Behandlung der funktionellen Amenorrhoe nicht nur darauf an, durch An- und Absetzen von Hormonen am Endometrium eine **Entzugsblutung** auszulösen. Das Ziel der Behandlung besteht in einer **Normalisierung der Wechselbeziehungen zwischen ZH, HVL und Ovarien,** so daß eine **rhythmische physiologische Gonadotropinausschüttung** erfolgt.

Sowohl therapeutisch zugeführte Ovarialhormone als auch die entsprechenden im Ovar gebildeten Steroide wirken **bremsend** auf die Gonadotropinausschüttung im HVL. Sobald die Zufuhr dieser Steroide **unterbrochen** wird, kommt es zu einer **vermehrten** Ausschüttung der Gonadotropine. Dieser Erfolg ist im Sinne des **Rebound-** oder **Rückpralleffektes** zu werten (S. 442). Auf diese Weise entsteht ein rhythmisches **Wechselspiel zwischen Ovarialhormonen und Gonadotropinen,** das erforderlich ist, wenn ein neuer **Zyklus** wieder in Gang kommen soll.

Die Verabreichung von Gonadotropinen hat das gleiche Ziel. Der therapeutische Hebel wird nur an einer anderen Stelle angesetzt: Die Gonadotropine regen endogen die Ausschüttung der Ovarialsteroide an, die ihrerseits den HVL abbremsen.

a) Behandlung mit Ovarialhormonen

Aufbau des ganzen Epithels nach dem modifizierten Kaufmannschen Schema.

Eine bewährte Kombination für die Durchführung einer zyklusgerechten Hormonbehandlung (modifiziertes *Kaufmann*-Schema) ist die folgende *(Abb. 58)*.

Einleitung der Behandlung:

> **2 Amp. Progynon-Depot à 10 mg i.m. am 1. Behandlungstag,**
> **1 Amp. Progynon-Depot am 10. Behandlungstag i.m. und**
> **3 mal tgl. 1 Tabl. Primolut N vom 15.—24. Tag *(Abb. 58)***

Die Blutung tritt etwa am 28. Tag ein.

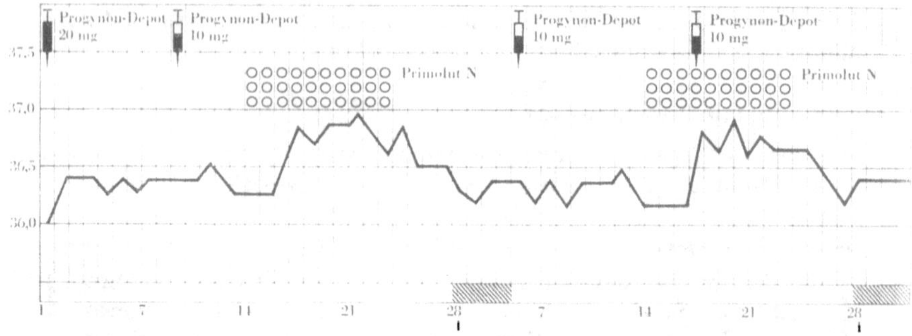

Abb. 58. Beispiel einer zyklusgerechten Hormonbehandlung mit Progynon-Depot und Primolut N bei primärer Amenorrhoe und sekundärer Amenorrhoe von längerer Dauer. Verlauf der Basaltemperaturkurve unter der Therapie

Weiterbehandlung:

Je 1 Amp. Progynon-Depot 10 mg i.m. am 6. und 18. Tag des künstlichen Zyklus,

3mal tgl. 1 Tabl. Primolut N vom 15.—24. Tag (s. *Abb. 58*, rechte Hälfte).

Die Blutung tritt etwa am 28. Tag ein. Diese Behandlung wird mehrere Monate durchgeführt. Danach Umstellung auf Tabletten:

Orale Behandlung

Einleitung der Behandlung:

Progynon C 24 Tage lang 3mal tgl. 1 Tbl.
Primolut N vom 15.—24. Tag 3mal tgl. 1 Tbl.

Fortsetzung der Behandlung:

Progynon C: Im Anschluß an die Blutung 2mal tgl. 1 Tbl. bis zum 24. Zyklustag.
Primolut N: Vom 15.—24. Tag des künstlichen Zyklus 3mal tgl. 1 Tbl.

b) Behandlung mit Gonadotropinen

3mal 1000 E **Anteron** zwischen dem 3. und 8. Zyklustag und

3mal 1000 bis 5000 E **Primogonyl** zwischen dem 8. und 14. Zyklustag.

Vor Behandlung mit Gonadotropinen muß die **Größe der Ovarien** durch sorgfältige Palpation bestimmt werden.

Alle Fälle, bei denen die **Ovarien** auch nur leicht **vergrößert** sind, sind verdächtig auf **Stein-Leventhal-Syndrom** und dürfen **nicht ohne weiteres mit Gonadotropinen** in **hohen** Dosen oder über **lange Zeit** behandelt werden.

Begründung: Zu hohe und über zu lange Zeit verabreichte Gonadotropingaben führen zur Ausbildung von übermannsfaustgroßen **Follikel-** und **Thekaluteinzysten** mit der Gefahr der Einklemmung, Stieldrehung und Ruptur. Die oben angegebenen Dosen dürfen nicht überschritten werden. Besonders gefährlich sind Überdosierungen bei vergrößerten Ovarien, z. B. beim Stein-Leventhal-Syndrom.

Der Erfolg der therapeutischen Maßnahmen muß laufend kontrolliert werden, und zwar

in der **Praxis:** Kontrolle der Basaltemperatur (evtl. des Vaginalabstriches und des Zervixsekretes) und Palpation (!!),

in der **Klinik** kann die Bestimmung der Östrogene und der Pregnandiolausscheidung wertvolle weitere Hinweise geben.

Bei refraktären Fällen empfiehlt sich eine

c) Behandlung mit der Pseudogravidität

d. h. Östrogen-Gestagenkombinationen in hohen Dosen *(R. Kaiser, Ufer, Buschbeck)* zu verabreichen.

Ausführung *(Abb. 59)*:

Woche	Primolut-N-Tabletten	Progynon-Depot
I. u. II.	2mal tgl. 1 Tbl.	I.—VII. Woche je
III. u. IV.	3mal tgl. 1 Tbl.	1mal 2 Ampullen
V.—VIII.	4mal tgl. 1 Tbl.	= 2mal 10 mg = 20 mg (i. m.)
		In der VIII. Woche kein Progynon

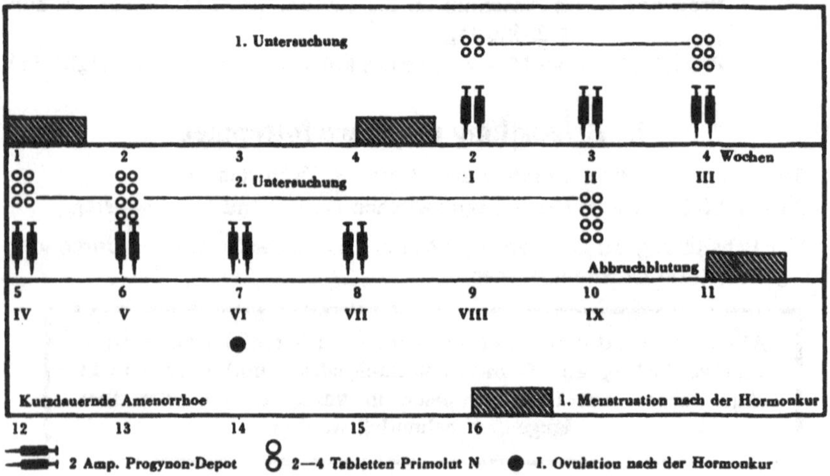

Abb. 59. Behandlung mit der Pseudogravidität

Im Anschluß an diese Behandlung werden in manchen Fällen doch noch Ovulationen erzielt. Das ist ohne Frage ein beachtlicher Erfolg. Er beruht auf dem sog.

Rebound-Effekt:

Verabreicht man Östrogene und Gestagene in hohen Dosen über einige Wochen, so wird die Erzeugung gonadotroper Hormone im HVL abgebremst. (Ovulation und Menstruation, falls sie bestanden, fallen aus.) Setzt man die Therapie ab, so werden vom HVL sehr schnell wieder gonadotrope Hormone und u. U. sogar in **vermehrter** Menge ausgeschüttet. Die Funktion von Ovarien, die vorher nicht genügend durch Gonadotropine stimuliert waren, kann dadurch normalisiert werden.

Die bei langdauernden Amenorrhoen bestehende **Atrophie** des **Uterus** und der **Mammae** werden durch die Pseudograviditätskur günstig beeinflußt oder auch beseitigt (s. Hypoplasia uteri). Über die bei dieser Kur gelegentlich auftretenden Beschwerden s. S. 467.

Organbedingte Amenorrhoen

Unter organbedingten Amenorrhoen im hier gemeinten engeren Sinn verstehen wir nur solche Amenorrhoen, die durch **organische** Störungen der **drei Glieder des Funktionskreises Zwischenhirn-HVL-Ovarien** sowie durch organische Erkrankungen der **Erfolgsorgane** Scheide und Uteruskörper bedingt sind.

Die außerhalb des Ovarialfunktionskreises liegenden organischen (und funktionellen) Erkrankungen der Nebennieren und der Schilddrüse, die zu einer Amenorrhoe führen, werden unter den dysregulatorischen Amenorrhoen besprochen.

Die organbedingten Amenorrhoen werden folgendermaßen eingeteilt:

Organbedingte Ursachen der Amenorrhoe

1. Periphere Amenorrhoe	**Scheide:** Aplasie (S. 443), Atresia hymenalis (S. 443) **Zervix:** Atresie der Zervix (S. 445) **Uterus:** Hypoplasie (S. 446), Atresie und Synechie des Kavums (S. 445), Stummer Zyklus (S. 447)
2. Gonadale (Ovarielle) Amenorrhoe	Gonadendefekt, -rudiment oder -hypoplasie } **Turner Syndrom** (S. 448) **Stein-Leventhal-Syndrom** (S. 450) Gonadenhypoplasie (Klimakterium praecox) (S. 452) Pseudohermaphroditismus masculinus (S. 453) Tumoren und Entzündungen (S. 454)
3. Zentrale Amenorrhoe	**HVL: Morbus Sheehan** (S. 454) Tumoren und Entzündungen (S. 457) **Hypothalamus:** Tumoren und Entzündungen (S. 457)

1. Periphere Amenorrhoe

Scheide

Aplasie der Scheide: Völliges Fehlen der Scheide als Folge einer Hemmung in der Entwicklung der Müllerschen Gänge.

Atresia hymenalis: Die Atresia (α priv. und trésis gr. Loch = Verschluß natürlicher Körperöffnungen) hymenalis ist der geringste Grad der **Gynatresie**

(gyné Genitiv gynaikós gr. Weib). Der Durchbruch am Müllerschen Hügel ist ausgeblieben. Beim Auftreten der ersten Regelblutungen kann das Menstruationsblut nicht abfließen = **Amenorrhoea spuria** (spurius, -a, -um lat. unecht). Das Blut staut sich zunächst in der Scheide, wodurch diese zu einem sackartigen „Tumor", den man besonders gut vom Rektum aus fühlen kann, ausgedehnt wird = **Hämatokolpos** *(Abb. 60)*. Kommt keine ärztliche Hilfe, so führt der weitere Zufluß menstruellen Blutes zur Rückstauung zunächst in den Uterus = **Hämatometra** *(Abb. 61)* und schließlich zur sackartigen Auftreibung einer oder beider Tuben = **Hämatosalpinx** *(Abb. 62)*. Diese Prozesse sind klinisch von erheblicher Bedeutung. So führt die mehr oder weniger lange An-

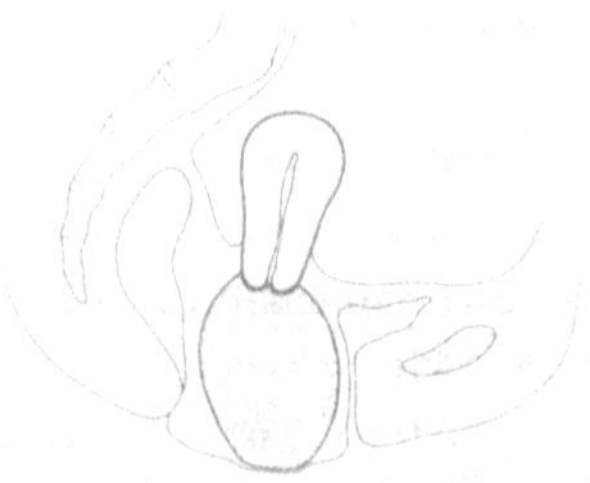

Abb. 60. Hämatokolpos

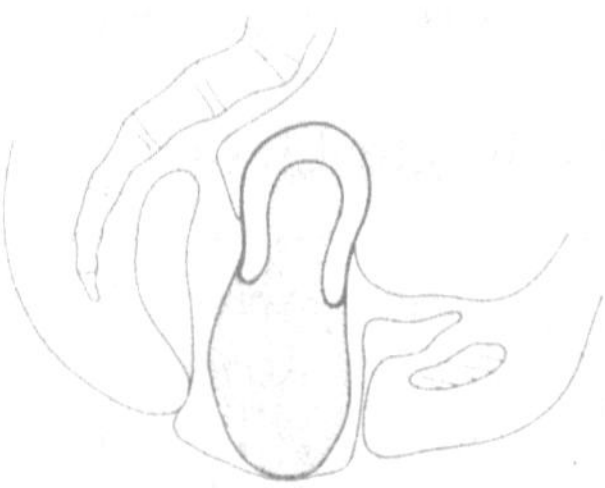

Abb. 61. Hämatokolpos und Hämatometra

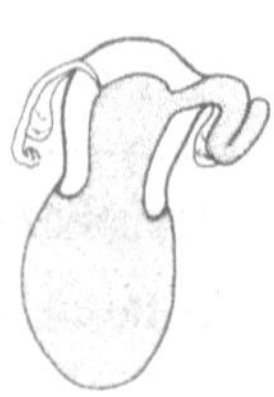

Abb. 62. Hämatokolpos, Hämatometra und Hämatosalpinx

wesenheit gestauten Menstrualblutes in der Tube zu **Schleimhautveränderungen**, die **nicht reversibel** sind. Es kommt zu Verklebungen, die die **Fertilität** in hohem Maße beeinträchtigen.

Klinische Erscheinungen: Wehenartige Schmerzanfälle im Unterbauch, die sich von Monat zu Monat verstärken (= Molimina menstrualia sine menstruatione) als Folge des oberhalb der Atresie angestauten Menstruationsblutes. Die **Untersuchung** ergibt einen verschlossenen stark nach außen vorgewölbten, bläulich durchschimmernden Hymen. Im Becken findet sich ein prall elastischer bis kindskopfgroßer **Tumor.**

Therapie: Inzision des verschlossenen Hymen, digitale Dehnung und Ausräumung der alten Blutmassen. Besteht außer der Hämatokolpos auch noch eine Hämatometra und eine Hämatosalpinx, so empfiehlt es sich, diese beiden Organe, Uterus und Tube, möglichst in Ruhe zu lassen, insbesondere sie **nicht auszudrücken** *(R. Kepp)*! Es genügt völlig die Ausräumung des alten Blutes aus der Scheide mit Stieltupfern. Die alten teerartigen Blutmassen vor allem aus dem Uterus entleeren sich spontan. Früher empfahl man, beim Vorliegen einer ein- oder beidseitigen Hämatosalpinx zu laparotomieren und wegen der Gefahr einer Peritonitis die Tuben abzusetzen, ein schwerer Entschluß bei einem 12- bis 13jährigen Mädchen. Aufgrund anderer und eigener Erfahrungen empfehle ich beim Vorliegen von Hämatosalpingen zunächst einmal unter reichlichen **Antibiotikagaben** abzuwarten und die **Tuben** zu **erhalten.** Es besteht dann für später die Möglichkeit, durch eine Sterilitätsoperation die Durchgängigkeit wiederherzustellen.

Zervix

Atresie der Zervix: Gelegentlich kommt es nach Kürettagen post abortum oder im Wochenbett infolge Entzündung oder Narbenbildung zu Atresien am

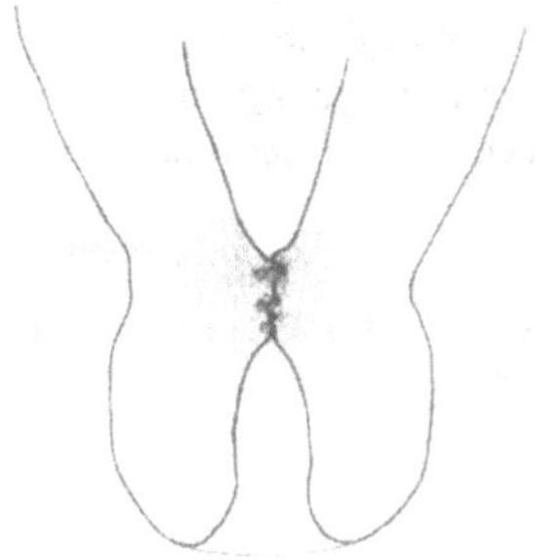

Abb. 63. Entzündlich bedingte Atresie am inneren Muttermund

inneren Muttermund *(Abb. 63)*. Es treten die oben (S. 444) beschriebenen Molimina menstrualia sine menstruatione auf, die nicht selten von einer leichten **Pelveoperitonitis** begleitet sind.

Uterus

Atresie und Synechie

= Verschluß und Verklebung der beiden Uteruswände. Als Ursache kommen in Frage:

1. Die Genitaltuberkulose. Sie ist die hauptsächliche Ursache der entzündlich bedingten Atresie bzw. Synechie. Andere Infektionskrankheiten sind von geringerer Bedeutung.

2. Zu gründlich ausgeführte Kürettage. Gefährlich ist vor allem die zu energische Benutzung der scharfen Kürette, weil die Basalis leicht mit herauskürettiert werden kann. Die entstehenden Wundflächen können sich wegen des Fehlens der Basalschicht nicht mehr reepithelisieren. Es kommt zu mehr oder weniger breiten Verklebungen der beiden Uteruswände. Besonders gefährlich sind in dieser Beziehung zu energisch ausgeführte **Kürettagen im Wochenbett!**

3. Verätzungen und Verschorfungen des Endometriums können ebenfalls zur Verklebung der beiden Gebärmutterwände führen.

Der diagnostische Hinweis auf die **uterine Amenorrhoe** ist der **negative Östrogentest** (S. 434).

Wenn auf Injektion von 20 mg eines Depot-Östrogens, z. B. Progynon-Depot, nicht innerhalb von 4 Wochen eine Blutung erfolgt, so ist eine uterine Ursache anzunehmen.

Vorgehen: Sondierung des Uteruskavums und vorsichtige Kürettage. Findet sich noch etwas Schleimhaut im Kavum, so wird eine Vollkur nach *Kaufmann* durchgeführt (S. 440). Kann keine Schleimhaut nachgewiesen werden, so ist eine **Endometriumimplantation** zu empfehlen (*Kraatz*, Zbl. Gynäk. 65 (1941), 1888). Nach *Antoine* genügt meist die Dilatation der Zervix und des Kavums und das Einlegen von Östrogen-Tabletten (Cyren-Tabl).

Hypoplasia uteri

Das faßbare Kennzeichen ist der (sehr) kleine, derbe Uterus, der spitzwinklig anteflektiert ist (*Abb. 64* = das Korpus ist gegen die Zervix stark nach vorn

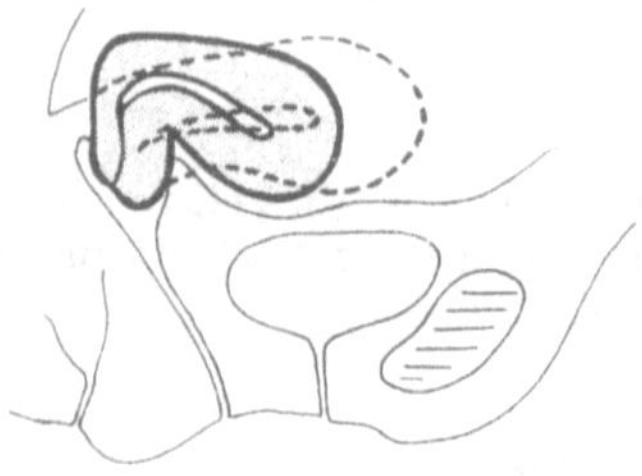

Abb. 64.
Hypoplasie der Uterus

abgeknickt). Gelegentlich findet man den hypoplastischen Uterus nach links verlagert.

Weitere Kennzeichen: Muldenförmiger Damm, enger Introitus, abgeflachtes Scheidengewölbe. Die genitale Unterentwicklung ist meist an bestimmte Konstitutionsformen gebunden.

Kennzeichen der genitalen Hypoplasie
(von außen nach innen)

Muldenförmiger Damm,
enger Introitus,
abgeflachtes Scheidengewölbe,
kleiner, spitzwinklig anteflektierter Uterus

Die Hypoplasie ist der auffälligste Tastbefund beim Vorliegen einer kongenitalen **vegetativen Ovarialinsuffizienz,** bei dem alle Genitalorgane zwar normal angelegt, aber im Wachstum zurückgeblieben sind (= Hypogenitalismus).

Das Wachstum der Genitalorgane ist von den in den Thekazellen des Ovars gebildeten Östrogenen abhängig. Als **Ursache** der Hypoplasie werden heute zwei Möglichkeiten diskutiert: Entweder besteht ein **Mangel an Östrogenen** oder, wenn das nicht der Fall ist, eine **nicht genügende Empfindlichkeit** der „endokrinen Rezeptoren", einer angenommenen Mittlersubstanz zwischen dem zugeführten Hormon und dem aufnehmenden Organ.

Hypogenitalismus finden wir größtenteils bei Frauen mit allgemeiner konstitutioneller Unterentwicklung, durchaus nicht selten aber auch bei äußerlich voll entwickelten Frauen.

Bei Frauen mit Hypogenitalismus finden sich die verschiedensten Arten von Zyklusstörungen.

Behandlung der Hypoplasie: S. 467.

„Stummer Zyklus"

Der „stumme Zyklus" ist eine seltene uterine Ursache der Amenorrhoe. Das Endometrium weist zwar **zyklische Veränderungen** auf, es tritt aber trotzdem **keine Menstruation** auf. (Der Ovarialzyklus verläuft also normal.) *O. Käser* (1958) berichtet über eine Frau mit stummem Zyklus, die mehrmals schwanger wurde und normal geboren hat, ohne jemals menstruiert zu haben — Im Jahre 1953 hat *Husslein* darauf hingewiesen, daß zur Blutungsauslösung am Endometrium neben den bekannten Bedingungen noch ein eigener, möglicherweise nervös-vermittelnder **Blutfaktor** angenommen werden muß.

2. Gonadal (ovariell) bedingte Amenorrhoe

Das unentwickelte und fehlentwickelte Ovar ist eine der Hauptursachen der **primären** Amenorrhoe. Für die Zuordnung in diese Gruppe und für die Prognose ist nicht die Größe der Ovarien entscheidend, sondern der **Gehalt an Keimparenchym** *(Staemmler)*. Früher wurde diese Gruppe als ovarialbedingte Amenorrhoe bezeichnet. ***Philipp*** nannte sie **gonadal-**(keimdrüsen-)bedingte Amenorrhoe, um die „Präjudizierung der genetischen Situation" zu vermeiden. Er legte die Nomenklatur der Keimdrüsenfehlbildungen folgendermaßen fest:

Defekt der Keimdrüsen: Die Keimdrüse ist **unentwickelt,** es ist von ihr nichts vorhanden.

Rudiment der Keimdrüsen: Es sind nur Bruchstücke einer mißglückten Anlage nachzuweisen, wobei das **Fehlen jeglichen Keimparenchyms** — also von Eierstock- oder Hodenparenchym bei **Vorhandensein eines Stromas** — charakteristisch ist.

Hypoplasie der Keimdrüsen: Das Keimparenchym ist anteilmäßig **gering.**

Dysgenesie der Keimdrüsen: Die Keimdrüsen sind **fehlentwickelt,** d.h. die Entwicklung erfolgte zwar in normaler Richtung, aber krankhaft (z.B. polyzystisches Ovar beim Stein-Leventhal-Syndrom) oder ging in falscher Richtung vor sich (Zwittertum).

Turner-Syndrom

(Kennwort: Kleinwuchs mit Faltenhals)

Dieses Syndrom läuft unter sehr verschiedenen Bezeichnungen: Turner-Syndrom, Ullrich-Turner-Syndrom, Turner-Albright-Syndrom, Bonnevie-Ulrich-Syndrom, ovarieller Zwergwuchs, Agenesie der Ovarien.

Zunächst hielt man das „Rudiment der Keimdrüsen" für die dem Syndrom zugrunde liegende Fehlbildung. In den letzten Jahren hat sich gezeigt, daß beim Turner-Syndrom sowohl vollkommen unentwickelte Keimdrüsen, Rudimente und hypoplastische Ovarien als auch in gewissen Fällen funktionsfähige Ovarien (?) vorkommen können. Diesen verschiedenen Möglichkeiten entspricht eine große Variationsbreite der klinischen Symptome.

Die

charakteristischen Symptome

eines klassischen Falles sind die folgenden:

Primäre Amenorrhoe, gelegentlich aber auch andere Zyklusstörungen. Oft **Kleinwuchs** („Zwergwuchs"), manchmal aber auch normale Körpergröße.

Pterygium colli = **„Faltenhals"** *(Abb. 65* und *Abb. 66)* = vom Ohransatz zur Schulter beiderseits herabziehende Hautfalten.

Greisenhafter, durch das Pterygium colli oft **sphinxhafter Gesichtsausdruck.**

Gedrungener Habitus mit „schildförmigem" Thorax.

Fehlende oder nur schwache Entwicklung der sekundären Geschlechtsmerkmale. Scham- und Achselhaare fehlen oder sind gering.

Ferner: Gelegentliche Unterentwicklung von Uterus und Scheide, Cubitus valgus (die Unterarme bilden einen nach außen offenen Winkel), Anhäufung von Pigmentnävi, tiefer Haaransatz im Nacken, fortschreitende Osteoporose als Folge des endogenen Hormondefizits (Gefahr der Spontanfraktur), ungewöhnliche Häufung sonstiger Mißbildungen *(v. Mikulicz* und *Hammerstein,* 1958).

Röntgenologisch: Die Epiphysenfugen bleiben länger als normal offen.

Abb. 65. und *66.*
Turner-Syndrom. 16jähr. Mädchen. Kleinwuchs, Faltenhals (Pterygium colli), schildförmiger Thorax mit weit auseinanderstehenden Mamillen (nach *Philipp*)

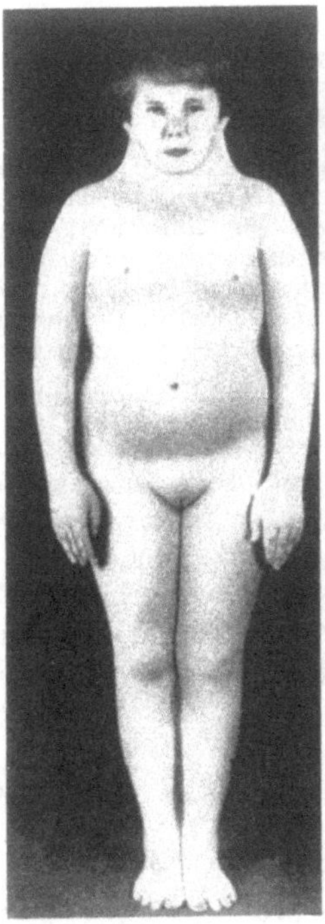

Abb. 65

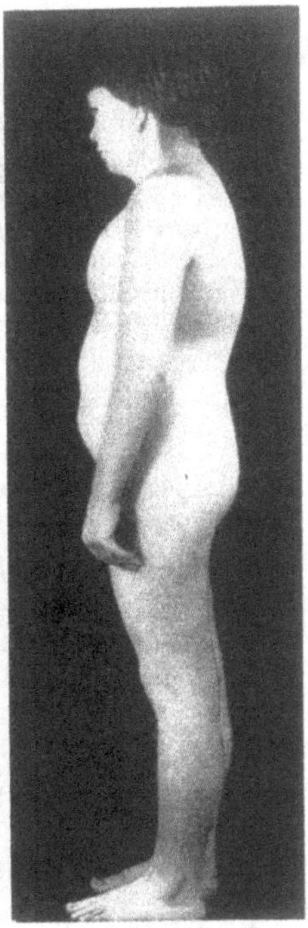

Abb. 66

Hormonale Kennzeichen

Östrogene: Stark herabgesetzt; fehlende Östrogenreaktion am Scheidenepithel.

Gonadotropine: Fast immer erhöht (Wegfall der physiologischen Hemmung durch Östrogene). Wichtig für die Differentialdiagnose gegenüber dem hypophysär bedingten Zwergwuchs, bei dem die Gonadotropine im Harn fehlen.

Pregnandiol: Fehlt im Harn.

17-Ketosteroide: Normal.

Philipp verlangt grundsätzlich bei allen gonadalen Fehlbildungen die **Laparotomie;** nicht aus diagnostischen Gründen, sondern weil „diese Gebilde eines Tages wachsen können". Er teilte mehrere Beobachtungen mit, bei denen sich aus Rudimenten des Ovars große Geschwülste entwickelten.

Turner-Syndrom und zytologische Geschlechtsbestimmung

Die zytologische Geschlechtsbestimmung *(Barr* 1941, *Bertramer)* ging bis vor kurzem davon aus, daß man das Geschlecht des Menschen an den Zellkernen erkennen kann. Danach zeichnen sich **weibliche** Individuen dadurch aus, daß bei ihnen

1. die **Granulozyten** trommelschlegelartige Kernanhängsel, sog. **Drumsticks,** und
2. die **Zellen der Mundschleimhaut** Verdichtungen der Kernmembran, das sog. **Geschlechtschromatin,** besitzen.

Beide Kennzeichen **fehlen** bei **Männern.** Beim Turner-Syndrom kam man zunächst zu dem Ergebnis, daß es sich bei etwa 80% der Fälle um ein Mißbildungssyndrom mit männlichem Zellkerngeschlecht handele. Man bezeichnete daher die Patientinnen mit Turner-Syndrom als phänotypisch weiblich und „genetisch" männlich.

Neuere Untersuchungen haben gezeigt, daß diese Auffassung heute nicht mehr aufrechterhalten werden kann. Nach *Th. Lüers* hat sich ergeben, daß bei gewissen pathologischen Fällen das Vorhandensein von Geschlechtschromatinkörperchen **nicht** eine normal-weibliche Chromosomenkonstitution anzeigen **muß.** Ferner können Zellkerne, denen das Geschlechtschromatinkörperchen fehlt, sowohl eine normal männliche als auch eine abartige Chromosomen-Konstitution ausdrücken. Auf die im Fluß befindliche Forschung können wir hier nicht näher eingehen.

Therapie: Die zyklusgerechte Verabreichung von Ovarialhormonen, durch die sich Periodenblutungen auslösen lassen, ist unnötig. *Hauser* empfiehlt eine langdauernde **Östrogen-Substitutionstherapie:** 10 mg Östradiolvalerianat (Progynon-Depot) alle 1 bis 2 Monate. Man erreicht hierdurch: Eine bessere Ausbildung der Mammae, der Pubes- und Axillarbehaarung, Verminderung der Osteoporose und der Vergreisung des Gesichtes, eine Entwicklung der inneren und äußeren Genitalorgane und damit eine Verbesserung der Kohabitationsfähigkeit und der Libido.

Stein-Leventhal-Syndrom (1935)

Die Diagnose ergibt sich aus der

Stein-Leventhalschen Trias:

1. **Doppelseitige vergrößerte polyzystische Ovarien**
2. **Amenorrhoe** oder **Oligomenorrhoe (anovulatorisch)**
3. **Sterilität**

ad 1: Die klinische Diagnose eines Stein-Leventhal-Syndroms wird oft erst durch Laparotomie und histologische Untersuchung gestellt. Die Ovarien sind auffallend **groß,** manchmal drei- bis viermal so groß wie ein normales Ovar. Die Oberfläche ist weiß bis **grau.** In der Rinde finden sich zahlreiche Follikel *(Abb. 67* und *68)*

= **„große graue, polyzystische" Ovarien.**

Die Kapsel (Tunica albuginea) ist verdickt. Das Ovarialmark ist hyperplastisch.

ad 2: Häufiger sekundäre, seltener primäre **Amenorrhoe;** es kommen auch alle anderen Zyklusstörungen vor (Oligomenorrhoe, dysfunktionelle Blutungen u. a.). Amenorrhoe und Oligomenorrhoe können mit langdauernden dysfunktionellen Blutungen abwechseln *(Held).*

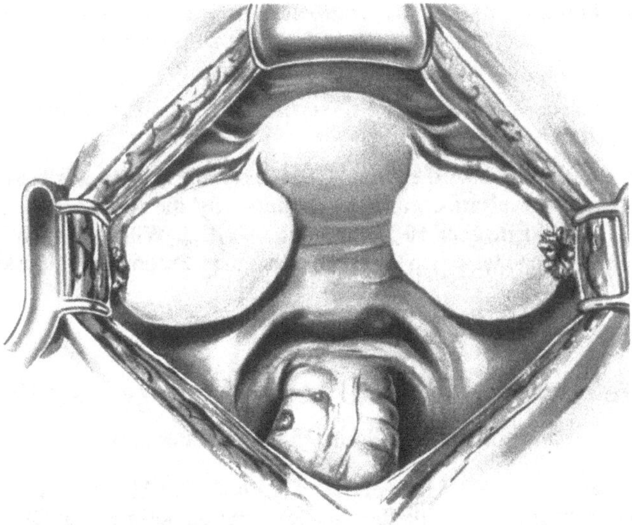

Abb. 67. Stein-Leventahl-Syndrom. Operationssitus. Große graue Ovarien beiderseits

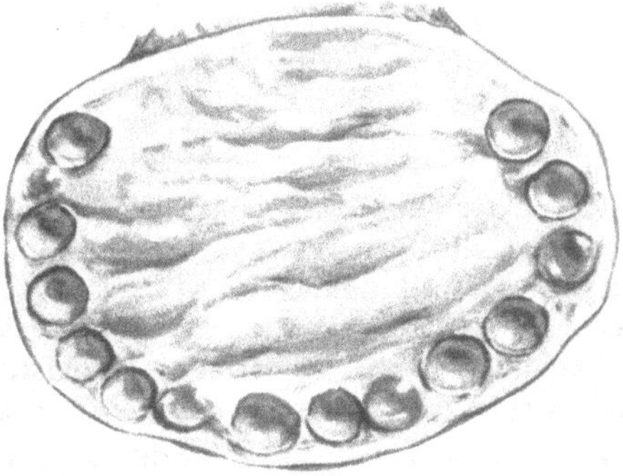

Abb. 68.
Stein - Leventhal - Syndrom. Querschnitt durch ein großes graues Ovar: Großer Ovarialkern, zahlreiche Tertiärfollikel unter der Oberfläche („polyzystisches Ovar")

Ferner beobachtet man häufig **Genitalhypoplasie,** Fettsucht, Störungen der vita sexualis und des Östrogen-Androgengleichgewichtes *(K. Fuhrmann)* im Sinne von **Vermännlichungserscheinungen,** vor allem **Hirsutismus** (= männlicher Behaarungstyp bei Frauen: Barthaare, Haare auf der Brust, Schamhaargrenze verläuft nicht horizontal, sondern zieht sich rautenförmig zum Nabel hin), mäßigen Grades. Er findet sich in etwa 50% der Fälle *(Smith).* Andere Virilisierungserscheinungen treten selten auf.

Der gynäkologische Untersuchungsbefund ist bis auf eine mehr oder weniger deutliche **Hypoplasie** meist normal. Die großen Ovarien werden oft nicht getastet, da es sich häufig um adipöse Frauen handelt.

Ätiologie: Neuerdings wird eine verstärkte Absonderung adrenaler **Androgene** diskutiert (s. u.).

Therapie: Allgemein wird bestätigt, daß die **Teilresektion aus beiden Ovarien** erstaunlich gute Resultate ergibt. Nach *Held* wird die Amenorrhoe in 90% der Fälle, die Sterilität in über 60% der Fälle beseitigt. Will man nicht operieren, so kann man zunächst einen Versuch mit einer Prednison-Dauerapplikation machen.

Primäre Hypoplasie des Ovars = Hypogenesie des Ovars

ohne andere Mißbildungen (vgl. Turner-Syndrom)

Je nach dem Grad der Hypoplasie, d.h. nach der Menge des vorhandenen Ovarialparenchyms (= Follikelbestandes) verbrauchen sich die Ovarien früher oder später vorzeitig und sprechen dann auf die zentralen Reize vom Hypothalamus und HVL (Gonadotropine) nicht mehr an. Aus dieser Störung ergeben sich die folgenden Krankheitsbilder:

Primäre Amenorrhoe oder
sekundäre Amenorrhoe oder
Klimakterium praecox.

Klimakterium praecox

Klimakterium (S. 468) oder Wechseljahre nennt man die Zeit, in der die zyklische, also generative Ovarialfunktion unregelmäßig wird und schließlich aufhört. Das Klimakterium ist durch eine Reihe von Symptomen charakterisiert, die als **Ausfallserscheinungen** bezeichnet werden (aufsteigende Hitze, Schweißausbrüche, Gereiztheit, Schlafstörungen u.a., S. 469). Ursache ist die physiologische Reduzierung der Ovarialhormone (S. 473).

Die Menopause beginnt gewöhnlich zwischen dem 48. und 52. Lebensjahr. Finden sich derartige Ausfallserscheinungen bei jungen und jüngeren Frauen (als Grenze hat man das 43. Lebensjahr festgelegt), so spricht man von

Klimakterium praecox

= **vorzeitiges** Klimakterium infolge **vorzeitiger** Erschöpfung der Ovarien.

> Unter **Klimakterium praecox** versteht man die **vorzeitige Erschöpfung** des Vorrates an **Primordialfollikeln** im Ovar.

Die Funktionsstörungen sind dieselben, wie sie für die natürliche Erschöpfung der Ovarien beim Eintritt des Klimakteriums (S. 469) bekannt sind. Der Unterschied ist lediglich der, daß es sich beim Klimakterium praecox um junge und jüngere Frauen mit hypoplastischem Ovar handelt.

Da es sich um eine Form der hypergonadotropen Amenorrhoe (S. 435) handelt, kann man nur symptomatisch behandeln.

Aber

bei der Behandlung des Klimakterium praecox darf man sich auf keinen Fall nur nach dem Grad der **Ausfallserscheinungen** (Hitzewallungen usw.), richten; viel wichtiger sind die vorzeitig auftretenden

atrophischen Erscheinungen am Knochen!

Jede Frau mit hypergonadotroper Amenorrhoe, überhaupt jede Frau, die kein funktionierendes Ovarialepithel hat (gleichgültig, ob sie eine Hypogenesie hat oder ob sie Vollkastratin aufgrund einer Operation oder Bestrahlung ist) benötigt eine

Dauermedikation von Ovarialhormonen.

Andernfalls tritt, das ist **viel zu wenig bekannt,** eine

vorzeitige Osteoporose (S. 476) auf.

Pseudohermaphroditismus masculinus mit totaler Verweiblichung

(Botella-Llusia u.a., 1953) = sog. „testikuläre Feminisierung"

Diese Individuen sehen weiblich aus, haben weibliche sekundäre Geschlechtsmerkmale und eine weibliche Stimme. Psychisch fühlen sich die oft auffallend hübschen Mädchen *(Fleischhacker)* als Frauen mit normaler weiblicher Libido. Das wesentliche Kennzeichen dieses Scheinzwittertums besteht darin, daß diese Individuen **keine Ovarien,** sondern **Hoden** haben, die meist in kleinen Inguinalhernien oder im Bauch liegen.

Uterus und Tuben fehlen, die Scheide kann vorhanden sein oder fehlen.

Ein typisches Merkmal ist weiter das **Fehlen der Scham- und Achselbehaarung.** Die Amerikaner bezeichnen den Zustand daher als "hairless woman" *(Wilkins).*

Die Intersexform ist selten. Was die „Frau" zum Arzt führt, ist die **primäre Amenorrhoe.** Die Ursache dieser Entwicklungsstörung ist nicht bekannt. Sie kommt familiär gehäuft vor. Genetisch zeigen alle Befunde einen normalmännlichen Karyotyp *(Th. Lüers).*

Therapie: Die Mehrzahl der Autoren empfiehlt die **Exstirpation** der dystopen **Hoden** wegen der großen Gefahr der **malignen Entartung.** Die Operation soll erst **nach dem 20. Lebensjahr** vorgenommen werden, da die Hoden eine wichtige Funktion bei der Ausbildung der weiblichen sekundären Geschlechtsmerkmale ausüben und die Gefahr der Entartung vorher nicht groß ist.

Tumoren und Entzündungen der Ovarien

sind selten die Ursache der Amenorrhoe. Solange noch funktionierendes Ovarialgewebe vorhanden ist, bewirken auch ausgedehnte Tumoren der Ovarien keine Zyklusstörungen.

Morbus Sheehan (Simmonds)
= HVL-Ausfall infolge postpartaler Nekrose

Der Morbus Sheehan ist eine **extrem seltene** Erkrankung. Er ist aber schon deswegen sehr wichtig, weil es eine Reihe von **funktionellen** Störungen des HVL gibt, deren **Symptome** denen des organisch bedingten Morbus Sheehan ähnlich sind

= Sheehan-Syndrom (S. 456).

Die **Vorbedingungen** für die Entstehung des Morbus Sheehan sind die folgenden:

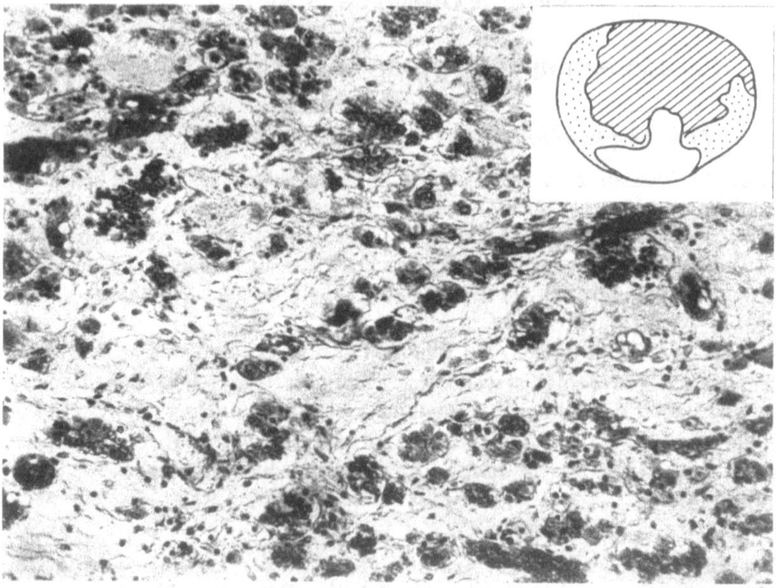

Abb. 69. Morbus Sheehan. Hypophyse einer 28jährigen Frau. Die schmalen Parenchymreste werden von ausgedehnten Narbensträngen durchsetzt. Van Gieson-Färbung, 140:1. Rechts oben Skizze vom Horizontalschnitt durch den größten Durchmesser der Hypophyse. Weiß = Hinterlappen, punktiert = intaktes Vorderlappengewebe, schraffiert = Narbenzone (nach *A. Labhart*)

Schwere Geburten mit operativem Eingriff oder (und) schwere **geburtstraumatische Schockzustände** oder (und) **starke Blutungen** unter der Geburt	mit **Kreislauf-störungen.**

Die **Folge:** Ischämische **Nekrose** lediglich des **HVL** (also nicht des Mittel- und Hinterlappens). Dem Morbus Sheehan liegt also eigentlich eine pathologisch-anatomische Diagnose zugrunde.

Es muß angenommen werden, daß der HVL am Ende der Schwangerschaft oder unter der Geburt ganz besonders empfindlich auf Kreislaufstörungen reagiert. Jedenfalls genügen die **Kreislaufstörungen,** die bei den oben beschriebenen Geburtskomplikationen auftreten, um die Blutversorgung des HVL ganz umschrieben abzudrosseln. Infolge der mangelnden Blutzufuhr kommt es zur

ischämischen Nekrose des HVL *(Abb. 69)*

und damit zum Ausfall eines Teiles seiner Funktionen.

Die schwere HVL-Störung bewirkt den Ausfall oder Mangel vor allem der folgenden Hormone des HVL:

Ausfall oder Mangel des	Geschädigtes Organ
FSH und **LH** (Follikelstimulierendes Hormon und Luteinisierungshormon)	Ovar
LTH (Luteotropes Hormon = Prolaktin)	(Ovar) Milchdrüsengewebe
ACTH (Adrenikotropes Hormon)	Nebennieren
TSH (Thyreotropes Hormon)	Schilddrüse
MSH (Melanozyten-stimulierendes Hormon)	Nebennieren

Daraus leiten sich die

Symptome des Morbus Sheehan ab:

Ausfall oder Mangel des	Folgen	
FSH und **LH** (Ovar)	**Langdauernde Amenorrhoe** (oder Hypomenorrhoe). Die Menstruation tritt nach Ablauf des Wochenbettes überhaupt nicht wieder auf oder es kommt nur zu sehr schwachen Regelblutungen. Erlöschen der Libido, evtl. Atrophie der Genitalorgane.	
LTH (Milchdrüse)	**Ausfall der Laktation**: Hypo- oder Agalaktie (Die Frauen können nicht stillen.)	
ACTH (Nebennieren)	**Kraftlosigkeit** (Adynamie), Hinfälligkeit, starke körperliche Ermüdbarkeit, Schlafbedürfnis.	**Änderung der Persönlichkeit**
TSH (Schilddrüse)	**Myxödematöse Züge**: Teilnahmslosigkeit, mangelndes Interesse an der Umgebung, Nachlassen des Gedächtnisses, Ausfall der Stammbehaarung (Scham- und Achselhaare) und der Augenbrauen, Kälteempfindlichkeit.	**Änderung der Persönlichkeit**
MSH (Nebennieren)	**Pigmentschwund**: Die Haut kann auch nach Sonnenbestrahlung kein Pigment bilden.	

Die früher herrschende Meinung, der Ausfall des HVL führe immer zur Kachexie, wurde von *Sheehan* wiederlegt. Das Gewicht kann sowohl zu- als auch abnehmen. Es kann auch gleichbleiben. Die klassische Form mit allen Symptomen, wie sie hier beschrieben wurde, sieht man **selten**.

Neben dem organisch bedingten Morbus Sheehan gibt es auch — wie schon gesagt — ein funktionell bedingtes

Sheehan-Syndrom

= postpartale Hypophysenvorderlappen-Insuffizienz,

das vom Morbus Sheehan (HVL-Nekrose bzw. -Fibrose, also rein organisch bedingt) klar abgetrennt werden muß. Die Symptome der postpartalen HVL-Insuffizienz zeigen nicht die ganze Skala der Sheehan-Erscheinungen und sind auch nicht so ausgeprägt wie diese.

Eine häufig dabei zu findende Störung ist die **Amenorrhoe.** Sie ist als hypogonadotrope Amenorrhoe anzusehen, da die Ovarien nicht primär gestört sind. Sie geht oft einher mit

Hyperinvolutio uteri post partum.

Die postpartale HVL-Insuffizienz ist oft mit Magersucht, Fettsucht oder mit Störungen des Wasserhaushalts u. a. **außerhalb** des ovariellen Funktionskreises verbunden.

Therapie des Morbus Sheehan und des Sheehan-Syndroms

Bei beiden Krankheitszuständen muß sich die Therapie nach der **Symptomatik**, also nach den Ausfallserscheinungen richten. Eine **kausale Therapie gibt es nicht.** Es kommt im wesentlichen auf eine Substitutionsbehandlung mit peripheren Hormonen an. Je nachdem, was ausgefallen ist, ist die Therapie sehr **unterschiedlich:** Ersatz der Schilddrüsen- und Nebennierenfunktionen usw. Da die Ovarien primär nicht gestört sind, sollte man versuchen, durch **Gonadotropine** in der an anderer Stelle (S. 441) beschriebenen Art einen **Zyklus wieder herzustellen.** Wenn das nicht gelingt, dann bleibt in vielen Fällen nichts anderes übrig, als die vom Ovar nicht mehr produzierten Steroide zu substituieren (modifiziertes Kaufmann-Schema, S. 440).

Das beste Mittel, die verbliebenen Reste des HVL auf physiologische Weise zu einer Hypertrophie zu bringen, bzw. die Funktionsstörungen des HVL auszugleichen, ist eine **neue Schwangerschaft.** Eine Schwangerschaft führt zu einer wesentlichen und anhaltenden Besserung aller Krankheitserscheinungen. Beim Sheehan-Syndrom ist die Konzeptionsfähigkeit allerdings in hohem Maße herabgesetzt.

Tumoren und Entzündungen des HVL

Zum partiellen oder totalen Ausfall des HVL führen die (seltenen) Kraniopharyngeome und chromophoben Adenome des HVL, sowie die ebenso seltenen Entzündungen des HVL.

Tumoren und Entzündungen des Hypothalamus,

die das Sexualzentrum im Tuber cinereum erfassen, sind ebenfalls sehr selten.

Die weitaus häufigsten hypothalamisch bedingten Amenorrhoen beruhen auf physischen und psychischen Insulten, sind also nicht organbedingte, sondern funktionelle Amenorrhoen (S. 436).

Dysregulatorische Amenorrhoen

Unter dysregulatorischen Amenorrhoen verstehen wir solche Amenorrhoen, die als Begleiterscheinung endokriner Störungen außerhalb des Funktionskreises Zwischenhirn—HVL—Ovarien auftreten.

A. Nebennieren

Adrenogenitales Syndrom (AGS)

Unter dieser Bezeichnung faßt man alle Krankheitssymptome zusammen die durch eine **Überproduktion von androgenen NNR-Hormonen** entstehen.

Man unterscheidet:

1. Das **angeborene,** also **kongenital** auftretende AGS.
2. Das später **erworbene** = **postpuberale** AGS.

Das kongenitale AGS = pränatales AGS

Die dem kongenitalen AGS zugrundeliegende Krankheit der Nebenniere ist eine **enzymatische Störung:** Die NNR ist unfähig, ausreichende Mengen von **Hydrocortison** = **Cortisol** zu bilden. Diese Unterproduktion von Cortisol ist der Schlüssel zum Verständnis des angeborenen AGS. Hier die **Pathogenese** in Stichworten:

Die erste Folge der Cortisolverminderung ist die, daß im HVL **mehr ACTH** ausgeschieden wird. Zur Erklärung folgendes: Das im HVL gebildete ACTH (= adrenocorticotropes Hormon) stimuliert die NNR und bewirkt normalerweise in der gesunden NNR die **Synthese von Cortisol.** Andererseits besteht ein Rückkoppelungsmechanismus *(Abb. 70)*: Verminderung von Cortisol im Blutspiegel führt zu vermehrter Ausschüttung von ACTH im HVL. Da auf Grund der enzymatischen Störung ein Cortisol**mangel** besteht, wird **ACTH** stark **vermehrt** ausgeschieden. Diese überschießende Bildung von ACTH bewirkt eine doppelseitige **Hyperplasie der NNR** *(Abb. 71*: Verbreiterung der Zona fasciculata). Mit dieser krankhaften Veränderung verliert die NNR in hohem Maße die Fähigkeit, Cortisol zu erzeugen. Sie bringt es in der Synthese nur noch bis zu **Vorstufen** des Cortisols.

Die Cortisolvorstufen haben androgene Wirksamkeit.

Letzten Endes kommt es also zu einer krankhaft gesteigerten Produktion = Überproduktion von androgenen NNR-Hormonen *(Abb. 71)*.

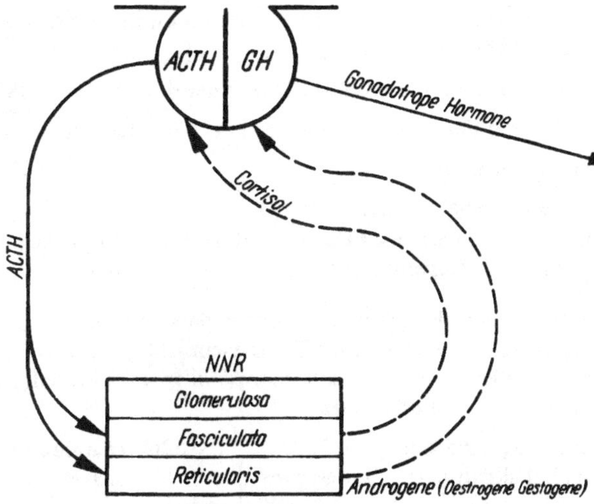

Abb. 70. Normaler Rückkopplungsmechanismus zwischen Hypophysenvorderlappen und Nebennierenrinde (nach *Winkler*)

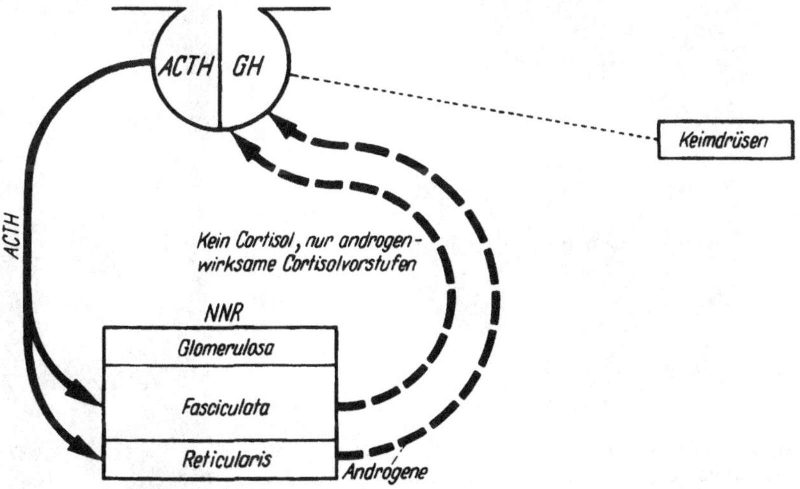

Abb. 71. Rückkopplungsmechanismus beim kongenitalen adrenogenitalen Syndrom: Cortisolmangel, daher vermehrte ACTH-Bildung. Übermäßige Androgenbildung, daher Hemmung der Gonadotropin-Absonderung: Keimdrüsen werden nicht stimuliert

Diese stark vermehrten androgenen NNR-Hormone sind es, die die **Gonadotropinausscheidung** im HVL **abbremsen.**

Die Keimdrüsen (Ovar, Hoden) erhalten also keine Impulse mehr vom HVL.

Das alles spielt sich während der Entwicklung des Feten in utero ab.

Bei Geburt dieser Kinder besteht

bei Knaben eine Hodenatrophie,

bei Mädchen eine **Atrophie der Ovarien.** Ohne Behandlung kommt es niemals zu einer Regelblutung **(primäre Amenorrhoe).**

In der Mehrzahl der Fälle setzt die gesteigerte Androgensekretion zwischen der 11. und 20. Schwangerschaftswoche ein. Zu diesem Zeitpunkt ist das Urogenitalsystem beim weiblichen Kind noch nicht völlig ausdifferenziert. Es kommt zu charakteristischen Fehlbildungen.

1. Die **Klitoris** ist penisartig vergrößert *(Abb. 72)*,
2. Die **großen Labien** sind skrotumartig umgewandelt *(Abb. 72)*.

} **Pseudohermaphroditismus femininus externus**

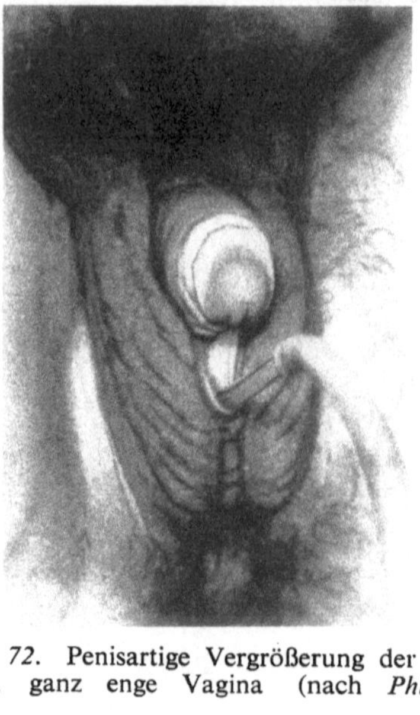

Abb. 72.

Abb. 72. Penisartige Vergrößerung der Klitoris, ganz enge Vagina (nach *Philipp*)

Abb. 73. Virilisierung beim AGS (nach *Philipp*)

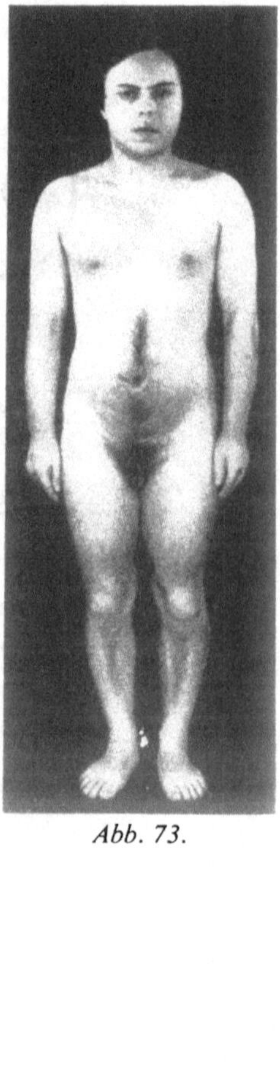

Abb. 73.

Die Scheide ist eng und kann mit der Urethra in Form einer Kloake verbunden sein.

Die **Virilisierung** wird mit zunehmendem Alter mehr und mehr ausgeprägt. Gesicht und Brusthaare sind von männlichem Typus **(Hirsutismus)**. Die Schamhaare wachsen bis zum Nabel *(Abb. 73)*. Die Brüste bleiben unterentwickelt. Die Muskulatur ist infolge der anabolen Wirkung der Androgene vermehrt und zeigt bei Mädchen den männlichen Typ. Die Stimme kann tiefer werden, und es kann auch zur Vermännlichung von Charakterzügen kommen. Das Knochenwachstum wird beschleunigt. Dadurch sind die Kinder zunächst größer als ihre Altersgenossen. Im Alter von 14 Jahren hört das Wachstum als Folge des frühzeitigen Epiphysenschlusses jedoch auf. Deshalb sind die Frauen später **abnorm klein.**

Da die Genitalien des Kindes bei der Geburt denen eines Knaben ähneln, spricht man von einem Pseudohermaphroditismus femininus externus.

Erworbenes = postpuberales adrenogenitales Syndrom

Nach den heutigen Erfahrungen darf man annehmen, daß es sich beim erworbenen AGS entweder um eine

Hyperplasie, einen
Tumor oder eine
Funktionsstörung der NNR handelt.

Bei den erworbenen Formen finden sich außer Klitorishyperplasie keine Genitalmißbildungen, da der Androgenüberschuß erst nach Ausbildung der Genitalorgane einsetzte.

Therapie: Die Behandlung beim angeborenen AGS hat das Ziel, eine Bremswirkung auf die ACTH-Produktion im HVL auszuüben. Die übermäßige Androgenbildung kommt dadurch zum Stillstand. Die Methode der Wahl ist die **Dauermedikation von Kortisonderivaten.** Am wirksamsten ist das **Dexamethason.** Man gibt z.B. zunächst 3 mg Dexamethason (= 2mal tgl. 1 Tbl. Dexascheroson oder Fortecortin oder 3 Tbl. Millicorten à 1 mg oder 6 Tbl. Oradexon à 0,5 mg). Dabei wird die 17-Ketosteroid-Ausscheidung kontrolliert. Ist sie normal, so gibt man als Erhaltungsdosis (nach 3—4 Tagen) tgl. 0,25 mg Dexamethason oral *(R. Kaiser)*. Durch intensive Behandlung ist die Auslösung von Menstruationsblutungen möglich.

Die erworbenen Formen des AGS werden genauso behandelt, bis auf die Fälle, bei denen ein NNR-Tumor vorliegt. Der Tumor muß exstirpiert werden.

Beim

Cushing-Syndrom

(Vollmondgesicht, Stammfettsucht, Hirsutismus, Bluthochdruck, Glykosurie, Osteoporose) tritt meist auch eine Amenorrhoe auf.

Auch die

Addisonsche Krankheit

geht häufig mit einer Amenorrhoe einher.

B. Schilddrüse

Die Schilddrüse steht in enger Beziehung zu den Genitalorganen. Bei Hypothyreoidismus findet man meist eine Hypofunktion der Genitalorgane und eine Amenorrhoe. Aber auch die Schilddrüsenüberfunktion geht mit mehr oder weniger schweren Störungen der Ovarialfunktion, insbesondere mit Amenorrhoe, einher. Amenorrhoen werden bei 80% aller schweren Schilddrüsenerkrankungen gefunden (*Benson* und *Dailey*).

Die Therapie dieser Amenorrhoen besteht in einer Behandlung der Schilddrüsenstörung.

V. Prämenstruelles Syndrom

(von *R. T. Frank*, Chikago, 1931, als klinische Einheit beschrieben)

Definition: Unter dem prämenstruellen Syndrom versteht man charakteristische allgemeine und lokale Beschwerden in der Zeit der **zweiten Zyklushälfte,** meist in den **letzten 10 Tagen** vor der Regelblutung, also etwa vom 18. bis 28. Zyklustag. Mit dem Einsetzen der Regelblutung hören die Beschwerden schlagartig auf. Das prämenstruelle Syndrom wird besonders bei Frauen im **4. Dezennium** bis zur Menopause beobachtet.

Das prämenstruelle Syndrom
hat nichts zu tun mit der Dysmenorrhoe.

Man muß zwischen diesen beiden Störungen klar unterscheiden.

Unterschiede zwischen dem prämenstruellen Syndrom und der Dysmenorrhoe

	Prämenstruelles Syndrom	**Dysmenorrhoe**
Beginn:	Meist um den **18.** Zyklustag	Zugleich mit dem **Einsetzen der Menstruation** oder unmittelbar davor
Dauer:	Die letzten 8—**10** (—14) Tage vor Beginn der Menstruation. Schlagartiges Aufhören mit Regelbeginn	Nur **während der Menstruation**
Beschwerden:	**Gleichbleibende** allgemeine und lokale Beschwerden	**Krampfartige Schmerzen** im Unterbauch und im Kreuz

Symptome (Häufigkeit nach *Morton*):

Psychische Veränderungen (etwa 100%): Nervosität, Affektlabilität, seelische Verstimmung, Depressionen.

Mastodynie (etwa 70%): Schmerzhafte Brustschwellung mit Spannungsgefühl und ausgesprochener Hyperalgesie der Brustwarzen.

Abdominalbeschwerden (etwa 50%): Aufgetriebener Leib, Völlegefühl im Leib, Stauungszustände im kleinen Becken.

Ödeme und Gewichtszunahme durch Wasserretention (etwa 45%): Nach *Döring* und *Feustel* 0,61 kg im Mittel.

Kopfschmerzen (etwa 30%), manchmal mit Migräneanfällen.

40—60% aller Frauen (*Vainder, Freed, Nixon* u. a.) sind vom prämenstruellen Syndrom betroffen. Die meisten Frauen nehmen das Syndrom als Schicksal hin (*Hauser*). Die soziale Bedeutung (Streitigkeiten in der Familie, in der Arbeitsgemeinschaft usw. infolge der aggressiven Gereiztheit der Frau im Prämenstruum) ist größer als die medizinische (*Rutman*).

Ätiologie: Bis heute noch nicht geklärt. Meist wird angenommen, daß es sich um eine **absolute Hyperfollikulinie** (sog. „östrogene Dominanz") handelt, oder daß eine **relative Hyperfollikulinie** (normale Östrogenausscheidung bei Hypoluteinie) vorliegt. Als Grund für das „Zuviel" an Östrogenen wird **erhöhte Östrogenproduktion** (*Frank*), **gestörter Östrogenabbau in der Leber** (*Biskind, Mayer* u. a.) diskutiert. **Psychische** Faktoren spielen dabei eine große Rolle (*Morton* u. a.). Bei 100 Fällen von prämenstruellem Syndrom, die *Hauser* untersuchte, ließ sich ausnahmslos eine vegetative Dystonie feststellen (Vagotonie). Das prämenstruelle Syndrom soll besonders bei früh menstruierten Frauen mit pyknischem Habitus auftreten (*Gilbert-Dreyfuss, Ufer, Rust, Pockrand* u. a.).

Therapie des prämenstruellen Syndroms

Diät (nur im Prämenstrum): Flüssigkeitseinschränkung, salzarme Kost.

Sedativa: Priscophen-, Serpasil-Tabletten.

Diuretika: jeden 2. Tag 1 mal 1 Tbl. **Navidrex** am Vormittag.

Hormonal: 1. ab 10. Tag vor der Regelblutung 2—3 mal 1 Ampulle **Testoluton** i.m. (= 15 mg Testosteronester + 10 mg Progesteron) im Abstand von 3 Tagen.

oder 2. am 10. Tag vor der Regelblutung 1 mal 1 Ampulle **Testoluton** forte i.m. (= 25 mg Testosteronester + 10 mg Progesteron).

oder tägl. 2—3 Tabl. **Primolut-Nor** vom 16.—25. Zyklustag.

Ziel: Antiöstrogener Effekt, Beruhigung des Vegetativums.

VI. Dysmenorrhoe

Unter Dysmenorrhoe versteht man abnorm starke Schmerzen und Allgemeinbeschwerden **während der Regelblutung.** Die Dysmenorrhoe ist ein **Symptom,** das sehr verschiedene Ursachen haben kann. Es muß zumindest versucht werden, die zugrundeliegende Krankheit durch Anamnese und Untersuchung zu klären. Daß das bei der Dysmenorrhoe nicht in jedem Fall gelingt, muß zugegeben werden, zumal auch das vegetative Nervensystem und besonders auch die psychische Reaktionslage eine sehr wesentliche Rolle spielen. Psychische Überlagerungen sind häufig!

Man unterscheidet nach dem **Auftreten:**

Primäre Dysmenorrhoe = Die Menstruationsblutung war von Anfang an schmerzhaft.

Sekundäre Dysmenorrhoe = Die Menstruationsblutung wurde erst in späteren Jahren schmerzhaft = später erworbene Dysmenorrhoe;

nach den **Ursachen:**

I. Organisch bedingte Dysmenorrhoe
II. Funktionell bedingte Dysmenorrhoe

I. Organische Ursachen:

Starke dysmenorrhoische Beschwerden können hervorgerufen werden durch:

1. **Entzündungen:** Adnexentzündung (S. 216), parametrane Infiltrationen (S. 242) und Schwarten. (Die bei der Regelblutung als Folge der Muskeltätigkeit und Füllungsänderung auftretenden Bewegungen des Gebärmutterorgans wirken sich auf die entzündete Umgebung als Zugschmerzen aus.)
2. **Geschwülste,** insbesondere intramurale Myome infolge menstrueller Blutüberfüllung und dadurch bedingter **Kapselspannungen;** submuköse **Myome** (S. 178) und **Polypen** (S. 159), da sie den Abfluß des Menstruationsblutes behindern (Koliken!).
3. **Zervixstenosen** (= Muttermundsverengungen) z. B. nach Abrasionen oder infolge Narbenbildung (s. S. 445, *Abb. 63*).
4. **Endometriose** (S. 161), besonders die Endometriosis interna. Hierbei ist eine hochgradige, gelegentlich **ungewöhnlich schmerzhafte Dysmenorrhoe** geradezu **charakteristisch.** Ursache sind Spannungsschmerzen in den endometriotischen Knoten des Myometriums. Achtung! Hinweisend auf die Endometriose ist die **Anamnese:**

Die Dysmenorrhoe bei Endometriose ist das Musterbeispiel einer erworbenen = sekundären Dysmenorrhoe.

Die Patientinnen mit Endometriose geben stets an, daß die Regelschmerzen nicht von Jugend auf bestehen, sondern daß sie **früher niemals Schmerzen bei der Regel** gehabt hätten und daß die Dysmenorrhoe erst später, z. B. erst Ende der Zwanziger- oder im Beginn der Dreißigerjahre oder noch später erstmalig aufgetreten seien.

5. **Genitale Hypoplasie:** Kleiner hyperanteflektierter, manchmal sinistroponierter Uterus mit langem, engem Zervikalkanal (S. 301).
6. **Retroflexio uteri mobilis** (S. 294): Oft — besonders früher — als Ursache der Dysmenorrhoe angeschuldigt. Der ursächliche Zusammenhang ist mehr als fraglich. Meist ist die Retroflexio nur ein Nebenbefund. **Niemals sofort operieren.** Stets ist zunächst intensiv **konservativ** zu behandeln. Mit der neuen Gestagenbehandlung der Dysmenorrhoe (S. 466) sind die Erfolgsaussichten heute viel größer als früher. Außerdem: „**Probepessar**", d. h. vor der Regel wird der Uterus aufgerichtet und durch ein eingeführtes Hodgepessar in der normalen Lage gehalten. Auf diese Weise kann man den möglichen Erfolg einer Operation vorher prüfen! Vgl. S. 297.
7. **Retroflexio uteri fixata** (S. 299): Wenn alle konservativen Behandlungsversuche der Dysmenorrhoe (S. 466) nicht zum Ziele führen, wird die Retroflexio uteri fixata zur Indikation einer Operation, besonders dann, wenn die Fixation des Uterus durch eine **Douglasendometriose** (S. 171) bedingt ist.
8. **Mißbildungen des Uterus:** Uterus subseptus, Uterus mit rudimentärem Nebenhorn u. a.

II. Funktionell bedingte Dysmenorrhoe:

Hierhin gehört die Dysmenorrhoe bei **Parametropathia spastica,** bei **vegetativer Dystonie,** aber auch die Dysmenorrhoe bei **Hypoplasia uteri,** die schon bei I. erwähnt wurde.

Über das Zustandekommen der funktionell bedingten Dysmenorrhoe sind die Ansichten nicht einheitlich (Annahme verstärkter Uteruskontraktionen, einer unvollständigen Ausstoßung des Endometriums oder eines erhöhten Sympathikotonus der Uterusgefäße, u. a.).

Es ist eine alte Erfahrung, daß auch Dysmenorrhoe-Kranke ohne endokrine Zeichen erfolgreich hormonal behandelt werden können. So ist z. B. die Dysmenorrhoe bei Endometriose gut durch **Gestagene** beeinflußbar (S. 176).

Therapie der Dysmenorrhoe

Bei **organischen** Ursachen: Behandlung nach den hierfür geltenden Regeln (s. die angegebenen Seiten).

Bei **funktionellen** Ursachen:

1. Bei normal großem Uterus:

Vorübergehende Ausschaltung der Ovulation

Die Erfahrung lehrt:

a) Frauen mit **Dysmenorrhoe** haben so gut wie immer **ovulatorische = biphasische Zyklen.**

b) Frauen mit **monophasischem** Zyklusverlauf haben so gut wie **nie eine Dysmenorrhoe.**

c) Wenn man bei Frauen mit Dysmenorrhoe die Ovulation mit Gestagenen, Östrogenen oder einer Kombination von beiden (am besten) unterdrückt, so verlaufen die nach Absetzen der Behandlung auftretenden menstruationsähnlichen Blutungen beschwerdefrei.

Die vorübergehende Ausschaltung der Ovulation über eine Reihe von Monaten wird am einfachsten (und billigsten) erreicht mit einer täglichen oralen Gabe von

4 mg Aethinyl-Nortestosteronacetat und 0,05 mg Aethinyl-Östradiol (= 1 mal tgl. 1 Tbl. **Anovlar** über 20 Zyklustage, und zwar vom 5. bis 24. Zyklustag einschließlich). Den gleichen Erfolg erreicht man mit **Lyndiol** in der gleichen Verabreichung.

Diese Methode hat sich auch bei sehr schweren Dysmenorrhoen, insbes. auch Dysmenorrhoe infolge Endometriose und der **Dysmenorrhoea membranacea** bewährt.

Bei der Dysmenorrhoea membranacea wird die Uterusschleimhaut in **zusammenhängenden Gewebsfetzen** oder sogar in toto unter sehr schmerzhaften wehenartigen Kontraktionen ausgestoßen.

2. Bei Uterushypoplasie

a) Vorübergehende Ausschaltung der Ovulation (Vorgehen wie oben 1)
oder

b) Durchführung einer „künstlichen Schwangerschaft" *(Kaiser, Ufer).*

Es ist eine alte ärztliche Erfahrung, daß Dysmenorrhoen bei ausgeprägten Uterushypoplasien und auch bei Endometriosen nach einer Schwangerschaft, auch nach einem Abort und einer Extrauteringravidität, verschwinden. Aus diesem Grunde hat man in neuerer Zeit vielfach empfohlen, die hormonalen Verhältnisse in der frühen Schwangerschaft durch die sog.

„Künstliche Schwangerschaft“ = „Pseudogravidität“

nachzuahmen. Die dazu erforderlichen Mengen an Östrogenen und Gestagenen sind auf S. 442 angegeben. Die Regelblutung fällt während der Zeit der Hormonverabreichung aus. Die Therapie dauert insgesamt 8—10 Wochen. Erreicht wird eine deutliche, meßbare Vergrößerung der Gebärmutter entsprechend dem 2. Schwangerschaftsmonat und eine Auflockerung der ganzen Uterusmuskulatur. Nach Absetzen der Hormone kommt es zu einer Entzugsblutung, bei der die Funktionalis ausgestoßen wird. Nach 4 bis 6 weiteren Wochen setzt der erste Zyklus wieder ein. Allerdings sind, wie auch im normalen Wochenbett, die ersten Zyklen meist anovulatorisch.

Ausführung: S. 442.

Da während der Pseudograviditätsbehandlung gelegentlich schmerzhafte **Unterleibskrämpfe** (besonders nachts!) auftreten, müssen die Patientinnen Spasmolytika, am besten in Form von Suppositorien in Bereitschaft haben.

c) **Allgemeinbehandlung.** Jede Ovarialinsuffizienz — die Hypoplasia uteri ist das Hauptkennzeichen der vegetativen Ovarialinsuffizienz — bedarf in allererster Linie der Allgemeinbehandlung (Sport, Gymnastik, Hydrotherapie, bessere Lebensbedingungen) und der seelischen Betreuung (Aussprache!).

13. KAPITEL

Das Menopausesyndrom

(Klimakterium und Menopause)

Zur Nomenklatur dieser Lebensphasen

Die Nomenklatur dieser Phasen ist verwirrend. Die Begriffe, die benutzt werden, weichen sehr voneinander ab. Eine allgemeine maßgebliche Regelung gibt es leider nicht. Neben Begriffen wie Klimakterium, Postklimakterium, Menopause und Senium finden sich auch Begriffe wie Präklimakterium, Prämenopause, Postmenopause und Adrenopause.

Es zeigt sich weiter, daß für die gleiche Lebensphase mehrere Bezeichnungen benutzt werden und daß andererseits der gleiche Begriff zur Kennzeichnung verschiedener Lebensphasen dient.

Auch die Gesichtspunkte der Einteilung sind sehr verschieden; es werden sowohl physiologische als auch hormonale und histologische Merkmale zur Kennzeichnung herangezogen.

Das **Klimakterium** wird übereinstimmend als ein Zeitraum angesehen (die sog. Wechselzeit oder die **Wechseljahre**), der sich über Jahre hinaus erstrecken kann. Die Abgrenzung dieser Zeitspanne ist individuell unterschiedlich. Nach *R. Schröder* beginnen die Wechseljahre mit dem Aufhören der regelmäßigen mensuellen Zyklen und enden mit dem Verschwinden der klimakterischen Begleiterscheinungen, wonach das Senium beginnt. *Stoeckel* bezeichnet das Klimakterium als die Zeit des Wechsels von der geschlechtsreifen Phase zum Erlöschen der zyklischen Ovarialfunktion, der letzten funktionellen Blutung, wonach die Zeit der **Menopause** beginnt. Die Klimax ist nach *Stoeckel* die Zeit der gestörten Ovarialfunktion, die zumeist mit allgemeinen Ausfallserscheinungen einhergeht. *Martius* trifft eine ähnliche Abgrenzung wie *Schröder*: Das Klimakterium ist die Zeit des Erlöschens der Ovarialfunktion, die eine gewisse Zeit vor der letzten Regel beginnt und noch eine Weile darüber hinaus andauert. *Wenner* bezeichnet die Zeit vor der letzten Regel als Prämenopause, die danach als Postmenopause. Nach *Ufer* beginnt das Klimakterium mit der letzten Regel. Das Postklimakterium stellt seiner Meinung nach einen Zeitraum dar, der auf das Klimakterium folgt, eine Zeit, in der ein ovarieller Stimulus nicht mehr besteht und die zum Senium überleitet. *Goecke* nennt die Zeit vor dem Klimakterium Präklimakterium.

Sehr unterschiedlich wird der Begriff der

Menopause

(men gr. Monat, pauo gr. höre auf) benutzt. Wörtlich ist darunter ein Zeitpunkt, nämlich das Aufhören der Monatsblutung zu verstehen, also die letzte funktionelle Blutung.

Im deutschen Sprachgebrauch versteht man aber allgemein unter Pause einen Zeit**raum.**

> Deshalb wird heute unter
>
> **Menopause** zumeist der Zeit**raum**
>
> verstanden, **der auf die letzte regelrechte Menstruation folgt.**

Auch *Stoeckel* und *Martius* benutzen den Begriff der Menopause in diesem Sinne. *Stoeckel* nimmt noch eine Unterteilung in eine beginnende und eine späte Menopause vor. *Lax* spricht von der frühen und späten Menopause.

Letzte Menstruation ↑

←—— Klimakterium ——→			
Phase vor Beginn der Menopause	**Frühe Menopause** (3-5 Jahre nach der letzten Regelblutung)	**Späte Menopause**	**Senium**
Zyklusstörungen: Unregelmäßige Regelblutungen Dysfunktionelle Blutungen (langdauernde Blutungen infolge Follikelpersistenz)		**Hormonmangelbedingte lokale Störungen (Organkrankheiten)** Pruritus vulvae Leukoplakia vulvae Kraurosis vulvae Kolpitis senilis Osteoporose	
Vegetative und psychische Störungen (= Ausfallserscheinungen) Hitzewallungen Kälteschauer Gereiztheit Depressionen u. a.		————	

Der Begriff des **Seniums** als Endzustand des Lebens wird von allen Autoren gleichsinnig verwendet. Senium wird auch als **Adrenopause** bezeichnet *(Barthelheimer)*, da jetzt auch die Nebennierenfunktion aufhört.

Ich halte mich an die Einteilung nach *Stoeckel-Lax* (S. 469).

Projiziert man in das Schema die in den verschiedenen Lebensphasen auftretenden Störungen und Beschwerden hinein, so ergibt sich die Übersicht auf S. 469 unten.

I. Störungen vor Beginn der Menopause

Das Nachlassen der generativen Ovarialfunktion in den letzten Monaten vor der letzten Regelblutung

Nach allgemeiner Ansicht liegt die Ursache des ganzen Umstellungsgeschehens primär in den **Ovarien.** Sie machen etwa von der Mitte der Vierzigerjahre an einen vorzeitigen Alterungsprozeß durch.

Das Ovar ist erschöpft. Genauer gesagt: Die eine seiner beiden Funktionen, nämlich die **generative** ist erschöpft. Das sei besonders demjenigen gegenüber betont, der diese Dinge zum erstenmal durchdenkt. Das, was jetzt nach und nach für immer aufhört, ist die **Reifung** von Follikeln, die **Eiproduktion,** die **Ovulation,** die **Gelbkörperbildung,** also mit einem Wort: Die generative Funktion des Ovars, das zyklische Geschehen im Ovar, hört auf.

Damit hört die rhythmische Ausschüttung relativ großer Mengen von Östrogenen und Gelbkörperhormon ins Blut auf.

Im Zusammenhang mit dem langsamen Aufhören der generativen Ovarialfunktion kommt es erfahrungsgemäß vor allem zu

A. Zyklusstörungen

Häufig kommen vor:

Anovulatorische Zyklen (S. 422)
Oligomenorrhoe (S. 410)
Polymenorrhoe (S. 404)
Hypermenorrhoe (S. 402).

Ebenso wie das Einspielen der Menstruation nach der Menarche geht auch das Ausspielen mit Störungen einher, die bis zu einem gewissen Grade als physiologisch bezeichnet werden dürfen. Das muß man wissen. Es hat keinen Sinn, diese Störungen behandeln zu wollen, es sei denn, daß größere Blutverluste dabei auftreten.

Ganz anders steht es mit den in dieser Phase häufig auftretenden

langdauernden Blutungen infolge Follikelpersistenz (S. 417)

Wir haben diese dysfunktionellen Blutungen, die auch als

„Klimakterische Blutungen"

bezeichnet werden, eingehend besprochen (S. 417). Das Wichtigste ist natürlich, gerade in dieser Lebensphase bei jeder Blutung, gleichgültig ob sie lang oder kurz, schwach oder stark ist, immer an ein **Karzinom** als Ursache zu denken.

> **Wer nicht bei jeder Blutung gerade in dieser Lebensphase an ein Karzinom denkt, der ist kein guter Arzt!**

B. Vegetative und psychische Störungen

Auch in der letzten Zeit vor der Menopause klagen manche Frauen schon über diese Störungen (Hitzewallungen, Kälteschauer und dergleichen sowie Depressionen). Einzelheiten s. S. 472.

II. Frühe Menopause

= die ersten 3 bis 5 Jahre nach der letzten Regelblutung

Diese erste Phase nach dem Aufhören der Menstruation ist durch folgende 4 Punkte gekennzeichnet:

1. Die rhythmische Ausschüttung relativ großer Mengen von Östrogenen und Progesteron ins Blut hat aufgehört.

Damit hier kein Mißverständnis auftritt: Es handelt sich **nicht** um den völligen **Wegfall** aller Ovarialhormone, sondern um eine **Reduzierung!** Das, was aufhört, ist die rhythmische Ausschüttung der **großen** Mengen an Östrogenen und Progesteron, die zum Inganghalten des **zyklischen** Geschehens am Uterus benötigt werden.

> Sowohl in der frühen Menopause als auch später werden nach wie vor **Östrogene gebildet,** wenn auch in geringer und unzureichender Menge („**basale** Östrogenerzeugung", *Staemmler*).

Diese Östrogenmengen reichen nicht aus, um Blutungen am Endometrium hervorzurufen. Sie genügen aber in den meisten Fällen durchaus, um noch eine gewisse **Proliferation des Endometriums** für lange Zeit aufrechtzuerhalten.

2. Die monatliche Regel bleibt aus:

> Das **Ausbleiben der monatlichen Regelblutung** ist das auffälligste **äußere Zeichen** für das **Aufhören der generativen Leistung des Ovars.**

3. In der frühen Menopause kommt es stets zu einer „Entzügelung" des Hypothalamus und des HVL.

Da die Ovarialhormone in der Menopause erheblich reduziert sind, fällt eine ihrer wichtigsten Funktionen, die **Bremswirkung** auf das Zwischenhirn-HVL-System fort. Das bedeutet die Unterbrechung der Selbstregulierung innerhalb des Funktionskreises Zwischenhirn-HVL-Ovarien und führt zu einer **vermehrten Ausschüttung von gonadotropen Hormonen.** Die geringen Mengen an basalen Östrogenen, die im Ovar noch erzeugt werden, reichen nicht aus, um eine Bremswirkung auf das nicht vorzeitig gealterte Zwischenhirn-HVL-System auszuüben.

> Die Frau in der **Menopause** befindet sich in einer **hypergonadotropen Phase.**

4. Etwa 60% aller Frauen leiden im Klimakterium an sog. klimakterischen Ausfallserscheinungen (Hitzewallungen, Schweißausbrüche, Schlaflosigkeit, Schwindel, Herzklopfen, Gereiztheit, Depressionen u. a.). Diese charakteristischen Ausfallserscheinungen werden neuerdings auch als

Menopausesyndrom

bezeichnet.

Ursache der klimakterischen Ausfallserscheinungen

Eine Zeitlang herrschte die Auffassung, daß es die in großen Mengen aus dem HVL ausgeschütteten Gonadotropine wären, die für das Auftreten und die Stärke der Ausfallserscheinungen verantwortlich seien.

Besonders neuere Untersuchungen von *H. Wagner* haben aber ergeben: **Es besteht keine Korrelation zwischen dem Gonadotropinspiegel im Blut und dem Grad der Ausfallserscheinungen im Klimakterium.** Es konnte bisher niemals festgestellt werden, daß diejenigen Frauen **stärkere** Ausfallserscheinungen haben, die besonders **große** Mengen an gonadotropen Hormonen ausschütten.

Das ist auch eigentlich nicht anzunehmen, denn die **Gonadotropine** haben nur **eine einzige Wirkungsmöglichkeit,** nämlich die auf die **Ovarien,** nicht aber direkt auf das Vegetativum.

Die heutige Meinung geht dahin, daß es die

Reduzierung der Ovarialhormone

ist, die **direkt** die Störungen im Vegetativum hervorruft: Das ganze vegetative Nervensystem (Kreislauf usw.) ist auf eine bestimmte Menge an Ovarialhormonen eingestellt. Nimmt ihre Menge erheblich ab, so kommt es zu **Fehlregulationen = Dysfunktionen im Vegetativum. Die mehr oder weniger lange Zeit, die der Organismus benötigt, um sich auf die Reduzierung der Ovarialhormone einzustellen und sich anzupassen, bezeichnet man als Klimakterium.**

Den klimakterischen Ausfallserscheinungen liegt also eine mangelnde Adaptation des Organismus zugrunde.

Nach heutigen Erkenntnissen ist es
nicht das Zuviel an **gonadotropen** Hormonen,
sondern das **Zuwenig** an **Ovarial**hormonen,
das zu diesen **vegetativen Störungen** führt,
wobei eine mangelnde Anpassung des Vegetativums an diese veränderte Situation wahrscheinlich ausschlaggebend ist.

Es ist zwangsläufig, daß die **Ovarialhormone reduziert** werden und daß **zuviel Gonadotropine** ausgeschieden werden, es ist aber **nicht zwangsläufig**, daß man an klimakterischen Beschwerden erkrankt.

Ob eine Frau an klimakterischen Ausfallserscheinungen erkrankt, ob sie schwer oder lange leidet oder ob sie sie kaum bemerkt, das hängt alles von der Anpassungsfähigkeit ihres Vegetativums an die Reduzierung der Ovarialhormone ab. Es ist festzuhalten, daß immer nur ein Teil der Frauen an klimakterischen Beschwerden leidet (etwa 60%), daß also bei rund 40% der ganze Menopausekomplex ohne Beschwerden abläuft. Diese 40% haben wahrscheinlich ein sehr viel anpassungsfähigeres Vegetativum.

Therapie der klimakterischen Ausfallserscheinungen

Bei **leichten** Beschwerden helfen der ärztliche Zuspruch und die sachliche Aufklärung viel. Zur vegetativen und psychischen Entspannung dienen vor allem hydrotherapeutische Maßnahmen: Morgens Wassertreten in der Badewanne, abends kurzdauernde lauwarme Bäder, regelmäßiges Schwimmen, einmal in der Woche 2 bis 4%ige kohlensäurefreie Solbäder, Unterwassermassage, ferner Luftbäder, Klimawechsel. Die lästigen vegetativen Sensationen, wenn sie nicht zu heftig sind, kann man durch die heute zahlreich vorhandenen zentralsedativen Pharmaka gut beeinflussen (Plexonal, Bellergal, Bellergal retard,

Cyrpon, Miltaun u. a.). Hitzewallungen sprechen gut an auf Cimicifuga oplx (Madaus), 3mal tgl. 10—15 Tr. vor dem Essen, Schwindelgefühl auf Cocculus oplx (3mal tgl. 15 Tr. vor dem Essen).

Bei stärkeren Beschwerden kommt man nicht um die

Hormonbehandlung

herum. Heute gilt als Methode der Wahl die **gleichzeitige Applikation von Östrogenen und Androgenen** in langwirksamer Form (Depot-Präparate).

> Die **ausgezeichnete Wirkung** dieser Behandlung beruht nach heutiger Auffassung darauf, daß das **Vegetativum wieder Östrogene erhält.** Auch die verabreichten Androgene haben die gleiche, wenn auch schwächere Wirkung.

Daß beide Steroide gleichzeitig die vermehrt ausgeschiedenen Gonadotropine abbremsen, wird heute nicht mehr als das Primäre bei der Beseitigung der klimakterischen Ausfallserscheinungen angesehen.

Sowohl Östrogene als auch Androgene haben **Nebenwirkungen.** Bei zu hoher Dosis machen Östrogene Blutungen am Endometrium, Androgene Virilisierungserscheinungen (tiefe Stimme, Bartwuchs). Diese Nebenerscheinungen bleiben in Grenzen, wenn das Mischverhältnis sich im Rahmen von

2,5—4 mg Östradiolester + 50—65 mg Testosteronester

hält und die vorgeschriebene Gesamtdosis nicht überschritten wird.

Die Beschwerden klingen meist innerhalb von 3 bis 5 Tagen ab. Die Beschwerdefreiheit hält verschieden lange, etwa 4 bis 6 Wochen, an. Die bekanntesten Depot-Präparate sind: **Primodian-Depot, Femandren M, Lynandron prolongatum, Femovirin.** Etwa alle 4 bis 6 Wochen injiziert man 1 Ampulle i.m. Öftere Injektionen oder Injektionen in höheren Dosen sind nicht möglich. Die Östrogenkomponente könnte sonst, besonders solange man noch mit der basalen Östrogenbildung im Ovar zu rechnen hat, zu Blutungen führen. Die Wirkung der verschiedenen Präparate ist individuell verschieden. Man muß durch Wechsel in der Wahl des Präparates herausbekommen, welches Präparat im Einzelfall die beste Wirkung auf die vegetative Entgleisung bei geringsten Nebenerscheinungen hat.

Als Anhang zu diesem Abschnitt noch einige Worte über die

Blutungen in der frühen Menopause

Bei diesen Blutungen, die *R. Schröder* als

postklimakterische Blutungen

bezeichnete, kann es sich um dysfunktionell oder organisch bedingte Blutungen handeln. Die **dysfunktionellen** Blutungen sind in der Hauptsache langdauernde Blutungen, die auf der Grundlage der **Follikelpersistenz** entstehen (S. 417).

Gelegentlich kommt es aber auch noch einmal zur Ausreifung eines Follikels mit Ovulation und Corpus luteum-Bildung und damit zu einer echten Menstruationsblutung.

Die Hauptursache der **organisch** bedingten Blutungen sind **Karzinome**, Adenome, Zervixpolypen.

Beachte:

> Bei **jeder** Blutung in dieser Lebensphase ist **so lange ein**
>
> Karzinom
>
> **anzunehmen,** bis das **Gegenteil histologisch bewiesen** ist!

III. Späte Menopause

= Stadium der Anpassung des Zwischenhirns und des Neurovegetativums an die Reduzierung der Ovarialhormone

Die vegetativen und psychischen Störungen sind überwunden. Die Zeit, die vergeht, bis es dazu kommt, ist verschieden lang. Sie kann Monate, 3—5 Jahre und auch länger dauern.

> **Die vegetativen und psychischen Ausfallserscheinungen haben aufgehört, weil sich das Vegetativum an den Mangel der Ovarialhormone gewöhnt hat.**

An die Stelle der Ausfallserscheinungen treten in der späten Menopause häufig

Organkrankheiten,

die für diese Phase charakteristisch sind: In der Hauptsache kommt es als Folge der quantitativen Reduzierung der Steroidhormone (Ovarialhormone) zu

atrophischen Erscheinungen

am **Genitale** und am **Knochen.** Die meisten dieser Organkrankheiten haben wir schon an anderer Stelle besprochen:

Pruritus vulvae: S. 13, 17,
Leukoplakia vulvae: S. 15,
Kraurosis vulvae: S. 16,
Kolpitis senilis: S. 40, ferner:
Periphere Durchblutungsstörungen: S. 476 und
Osteoporose: S. 476.

Periphere Durchblutungsstörungen

(Digitus mortuus, Akrozyanose)

Behandlung am besten mit minimalen Dosen von Östrogenen in Kombination mit peripher sympathikolytischen Stoffen (Priscol, Hydergin), z. B. 1 mal tgl. 1 Tbl. Progynon C oder 1mal tgl. 1 Ovocyclin-Linguette oder 2 Tbl. Lynoral; dazu Priscol (zunächst $^1/_4$—$^1/_2$ Tbl. tgl., dann je nach Reaktion allmähliche Steigerung auf 3—4 Tbl. tgl.) oder Hydergin (4—8 Sublingualtabletten tgl.).

Osteoporose

Die im Zusammenhang mit der Menopause auftretende Osteoporose („postmenopausische" Osteoporose, „präsenile" oder „senile" Osteoporose), tritt häufig erst 5 bis 10 Jahre nach Ausbleiben der Regelblutung auf. Der Osteoporose liegt eine Hemmung des Neuanbaus bei gleichbleibendem Abbau des Knochens zugrunde.

Vor allem sind Lenden- und Brustwirbelsäule befallen *(Abb. 1—3)*. Der einzelne Wirbel wird biskuitförmig verformt *(Abb. 4* und *5)*. Bei fortgeschrittenen Fällen sind die Verstärkung der Brustkyphose und der Größenverluste auffällig *(Abb. 6)*.

Symptome: Heftige Kreuz-, Rücken-, sowie Gliederschmerzen, die intermittierend auftreten. Bei Osteoporose kann es (nicht selten im Anschluß an ein Trauma) zu ganz akuten Schmerzattacken (Symptome ähnlich wie beim

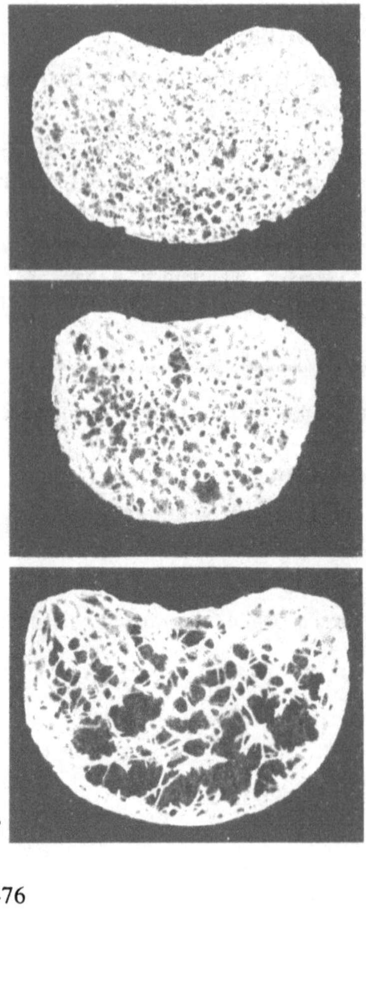

1

2

3

Abb. 1—3. Verlauf eines porosierenden Prozesses an einem Wirbelkörper (Lendenwirbel nach Abtragung des Bogens in der Ansicht von oben)

1. Normale Spongiosastruktur
2. Beginnende Rarefikation
3. Ausgeprägte Atrophie (nach *Jesserer-Kirchmayr*)

Bandscheibensyndrom) kommen, nach dem schon jahrelang über ungeklärte Rückenschmerzen geklagt worden war.

> Bei **starken Schmerzen** im Bereich der (Lenden- und Brust-) **Wirbelsäule,** muß man bei Frauen in der **Menopause** stets an **Osteoporose** als Grundkrankheit denken.

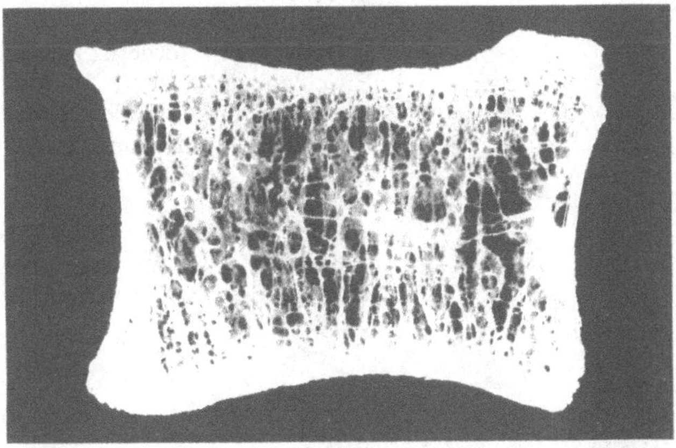

Abb. 4

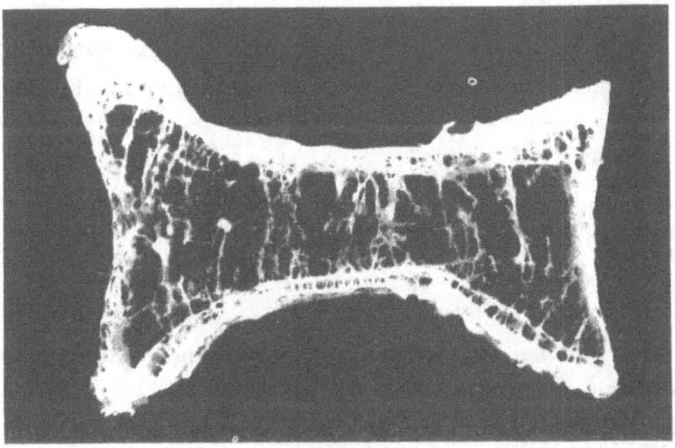

Abb. 5

Abb. 4 und *5*. Beginnende *(Abb. 4)* und fortgeschrittene *(Abb. 5)* Osteoporose eines Wirbelkörpers in Seitenansicht. Beachte die biskuitförmige Verformung, die sich unter dem Druck der sich vorwölbenden Zwischenwirbelscheiben allmählich entwickelt hat (nach *Jesserer*)

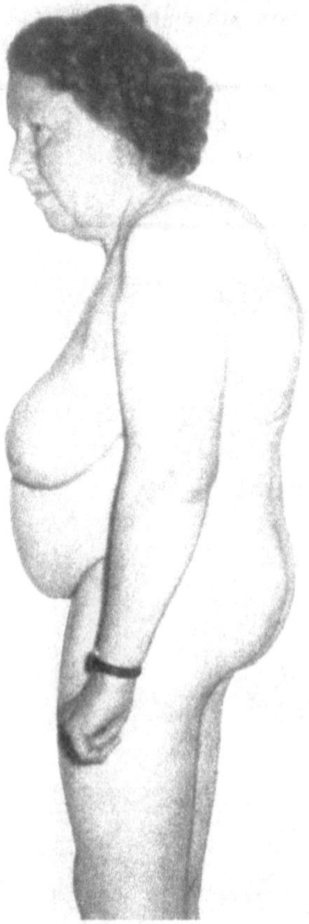

Abb. 6. 55jährige Frau mit präseniler Involutionsosteoporose. Verstärkung der Brustkyphose und Größenverlust von 8 cm infolge Zusammenbruchs mehrerer Wirbel (nach *Jesserer)*

Der Osteoporose liegt neben anderen Faktoren eine vom Endokrinium abhängige Eiweißstoffwechselstörung zugrunde.

Therapie: Die Neubildung von Knochensubstanz wird sowohl von Androgenen als auch von Östrogenen gefördert.

Androgene fördern besonders den Eiweißanbau (anabole Wirkung), Östrogene verstärken die Kalzium- und Phosphatretention und regen dadurch die Osteoblastentätigkeit an.

Die Behandlung muß konsequent **mindestens $^1/_2$ Jahr lang,** bei schwerer Osteoporose zeitlebens durchgeführt werden.

Leichte Fälle:

Östrogene: Progynon C, z. B. 2mal tgl. 1 Tbl. Progynon C, Ovocyclin-Linguetten (sublingual),
Lynoral in kleinen Dosen.

Bei Frauen in der frühen Menopause setzt man die Östrogenbehandlung nach 3 bis 4 Wochen 1 Woche lang aus (Blutungsgefahr).

Gleichzeitig mit den Östrogenen gibt man anabol wirkende **Androgene** in Tablettenform:

Primobolan (5 mg):	4—10 Tage lang 4mal tgl. 1 Tbl., danach 2mal tgl. 1 Tbl.
Dianabol (5 mg):	3—4 Tage lang 4mal tgl. 1 Tbl., danach 2mal tgl. 1 Tbl.
Durabolin (2 mg):	2mal tgl. $^1/_2$—1 Tbl.

Bei **hochgradigen Beschwerden** kommt man nur mit **hohen Androgendosen** zum Ziel, am besten in Form der **Anabolika** (parenteral).

Primobolan-Depot: Alle 2 Wochen 1 Injektion i.m.

Durabolin: Jede Woche 1—2 Injektionen.

Leichte Virilisierungserscheinungen muß man in Kauf nehmen.

Die Diät soll tgl. mindestens 3 g Kalzium (Milch!) und etwa 100 g Eiweiß enthalten. Viel bewegen, Bettruhe vermeiden, orthopädische Maßnahmen, Heilgymnastik (Rückenmuskulatur!).

Die Behandlung mit Sexualhormonen führt zu einer deutlichen subjektiven Besserung, oft gelingt es, die Patientinnen fast symptomfrei zu bekommen. Röntgenologisch kann man nachweisen, daß der Prozeß aufgehalten wird. Rückbildung der Osteoporose ist im Röntgenbild nur selten festgestellt worden.

Blutungen in der späten Menopause

In der späten Menopause wie im Senium treten das **Vulva-** und **Scheidenkarzinom** neben dem Korpuskarzinom häufiger auf. Aber natürlich kommen auch alle anderen Genitalkarzinome vor.

Eine besondere Rolle in dieser Lebensphase spielen die **hormonspendenden Ovarialtumoren** (S. 352).

Es ist unbedingt festzuhalten:

> Ergibt die histologische Untersuchung des Uterusgeschabsels bei einer Frau in der späten Menopause oder im Senium eine **glandulär-zystische Hyperplasie**, so liegt ausnahmslos ein **östrogenproduzierender Ovarialtumor** vor, wenn keine Östrogene zugeführt wurden.

Über die verhängnisvolle Verwechslung zwischen einem Adenom und der durch einen bösartigen Ovarialtumor bedingten glandulär-zystischen Hyperplasie des Endometriums: S. 355.

14. KAPITEL

Sterilität

Bei der Beurteilung der Sterilität ist zwischen einer primär und sekundär sterilen Ehe zu unterscheiden.

Wenn ein gesundes Ehepaar zwei Jahre lang verheiratet ist und das erwünschte Kind ausbleibt, so spricht man von

primärer Sterilität.

Es ist unter diesen Umständen anzunehmen, daß irgendeine Regelwidrigkeit beim Mann oder bei der Frau vorliegt. *Bickenbach* und *Döring*, erweitern den Begriff der Sterilität auf den der „**Konzeptionsschwierigkeiten**". Sie sind mit Recht der Meinung, daß ein Teil dieser Schwierigkeiten schon bald nach der Eheschließung eine ärztliche Aufgabe darstellen kann (derber Hymen, Zervixentzündungen, leichte ovarielle Funktionsstörungen).

Von

sekundärer Sterilität

spricht man, wenn nach vorausgegangener Geburt oder Fehlgeburt zwei Jahre vergangen sind und trotz Kinderwunsches keine neue Schwangerschaft eingetreten ist.

Von manchen Seiten wird zwischen Sterilität und Infertilität unterschieden.

Sterilität bedeutet Impotentia **concipiendi** = Unfähigkeit zu konzipieren, d.h. **befruchtet** = schwanger zu werden,

Infertilität bedeutet Impontia **generandi** = Unfähigkeit, eine **Schwangerschaft** bis zu einem lebensfähigen Kinde **auszutragen.**

Die Anzahl der ungewollt kinderlosen Ehen beträgt etwa 10—15%.

Früher suchte man die Ursache der Unfruchtbarkeit lediglich bei der Frau. Heute wissen wir, daß etwa **ein Drittel** der unfruchtbaren Ehen durch den **Mann,** die **Hälfte** durch die **Frau** bedingt ist.

Es ist daher einer der wichtigsten Grundsätze der Sterilitätsberatung und -untersuchung, daß der **Mann** ebenfalls untersucht wird. Die Untersuchung des Mannes nimmt einen bestimmten Platz im Untersuchungsplan ein: Der Mann muß zur Untersuchung kommen, bevor bei der Frau mit differenzierten Untersuchungen begonnen wird, d. h. stets vor Prüfung der Tubendurchgängigkeit.

> Bei Kinderlosigkeit müssen
> **stets beide Ehepartner**
> untersucht werden!

Gang der Untersuchung bei Sterilität

Anamnese: Sorgfältige Aufnahme der allgemeinen und gynäkologischen Anamnese (Menarche, Zyklus, Dysmenorrhoe, Schwangerschaften, Aborte, Operationen).

Menstruationskalender? Basaltemperaturkurven?

> **Voraussetzung** für die Behandlung **steriler Frauen** ist die Kenntnis ihrer **Basaltemperaturkurve.**

In der Anamnese ist besonders auch nach **Gentitaltuberkulose** zu fahnden (S. 267). Niemals versäumen, nach durchgemachter **Pleuritis** und **Lungeninfiltraten** zu fragen!

Weitere besonders wichtige Gesichtspunkte: Lebensalter, Ehesituation, Dauer des Kinderwunsches, Umwelteinflüsse.

Lebensalter und Konzeptionserwartung

Die Konzeptionserwartung beträgt	mit 30 Jahren	30%
	mit 35 Jahren	11%
	mit 40 Jahren	3%

(nach *Münzer* und *Löer*)

Ehesituation: Zusammenleben der Ehepartner, Vita sexualis, Frequenz und Termine der Kohabitationen. „Wir untersuchen und behandeln nicht sterile Frauen und sterile Männer, sondern **sterile Ehen**" *(Fikentscher)*.

Dauer des Kinderwunsches: Wenn nach zweijähriger Ehe das erwünschte Kind ausbleibt, dann sinkt die Konzeptionserwartung erheblich.

Gynäkologische Untersuchung: Inspektion, Spekulumeinstellung,
Zytologische Abstriche: S. 91,
Kolposkopie: S. 97,
bakteriologischer Abstrich aus Scheide und Zervikalkanal.

Jede suspekte Flora in Scheide und Zervikalkanal verbietet die Pertubation und die Hysterosalpingographie.

Die Gefahr, daß pathologische Keime aus Scheide und Zervix in die Tuben gebracht werden können, ist groß. Behandlung (S. 36, 38 u. a.), bis die Flora ungefährlich erscheint.

Tastbefund: Jede Abweichung vom normalen Befund ist wichtig. In der Hauptsache kommt es zunächst auf die Beantwortung zweier Fragen an:

1. Findet sich irgendwo am Genitale ein Hinweis auf eine **frische oder subakute Entzündung?**
2. Findet sich an den **Adnexen** eine **tastbare Verdickung** oder nicht?

Vorbedingung für Pertubation und Hysterosalpingographie:

1. Ausschluß akuter und subakuter Entzündungserscheinungen,
2. Möglichkeit zum stationären Aufenthalt.

Zum

Ausschluß akuter Entzündungserscheinungen

sind auszuführen: Blutsenkungsgeschwindigkeit, Leukozytenzählung, Temperaturmessung, Scheiden- und Zervixabstrich.

Jeder, auch der kleinste Anhalt für eine akute oder subakute Entzündung im Bereiche des Genitales schließt eine Untersuchung der Tuben auf Durchgängigkeit aus.

Sowohl die Pertubation als auch die Hysterosalpingographie bringt jede nicht völlig abgeklungene Entzündung, besonders im Bereich der Tuben, zum Aufflackern!

Die **Nichtbeachtung** gerade dieses Punktes haben viele Frauen mit dem völligen **Verlust ihrer Fortpflanzungsfähigkeit**, einige sogar mit ihrem **Leben** bezahlen müssen.

Zur

Prüfung der Ovarialfunktion

sind auszuführen:

1. Messung der Basaltemperatur (mindestens drei Monate lang): S. 390.
2. Vaginalzytologie: S. 392.
3. Untersuchung des Zervixfaktors: S. 392.
4. Evtl. Endometriumbiopsie.

Bevor mit den differenzierten Untersuchungsmethoden bei der Frau begonnen wird, muß die

Untersuchung des Mannes

erfolgen.

> Niemals darf eine Prüfung auf Tubendurchgängigkeit vorgenommen werden, bevor nicht ein
>
> **positives Spermiogramm**
>
> des Mannes vorliegt.

In Deutschland wird die Untersuchung des Mannes auf Zeugungsfähigkeit im allgemeinen von einem Venerologen durchgeführt. Nach den Vorschlägen von *McLeod* und *Gold*, die internationale Anerkennung gefunden haben, sind die folgenden Punkte (wiedergegeben nach *Bickenbach* und *Döring*) zu beachten:

Spermiogramm

1. **Spermavolumen:** Durchschnittswert 2,5—3,5 ccm, untere Grenze der Norm 2,0 ccm,
2. **Spermienkonzentration:** Durchschnittswert 60—120 Mill. pro ccm, untere Grenze der Norm 40 Mill. pro ccm,
3. **Motilität:** 2 Stunden nach der Ejakulation sollen noch 60—70% der Spermien propulsiv beweglich sein.
4. **Morphologie:** Es sollen nicht mehr als 20% mißgebildete Spermien vorhanden sein.

In den meisten Fällen ist der Ehemann erfahrungsgemäß nur ungern bereit, sich untersuchen zu lassen. Manche lehnen es grundsätzlich ab. Ein nicht vollwertiger Ersatz für die exakt durchgeführte Prüfung der männlichen Zeugungsfähigkeit ist der **Sims-Huhner-Test**, S. 502.

Methoden zur Prüfung der Tubendurchgängigkeit

Grundsätzlich ist zu unterscheiden zwischen

aszendierenden Verfahren (Zervikalkanal → Tube) und
deszendierenden Verfahren (Tube → Zervikalkanal).

Weitaus am häufigsten werden die aszendierenden Verfahren angewendet. Die beiden klassischen Verfahren sind

1. die Pertubation,
2. die Hysterosalpingographie (HSG).

1. Pertubation = Eileiterdurchblasung = Gasinsufflation

Rubin (USA) kam im Jahre 1920 zuerst auf die Idee, zur Prüfung der Durchgängigkeit Luft durch die Tuben zu blasen (= Rubintest).

In Deutschland griff *Sellheim* das Verfahren auf und entwickelte eine einfache Apparatur, den „**Tubenschneuzer**" *(Abb. 1)*. Mit Hilfe eines Gummi-

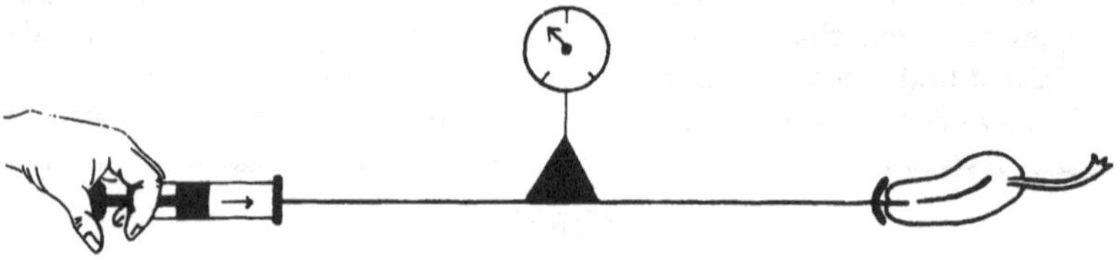

Abb. 1. Tubenschneuzer nach *Sellheim*

ballons und einer Hohlsonde wird Luft in die Uterushöhle eingeblasen. Bei Tubendurchgängigkeit tritt ein Bläschengeräusch auf. Dieses Geräusch kann man deutlich hören, wenn man mit einem auf die Bauchdecken aufgesetzten Hörrohr auskultiert. Das Gerät wurde dann von *G. K. F. Schultze* verbessert *(Abb. 2* und *3)*. Das *Schultze*sche Gerät benutzen wir noch heute zur Ausführung der Hysterosalpingographie. Es hat aber den Nachteil, daß sein starres Abdichtsystem die jeweilige Topographie verändert. Besser eignen sich die flexiblen Instrumente nach *Fikentscher* und *Semm* (Portio-Adapter und Zervikal-Ballon-Katheter).

Die Luftdurchblasung mit dem Tubenschneuzer hat zwei **große Nachteile**:

1. Der Patientin droht die Gefahr der **Luftembolie.**

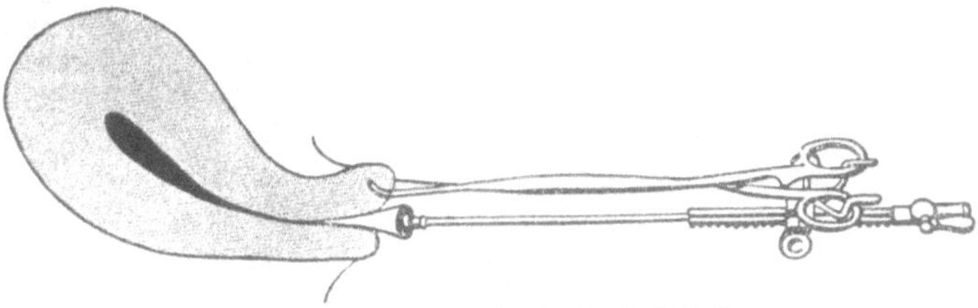

Abb. 2. Gerät nach *G. K. F. Schultze*

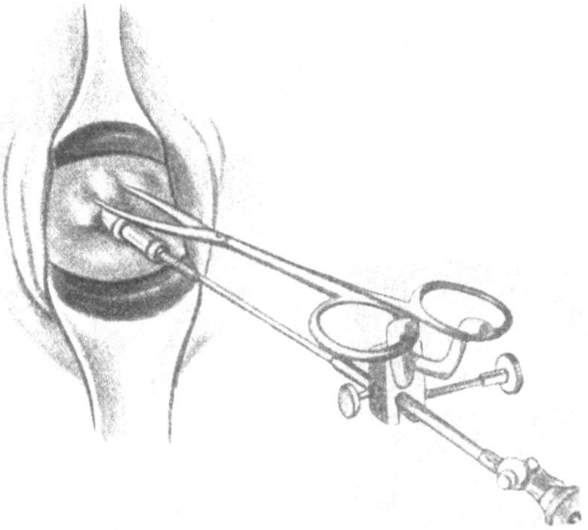

Abb. 3. Das *Schultze*sche Gerät in situ (*Abb. 2* und *3* nach *Bernhard*)

Die Pertubation mit Luft ist lebensgefährlich!

2. Die Diagnostik ist im wesentlichen auf die Feststellung der **Durchgängigkeit** oder **Nichtdurchgängigkeit** der Tuben beschränkt. Eine **wertvolle Eileiterdiagnostik** ist nur mit einer apparativ gesteuerten Insufflation möglich, die **ohne** Narkose mit reizlosen Abdichtinstrumenten durchgeführt wird.

Ein optimales Pertubationsgerät ist in Deutschland in jahrelanger Arbeit von *Fikentscher* und *Semm* geschaffen worden (**„Universal-Pertubationsgerät"**, *Abb. 4*). Anstelle der Luft wird zur Insufflation **Kohlensäuregas** benutzt, das im Blut rascher löslich ist. Der Gasstrom kann auf Druck und Menge reguliert werden. Sind die Tuben durchgängig, so entweicht das Gas durch die Tuben in die Bauchhöhle. Dadurch kommt es zu einem Druckabfall. Die Druckschwankungen des in den Uterus strömenden Gases werden **graphisch registriert** und damit dokumentarisch festgehalten. Die in das Abdomen unter Druck (100—250 mm Hg) einfließende Gasmenge wird in ml/min angezeigt und

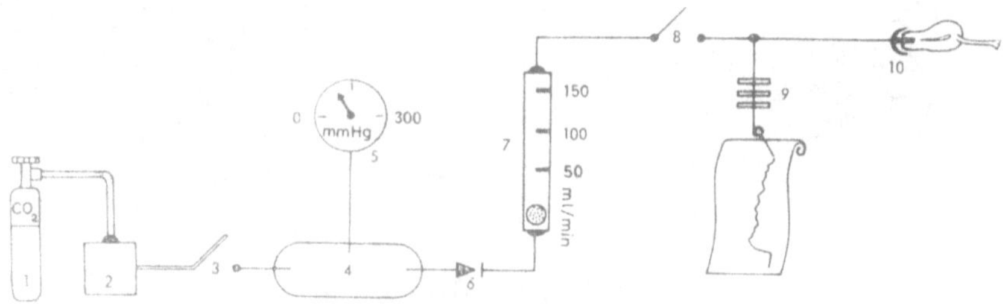

Abb. 4. Schema des Universal-Pertubationsgerätes nach *Fikentscher* und *Semm*

1 Kohlensäure-Vorrat (flüssig)
2 Druckminderer
3 Ventil für Zwischenbehälterfüllung
4 Zwischenbehälter (2 l)
5 Zwischenbehälter-Druckanzeige
6 Drossel für Gaszufluß zum Patienten
7 CO_2-Durchflußmesser
8 Ventil für „Durchblasen"
9 Registriervorrichtung für Druck in utero
10 Portioabdichtung

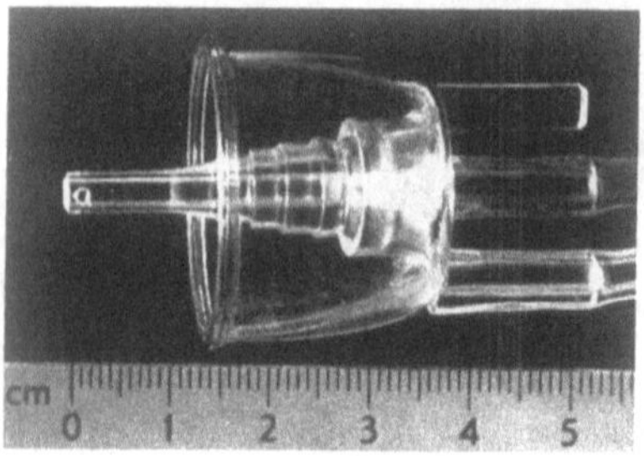

Abb. 5. Portio-Adapter nach *Fikentscher* und *Semm*

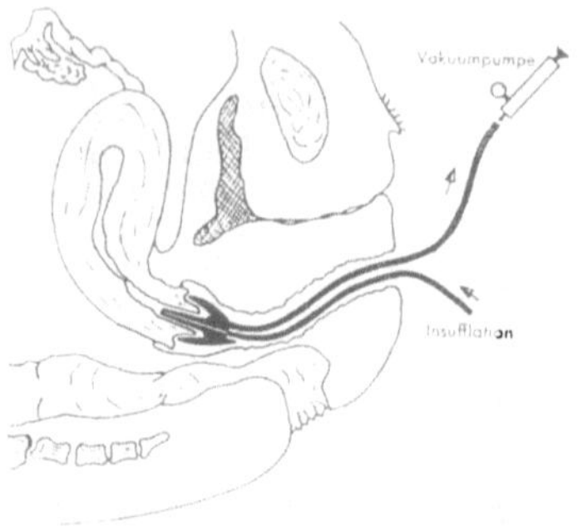

Abb. 6. Der Portio-Adapter für Persufflation und Hysterosalpingographie in situ

orientiert den Operateur über den Grad der Eileiterdurchgängigkeit. Die Abdichtung des Systems an der Portio erfolgt mit einem sogenannten **Portio-Adapter** *(Abb. 5* und *6)*, dessen reizlose Fixierung an der Portio auf einer schonenden Saugglockenwirkung beruht. Diese „Vakuumhaftung" schließt eine Gefährdung der Patientin durch Überdruck aus. Die Abdichtung eines stark verunstalteten Muttermundes (z.B. bei sekundärer Sterilität) erfolgt mit dem flexiblen Zervikal-Doppel-Ballonkatheter, der ebenfalls einen reizlosen Eingriff ohne Narkose erlaubt.

Die ganze apparative Anordnung dieses Gerätes erlaubt ohne Belastung der Patientin, d.h. **ohne** Narkose, **langdauernde Insufflationen,** wie sie sowohl zum Ausschluß von Fehldiagnosen als auch zu therapeutischen Zwecken notwendig sind. Wird auf eine graphische Registrierung verzichtet, genügt für praktische Zwecke der „Tuben-Tester“ (nach *Fikentscher* und *Semm*), bei dem ebenfalls Kohlensäuredruck und -durchfluß ablesbar sind.

Das Universal-Pertubationsgerät kann gleichzeitig auch zur Hysterosalpingographie benutzt werden.

Die Pertubation ist im Vergleich zur Hysterosalpingographie (HSG) das einfachere, weniger belastende und das am wenigsten gefährliche Verfahren. Bei Durchführung der apparativ kontrollierten Insufflation kann der Erfahrene oft auf die HSG verzichten.

Beide Methoden, die Pertubation und die HSG haben ihre klinische Berechtigung und ihre speziellen Indikationen. Die

diagnostischen Möglichkeiten der Pertubation (Insufflation)

sind die folgenden:

1. **Feststellung, ob die Tuben durchgängig sind oder nicht.**
2. **Feststellung,** ob die Tuben **einwandfrei** oder **erschwert** durchgängig oder **hochgradig stenosiert** sind. Die Pertubation gibt im Gegensatz zur HSG auch über den **Grad der Durchgängigkeit** Auskunft.
3. Für erfahrene Untersucher besteht die Möglichkeit, mit der Pertubation die einseitig verschlossene Tube festzustellen, ferner zwischen einem ampullären und einem intramuralen Tubenverschluß, sowie zwischen großen Saktosalpingen und perisalpingitischen Verwachsungen zu unterscheiden *(Abb. 7 und 8)*.

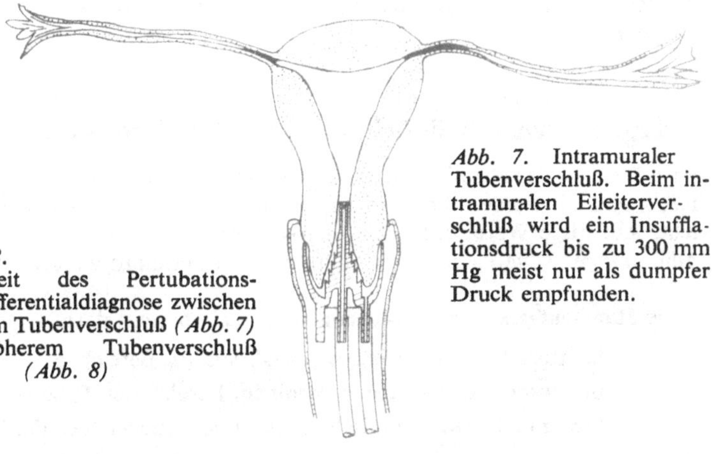

Abb. 7 und *8.* Verträglichkeit des Pertubationsdruckes. Differentialdiagnose zwischen intramuralem Tubenverschluß *(Abb. 7)* und peripherem Tubenverschluß *(Abb. 8)*

Abb. 7. Intramuraler Tubenverschluß. Beim intramuralen Eileiterverschluß wird ein Insufflationsdruck bis zu 300 mm Hg meist nur als dumpfer Druck empfunden.

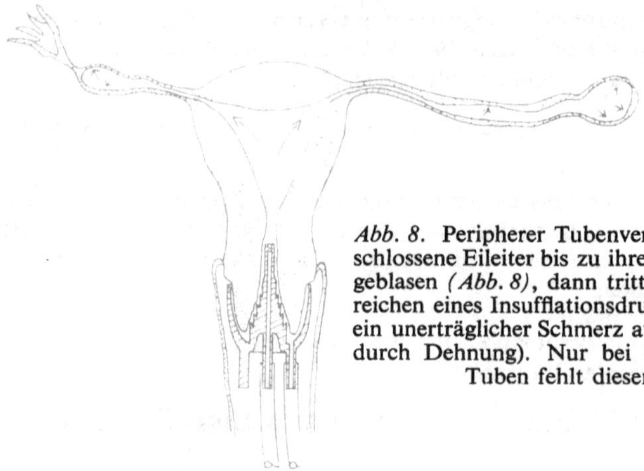

Abb. 8. Peripherer Tubenverschluß. Werden verschlossene Eileiter bis zu ihrem tubaren Ende aufgeblasen *(Abb. 8)*, dann tritt meist schon vor Erreichen eines Insufflationsdruckes von 150 mm Hg ein unerträglicher Schmerz auf (Peritonealreizung durch Dehnung). Nur bei völlig starrwandigen Tuben fehlt dieser Schmerz

2. Hysterosalpingographie (HSG)

Bei der HSG wird ein flüssiges Kontrastmittel mit Hilfe eines einfachen Gerätes *(G. K. F. Schultze, Abb. 2* u. *3)* **oder (viel besser) des Portio-Adapters (Fikentscher und Semm) mit Überdruck (maximal 150 mm Hg!)** *(Abb. 5* u. *6)* in das Uteruskavum und die Tuben eingespritzt. Bei der Röntgendurchleuchtung kann man verfolgen, ob die Flüssigkeit das Uteruskavum und die Tuben ausfüllt und dann in die freie Bauchhöhle abfließt oder ob an einer Stelle ein Passagehindernis vorliegt. Die einzelnen Phasen des Durchtritts werden auf dem Röntgenfilm photographisch festgehalten und dienen der Dokumentation des Befundes.

Die

diagnostischen Möglichkeiten der Hysterosalpingographie

gehen über die der Pertubation hinaus. Neben der Durchgängigkeit der Eileiter, *Abb. 9* und *10*, werden die Form, Lage und Gestalt des Uteruskavums dargestellt. Auf diese Weise können submuköse Myome, *Abb. 11*, Korpuspolypen, Mißbildungen (Uterus arcuatus, subseptus u.a.) erkannt werden.

Die **Hauptaufgabe** der **Hysterosalpingographie** besteht darin,

festzustellen, **ob** ein **Passagehindernis** im Bereich der Tube vorliegt
und **wo** dieses Passagehindernis im Bereich der Tube liegt
(im ampullären, isthmischen oder interstitiellen Teil der Tube).

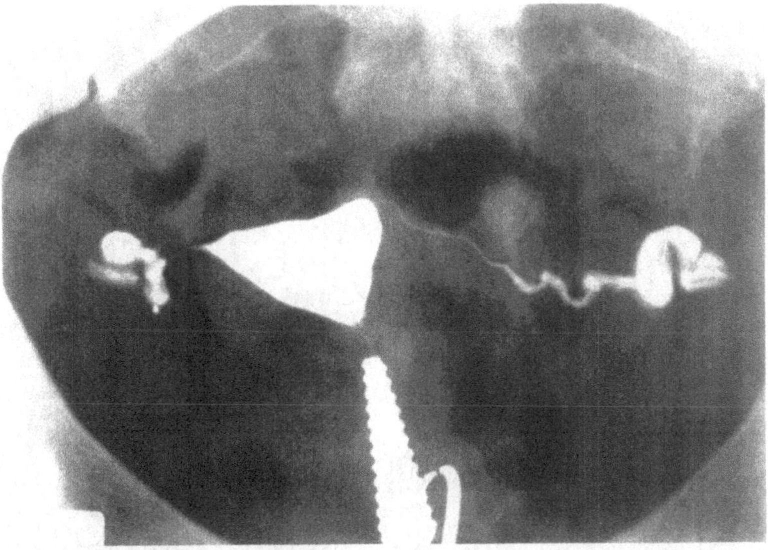

Abb. 9. 36jährige Pat., Füllung beider Tuben bis zur Ampulle. Eine zweite Aufnahme nach 18 Stunden zeigt den Austritt des Kontrastmittels (Endografin) beiderseits
Abb. 9—11 nach *Erbslöh*

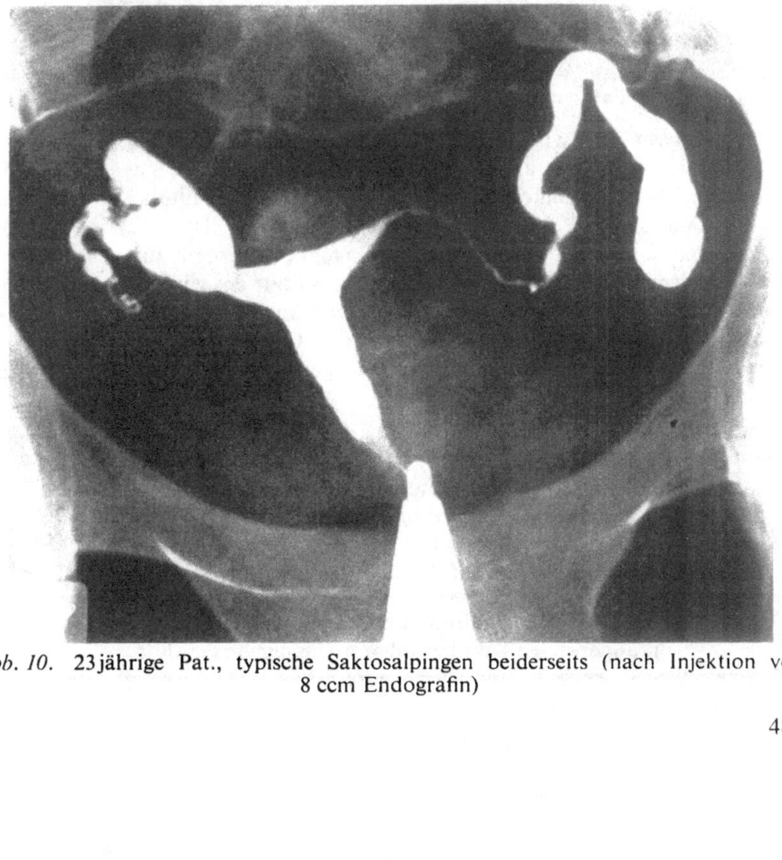

Abb. 10. 23jährige Pat., typische Saktosalpingen beiderseits (nach Injektion von 8 ccm Endografin)

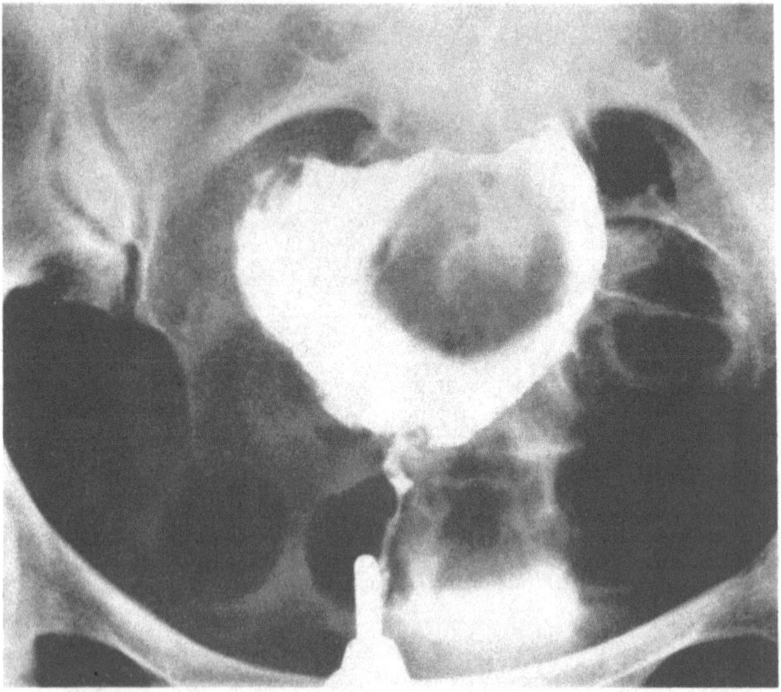

Abb. 11. 36jähr. Pat., submuköses Myom (nach Injektion von 16 ccm Endografin)

Diese Fragestellung wird im Laufe der Sterilitätsuntersuchung dann entscheidend wichtig, wenn die anderen Untersuchungsergebnisse negativ ausfallen. Ergibt sich bei der gynäkologischen Untersuchung eine alte abgelaufene Entzündung und ist die Pertubation negativ, so wird die HSG schon von vornherein in das Untersuchungsprogramm eingeplant werden. **Ihre Durchführung steht aber niemals am Anfang, sondern stets am Ende des ganzen Untersuchungsprogramms.** Man muß immer bedenken, daß sowohl die HSG als auch die Pertubation als **operative Eingriffe** gewertet werden, wobei die HSG noch durch die Möglichkeit der Erbschädigung durch **Röntgenstrahlen** belastet ist.

Eine **Indikation** zur Prüfung der Tuben auf Durchgängigkeit liegt dann vor, wenn

1. die vorher obligatorischen Untersuchungen negativ ausgefallen sind und die Pertubation negativ oder erschwert durchgängig war,
2. das Ehepaar grundsätzlich bereit ist, beim Vorliegen eines Passagehindernisses eine Operation durchführen zu lassen.

Die Tubenprüfung dient hauptsächlich zur
präoperativen Klärung tubarer Passagehindernisse.

Jetzt dreht sich nämlich alles um die Frage der **Aussicht** einer solchen Operation. Diese hängt wesentlich ab von der **Lokalisation** des tubaren **Passagehindernisses.** Gerade diese Frage ist es, die durch die Tubenprüfung beantwortet werden soll. Allerdings läßt sich der Sitz des Stops durchaus nicht immer eindeutig und vollständig schon bei einer einmaligen Tubenprüfung feststellen. Die kritische Sichtung der großen Fallsammlung von *G. K. F. Schultze* in Greifswald ergab folgendes: In 43% der Fälle wurde die HSG zu **wiederholten** Malen durchgeführt, um zu zuverlässigen Resultaten zu gelangen *(Mestwedt).*

Praktisch sehr wichtig ist, daß sich gerade diejenigen Passagehindernisse sowohl im Röntgenbild als auch mit der Pertubation ziemlich sicher diagnostizieren lassen, deren operative Beseitigung eine relativ **gute Prognose** ergibt, nämlich die perisalpingitischen Verwachsungen.

Über die

Gefahren der Pertubation und Hysterosalpingographie (HSG)

Man muß sich darüber klar sein, daß beide Verfahren nicht nur **intrauterine (!)**, sondern sogar **intraabdominelle (!!)** Eingriffe sind. Beide Verfahren sind mit **erheblichen** Gefahren belastet, die jeder kennen muß, der mit diesen Methoden zu tun hat. Zweifellos ist die größte Gefahr die der **Weiterverschleppung einer frischen** oder **Mobilisierung einer älteren Entzündung** im Genitalbereich.

> Jeder Erfahrene kennt Fälle, bei denen im Anschluß an eine Durchgängigkeitsprüfung **schwere Adnexentzündungen** mit Pelveo- und **diffuser Peritonitis** auftraten. Ausgesprochene **Lebensgefahr!**

Dazu kommt die Möglichkeit der **Fremdkörperwirkungen** durch das Insufflationsmedium (z.B. Granulome, Entzündungen), die Gefahr einer **Uterusperforation,** einer **Embolie** und die Möglichkeit der **Weiterverschleppung** von **Endometriumpartikeln** in höher gelegene Gebiete (Endometriose). Sehr beachtlich ist die bei der HSG mögliche Strahlenschädigung, also die **Erbschädigung des Keimgutes** (Gefahr rezessiver Mutationen).

Alle diese Gefahren lassen sich weitgehend vermeiden oder doch auf ein Mindestmaß herabsetzen, wenn man die folgenden

Vorbedingungen bei der Durchführung beachtet.

> 1. Prüfungen auf Tubendurchgängigkeit dürfen
> **niemals ambulant**
> vorgenommen werden, sondern
> **nur in einer Klinik**
> mit einem Aufenthalt von mindestens 24 Stunden.

2. Wegen des Risikos, das jedes der beiden Verfahren mit sich bringt, soll die Durchgängigkeitsprüfung niemals am Anfang, sondern stets **am Ende aller diagnostischen Maßnahmen** stehen.

3. Jedes Verfahren zur Prüfung der Tubendurchgängigkeit entspricht einem **operativen** Eingriff. Oberstes Gebot bei ihrer Durchführung ist daher **strengste Asepsis.**

4. Vor Ausführung einer Durchgängigkeitsprüfung sind bei der Patientin eine Reihe von **Untersuchungen obligatorisch.** Sie sind oben aufgeführt (S. 482—483).

5. Beide Verfahren sollen nur in der

   präovulatorischen Phase,

   also zwischen dem 9. und 11. Zyklustag durchgeführt werden.

Begründung: a) Erfahrungsgemäß tritt gar nicht selten an eine Durchgängigkeitsprüfung eine **Konzeption** auf. Ausführung in der präovulatorischen Phase erhöht die Chancen.

b) Es wird die Störung einer Frühschwangerschaft vermieden.

6. Bei der HSG sollen anstelle der öllöslichen nur **wasserlösliche** Kontrastmittel verwendet werden. Dadurch wird die Bildung von Fremdkörpergranulomen in der Tubenschleimhaut vermieden.

Bei der Pertubation darf wegen der Gefahr der tödlichen Luftembolie niemals **Luft insuffliert** werden (s. o.)!

Pertubationsverfahren, bei denen **Luft insuffliert** wird, sind **lebensgefährlich.**

7. Bei Durchleuchtung und Aufnahme muß die **Strahlenbelastung** auf ein Minimum reduziert werden (moderne Röntgenapparate evtl. Bildwandler).

8. Es sollen möglichst nur solche Instrumente verwendet werden, bei denen die **Fixation der Insufflationskanüle an der Portio ohne eine Kugelzange möglich ist.** Vgl. *Abb. 5*: Portio-Adapter nach *Fikentscher* und *Semm.*

9. Im Anschluß an die Durchführung sowohl der Pertubation als auch der HSG muß in der **Klinik** eine

   mindestens 24stündige Bettruhe

   streng eingehalten werden.

10. Vor der Entlassung aus der Klinik ist die Patientin gynäkologisch zu untersuchen. Insbesondere muß man sich durch Untersuchung davon überzeugen, daß **keine peritonealen Erscheinungen** vorliegen.

Ursachen, Diagnostik und Therapie der Sterilität

(Sterilitätsursachen, die durch die Frau allein oder vorwiegend durch die Frau bedingt sind)

Man kann sie einteilen in

A. Genitale Ursachen
B. Extragenitale Ursachen
C. Psychische Ursachen

A. Genitale Ursachen

(= etwa 80% aller Sterilitätsursachen)

Wir unterscheiden tubare, ovarielle, uterine, zervikale und vaginale Ursachen. Die genitalen Ursachen haben sich im Laufe der letzten Jahre zahlenmäßig geändert.

1. Tubare Ursachen der Sterilität

Früher war der „Tubenfaktor" die häufigste, organbedingte Ursache der weiblichen Sterilität. Er machte etwa 80% *(G. K. F. Schultze)* aus. Heute werden Zahlen zwischen 20 und 50% angegeben. Der Tubenfaktor, insbesondere der Tubenverschluß, steht damit immer noch mit an erster Stelle aller Sterilitätsursachen. Der

Tubenverschluß

kann bedingt sein

1. durch einen entzündlichen Prozeß,
2. durch Endometriose (S. 161),
3. Fehl- oder Unterentwicklung (lange, dünne, geschlängelte, muskelschwache Tuben bei der genitalen Hypoplasie): Sie können so hochgradig sein, daß sie einem Tubenverschluß gleichkommen.

> Die wichtigsten **Ursachen der Tubensterilität** sind der **Tubenverschluß durch Entzündung und perisalpingitische Verwachsungen.**

Die **Salpingitis** (S. 219) ist auch heute noch eine häufige Krankheit trotz Antibiotika und Kortikoiden. Auch die **Gonokokken** spielen heute noch eine erhebliche Rolle, nicht weniger der durch Abtreibung bedingte **fieberhafte Abort.**

Zweifellos ist der entzündlich bedingte Tubenverschluß an einem oder an beiden Enden die wichtigste Ursache der tubaren Sterilität. Es ist aber zu bedenken, daß die Ursache der tubaren Sterilität auch auf einer Störung der zahlreichen Funktionen der Tube beruhen kann.

Die ganz alte mechanische Auffassung, daß die Tube einfach ein Rohr für den Eitransport ist, gilt schon lange nicht mehr. Wir wissen, daß der Eitransport durchaus noch nicht gesichert ist, wenn die Durchgängigkeit der Eileiter festgestellt ist. Nach heutiger Ansicht ist die Tube weit über die **Transportfunktion** hinaus ein außerordentlich wichtiges Organ beim Vorgang der Befruchtung: Beim **Eiauffang** ist die Tube mit ihrem Pavillon aktiv beteiligt. Der **Sekretion** der Schleimhaut wird eine ernährende Funktion für das Ei zugeschrieben. Die gleichen Epithelien erzeugen **proteolytische Fermente,** die die Granulosazellen um das Ei herum auflösen. Erst dadurch haben die Spermien die Möglichkeit, an das Ei heranzukommen. Hormonale und nervöse Faktoren beeinflussen sowohl die Motilität als auch die Sekretion der Schleimhaut.

Diagnose des Tubenverschlusses

1. Durch **gynäkologische Untersuchung:** Die Palpation gibt einen gewissen Aufschluß über die Stärke der Tubenschwellung, die Beweglichkeit bzw. die Fixation der Tuben. Gewöhnlich fühlt man — abgesehen von Ausnahmen — die gesunden Tuben überhaupt nicht deutlich. Tastet man sie, so sind sie mit großer Wahrscheinlichkeit verdickt, also entzündlich verändert.

2. **Prüfung der Tubendurchgängigkeit:** S. 484. Dabei sind besonders die **Gefahren** und **Vorbedingen** für ihre Durchführung zu beachten: S. 491.

3. **Douglasskopie** *(Abb. 12* und *13)* **und Laparoskopie** *(Abb. 14)*. Die **Douglasskopie** (= Kuldoskopie) und die Laparoskopie sind zölioskopische Untersuchungen, die in Deutschland bisher nur an einzelnen Kliniken, aber doch wohl zunehmend angewendet werden.

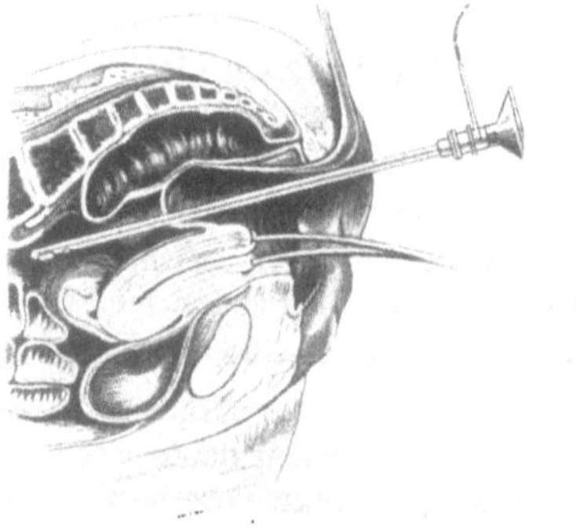

Abb. 12. Douglasskopie. Das Douglasskop ist bei Knie-Ellenbogen-Lage der Patientin durch die Wand der Scheide hindurch in den Douglasraum eingeführt

In tiefer Narkose und entsprechender Lagerung wird durch eine lochartige Öffnung im hinteren Scheidengewölbe **(Douglasskopie)** oder in der Bauchdecke **(Laparoskopie)** ein Endoskop (= eine Art Zystoskop) zur Betrachtung der Organe des kleinen Beckens in die Bauchhöhle eingeführt. Die wichtigsten **Indikationen** sind die Prüfung der Tubendurchgängigkeit und der Verdacht auf Genitaltuberkulose, weniger die Diagnose der Extrauteringravidität *(K. Thomsen)*. Tubensterilitäten werden bei gleichzeitiger Pertubation oder Methylenblau-Durchspülung erkannt und lokalisiert.

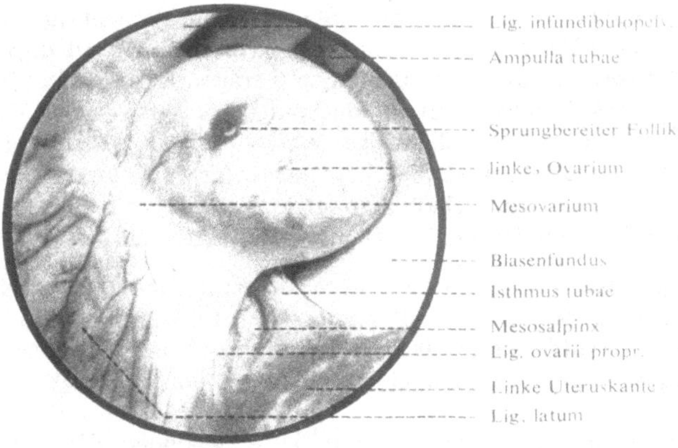

Abb. 13. Douglasskopisches Bild der unveränderten linken Adnexe. Aufgenommen mit dem Foto-Douglasskop der Deutschen Endoskopbau-Ges. m. b. H., Berlin 61, Ritterstraße 12

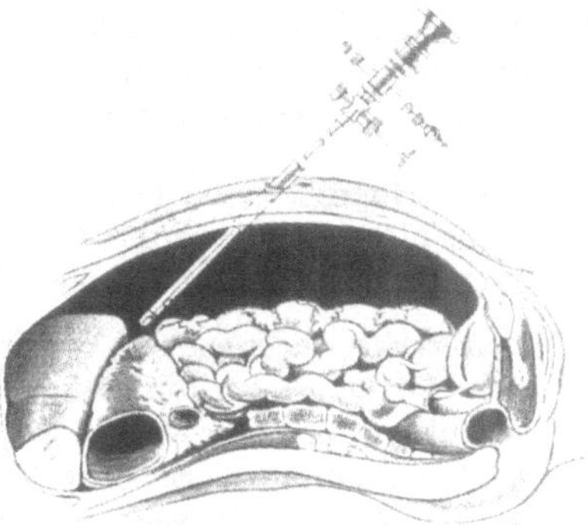

Abb. 14.
Laparoskopie. Lage des Laparoskops im luftgefüllten Bauchraum. Mediananschnitt von der rechten Seite gesehen

Therapie bei Tubenverschluß

1. Konservativ: a) bei **entzündlichen Veränderungen** resorptive Behandlung: S. 235. Diese Behandlung setzt voraus, daß im Adnexbereich noch etwas da ist, was resorbiert werden kann. **Bei vollkommen abgeklungenen Adnexprozessen im Narbenstadium mit verschlossener Tube ist eine Resorptionsbehandlung natürlich völlig zwecklos.**

b) Bei **Fehl- und Unterentwicklungen:** S. 498.

2. Therapie mit Pertubation und Hysterosalpingographie, die als **operative** Maßnahmen gewertet werden müssen.

Solange wir die Pertubation und die HSG betreiben, also seit rund 40 Jahren, wissen wir, daß die Verfahren zur Prüfung der Durchgängigkeit zugleich auch **konzeptionsfördernd** wirken, also auch einen therapeutischen Effekt haben. Es ist ungezählte Male bestätigt worden, daß auf diese Weise leichte Verklebungen gelöst und dadurch undurchgängige Tuben durchgängig gemacht wurden. Das ist auch einer der Gründe, weshalb wir diese Prüfungen kurz vor der Ovulation vornehmen und weshalb man auch zur baldigen Kohabitation nach Durchführung der Tubendurchgängigkeitsprüfung raten muß.

Die Erfolge dieses Vorgehens sind oft verblüffend. *Fikentscher* gibt an, daß die meisten Erfolge bei der Behandlung des Tubenfaktors in seinem Krankengut auf eine Gasinsufflation (S. 486) zurückzuführen sind, und zwar vor allem nach **langdauernden,** manchmal auch **wiederholten Insufflationen.**

3. **Operativ:** Hier ist Zurückhaltung am Platze. Besonders *Philipp* hat immer betont, daß es nicht darauf ankomme, wieder einen Zugang vom Eierstock durch die verschlossene Tube zum Uterus zu erzielen. Diese Operationen bleiben oft erfolglos; einfach deswegen, weil die Vorbedingung für einen glücklichen Transport des befruchteten Eies, nämlich die **gesunde** Tuben**muskulatur** nicht mehr vorhanden ist. Zweifellos wird bei jeder hochgradigen Entzündung der Tube auch die Muskulatur schwer angegriffen. Das operativ geschaffene neue Ostium hilft dann wenig oder gar nicht.

Die Feststellung, welche Tubenveränderung für eine Operation geeignet ist und welche nicht, ist schwierig. Man kann etwa die folgende Skala der Erfolgsaussichten für eine Operation[1]) aufstellen:

a) **Leichte Verwachsungen vorwiegend um den Tubentrichter herum, Tubenwand intakt.** Operation: **Salpingolyse** = Lösung der Tube aus ihren Verklebungen und Verwachsungen. Erfolgsaussicht etwa 30—55%. Eingriffe, die nur am Tubenende vorgenommen werden müssen, haben in der ganzen Welt die größten Erfolgszahlen, vorausgesetzt, daß der Eileiter in allen seinen Abschnitten sonst gesund ist.

b) **Ampullärer Teil völlig verschlossen.** Operation: **Salpingostomie** = Absetzen des ampullären Teils der Tube und **Salpingostomatoplastik** der Tube = Formung eines neuen Ostiums, wofür es verschiedene Verfahren gibt. Erfolge zwischen 0 und 9% *(Philipp)*, USA-Sammelstatistik: 5—15% *(Kraatz)*.

c) **Verschluß sitzt in Tubenmitte.** Operation: **End-zu-End-Anastomose** nach Resektion des verschlossenen Teils *(Cordua, Fikentscher, Kirchhoff)*.

---

[1]) Wer sich über die Operationsmethoden näher unterrichten will, dem sei empfohlen: *R. Fikentscher*, Diagnostik und Therapie des Eileiterverschlusses, deren Möglichkeiten und Grenzen, Geburtsh. u. Frauenheilk. 17 (1957), 301 und *H. Kraatz*, Die Eröffnung verschlossener Eileiter durch Operation, Die Therapiewoche 12 (1962), 262.

d) **Verschluß im isthmischen Teil** = ungünstigster Fall, auch dann, wenn eine Endometriose vorliegt. Operation: Tubenimplantation *(Sellheim, Strassmann, Kraatz)*. Während die Implantation des gesunden Teils der Tube früher selten zu einem Erfolg führte, haben neuerdings einzelne Autoren bessere Resultate mitgeteilt; USA-Sammelstatistik: 20—30% *(Kraatz)*.

Ovarielle Ursachen der Sterilität

machen einen großen Teil, nach Meinung zahlreicher Autoren den größten Teil aller Sterilitätsursachen der Frau aus. Häufigste und wichtigste ovarielle Ursache der Konzeptionserschwerung oder -verhinderung ist das **funktionelle** Versagen des Ovars, die Ovarialinsuffizienz. Da wir die hierhergehörigen Krankheitserscheinungen schon eingehend besprochen haben, genügt es, sie hier aufzuzählen.

1. **Vegetative Ovarialinsuffizienz** = genitale Hypoplasie. Mangel an Östrogenen während der Entwicklungsperiode. Diagnose: S. 302. Therapie: S. 303. Nach *Siebke* ist die Hormonbehandlung nicht so wichtig wie physikalische und diätische Maßnahmen, am besten Moorbäder in den entsprechenden Kurorten.
2. **Generative Ovarialinsuffizienz** (S. 431):
   a) **Anovulatorische Zyklen:** S. 422.

Die heutigen

Möglichkeiten zur Auslösung der Ovulation

sind auf S. 427 zusammengestellt.

b) **Corpus luteum-Insuffizienz.**

Eine Schwäche der Gelbkörperfunktion liegt vor, wenn **Progesteron** entweder in **quantitativ nicht genügender Menge** und bei **verkürzter Corpus luteum-Phase** oder in **quantitativ nicht genügender Menge** bei **normaler Dauer** der Corpus luteum-Phase erzeugt wird.

Eine Corpus luteum-Phase, deren

Dauer kürzer als 10 Tage

ist, bedeutet **Sterilität!**

Man muß wissen, daß sich die Corpus luteum-Insuffizienz klinisch hauptsächlich hinter zwei Anomalien versteckt, nämlich

1. der **Polymenorrhoe Typ II** = verkürzte Corpus luteum-Phase, S. 406. Diagnostik: Basaltemperaturkurve! Verkürzte hypertherme Phase!

2. dem **Prämenstruellen Vorbluten.** Diagnostik: Anamnese! (S. 399).

Bei der Corpus luteum-Insuffizienz wird das Endometrium infolge der mengenmäßig zu geringen und — in anderen Fällen — gleichzeitig verkürzten Einwirkungszeit des Progesterons nicht genügend sekretorisch umgewandelt. Das befruchtete Ei findet keinen ausreichenden Nährboden, es kann sich nicht richtig implantieren und wird daher, besonders bei vorzeitigem Abbruch des Endometriums d. h. bei zu früh einsetzender Blutung aus dem Endometrium hinausgespült.

Die Corpus luteum-Insuffizienz ist eine der wichtigsten funktionellen Sterilitätsursachen im Rahmen der Ovarialinsuffizienz.

Ein Hinweis auf einen **verzögerten Eintritt der Progesteronwirkung** liegt vor, wenn der Anstieg der Basaltemperaturkurve zur hyperthermen Phase nicht normal in 1—2 Tagen, sondern langsam über drei, vier und mehr Tage erfolgt

= **treppenförmiger Anstieg.**

Nach *Bickenbach* und *Döring* ist die „Treppe" allerdings nicht immer mit Sterilität verbunden.

Stärkere Grade einer Corpus luteum-Insuffizienz machen die Nidation des Eies unmöglich.

c) Schwerste Form der generativen Ovarialinsuffizienz = **Amenorrhoe** (S. 430).

Uterine Ursachen der Sterilität

Auch hier können wir uns mit einer Aufzählung begnügen und auf die entsprechenden Kapitel verweisen:

1. **Mißbildungen** *(Abb. 15—26)*: Jeder Gynäkologe kann über Fälle berichten, in denen die Vereinigung der beiden Uterushörner (= **Straßmannsche Operation**) und die Entfernung des Septums aus dem Uterus zur Schwangerschaft führten.

2. **Lageanomalien:** Ungezählte Frauen konzipieren mit einer Retroflexio uteri genau so wie Frauen mit normal gelagerter Gebärmutter. Es geht aber sicher zu weit, die Retroflexio uteri als Ursache der Sterilität ganz ablehnen zu wollen. Wenn bei Frau und Mann alle Faktoren sorgfältig geprüft und nichts Abwegiges gefunden wurde, dann mag eine bestehende Retroflexio uteri **ausnahmsweise** als konzeptionserschwerender Faktor

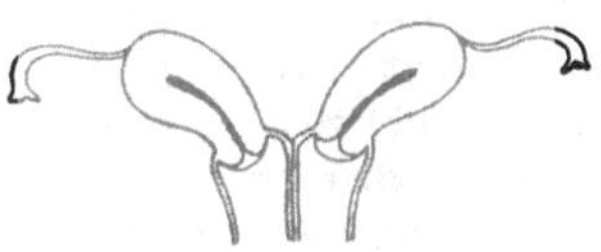

Abb. 15.

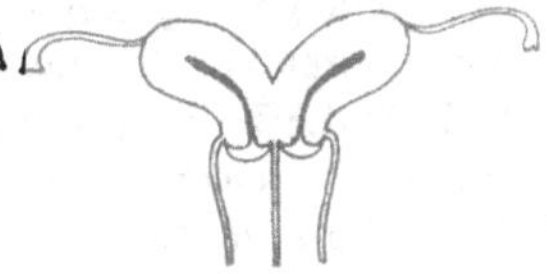

Abb. 16.

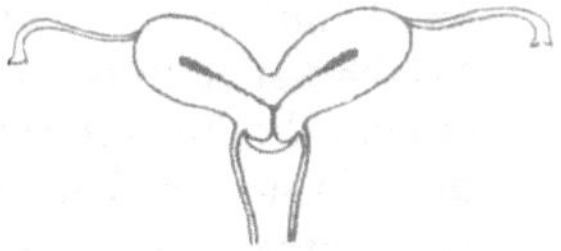

Abb. 17.

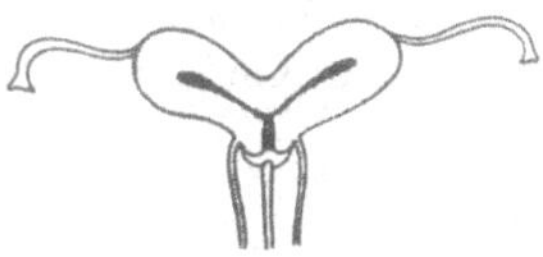

Abb. 18.

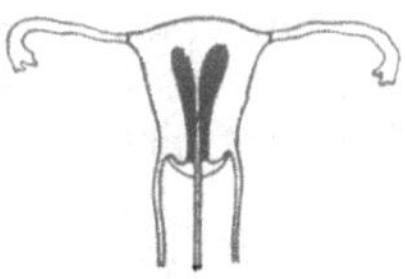

Abb. 19.

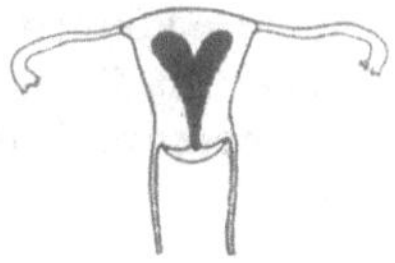

Abb. 20.

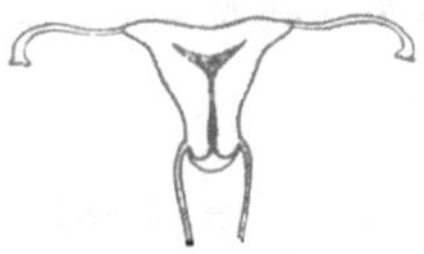

Abb. 21.

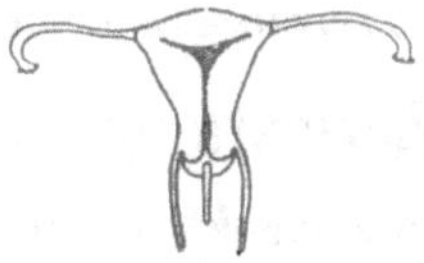

Abb. 22.

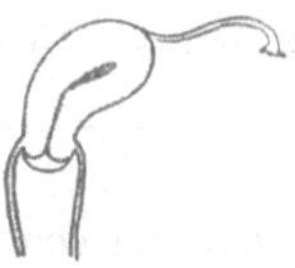

Abb. 23.

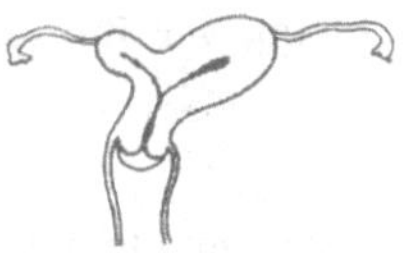

Abb. 24.

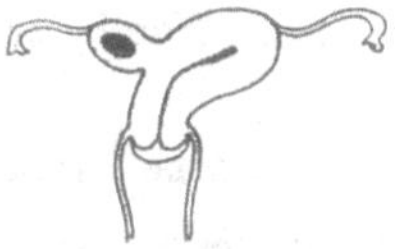

Abb. 25.

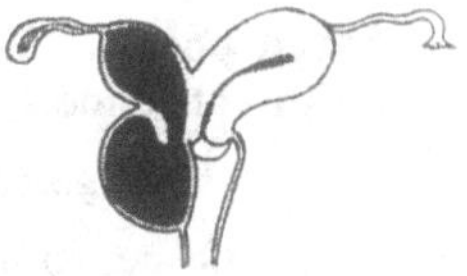

Abb. 26.

Abb. 15—26. Mißbildungen des Uterus (nach *Jarcho* und *Jeffcoate*)

Abb. 15. Uterus didelphis, Vagina septa

Abb. 16. Uterus duplex, Vagina septa

Abb. 17. Uterus bicornis unicollis

Abb. 18. Uterus bicornis unicollis, Vagina septa

Abb. 19. Uterus septus duplex

Abb. 20. Uterus subseptus

Abb. 21. Uterus arcuatus

Abb. 22. Vagina subsepta bei einfachem Uterus

Abb. 23. Uterus unicornis

Abb. 24. Uterus bicornis mit offenem Nebenhorn

Abb. 25. Uterus bicornis mit rudimentärem Nebenhorn

Abb. 26. Uterus duplex, Vagina duplex mit Atresie der einen Scheide (Hämatokolpos, Hämatometra und Hämatosalpinx)

anerkannt werden. Die Normallagerung durch Operation bringt dann manchmal doch noch den ersehnten Kindersegen. So ganz bedeutungslos scheint die Retroflexio uteri für die Konzeption doch nicht zu sein. Man braucht nur an den **veränderten Tubenverlauf** zu denken, den jede Retroflexio uteri mit sich bringt. Daß dadurch der Eiauffangmechanismus behindert wird, ist einzusehen.

3. **Geschwülste:** Vor allem gelten die Myome als Sterilitätsursache. Das gilt in erster Linie für submuköse Myome, aber auch für subseröse. Submuköse Myome können die Konzeption erschweren, subseröse in der Schwangerschaft zu Komplikationen führen. Bei ausgesprochenem Kinderwunsch ist operative Entfernung zu empfehlen.

Zervikale Ursachen der Sterilität

In den letzten Jahren ist der zervikale Faktor der Sterilität, der sogenannte

Zervixfaktor

bei den Betrachtungen über Empfängnisschwierigkeiten sehr in den Vordergrund gerückt. Der Zervixfaktor ist der Ausdruck lediglich für Störungen der **zyklischen** Vorgänge an der Zervix, die die Konzeption erschweren oder verhindern.

Wir haben oben (S. 392) besprochen, daß der Zervixschleim, wie ihn jede gesunde Frau absondert,

gesetzmäßige zyklische Umwandlungen

durchmacht, die neuro-hormonal gesteuert werden. Kurz vor der Ovulation wird der Zervixschleim wäßriger und damit dünnflüssiger. Er läßt sich zu dieser Zeit zu langen Fäden ausziehen (Spinnbarkeit S. 394). Außerdem nimmt seine Menge erheblich zu. Gleichzeitig wird sowohl der äußere Muttermund als auch der ganze Halskanal weitgestellt (S. 394).

Dieses Verhalten des Zervixschleims und des Halskanals kurz vor dem Follikelsprung, also in der **präovulatorischen Phase** ist für das Zustandekommen der Befruchtung von größter Bedeutung.

Nach heutiger Ansicht findet die Ovulation am häufigsten am 12. Zyklustage statt. Die

präovulatorische Phase = 3 Tage vor der Ovulation

ist bei einem 28tägigen Zyklus der 9. bis 11. Zyklustag.

Nur in dieser Zeit ist der **Zervixschleim** physikalisch und chemisch in einem Zustand, der den **Spermien den Eintritt in den Zervikalkanal erlaubt.**

Nach heutiger Auffassung ist der Zervikalkanal in der präovulatorischen Phase eine Art „**Speicher**" *(Elert)* oder „**Parkplatz**" *(Philipp)* für die Spermien (allerdings nur für etwa 48 Stunden, denn länger leben sie kaum). Hier warten sie auf die sie **aktivierende Follikelflüssigkeit** aus dem Eibläschen, das bei der Ovulation platzt. Diese Follikelflüssigkeit ist für die Spermien möglicherweise der **chemotaktische Reiz**, also das Signal zur Aszension in die Tuben und der Wegweiser zum Ei *(A. Schuster)*.

Rauscher und Mitarbeiter haben gezeigt, daß man die präovulatorische Phase am besten erfaßt, wenn man an mehreren **aufeinanderfolgenden** Tagen die **zervikalen** Veränderungen (S. 393) und die **Vaginalzytologie** (S. 392) **gleichzeitig** kontrolliert

= Simultantest nach Rauscher

Wir wissen, daß diese physiologischen Veränderungen an Zervix und Scheide unmittelbar von den Östrogenen gesteuert werden. In der präovulatorischen Phase nimmt die Menge der ausgeschütteten Östrogene zu und erreicht kurz vor der Ovulation ihren ersten Höchstwert im Zyklus.

Wenn diese Vorgänge in der **präovulatorischen Phase**, d.h. **Östrogenanstieg, Reaktion der Zervixschleimhaut** (Erzeugung großer Mengen eines dünnflüssigen Schleims), **Reaktion des Muttermundes und des Halskanals** = maximale Weitstellung **normal** ablaufen, dann ist die **Aszensionsmöglichkeit der Spermien optimal.**

Die Spermien können nur dann in den Schleim und damit in den **Zervikalkanal eindringen**, wenn die **präovulatorische Phase ungestört** verläuft.

Sind dagegen in der präovulatorischen Phase die zyklischen Veränderungen in der Zervix gestört, zeigen sich hier Abwegigkeiten von der Norm, so daß die Konzeption erschwert oder verhindert wird, dann liegt das vor, was man einen zervikalen Faktor der Sterilität, einen

Zervixfaktor

nennt, d.h. eine gestörte Funktion der Zervix in der präovulatorischen Phase.

Zervixfaktor = funktionelle zervikale Sterilitätsursache.

Als Ursache des Zervixfaktors[1]) ist vor allem eine **nicht genügende Östrogenproduktion** anzusehen.

Der Zervixfaktor soll etwa 15% der Sterilitätsquote ausmachen.

Diagnostik des Zervixfaktors

Die Frage, ob eine funktionelle Störung, also ein Zervixfaktor, vorliegt, läßt sich mit dem **Sims-Huhner-Test** und dem **Kurzrok-Miller-Test** beantworten. Beide Teste müssen in der

präovulatorischen Phase = 9.—11. Zyklustag

angestellt werden.

Sims (1868)-Huhner (1913)-Test = Postkoitaltest

Dieser Test beantwortet **zwei Fragen:**

1. Ist das **Sperma** quantitativ und qualitativ einwandfrei?
2. Liegt eine **funktionelle zervikale Störung** vor?

Ausführung: Es wird 2—6—10 Stunden nach der normal ausgeführten Kohabitation Schleim aus dem Halskanal entnommen und auf das Vorhandensein und die Anzahl beweglicher **Spermien** untersucht. Finden sich reichlich bewegliche Spermien im Zervixschleim, so ist der Test als **positiv** zu bewerten. (Vor Anstellung des Testes ist einige Tage Karenz des Mannes notwendig.)

Wenn der Sims-Huhner-Test in der
präovulatorischen Phase negativ
ist, so ist eine **funktionelle zervikale Sterilitätsursache** anzunehmen, vorausgesetzt, daß es sich um ein **gesundes Sperma** handelt.

Positiver Sims-Huhner-Test bedeutet: Es liegt **keine** funktionelle zervikale Störung vor. Das Sperma des Mannes ist wahrscheinlich als fertil anzusehen.

---

[1]) Die wichtigsten Erkenntnisse über den Zervixfaktor sind in einem Aufsatz von *R. Elert* sehr übersichtlich zusammengefaßt, Therapiewoche 12 (1960), 279.

Mehrfach negativer Sims-Huhner-Test bei gesundem Sperma und normaler Ovarialfunktion	=	Hinweis auf „Unverträglichkeit" der Sekrete.

Die Frage, ob das Sperma oder der Zervixschleim die Ursache der Unverträglichkeit ist, beantwortet der

Kurzrok-Miller-Test (1932) = Invasionstest

bzw. der **Barton-Wiesner-Test** (1946).

Bei diesem Test werden 1 Tropfen Sperma und 1 Tropfen Zervixschleim nebeneinander auf einen Objektträger gebracht, und zwar so, daß die beiden Tropfen sich berühren und eine **Grenzfläche** entsteht. Nach Auflegen eines Deckglases wird das Verhalten der Spermien an der Grenzfläche unter dem Mikroskop beobachtet *(Abb. 30* u. *31)*. Selbstverständlich kann dieser Test auch nur in der **präovulatorischen** Phase durchgeführt werden.

I. Einfacher Test:

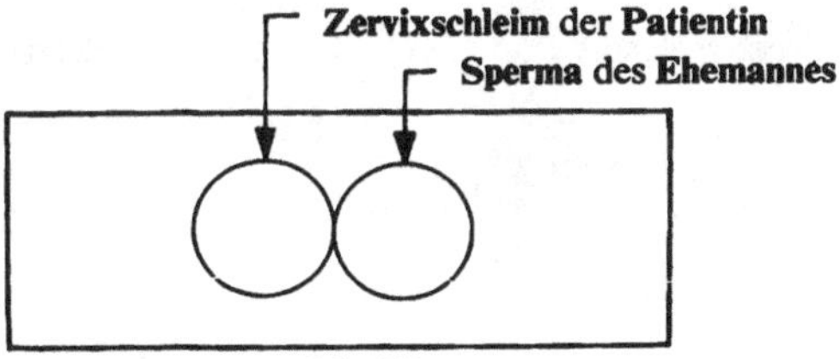

Abb. 27.

II. Gekreuzter Test:

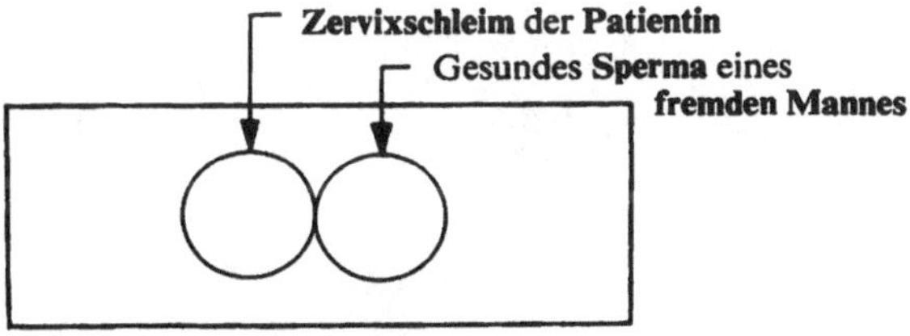

Abb. 28.

III. Gegenprobe:

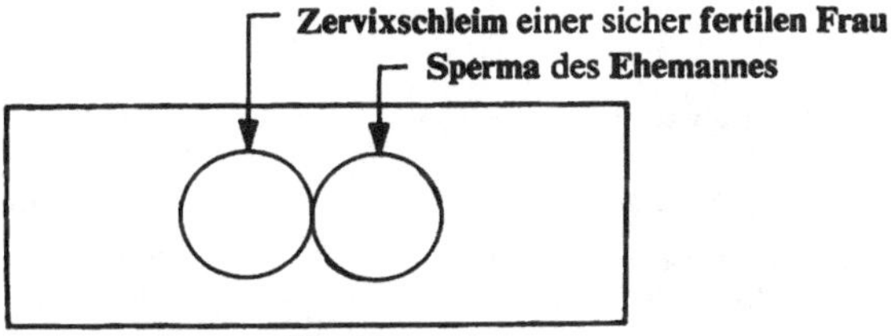

Abb. 29.

Abb. 27 — 29. Kurzrok-Miller-Test = Invasionstest

Durchführung in **drei** Abschnitten *(Abb. 27* bis *Abb. 29)*.

I. Einfacher Test *(Abb. 27)*: Zervixschleim der **Patientin** wird mit dem durch Masturbation gewonnenen Sperma des **Ehemannes** auf einem Objektträger zusammengebracht und im Mikroskop untersucht, ob die Spermien in den Zervixschleim eindringen.

II. Gekreuzter Test *(Abb. 28)*: Der Zervixschleim der **Patientin** (präovulatorische Phase!) wird auf dem Objektträger mit einem Tropfen gesunden Spermas eines **fremden** Mannes zusammengebracht und die Invasion der Spermien mikroskopisch untersucht.

III. Gegenprobe *(Abb. 29)*: Der Zervixschleim einer sicher **fertilen Frau** in der präovulatorischen Phase wird auf dem Objektträger mit einem Tropfen des Spermas des **Ehemannes** zusammengebracht.

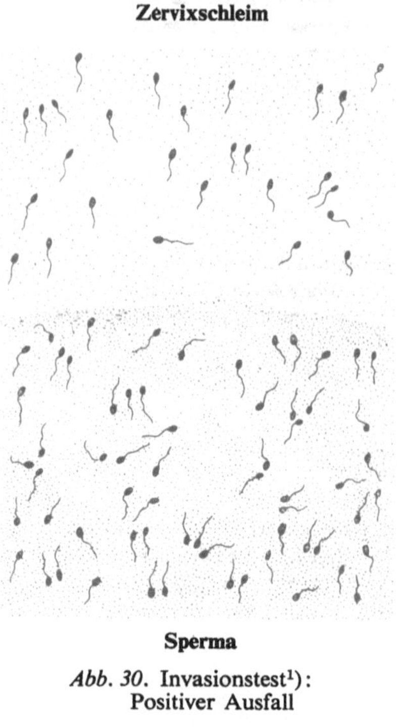

Abb. 30. Invasionstest[1]): Positiver Ausfall

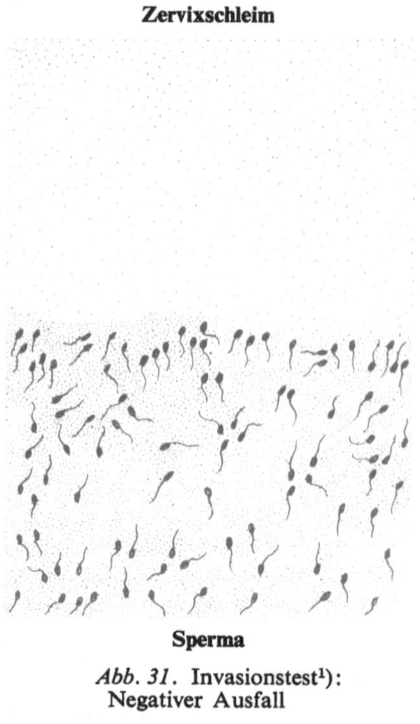

Abb. 31. Invasionstest[1]): Negativer Ausfall

---

[1]) *Abb. 30* und *31* sind Nachzeichnungen nach Abbildungen aus: *Bickenbach und Döring*, Die Sterilität der Frau. Verlag Georg Thieme, Stuttgart 1959, DM 6,80.

Das **Vorhandensein einer funktionellen zervikalen Sterilitätsursache muß angenommen werden**, wenn beim Kurzrok-Miller-Test

I. der einfache Test **negativ** ist,

II. der gekreuzte Test mit dem Zervixschleim der Patientin und dem gesunden Sperma eines fremden Mannes **negativ** ist *(Abb. 31)* und

III. die Gegenprobe (Sperma des Ehemannes mit dem Zervixschleim einer sicher fertilen Frau in der präovulatorischen Phase) **positiv** ausfällt *(Abb. 30)*.

In diesem Fall ist die **Frau** zu behandeln (s. unten).

Ist dagegen

I. **negativ**,

II. **positiv**,

III. **negativ** oder ungünstig im Vergleich zu II., so ist der **Mann** einem Andrologen zu überweisen.

Therapie bei Vorliegen des Zervixfaktors

Die Normalisierung des Zervixschleims kann man durch **Östrogen**gaben erreichen: Man gibt vom 7. bis 14. Tag 2mal tgl. 0,02 mg Aethinyl-Östradiol = 2mal tgl. 1 Tbl. Progynon C.

Anatomische Veränderungen an der Zervix, die die Empfängnis erschweren oder verhindern, sind vor allem

der Emmetsche Riß (S. 61),
das Lazerationsektropium (S. 62),
die Elongatio colli (S. 311).

Diese Veränderungen können durch plastische Operationen beseitigt werden. Die **hohe Absetzung der Zervix** stellt ein schweres Konzeptionshindernis dar. Nach nicht zu hohen Portioamputationen kann es trotz des verbliebenen kurzen Kanalstückes sehr wohl zur Empfängnis kommen *(Fikentscher, E. Burghardt)*.

Der enge äußere Muttermund und der enge Zervixkanal werden fälschlich für die Sterilität verantwortlich gemacht *(Fikentscher, Elert)*. Es ist dringend vor den noch vielfach geübten Muttermundsdilatationen und -diszisionen zu warnen, die nicht selten erst ein vorher nicht vorhandenes Konzeptionshindernis schaffen. Echte Narbenstenosen, wie sie z. B. im Anschluß an Konisationen oder Portioplastiken entstehen, müssen natürlich beseitigt werden.

Vaginale Ursachen der Sterilität

Nach heutigen Erfahrungen ist eine der wichtigsten Ursachen die **Kolpitis** (S. 32) und die **Endometritis cervicis** (S. 53).

Besonders die **Trichomonaden-** und die **Soorkolpitis** werden als Sterilitätsursache verantwortlich gemacht. **Jeder eitrige Ausfluß mit Massen von Leukozyten bedeutet eine Konzeptionserschwerung** (Spermien werden von Leukozyten fermentativ angegriffen und phagozytiert). } **Entzündungen**

> Die **gezielte Behandlung** des genitalen **Fluors** ist somit ein wichtiger Teil der **Sterilitätsbehandlung!**

Fluorbehandlung: S. 248.

Auf Grund alter ärztlicher Erfahrungen wirken die Trichomonaden aber auch dann als konzeptionshindernd, wenn sie keine Kolpitis erzeugen, sondern nur in der Scheide anwesend sind (Trichomonaden sind bekanntlich fakultativ pathogen, S. 33). Daraus folgt, daß bei Trichomonadenbefall auch dann etwas gegen die Trichomonaden getan werden muß, wenn sie sich nicht pathogen in der Scheide auswirken. Therapie: S. 36.

Daß das hintere Scheidengewölbe **kein** Receptaculum seminis ist, ist schon lange bewiesen *(Antoine)*. Die Scheide enthält **spermizide** Faktoren: Die Lebensdauer der Spermien beträgt in der gesunden Scheide nur etwa 1 Stunde, während sie im Samenplasma bei Zimmertemperatur etwa 40—50 Stunden, bei Körpertemperatur 15—20 Stunden beträgt *(Elert)*.

Die wichtigsten anatomischen Anomalien der Scheide:

die Aplasie und die angeborenen Verengungen,
die Atresien (S. 443),
der Pseudohermaphroditismus (S. 453). } **Anatomische Anomalien**

Extragenitale Ursachen der Sterilität

Im Vordergrund der extragenitalen Ursachen der Sterilität stehen Krankheiten der **endokrinen** Organe.

Pankreas: Diabetes mellitus. Die Fertilität der Diabetikerin betrug nach *Mestwerdt* um 1900 etwa 2%. Heute ist die Diabetikerin fast genau so fruchtbar wie eine gesunde Frau, vorausgesetzt, daß ihre Stoffwechselführung einwandfrei ist. Dieser Erfolg beruht auf dem günstigen Einfluß des Insulins.

Schilddrüse: Sowohl Myxödem als auch Morbus Basedow gehen mit Sterilität einher.

Nebennieren: Beim Morbus Addison hat die neuzeitliche Behandlung mit Kortikoiden dazu geführt, daß ein Teil der Frauen schwanger wird.

Adrenogenitales Syndrom (S. 458): Auch hierbei kann mit der neuzeitlichen Therapie (S. 461) eine Konzeption ermöglicht werden.

Hypophyse: Als Glied der Funktionsreihe Zwischenhirn-HVL-Ovarien ist die funktionelle oder organische Störung der Hypophyse von größter Bedeutung für die Konzeptionsfähigkeit, siehe funktionelle Amenorrhoe.

Sheehan-Syndrom (S. 456).

Die Ansichten über die Bedeutung der **Vitamine** für die Fortpflanzung sind geteilt. Bewiesen ist, daß schwerste Vitaminmangelzustände die Konzeption verhindern.

Daß starkes **Rauchen** sich konzeptionserschwerend auswirkt, gilt als sicher. Nach *Elert* findet man bei sterilen Frauen, bei denen keine sonstige Sterilitätsursache nachweisbar ist, eine Erhöhung des **Rhodangehaltes** im Zervixschleim auf Werte von 1 und 2,3 mg%, bei starken Raucherinnen auf 5 mg%. Schon Rhodankonzentrationen von 1 mg% wirken spermizid.

Psychische Ursachen der Sterilität

Daß es psychische Störungen gibt, die für eine Kinderlosigkeit verantwortlich zu machen sind, wird kein erfahrener Arzt leugnen. Mit der Bedeutung der psychischen Funktionen hat sich besonders *Fikentscher* befaßt, der betont, daß ihre Erscheinungsformen allzuoft übersehen und in ihrer Häufigkeit und Tragweite unterschätzt werden.

Bei den Bemühungen um Aufdeckung der psychischen Faktoren darf man sich nicht nur auf den Bereich des Sexus beschränken, etwa auf den der Dyspareunie und der Frigidität.

Dyspareunie: (pareunos gr. bei jemandem liegend, beischlafend): Unter Dyspareunie verstand man zunächst das Unbeteiligtbleiben der Frau intra coitum. Heute versteht man darunter allgemein jede Art des körperlichen oder seelischen Nichtzusammenpassens in der Ehe *(H. Martius)*.

Frigidität (frigidus lat. kalt) = geschlechtliche Kälte, Fehlen der sexualen Empfindung.

Nach *Fikentscher* sind diese Zustände gewöhnlich nicht für sich allein ein Konzeptionshindernis und nicht herauszulösen aus den Störungen der Gesamtpersönlichkeit. *Fikentscher* teilt die

möglichen Formen der psychogenen Sterilität

in drei Stufen ein:

1. Stufe: Sie umfaßt einmal **falsche psychische Verhaltensweisen,** die aus irrigen Vorstellungen vom Zeugungs- und Geburtsvorgang resultieren. Andererseits leiten sich entsprechende **hemmende Reaktionen der Psyche** auch häufig aus autoritär wirkenden Familiensituationen, gewichtigen Traditionen usw. her.

2. Stufe: Verkrampfungen, die auf einer falschen rationalen Haltung der Mutter basieren (der krankhaft gesteigerte Wille, unter allen Umständen und dazu möglichst bald ein Kind zu bekommen).

3. Stufe: Konflikte aus dem tieferen persönlichen Unbewußten oder sogar aus dem Archetypischen. Sie bleiben dem hier nicht Erfahrenen meist unverständlich. Hierher zählen auch u. U. jene Neurosen, in denen der Zeugungs- und Geburtsvorgang als sündhaft aufgefaßt wird und diese Vorstellung das Unbewußte beherrscht.

Therapeutisch wird man bei den Patientinnen mit Störungen der 1. und 2. Stufe fertig werden, sofern das für jede Art der Sterilitätsbehandlung notwendige Vertrauensverhältnis zwischen Patientin und Arzt vorhanden ist. Die in der 3. Stufe eingereihten Konflikte verlangen meist die Behandlung durch einen Psychotherapeuten.

Die Behandlung der sterilen Ehe

nach
R. FIKENTSCHER

FRÜHER

Frau

Anamnese
- allgemeine
- gynäkologische

Allgemeiner Befund

Genital-Befund
- Palpation
- Spekulum-Untersuchung
- Durchgängigkeitsprüfung der Eileiter
- Bakteriologie

?

Mann

Anamnese
- allgemeine
- spezielle

Allgemeiner Befund

Genital-Befund
- Inspektion
- Prüfung der Spermien auf Zahl, Form und Beweglichkeit

Bakteriologie

JETZT

Frau

Anamnese
- allgemeine
- spezielle
- Menstrual-Kalender

Allgemeiner Befund
- psychisch
- physisch

Genital-Befund
→ Palpation
→ Spekulum-Untersuchung

Bakteriologie

Ovarial-Faktor
→ Basaltemperatur
→ Vaginal-Zytologie
→ Zervix-Funktion
→ Endometrium-Biopsie

Tuben-Faktor
→ Insufflation
→ Hystero-Salpingographie
→ Resorptionsteste

Serologie

Laparo- und Douglasskopie

Zusammenleben

Allgemeine
Psychologie
der Ehesituation

Umwelteinflüsse

Vita-sexualis

psychisch **physisch**

Kohabitationen

Frequenz

Termine

(Sims-Huhner-Test)

(Kurzrok-Miller-Test) gekreuzt

Mann

Anamnese
- allgemeine
- spezielle
- Potentia coeundi

Allgemeiner Befund
- psychisch
- physisch

Genital-Befund
→ Palpation
→ Spermatogramm
→ Chemische Zusammensetzung und Menge des Ejakulats
→ Vesikulographie

Bakteriologie

Serologie

Hoden-Biopsie

15. KAPITEL

Kontrazeption = Empfängnisverhütung

Die Anwendung der Mittel zur Empfängnisverhütung ist an das Vorliegen bestimmter

Indikationen

gebunden.

1. Medizinische Indikationen. Eine medizinische Indikation liegt vor, wenn das Leben und die Gesundheit der Frau durch die Schwangerschaft erheblich in Gefahr geraten würden *(H. Martius)*. Solche Indikationen können z.B. sein: Herzkrankheiten, Lungentuberkulose, Zustand nach mehreren Kaiserschnitten, Rh-Unverträglichkeit u.a.

Mit der Entwicklung der hormonalen Kontrazeption (S. 512) mußte die medizinische Indikation auch auf solche Krankheiten ausgedehnt werden, die durch diese Methode erfahrungsgemäß erfolgreich behandelt werden können. Das sind in erster Linie die funktionelle Dysmenorrhoe, die funktionelle Sterilität und die Endometriose.

2. Geburtenregelung (child-spacing), Durchführung einer geplanten Elternschaft. Auch ein zu schnelles Aufeinanderfolgen der Kinder kann zu den Indikationen gehören und eine Empfängnisverhütung im Interesse der Erhaltung der mütterlichen Gesundheit und Arbeitsfähigkeit notwendig erscheinen lassen. In diesem Fall werden die Kontrazeptionsmittel temporär angewandt.

Für die geplante Elternschaft und alle anderen Fragen der Bevölkerungspolitik setzt sich vor allem die internationale Vereinigung **"IPPF"** = "International Planned Parenthood Federation" ein. Der deutsche Zweig dieser Vereinigung ist die Deutsche Gesellschaft für Ehe und Familie „Pro Familia" (1. Vorsitzender Prof. Harms, Hamburg).

3. Soziale Indikation. Bei einer Vielzahl von Kindern in einer Familie können weitere Kinder zu einer echten gesundheitlichen Belastung der Mutter führen. Unter solchen Umständen ist die Kontrazeption das Mittel der Wahl, schon um die Abtreibung, deren Gefahren allgemein bekannt sind, zu vermeiden.

Methoden der Kontrazeption

1. Messung der Basaltemperatur[1])

Wie schon oben (S. 390) ausgeführt, und begründet, ist die Messung der Basaltemperatur (= Aufwachtemperatur) das einfachste Mittel zur Bestimmung der Ovulation und damit der fruchtbaren und unfruchtbaren Tage der Frau. Der Anstieg der Basaltemperatur (= „Temperatursprung", S. 390) erfolgt normalerweise 1—2 Tage **nach** Eintritt der Ovulation. Da die Eizelle nur innerhalb weniger Stunden nach dem Follikelsprung befruchtbar ist, so ergibt sich daraus, daß eine Frau nach dem typischen Temperatursprung der Basaltemperatur in dem laufenden Zyklus nicht mehr befruchtet werden kann.

2. Methode nach Knaus-Ogino

Diese Methode ist weniger für die Empfängnisverhütung geeignet als dafür, den für eine Befruchtung günstigen Zeitpunkt zu bestimmen. Auf Grund des Jahresmenstruationskalenders hat die Frau ihren kürzesten und längsten Zyklus zu ermitteln. Die beste Empfängnisfähigkeit ergibt sich dann, indem man vom kürzesten Zyklus 15 — 2 Tage und vom längsten 15 + 2 Tage abzieht. Einzelheiten siehe bei *Gesenius*[2]). Für die Praxis der Kontrazeption ist die Methode nach Knaus-Ogino zu unsicher.

3. Coitus interruptus

Die Unterbrechung des Geschlechtsverkehrs bevor es zur Ejakulation kommt, hat einen hohen Grad an Sicherheit. Die Ansichten über psychische Störungen als Folge dieses Verfahrens sind geteilt.

4. Mechanische und medikamentöse Mittel auf seiten des Mannes

Das gebräuchlichste Mittel, das Präservativ (Kondom), ist nicht absolut zuverlässig. Medikamente zur Unterdrückung der Spermiogenese sind mit Potenzminderung verbunden.

5. Mechanische Mittel auf seiten der Frau

sind meist mehr oder weniger belästigend und benötigen zum Teil ärztliche Hilfe bei ihrer Anwendung.

a) Zervixkappe, eine Kappe aus Metall, Gummi oder Kunststoff, die in verschiedenen Größen im Handel ist und der Patientin vom Arzt angepaßt werden muß. Das Abnehmen der Kappe vor der Regelblutung lernt ein Teil der Patientinnen selbst. Zum Wiederaufsetzen muß stets der Arzt in Anspruch

---

[1]) Eine allgemeinverständliche Gebrauchsanweisung zur Messung der Basaltemperatur findet sich in der sehr empfehlenswerten Broschüre von *G. K. Döring*, Die Bestimmung der fruchtbaren und unfruchtbaren Tage der Frau mit Hilfe der Körpertemperatur. 5. Auflage, 1960, Verlag G. Thieme, Stuttgart, Preis 2,40 DM.

[2]) *Gesenius, H.*, Empfängnisverhütung, 1. Auflage, 1959, Verlag Urban u. Schwarzenberg, München und Berlin. Preis 28,— DM. Ein ebenfalls sehr empfehlenswertes Buch.

genommen werden. Die Zervixkappen sind am sichersten bei der noch nicht verformten Zervix, also bei Frauen, die noch nicht geboren haben. Der größte Nachteil ist die Sekretstauung.

b) Scheidendiaphragma. Das Diaphragma soll die Zervix und ihre Umgebung abdecken. Nach einmaliger Anpassung durch den Arzt kann das Diaphragma von der Frau allein eingesetzt und entfernt werden.

Diaphragmen gewähren grundsätzlich geringeren Schutz als die Zervixkappen. Bei Nachkontrolle findet man die Diaphragmen oft in einer Lage, die ganz sicher keinen Schutz gegen eine Empfängnis bietet.

Bei allen mechanischen Mitteln ist zur Erhöhung der Sicherheit gleichzeitig die Anwendung kontrazeptioneller Gelees oder Cremes zu empfehlen. Diese wirken durch Erhöhung des Säuregrades spermiozid.

c) Intrauterinpessare. Sie sind nicht zu empfehlen und werden in Deutschland grundsätzlich **abgelehnt.** Sie führen so gut wie immer zu einer Endometritis und anderen Komplikationen. Außerdem haben sie eine hohe Versagerquote.

In neuester Zeit empfehlen anglo-amerikanische und skandinavische Ärzte Intrauterinpessare in Form von **flexiblen Nylonringen,** die man leicht durch den Halskanal hindurchschieben kann. Diese Ringe verursachen angeblich keine Endometritis, sondern erzeugen Frühaborte (eine Vorstellung, aus der sich neue Probleme ergeben). Diese Ringe sind mit einem Faden armiert, der aus dem Halskanal heraushängt und an dem man den Ring beim Auftreten von Beschwerden herausziehen kann.

6. Kontrazeption durch Hormone

Die Empfängnisverhütung durch Einnehmen von Hormonen ist die neueste und zugleich sicherste Methode. Der Effekt beruht auf der

Ausschaltung der Ovulation.

Diese Methode wurde von dem amerikanischen Endokrinologen *Pincus*[1]) und seinen Mitarbeitern vor allem zusammen mit dem bekannten Gynäkologen *Rock* von der Harvard-Universität in Boston (USA) zwischen 1950 und 1956 entwickelt. Diese Methode hatte zunächst ein einziges Ziel, nämlich die Schwangerschaftsverhütung bei der gesunden Frau, um die drohende Übervölkerung vieler Länder einzudämmen. Es hat sich aber im Laufe der letzten Jahre gezeigt, daß es auch eine ganze Reihe von medizinischen Indikationen für diese Methode gibt (Behandlung der funktionellen Dysmenorrhoe, der funktionellen Sterilität, der Endometriose u.a.).

[1]) *Pincus, G., Chang, M. C.*, Acta physiol. Latinoam. 3 (1953), 177.

Worin besteht nun eigentlich die großartige Konzeption von Pincus?

Durch eine geschickte Kombination von Östrogenen und Gestagenen erzielt *Pincus* in der Hauptsache zwei Effekte:

Den **ersten Effekt** erzielt er am **Ovar.** Am Ovar werden die Follikelreifung und die Corpus luteum-Bildung unterdrückt, und zwar genau so, wie das physiologischerweise in der **Schwangerschaft** geschieht. In der Schwangerschaft werden die Östrogene und Gestagene zuerst vom Corpus luteum verum und dann von der Plazenta gebildet. Diese Östrogene und Gestagene wirken über das Zwischenhirn bremsend auf den HVL ein. Dadurch wird im HVL die Bildung der **Gonadotropine** erheblich reduziert, so daß die zentralen Impulse auf das Ovar wegfallen, d.h. es kommt **nicht** zur **Follikelreifung** und damit auch nicht zur **Ovulation** und zur **Corpus luteum-Bildung.** Genau dasselbe erreichen wir auch mit den Kontrazeptionstabletten, nur mit einem Unterschied: In der Schwangerschaft dauert die Ovulationshemmung über 9 Monate ununterbrochen an, bei Verabreichung der Hormontabletten handelt es sich um eine kurzfristige Bremswirkung, denn wir machen ja alle 4 Wochen 8 Tage Pause (s. unten).

Der **zweite Effekt,** der gleichzeitig an- und abläuft, ist der Effekt auf das **Endometrium.** Durch die in den Hormontabletten enthaltenen **Östrogene** wird die Schleimhaut der Gebärmutter in den ersten 5 Behandlungstagen **proliferiert.** In den zweiten 5 Behandlungstagen wird die Schleimhaut durch die gleichfalls in den Tabletten enthaltenen **Gestagene** vorzeitig in eine Art **Sekretionsphase** übergeführt. Die Dosierung der Gestagene in den Tabletten ist aber so gewählt, daß die Gestagene in den letzten 10 Tagen der Tabletteneinnahme eine deutliche **Reduktion der Schleimhautdrüsen** bewirken (*Borushek*, *Mears*, *Tyler* u.a.), d.h. also einen **atrophisierenden** Effekt auf das Endometrium ausüben. Diese Reduktion der Drüsen bedeutet eine Verschlechterung der Nidationsverhältnisse für ein eventuell befruchtetes Ei.

Die atrophisierende Wirkung auf das Endometrium ist sicher kein wesentlicher Bestandteil des Kontrazeptionseffekts dieses Verfahrens. Der für die Kontrazeption entscheidende Mechanismus ist hierbei die zentral bremsende Wirkung der Östrogen-Gestagen-Kombination. Die Bremsung der Gonadotropine kann man eindeutig nachweisen (*Pincus*, *Saunders*, *Martin* und *Cunningham*, *Buchholz*). Die Atrophisierung der Schleimhaut ist gewissermaßen eine zusätzliche Sicherung, die nicht ganz unwichtig ist für den allerersten Zyklus, in dem Kontrazeptionstabletten eingenommen werden. Denn beim ersten Zyklus wirkt sich die zentrale Hemmwirkung der Hormonkombination unter Umständen noch nicht 100%ig aus (s. unten).

Zu diesem zweiten Effekt, dem Endometriumeffekt, gehört auch noch die **menstruationsähnliche Blutung** am 27. oder 28. Tage des Zyklus. Diese Blutung wird dadurch erreicht, daß man die Hormonzufuhr am 24. Tage **abbrechen** läßt. Dadurch kommt es etwa am 28. Tage zu einer **Abbruchblutung,** also zu einer

Blutung auf Grund eines Hormonentzuges. Die Blutung verläuft genauso wie eine Menstruation. Es ist zwar keine echte Menstruation, die Frauen haben aber den Eindruck, daß ihre Regelblutung regelmäßig weiter besteht.

In neuerer Zeit werden übrigens zwei weitere Effekte, die bei der hormonalen Empfängnisverhütung mitwirken könnten, diskutiert. Einmal die Möglichkeit, daß die Hemmung der Follikelreifung auf einer **direkten** Einwirkung der zugeführten Hormone auf das Ovar beruhen könnte (*Lunenfeld* u. a.) und weiter, daß die zugeführten Hormone den Zervixschleim im Sinne einer **Penetrationserschwerung** für Spermien verändern.

Zu der Idee von *Pincus* ist zunächst folgendes zu sagen: Daß Östrogene in bestimmten Dosen die Ovulation über das Zwischenhirn-HVL-System unterdrücken können, ist schon seit langem bekannt. Daß Gestagene das auch können, ist auch schon lange bekannt (*Bickenbach, v. Massenbach*). Noch viel länger ist bekannt, daß man mit Östrogenen die Gebärmutterschleimhaut proliferieren und mit Gestagenen das proliferierte Endometrium in die Sekretionsphase transformieren kann. Das ist ja der **klassische Kaufmann-Versuch** aus dem Jahre 1937.

Die geniale Konzeption von *Pincus* liegt eben darin, daß er durch eine geschickte Kombination von Östrogenen und Gestagenen beides **gleichzeitig** ablaufen läßt, nämlich **am Ovar die Hemmung der Ovulation und am Endometrium den Aufbau, Umbau und Abbau mit einer menstruationsähnlichen Blutung.**

Welche Präparate stehen uns heute zum Zwecke der hormonalen Ovulationsunterdrückung zur Verfügung?

1. Das **Anovlar.** Es ist das erste europäische Präparat. Nur die von *Pincus* seinerzeit geprüfte Kombination ist früher (in den USA) eingeführt worden. 1 Tablette Anovlar enthält 4 mg Äthinyl-Nortestosteronazetat und 0,05 mg Äthinyl-Östradiol.

2. Das **Noracyclin.** 1 Tablette enthält 5 mg Äthinyl-Östrenol und 0,15 mg Mestranol.

3. Das **Lyndiol.** Es enthält pro Tablette 5 mg Desoxy-Äthinyl-Nortestosteron und 0,15 Methoxyäthinyl-Östradiol.

4. Das **Etalontin.** Es enthält in einer Tablette 2,5 mg Äthinyl-Nortestosteronazetat und 0,05 mg Äthinyl-Östradiol.

Wie werden diese Tabletten verordnet?

Die oben genannten Präparate werden alle in derselben Weise eingenommen, nämlich so, wie es ursprünglich von *Pincus* und *Rock* angegeben wurde. Unabhängig davon, ob die Regelblutung beendet ist oder nicht, läßt man

vom 5.—24. Zyklustag einmal täglich 1 Tablette per os

einnehmen. Die Patientinnen sind darauf hinzuweisen, daß die nächste Blutung 2—4 Tage nach Einnahme der letzten Tablette zu erwarten ist.

Werden die Tabletten **regelmäßig** eingenommen, so besteht vom **zweiten Durchgang ab**, also vom **zweiten** Zyklus an, in dem die Tabletten regelmäßig eingenommen werden, eine

100%ige Sicherheit.

Das ist das Ergebnis zahlreicher großer Statistiken aus verschiedenen Ländern der Welt. *H. Kirchhoff* und *J. Haller* berichten in einer der größten Sammelstatistiken über Beobachtungsreihen, die ausschließlich mit **einem** Medikament in **gleichbleibender** Dosierung und Anwendung gewonnen wurden, folgendes: Mit Anovlar wurden 2433 Frauen so lange behandelt, bis insgesamt 14083 Zyklen überblickt werden konnten. Als Indikation war gegeben:

1. Kontrazeption bei	1695 Frauen	=	11 107 Zyklen
2. Dysmenorrhoe bei	430 Frauen	=	1 723 Zyklen
3. Reboundeffekt (Zyklusstörungen)	180 Frauen	=	593 Zyklen
4. Endometriose bei	128 Frauen	=	660 Zyklen
			14083 Zyklen.

Der Kontrazeptionseffekt war bei regelmäßiger Anwendung 100%ig. Es trat in keinem Fall eine Konzeption ein. Lediglich 7 Schwangerschaften wurden beobachtet, die aber nachweislich ausschließlich durch unexaktes Einnehmen der Tabletten bedingt waren.

Die Frauen, denen man Kontrazeptionstabletten verschreibt, müssen darauf hingewiesen werden, daß eine praktisch 100%ige Sicherheit der Empfängnisverhütung noch nicht beim ersten Zyklus, in dem die Tabletten genommen werden, vorhanden ist, sondern daß diese Sicherheit erst vom zweiten Zyklus ab besteht.

Begründung: Bei einem geringen Prozentsatz von Frauen tritt die Ovulation sehr früh ein, nämlich schon am 8. oder 9. Zyklustag anstatt am 12.—14. Tag. In solchen Fällen besteht die Möglichkeit, daß die Hemmwirkung der Hormonpräparate beim ersten Durchgang zu spät kommt, daß sie also eine Ovulation und damit eine Schwangerschaft unter Umständen nicht verhindern können *(Peeters, Rauscher, Richter* und *Schreiner)*. Das gilt aber, wie gesagt, nur für den ersten Zyklus, an dem Ovulationshemmer eingenommen werden.

Wie lange kann man ununterbrochen Kontrazeptionstabletten verordnen, ohne Dauerschäden zu setzen?

Diese Frage ist heute noch nicht eindeutig zu beantworten, einfach deswegen nicht, weil die vorliegenden Erfahrungen noch zu gering sind. Schließlich wird ja diese Art der Kontrazeption in größerem Umfang erst seit dem Jahre 1956 betrieben. Immerhin besteht eine gewisse Einstimmigkeit darüber, daß man diese Tabletten 1—2 Jahre fortlaufend geben kann, ohne Schäden zu setzen. Andere Autoren fordern eine Beschränkung auf einen Zeitraum von 9—12 Monaten, s. auch unten unter Richtlinien (S. 517).

Was passiert nach Absetzen der Tabletten?

Schon beim 1. Zyklus, in dem keine Tabletten mehr genommen werden, findet eine **Ovulation** statt. Der 1. Zyklus verläuft also schon **biphasisch.** Allerdings findet die 1. Ovulation meist verspätet erst nach etwa 21 Tagen anstatt nach 12—14 Tagen statt. Der 2. Zyklus nach Absetzen der Tabletten verläuft völlig normal, er ist biphasisch und beide Phasen haben ihre normale Länge.

Nebenwirkungen

Die Einnahme der Kontrazeptionstabletten ist vorläufig leider noch nicht frei von Nebenwirkungen. Es kommt gelegentlich zu Nebenwirkungen

1. von seiten des **zyklischen Geschehens am Endometrium** und
2. zu **allgemeinen Nebenwirkungen.**

ad 1. a) Es wird in einem geringen Prozentsatz über **Zwischenblutungen** in Form von **Schmierblutungen** („spotting“) geklagt. Ursache ist ein zu geringer Proliferationsreiz auf das Endometrium. Stillung der Blutung erreicht man durch kleine Gaben von Östrogenen, z. B. durch Zugabe von 1—2 Tabletten Progynon C an den Tagen der Blutung. Die Kur wird dabei nicht unterbrochen.

b) Viel seltener kommt es in der 3. Behandlungswoche zu stärkeren, **mensesartigen Blutungen** (sog. Durchbruchsblutungen, S. 388), die als **vorzeitige Menstruationsblutungen** aufgefaßt werden. In diesem Fall setzt man das Präparat vorzeitig ab und läßt am 5. Tag nach Beginn der Blutung einen neuen Behandlungszyklus beginnen.

c) Sehr selten bleibt die gewöhnlich am 28. Tag einsetzende **Abbruchblutung** aus. Das ist deswegen unangenehm, weil die Frauen durch das Ausbleiben der „Regel“ beunruhigt sind und sich für schwanger halten. Das Ausbleiben der Abbruchblutung bedeutet mit Sicherheit dann keine Schwangerschaft, wenn die Hormontabletten regelmäßig eingenommen wurden. Vorgehen: Wenn spätestens 6 Tage nach dem Einnehmen der letzten Tablette die monatliche Blutung nicht eingetreten ist, so läßt man, ohne auf die Blutung zu warten, von diesem Tage an die Tabletten über weitere 20 Tage einnehmen. Dadurch wird die nächste Ovulation sicher verhindert und es wird anschließend wahrscheinlich zu einer Blutung kommen.

ad 2. Hauptsächlich wird geklagt über Übelkeit, Magenschmerzen, Schwindel, Kopfschmerzen, seltener über Minderung (gelegentlich auch über Steigerung) der Libido, Spannen der Brüste, Schlafstörungen, Völlegefühl und Depressionen (ähnlich wie beim prämenstrullen Syndrom).

Bei den meisten Frauen, die über Nebenerscheinungen klagen, verschwinden diese gewöhnlich nach 2—3 monatigem Einnehmen.

Die Nebenerscheinungen sind zahlenmäßig relativ gering. Sie sind stets reversibel, es werden nach heutiger Erfahrung keine Dauerschäden gesetzt.

Auf Grund einer Meldung aus England kam es im Jahre 1962 zu Diskussionen über die Frage eines eventuellen kausalen Zusammenhanges zwischen **Thromboembolie** und der Einnahme von Kontrazeptionstabletten. Diese Frage ist inzwischen von verschiedenen Arbeitskreisen eingehend untersucht worden (*Brehm, Ludwig*). Es ist jetzt erwiesen, daß die Furcht vor Thrombosen nach Einnahme der Hormontabletten nicht gerechtfertigt ist.

Blutveränderungen sowie Leberschäden konnten auch nach jahrelanger Einnahme von Norsteroiden nicht beobachtet werden (*Rock, Garcia*), desgleichen gibt es keine Anhaltspunkte für karzinogene Wirkungen dieser Tabletten.

Wenn auch bis heute eine schädigende Wirkung der Ovulationshemmer nicht nachgewiesen werden konnte, so muß man doch aussprechen, daß eine Beobachtungszeit von rund 10 Jahren zu kurz ist, um diese Frage endgültig zu beantworten. Daher stellen alle sachkundigen Autoren

Richtlinien

für die Anwendung der hormonalen Kontrazeptionstabletten auf (*Kirchhoff Haller, Kaiser, Richter* und *Schreiner* u. a.).

1. Die genannten Präparate sind **rezeptpflichtig.** Das Rezept soll höchstens auf 2 bis 3 Monate befristet sein.
2. Die mit Ovulationshemmern behandelten Frauen sollen alle 3 bis 6 Monate **gynäkologisch untersucht** werden. Eine Kontrolle der **Leberfunktion** wird in halbjährlichem Abstand empfohlen (Bromthalein- oder Thymoltrübungstest).
3. Die fortlaufende Einnahme von Ovulationshemmern soll auf einen **Zeitraum von 1 bis 2 Jahren begrenzt** werden. Danach soll eine **Unterbrechung** der Behandlung **über 2 bis 5 Zyklen** eintreten. In dieser Zeit wird geprüft, ob das Wechselspiel Zwischenhirn-HVL-Ovarien ungestört abläuft. Erst wenn ovulatorische Zyklen einwandfrei nachgewiesen sind, darf eine neue fortlaufende Behandlung begonnen werden.
4. Nach einer **Geburt** sind erst 2 bis 3 Regelblutungen abzuwarten, ehe mit der Behandlung begonnen wird.

5. **Kontraindikationen** für eine langfristige Behandlung mit Ovulationshemmern:

Vorhandensein eines **Leberschadens.**

Bestehen von Krankheiten, die sich in der **Schwangerschaft** erfahrungsgemäß **verschlechtern,** z.B. Epilepsie, multiple Sklerose u.a.

Entschließt man sich, Frauen mit diesen Krankheiten Kontrazeptionstabletten zu verordnen, so ist eine stärkere Überwachung notwendig.

Kirchhoff und *Haller* behandeln Frauen, die in ihrer Vorgeschichte eine **Thrombophlebitis** bzw. eine **Thromboembolie** haben, nicht mit Ovulationshemmern. Sie tun dies aus Vorsichtsgründen und um jeden Vorwurf von vornherein entkräften zu können, sowie andererseits in der Annahme, daß das Thrombophlebitisproblem noch nicht völlig abgeklärt ist.

Der völlig neuartigen und sehr interessanten Anwendung der Hormone als Mittel der Kontrazeption steht ein Teil der Ärzte sehr positiv, ein anderer Teil sehr abwartend bis ablehnend gegenüber. Die weitere Entwicklung wird zeigen, ob der augenblickliche „Trend" um die hormonale Kontrazeption sich bewähren wird. Eine der wichtigsten Fragen ist dabei immer die, ob es zu Schädigungen kommt oder nicht.

Die Einstellung in bezug auf die Anwendung kontrazeptiver Mittel ist auch in den verschiedenen Ländern sehr unterschiedlich. Sie ist zu einem Teil abhängig von der ethischen und religiösen Auffassung in diesen Ländern. Andererseits spielt das Problem der Übervölkerung, das wir in Deutschland nicht kennen, in Ländern wie Indien, China, Japan u.a. die allergrößte Rolle. Es kann nicht bezweifelt werden, daß die hormonale Kontrazeption im Augenblick das sicherste Mittel ist, um der drohenden Übervölkerung entgegenzuwirken.

Sachverzeichnis

E

H

I

J

K

L

T

U

Nachweis der Abbildungen

Professor Dr. Bernhard: Kap. 14, Abb. 2 und 3. Professor Dr. W. Bickenbach und Professor Dr. G. Döring: Kap. 12, Abb. 25, Kap. 14, Abb. 30 und 31. Dr. Dr. Böttger und Rumphorst: Kap. 9, Abb. 6 und 7. Chefarzt Privatdozent Dr. Boschann: Kap. 2, Abb. 1, Kap. 3, Abb. 32–40, Kap. 12, Abb. 11 und 13. Dr. E. Burghardt: Kap. 3, Abb. 25 und 55. Chefarzt Privatdozent Dr. Erbslöh: Kap. 14, Abb. 9–11. Professor Dr. R. Fikentscher und Privatdozent Dr. K. Semm: Kap. 9, Abb. 2–5, Kap. 14, Abb. 4 bis 8. Professor Dr. H. Gögl und Professor Dr. F. J. Lang: Kap. 4, Abb. 50, Kap. 5, Abb. 3, Kap. 11, Abb. 12, 15, 21, 25, 27, 30, 35, 39. Professor Dr. H. Hamperl: Kap. 3, Abb. 24b. Professor Dr. Hörmann: Kap. 4, Abb. 30 und 31. Professor Dr. H. Jesserer: Kap. 13, Abb. 1–6. Professor Dr. R. Kepp: Kap. 2, Abb. 13 und 14. Privatdozent Dr. G. Kern: Kap. 3, Abb. 22, 23, 56, 57. Prof. Dr. H. Knaus: Kap. 9, Abb. 2. Privatdozent Dr. W. Korte: Kap. 2, Abb. 6 und 7. Privatdozent Dr. H. Kräubig: Kap. 9, Abb. 8–11. Privatdozent Dr. H. Lau und Professor Dr. P. Stoll: Kap. 4, Abb. 2a und 2b. Professor Dr. H. Lax: Kap. 3, Abb. 61, Kap. 12, Abb. 10 und 12. Professor Dr. J. H. Napp: Kap. 12, Abb. 49–51. Professor Dr. E. Navratil: Kap. 3, Abb. 18–21, 24a und 31. Dr. F. H. Netter: Kap. 1, Abb. 1–3, 6–8, Kap. 2, Abb. 10, 12, Kap. 3, Abb. 8, 13, 54, 62, 63, 68, 71, Kap. 4, Abb. 7, 13, 19, 36–38, 62–65, Kap. 5, Abb. 7, 9–15, Kap. 9, Abb. 1, Kap. 10, Abb. 41, Kap. 11, Abb. 1, 2, 4–7, 11, 13, 14, 16, 19, 20, 23, 26, 28, 29, 31–34, 36, 38, Kap. 12, Abb. 67, 68. Professor Dr. K.-G. Ober: Kap. 3, Abb. 2–6, 9–11. Professor Dr. E. Philipp †: Kap. 12, Abb. 65, 66, 72, 73. Privatdozent Dr. G. Reiffenstuhl: Kap. 3, Abb. 73. Oberarzt Dr. R. vom Scheidt: Kap. 3, Abb. 43–49, 53. Professor Dr. Willi Schultz: Kap. 10, Abb. 60. Chefarzt Dr. W. Schumacher: Kap. 1, Abb. 10, 11, 14–17. Dr. K. Winkler: Kap. 12, Abb. 70 und 71.

HORMONTHERAPIE IN DER FRAUENHEILKUNDE

Grundlagen und Praxis

Von Dr. med. Joachim Ufer, Facharzt für Gynäkologie

2., neubearbeitete und erweiterte Auflage. Groß-Oktav.
Mit 72 Abbildungen. XII, 165 Seiten. 1960. Plastikeinband DM 32,—

In knapper, aber durchaus ausreichender Form, wobei alles Unwesentliche fortgelassen ist, wird der Leser in den ersten Kapiteln mit den chemischen und physiologischen Eigenschaften der den Gynäkologen angehenden Hormone bekannt gemacht. Sodann wird die Wirkung der einzelnen Hormone auf die verschiedenen Organe besprochen und auf die Besonderheiten der Physiologie der Hormone in den einzelnen Lebensabschnitten der Frau hingewiesen. Im Hauptteil werden alle Zyklusstörungen und alle anderen Krankheiten und Gegebenheiten der Gynäkologie und Geburtshilfe besprochen, bei denen eine Anwendung von Hormonen in Frage kommt. Hierbei werden genaue Therapievorschläge gemacht, nicht ohne daß jeweils kurz auf Genese, Klinik und Prognose der einzelnen pathologischen Zustände eingegangen worden wäre. Das sehr übersichtlich und logisch aufgebaute Buch ermöglicht es, schnell und sicher Rat zu finden.

In Anhang werden die bekanntesten Hormonpräparate tabellarisch zusammengestellt; das ist notwendig, weil im Text nur die Präparate einer Firma aufgeführt werden und so jederzeit die Möglichkeit einer Orientierung und der Behandlung mit anderen Hormonfabrikaten geschaffen ist.

Zeitschrift für Geburtshilfe

WALTER DE GRUYTER & CO · BERLIN 30

vormals G. J. Göschen'sche Verlagshandlung
J. Guttentag, Verlagsbuchhandlung · Georg Reimer · Karl J. Trübner · Veit & Comp.

LEHRBUCH DER INSTRUMENTENKUNDE FÜR DIE OPERATIONSPRAXIS

Von Berta Kaboth, Oberin am Städtischen Wenckebach-Krankenhaus, Berlin-Tempelhof

6., völlig neubearbeitete Auflage. Mit 93 Abbildungen, darunter 41 Operationstische. Groß-Oktav. XII, 238 Seiten. 1958. Kunstleder DM 16,—

Jeder Chirurg kennt die große Bedeutung reibungslosen Instrumentierens für den glatten Ablauf einer Operation. Voraussetzung ist dafür die Standardisierung des für die einzelnen typischen Eingriffe benötigten Instrumentariums. Es ist daher sehr begrüßenswert, wenn die Verfasserin die Regeln der Instrumentierkunst in vorliegendem Buch schildert und versucht, das Instrumentarium für die einzelnen, immer wiederkehrenden Eingriffe zu typisieren. Auf den Gebieten der Hernienoperationen, der Bauchchirurgie, Strumaresektion, Extremitätenchirurgie und Gynäkologie sind die wesentlichsten Eingriffe berücksichtigt worden. In vielen Fällen liefern Abbildungen des fertig vorbereiteten Instrumententisches einen klaren Eindruck davon, welche wichtigsten Instrumente für die einzelnen Eingriffe benötigt werden.

Das Buch ist für die Ausbildung und Erziehung der Operationsschwestern von größter Bedeutung. Man darf ihm weiteste Verbreitung in allen Operationssälen und Schwesternschulen wünschen.

Ärztliche Wochenschrift

WALTER DE GRUYTER & CO · BERLIN 30

vormals G. J. Göschen'sche Verlagshandlung

J. Guttentag, Verlagsbuchhandlung · Georg Reimer · Karl J. Trübner · Veit & Comp.

INSTRUMENTENKUNDE
IN DER UNFALLCHIRURGIE

Ein Lehrbuch für Schwestern

Von Else Holter, Oberin des Arbeitsunfallkrankenhauses Linz der AUVA
Unter Mitarbeit von Dr. Rudolf Streli, erster Assistent und Stellvertreter des ärztlichen Leiters des AUKH, Linz

Mit einem Geleitwort von Primarius Dozent Dr. Jörg Böhler, Leiter des Arbeitsunfallkrankenhauses der AUVA, Linz

Groß-Oktav. Mit 59 Abbildungen. 156 Seiten. 1962. Plastikeinband DM 18,—

Im Hauptteil werden, topographisch geordnet, die wesentlichen Operationen geschildert. Ein ausgezeichnetes Inhaltsverzeichnis erleichtert das Auffinden der einzelnen Abschnitte und der gezeigten Abbildungen. Das Buch ist derart klar und übersichtlich abgefaßt, daß alle Fragen in kürzester Zeit beantwortet werden und eigentlich bei der Operation keine Pannen vorkommen können. Das Buch sollte überall dort aufliegen, wo operiert wird. Nicht nur in größeren Kliniken, sondern auch in Praxen mit lediglich ambulanter Notfallchirurgie und in Schwesternschulen wird das Werk zu einem unentbehrlichen Ratgeber für das Operationspersonal und nicht zuletzt auch für die jüngeren chirurgischen Mitarbeiter werden.

Prov. Doz. Dr. K. F. Schlegel
in: Ärztliche Mitteilungen, Köln

Das Lehrbuch der Instrumentenlehre, der „KABOTH“, ist seit langen Jahren in den Händen fast aller Operationsschwestern. Nun hat sich zu diesem bekannten Werk ein Ergänzungsbuch in der Unfallchirurgie zugesellt, eine, wie man bereits nach kurzem Durchblättern sagen darf, gute Ergänzung ... gut ausgestattet, reich bebildert und übersichtlich geordnet. Das Buch sollte in keinem Operationssaal fehlen.

Wehrmedizinische Mitteilungen

WALTER DE GRUYTER & CO · BERLIN 30

vormals G. J. Göschen'sche Verlagshandlung
J. Guttentag, Verlagsbuchhandlung · Georg Reimer · Karl J. Trübner · Veit & Comp.

MEDIZINISCHE STRAHLENKUNDE

Eine Einführung in die physikalischen, technischen und biologischen Grundlagen der medizinischen Strahlenanwendung für Mediziner und medizinisch-technische Assistentinnen

Von Priv.-Dozent Dr. med. Werner Schlungbaum, Dirigierender Arzt der Röntgenabteilung des Städt. Krankenhauses Berlin-Spandau

Mit einem Anhang: Rechtliche Grundlagen für Ausbildung und Arbeit der medizinisch-technischen Assistentinnen von Dr. med. Georg Fabian, leitender Medizinaldirektor a. D.

2., neubearbeitete Auflage

Groß-Oktav. Mit 148 Abbildungen und 1 Farbtafel. XVI, 368 Seiten. 1963.

Plastikeinband DM 28,—

Bei aller Prägnanz und Beschränkung auf Praktisches und Wesentliches bringt das Buch eine erstaunliche Fülle von Fakten aus der Röntgentechnik, Röntgendiagnostik einschließlich -photographie, aus der Dosimetrie und Strahlenbiologie und aus dem gesamten therapeutischen Bereich unter Hinzufügung freier kleiner Abschnitte über Kurzwellen und Lichttherapie. Sehr verdienstvoll ist das Schlußkapitel über die rechtlichen Grundlagen für Ausbildung und Arbeit der medizinisch-technischen Assistentinnen mit wörtlicher Wiedergabe der einschlägigen Gesetze und Vorschriften. Gesamtgliederung und Darstellung des Stoffes sind als didaktisch hervorragend und besonders klar zu bezeichnen. Tabellen und Bildmaterial geben den neuesten Stand des Faches wieder. Ein praktisches und vielseitiges Buch, das manchen geradezu ein Nachschlagewerk ist.

Die Medizinische Welt

WALTER DE GRUYTER & CO · BERLIN 30

vormals G. J. Göschen'sche Verlagshandlung

J. Guttentag, Verlagsbuchhandlung · Georg Reimer · Karl J. Trübner · Veit & Comp.

FSC
www.fsc.org
MIX
Papier | Fördert gute Waldnutzung
FSC® C083411

Kolibri 360 GmbH
Ferdinand-Jühlke-Straße 7
99095 Erfurt, Deutschland
produktsicherheit@kolibri360.de